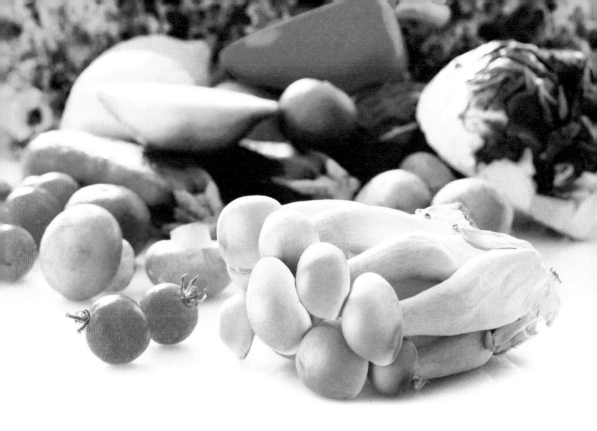

# 营养·免疫·长寿

## Nutrition　Immunity　Longevity

免疫学家 陈昭妃博士·著

中国社会出版社

上海科学普及出版社

图书在版编目（CIP）数据

营养·免疫·长寿 / 陈昭妃著．—北京：中国社
会出版社；上海：上海科学普及出版社，2016.8

ISBN 978-7-5087-5384-3

Ⅰ．①营…　Ⅱ．①陈…　Ⅲ．①保健—基本知识
Ⅳ．① R161

中国版本图书馆 CIP 数据核字（2016）第 168380 号

---

| 书　　　名：营养·免疫·长寿 | |
| --- | --- |
| 著　　　者：陈昭妃 | |

---

| 出 版 人：浦善新 | |
| --- | --- |
| 终 审 人：李　浩 | |
| 责任编辑：杨春岩 | 责任校对：朱文静 |

---

出版发行：中国社会出版社　　　　　邮政编码：100032
通联方法：北京市西城区二龙路甲 33 号
电　　话：编辑部：（010）58124829
　　　　　邮购部：（010）58124829
　　　　　销售部：（010）58124845
　　　　　传　真：（010）58124870
网　　址：www.shcbs.com.cn
　　　　　shcbs.mca.gov.cn
经　　销：各地新华书店

中国社会出版社天猫旗舰店

印刷装订：中国电影出版社印刷厂
开　　本：170mm×230mm　1/16
印　　张：25.25
字　　数：310 千字
版　　次：2016 年 9 月第 1 版
印　　次：2018 年 6 月第 2 次印刷
定　　价：78.00 元

中国社会出版社微信公众号

# 自序

　　有句话说："健康是人生在世最大的财富。"而营养则是保持健康不可或缺的！人人都需要营养。无论身体状况如何，每个人每天都需要不断地补给营养，才能帮助身体维持在稳定、均衡的状态，有能力去应对日常生活中的大小挑战。

　　从前的人们大多是死于传染病或是营养不良，那是因为当时的生活环境条件比较差。然而，在这个普遍丰衣足食的现代社会，大部分人却是死于诸如癌症、糖尿病、心血管疾病之类的"富贵病"——那是因为现代人吃得好，却不代表吃得健康，加上工作压力大以及熬夜、抽烟、酗酒等一些不良生活习惯，都容易引起生理功能失衡，导致各种各类疾病的产生。

　　营养免疫学是研究营养与免疫系统之间关系的科学，它不是艰深难懂的学问。它以简单易懂的词语来陈述许多正确的健康观念，帮助人们建立起适当的生活和饮食习惯，让自己在往后的生活中有能力在疾病未开始前便成功遏制发生的可能；而如果已经发生，也有办法顺利从疾病中复原。

　　适当的营养摄取可以增强人体的免疫功能，有效地抵抗疾病的产生。多年来，愈来愈多的研究皆证实：真正对身体有益的是天然完整的食物，而非药物。并且唯有完整的植物性食物，才能够支持身体的自然平衡，而不是去干扰、搅乱身体。

　　本书的内容以二十个章节和一个附录，分别讨论现代人最常遭遇到的各种疾病以及健康问题。期望通过文字，传递给人们一个重要的观念：每个人都应该为自己的健康负责！健康并非不劳而获，健康更不是交给医生，而是需要靠自己在日常生活中多用点心，付出实际行动去努力维持。药物研发的速度，远不及疾病产生的速度，从预防着手，才是健康长寿的根本之道。

　　最后，感谢每一位参与协助完成本书的工作同人！历经辛勤多时的努力，我们做到了。我们完成的不只是一本书，而是提供一个让人们能轻松了解各种实用健康观念的教育平台，感谢有你们的帮助！

陈昭妃

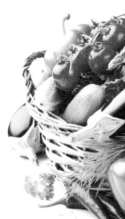

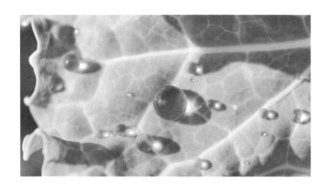

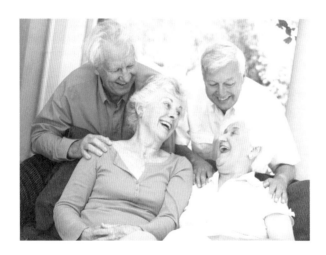

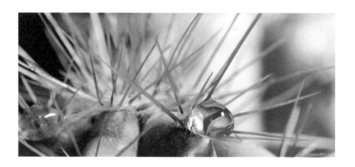

# 目录

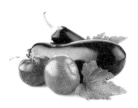

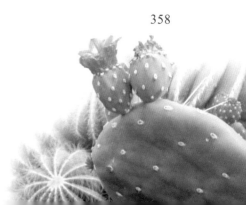

# 大自然的营养宝库（依植物英文名A—Z排列）

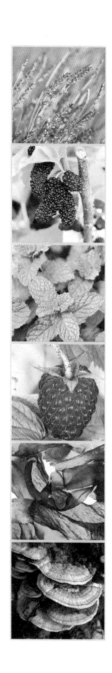

# 120岁绝不是梦！

　　健康长寿，与亲爱的人共度美好岁月，并非是遥不可及的事。根据统计，2014年日本的人瑞（年龄达100岁或以上）约58 820人；而根据美国人口调查局2014年的报告，美国的人瑞约55 000人。目前，吉尼斯世界纪录认可的最长寿的人是琼娜·路易斯·卡尔芒夫人（Jeanne Louise Calment, 1875—1997），她活了122年又164天，见过梵·高本人，经历过第一次和第二次世界大战，被誉为"超级人瑞"（年龄超过110岁）。

　　其实，在现今社会有多少人是真正因为年龄过大而自然死亡的？人们在60岁、50岁甚至40岁、30岁时就死于癌症、心脏病、糖尿病等各类疾病。因此，想要长寿，活到100岁甚至120岁，关键就是抵抗疾病。

　　均衡的饮食、适度的锻炼运动，以及乐观的生活态度，及早为体质打下良好的基础，人人都能有效抵抗各种疾病，健健康康地活到120岁。

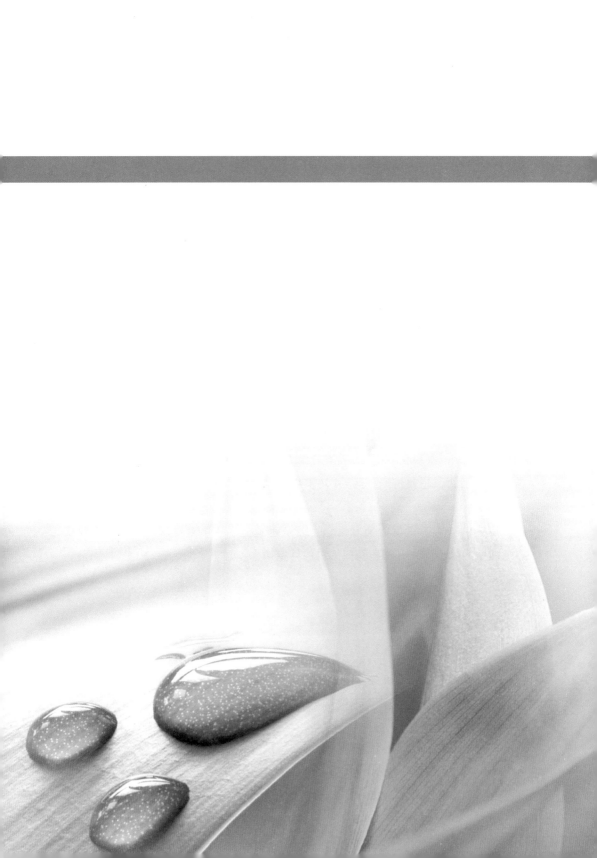

# 第一章

# 营养免疫学

　　营养免疫学是一门研究营养与免疫系统之间关系的科学。健康的免疫系统能够预防疾病，让身体保持健康；然而，当免疫系统缺乏适当的营养时，它就会变得虚弱，导致无法发挥抵抗癌症或其他疾病的功能。人体需要不断地补给营养，健康的时候，均衡的营养可预防人们生病；生病的时候，充分的滋养可协助人体从疾病中康复。人体摄取的营养与免疫系统所产生的反应，此两者间的关联，就是营养免疫学的基础。

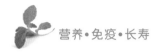

## 什么是营养免疫学

营养免疫学的健康主旨：预防胜于治疗

不妨回想一下，上一次是在什么时候摄取均衡的饮食，或避免油腻的高脂肪食物和酒精饮料，而选择更多水果蔬菜、健康有益的食物，等等？通常人们可能在身体不舒服的时候才会这么做，为的是要通过健康的饮食让自己更快康复。

大多数人往往在生病时才会更注重营养的摄取，很少人会在疾病来袭之前先行采取预防措施。研究显示，2/3的美国人偏爱含有更多脂肪和精制糖分的食物，却很少摄取植物性食物，因而无法获得充足的必需营养来维持健康。当人们了解到高脂肪与高糖分饮食如何增加患癌风险，那么，每年有至少100万名美国人被诊断患上癌症也就不足为奇了。

基本上，营养免疫学提倡预防胜于治疗。在无数种食物当中，营养免疫学帮助人们判断与选择适当的营养，所以，人们的确有必要了解为什么营养免疫学在日常生活中扮演极为重要的角色！

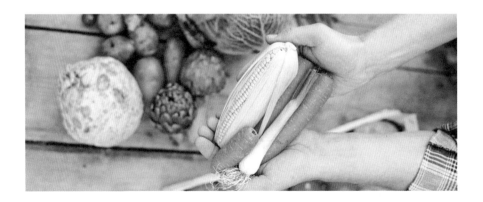

营养免疫学的研究主旨：营养与免疫系统

健康的免疫系统是无可取代的，功能正常的人体，具有防御疾病、克服疾病，甚至克服环境污染物及毒素持续侵袭的能力。但医药科学的长足发展，让人们只把目光聚焦于治愈各种疾病的药物研发，以致忽略了人体本身存在的"世界上最好的医生"——免疫系统。甚至很多人都认为只要身体没有出现病症，即属于健康，这并不完全正确。

大多数疾病在对外显露症状之前，都已经长期存在于体内，逐渐地，患者会注意到自己感到更疲乏，或身体反应不正常。此种一般性的"虚弱"感觉，在更严重的疾病症状显现之前便已出现许久。当患者感到病势沉重之时，通常已来不及预防。因此，避免与疾病接触的最理想方法，便是注意免疫系统的健康。而在日常生活中提供免疫系统适当的营养，便是人们应该要认真去做的。

人们所摄取的营养与免疫系统的反应有明确的相关性。而两者之间的影响，就是营养免疫学的基础。免疫学最基础的教育，乃是研究人体的免疫系统，及其用以防御病原和外来物质攻击的方法。自从抗生素出现后，大家都把注意力集中在药物与疾病的治疗上，反而忽略了人体免疫系统的神奇功能与疾病的预防。

营养与免疫系统的关联，是营养免疫学这门科学的基础，这也是营养免疫学的研究领域。而此学科一再强调的，就是"营养健全的免疫系统，对人体健康具有正面的影响力"。

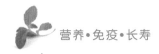
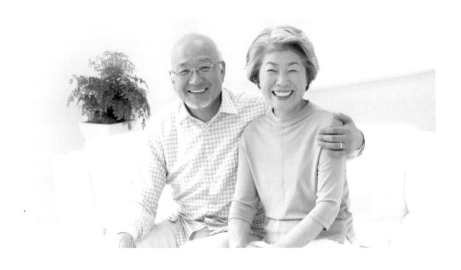

帮助人类实现健康长寿

据世界卫生组织（WHO）估计，2000—2050年期间，60岁以上的人口占世界总人口的比例将增加一倍，从原来的约11%上升至22%；与此同时，80岁以上的人口数量将会达到3.95亿。到2017年，65岁及以上的高龄人口数量会迅速超过5岁以下儿童的数量——这是人类历史上史无前例的；并且到2050年，这些高龄人口数量将会超过14岁以下儿童的数量。事实上，科学家已经发现人类至少能够拥有充实而有意义的生活直到120岁。不仅如此，根据研究显示，通过适当的照顾和完整营养的饮食，人类能够活到150岁，并非是不可能的事情！

不过，随着年龄增长仍然想要拥有健康强壮的体魄，这种想法并不现实。因此，预防疾病的食物极为重要。帮助年长者保持健康的唯一方法，就是教导他们摄取更多植物性食物，并且一直坚持这种习惯。这让人们更迫切地需要一门延年益寿的科学——营养免疫学，来实现健康长寿的梦想。

## 营养均衡与免疫系统的关联

营养在抵抗感染上，扮演着极重要的角色，缺乏任何一种营养，对免疫系统都有不利的影响。但营养免疫学并不是研究人体需要多少蛋白质、矿物质或维生素的科学，而是着重于研究植物营养素、抗氧化剂和多糖体的科学。虽然人体缺乏蛋白质、矿物质或维生素会引起免疫功能失调，但当今社会大部分人并不缺乏这些营养。相反地，却缺乏对免疫系统功能极其有益的植物营养素、抗氧化剂和多糖体等营养。因此，如何获得这些营养，以维持免疫系统的最佳状态，即是人们探讨健康议题的关键。

## 免疫系统的强度取决于饮食

根据营养免疫学，人们的日常饮食直接影响了免疫系统如何运作，以及人体的气色、感觉和举止。

更深入地说，食物就是免疫系统的运作燃料。通常，当人们适时地摄取各种植物性食物时，身体就能获得十分有益的营养；然而，一旦摄取太多动物性食品或含有大量饱和脂肪、盐分和糖分的食物，免疫系统就会缺少抵抗疾病的营养。健康状况良好时，完整性食物有助于身体作出强而有力的免疫反应；同样地，在生病时，适当的滋养和充足的休息能够帮助人们从疾病中更快康复。

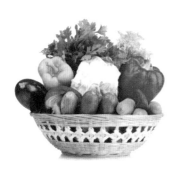

其实，营养与药物并不是相互对立、相互抵触的。在人体抵抗疾病时，营养和药物可谓是相辅相成，缺一不可。当给予免疫系统正确充足的营养，保证免疫功能正常运作，再辅以

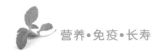
正确的药物和治疗，人体即有很高的概率从疾病中完全康复。而当免疫系统孱弱时，即使存在所谓的"仙丹灵药"，人们恐怕还是无法从疾病中快速康复。

在人类历史上，人们始终无法免于疾病的困扰，但由于免疫系统的衰弱，今天可能是疾病最猖狂的时期之一。免疫相关疾病的增加有很多原因，追根究底则与人们所吃的食物品质有关。今天的食物大多含有防腐剂及农药，高度精制的食物更缺乏人体免疫系统所需的如植物营养素、抗氧化剂和多糖体等营养。而人体内的防御系统亟须为其提供营养，才能发挥有效的功能。

## 健全的免疫系统有效抵抗疾病

两军交战，自然是兵强马壮的一方胜出，一支羸弱的军队很快就会对入侵者投降。人体也是同样的道理。当微生物攻击人体时，健康的免疫系统能够立即投入战斗。

以两个人面对同样的流感病毒为例，一个人病得很严重而另一个人却

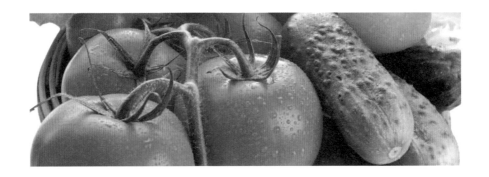

没事，虽然他们面对相同的病毒威胁，却只有免疫系统较弱的人在疾病面前倒下了。

细菌、病毒和其他一些微生物是引起许多疾病的罪魁祸首，可是一旦遇上强大的免疫系统，它们就没用武之地了，因为强大的免疫系统能帮助人们抵抗感染的侵害。其实，大多数疾病都是由于免疫系统故障所引起的。

人类的免疫系统在虚弱时会出现故障。免疫系统需要健康的饮食和适当的休息才能维持正常的运作，因此营养不良及压力过大都会使人们更容易生病。

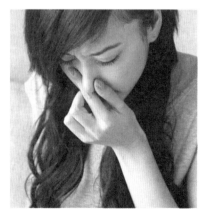

孱弱的免疫系统使人体在高传染性的疾病面前症状更严重危险，例如"非典"、肺炎、肝炎、流感、肺结核等。孱弱的免疫系统还会引致癌症的产生。在一般情况下，人体的免疫细胞会不停地在身体各处巡逻，杀死变异细胞，防止癌症的生成。但是孱弱的免疫系统无法快速识别和摧毁这些癌细胞，从而导致癌症在人体内无法控制地蔓延开来。

在美国，每4例死亡中就有1例是因为癌症。2012年全世界估计有820万与癌症相关的死亡病例，并发现了1 410万例癌症新病例。肺癌、肝癌、胃癌、大肠癌以及乳腺癌是每年造成最多死亡人数的癌症类型。

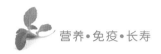
## 免疫系统

提起恐怖主义和战争，人们的脑海里就会浮现流血、苦难和极度混乱的画面。国家安全对于每个国家来说都是最重要的大事，因此各国都备有训练有素的士兵、精密尖端的武器及先进的防御系统，以昼夜不停地监视并维护整个国家的安全。

同样地，人体也时时刻刻对"敌人"保持着警戒，即使是人类肉眼无法观察到的"敌人"。人类吸入的空气、摄入的食物饮料、每天接触的物体，表面上看起来似乎是干干净净的，实际上却沾满了各种微生物——细菌、病毒、灰尘和真菌。一旦人体放松戒备，这些微生物就会乘虚而入，这些致命的入侵者能够通过多种途径轻易地进入人体。

幸好人体也有一支精密的军队——免疫系统保护着人类，这支军队从不轻视任何敌人，而且时时刻刻都在提醒着人体注意它们的存在，喉咙发痒或眼睛流泪都是免疫系统在努力工作的信号。即便如此，人们仍常常忽视它们，也许是因为看不见它们的缘故吧！人们经常想的是如何保护自己的心脏、皮肤和其他器官，却很少考虑到免疫系统是否健康；只有当免疫系统出现问题，或生病后，才会注意到它们的存在。

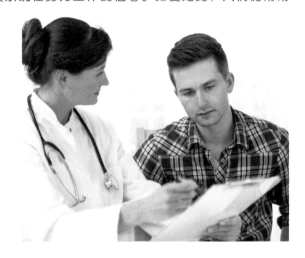

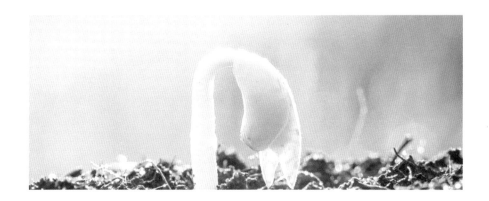

关于免疫系统

　　人体的免疫系统是一个了不起的杰作，在任何一秒内，它都能调派协调着不计其数、不同职能的免疫部队，从事复杂的任务，它不仅时刻保护人体免受外来入侵物的危害，还可以预防体内细胞突变引发癌症的威胁。如果没有免疫系统的保护，即便是一粒灰尘都足以让人致命。现在就来认识这支人体内不容易被察觉的强盛军队。

人体的新兵训练营：免疫系统

　　人体的免疫系统并不在某一个特定的位置，相反地，它需要人体多个器官与细胞共同协调运作。它主要共有两道防线。

　　人体防御疾病与感染的第一道防线是皮肤。当遇到割伤、刺伤或是其他特殊情况时，皮肤能在很多有害成分进入人体之前，通过汗液、泪液或皮脂分解掉侵入者的细胞壁。

　　免疫系统的第二道防线是淋巴系统，包括若干器官，如淋巴结及脾

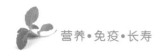

脏，它也包括淋巴液及血液，是一个可循环的通行系统。在这个通行系统当中，免疫系统中的成员，可以在血液及淋巴内的有害成分增殖之前将之消灭。淋巴结是外围淋巴器官，而骨髓和胸腺是人体主要的淋巴器官。另外，长久以来，人们觉得盲肠和扁桃体没有明显的功能而选择割除它们；但是研究显示，盲肠和扁桃体是重要的免疫器官，这些器官能够协助免疫系统运作。

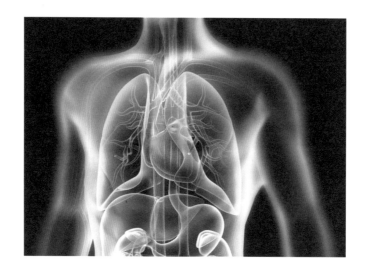

### 肠胃守护者：集合淋巴结

就像盲肠一样，集合淋巴结可对抗肠胃中的入侵者，它们对控制人体血液中的微生物入侵者至关重要。

### 士兵工厂：骨髓

骨髓负责红细胞和白细胞的制造。免疫细胞——白细胞就像免疫系统里的士兵，因此骨髓就像制造士兵的工厂一样。

### 训练场地：胸腺

就像为了赢得战争而训练海军、陆军和空军一样，胸腺是训练各军种的训练场。胸腺指派T细胞负责战斗工作。此外，胸腺还分泌具有免疫调节功能的激素。

### 战场：淋巴结

淋巴结是一个拥有数十亿个白细胞的小型战场，当因感染而需开始作战时，外来的入侵者和免疫细胞都聚集在这里，淋巴结就会肿大，甚至都能摸到它。肿胀的淋巴结是一个很好的信号，它告诉身体正受到感染，而人体的免疫系统正在努力工作着。作为整个军队的排水系统，淋巴结肩负着过滤淋巴液的工作，把细菌和癌细胞等废物运走。人体内的淋巴液多于血液。

### 血液过滤器：脾脏

脾脏是血液的仓库，它肩负着过滤血液的职能，除去死亡的血细胞，并吞噬病毒和细菌。它还能激活B细胞使其产生大量的抗体。

### 咽喉守卫者：扁桃体

扁桃体对经由口鼻进入人体的入侵者保持着高度的警戒，那些割除扁桃体的人患上霍奇金病的概率明显较高，这就证明了扁桃体在保护上呼吸道方面具有非常重要的作用。

### 免疫助手：盲肠

盲肠能够帮助B细胞的成熟发展以及抗体（IgA）的生产，也扮演着

13

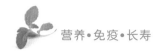

交通指挥员的角色，生产分子来指挥白细胞到身体的各个部位；盲肠还能"通知"白细胞在消化道内有入侵者。在局部免疫过度活跃时，盲肠还能帮助抑制抗体潜在的有害反应。

### 人体忠实的"步兵"：白细胞

执行免疫系统防御任务的是一群勤劳的士兵，也就是白细胞。白细胞主要包括B细胞、T细胞、巨噬细胞及颗粒性细胞等。

### 特定防卫战士：B细胞和抗体

B细胞可提供体液免疫，通过在血清、淋巴液等体液中循环流动的抗体来保护人体。B细胞扮演与入侵者作战的角色，能针对不同的入侵者产生特定的抗体以对付它们。抗体，也称为免疫球蛋白，是人体内搜索敌人的导弹。它首先追踪、锁定目标入侵者，接着就触发免疫反应彻底摧毁入侵者。

有些B细胞具有记忆功能，一旦相同的入侵者再次攻击，B细胞就会很快识别，并立即产生特定抗体与之战斗。

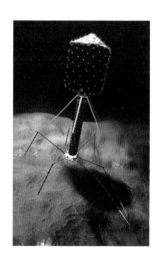

### 非特定防卫战士：T细胞

T细胞给人体带来细胞性免疫力。它们提供非特定免疫，即只负责搜索和摧毁敌人而不管其种类为何。辅助T细胞是免疫系统的指挥官，它们通过化学信号通知、命令其他士兵作战。毒性细胞和自然杀伤细胞是入侵者致命的狙击手。一旦感染的情况受到了控制，抑制T细胞就会调节抗体的生产，并发出战争结束的信号。

### 噬菌者：吞噬细胞和颗粒性细胞

吞噬细胞诸如单核细胞和巨噬细胞，是巨大的细胞吞噬者，它们负责吞噬清理敌人。巨噬细胞是具有多种功能的免疫细胞，除了清除体内战争后留下的残骸以及老化的血细胞，它们还能分泌特殊物质召唤免疫细胞涌向外来物入侵的地点。颗粒性细胞，如中性粒细胞、嗜酸性粒细胞和嗜碱性粒细胞等，通过放射强有力的颗粒来摧毁入侵者。例如，由于严重感染而产生的脓，就包含有死亡的中性粒细胞和战争留下的其他残骸。

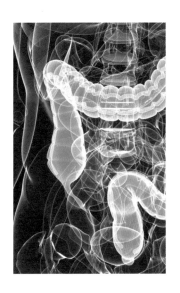

人体的免疫系统是一个具有高度合作性以防御入侵者的精密系统，以至今天还困惑着科学家们。

无论现代科学多么令人惊叹，始终没有任何物质能替代免疫系统。因此保护免疫系统使其维持最佳状态就显得特别重要，人体的免疫系统是世界上最好的医生——它比任何药物都强大有效，最重要的是它能通过自然的方式保护人们，不会产生任何不利人体的副作用。

任何一支军队都需要维持壮盛的军容，以高昂的士气赢得胜利，因此，

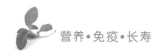

适当的休息、压力的缓解、保持乐观积极的态度，以确保免疫系统运作正常是非常重要的事。不过更为重要的是，每一支军队都需要能量和食物，若要一个营养不良的士兵上战场打仗，可能的结果就是——他会很快倒下；这即凸显了均衡、高营养饮食的重要性。如若不然，人们的免疫系统就得不到后勤供给，也就无法提高战斗力继续与各种危险的入侵者奋战。

### 阵容强大的军队

巨噬细胞通过数以万计的触手捕获并吞噬入侵的感冒病毒。正因为此功能，淋巴液中的巨噬细胞被称为"人体的清道夫"。

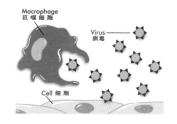

巨噬细胞通过在表面呈现被摧毁的病毒碎片（也称为抗原），以召唤其他免疫细胞前来帮忙。

一个辅助T细胞应召唤而来，并与巨噬细胞连成一体。

这个结合体释放出如白细胞介素、肿瘤坏死因子和干扰素等免疫物质。

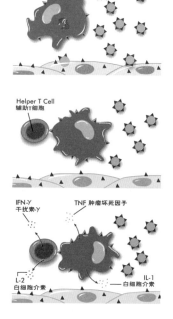

免疫物质促使其他免疫细胞增生扩散，B细胞繁殖并制造抗体。

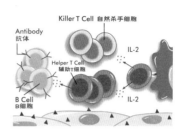

自然杀伤细胞在受病毒感染的细胞上钻孔，促使此病毒细胞更易被攻破。

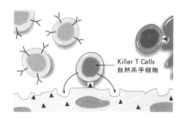

抗体（免疫球蛋白）锁定病毒，发信号给补体让其摧毁病毒，然后由巨噬细胞将病毒吞噬。

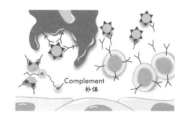

在感染受到控制后，抑制T细胞将活跃的免疫细胞召回，这些被召回的免疫细胞记住了病毒的特性。人体的免疫系统会存储此记忆，当相同入侵者再度出现时，人体即可迅速辨识，并产生相应的抗体对抗。这也就是预防接种与免疫的基本原理。

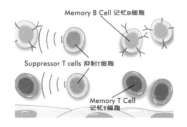

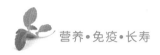
## 大多数疾病都与免疫系统故障有关

人体与生俱来就拥有一个世界上最好的医生——免疫系统。当免疫系统正常运作的时候，形式健全的白细胞和免疫体就会共同合作而对付入侵者，身体就能有效抵抗大多数的疾病、抵抗病菌感染、治疗伤口、杀死癌细胞等。

当人体的免疫系统发生故障无法正常运作时，疾病也就随之而来。而造成免疫系统功能不良的原因很多，诸如遗传、化学或放射治疗、运动过度、老化、压力或是饮食不均衡等因素都可能使免疫系统不能完全发挥功能。

也可以说，绝大多数的疾病都与免疫系统故障有关。免疫系统孱弱，人体就容易受到各种微生物的侵袭，感染上高传染性的疾病，还能引致癌症的产生。过度活跃的免疫系统则会导致过敏或自身免疫病的发生。

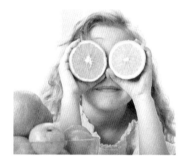

衰弱的免疫系统

有些人老是生病：咳嗽、流鼻涕、拖延不去的流行性感冒，断不了根的肠胃病。为什么有人生病总是好不了，有人又能很快恢复健康？这其中的关键因素就在于免疫系统——身体本身抵抗疾病能力的强弱。

每天呼吸的空气、摄取的饮食、接触到的物体，看似清洁，实际上却

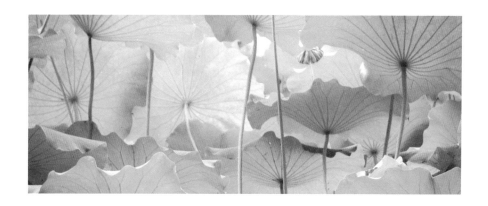

沾满了细菌、病毒、灰尘和真菌等各种微生物。若人体的免疫系统虚弱，这些微生物就会通过多种途径轻易地进入人体，引发疾病。

艾滋病（AIDS）就是与孱弱的免疫系统相关的一种疾病。患者时刻处于"危机四伏"的情况中，并且会出现免疫失调、免疫系统衰竭等症状，患者不能有效地对抗对人体有威胁的微生物。患上癌症也是免疫系统衰弱的表现。为治疗癌症而采取的化疗，会让免疫系统更衰弱——这就是癌症病患很害怕流感、咳嗽、感冒等的原因。

免疫系统是身体对抗诸如细菌或病毒等传染源最好的防卫军。它是由白细胞、抗体和其他免疫物质、相关器官组成的复杂网络，当人们受伤时，免疫系统可以帮助伤口愈合，并且保护身体免受外来病毒的侵袭。它也可以防止身体细胞再生时由基因突变引起的肿瘤或癌症。

## 混乱的免疫系统

在没有威胁性物质存在的情况下，免疫系统也会因为过度活跃产生问

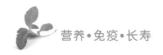
题。在正常的情况下，身体会制造抗体来保护身体不受疾病的侵害；但有时候，人体的免疫系统却会将正常无害的物质误认为是有害的东西，产生抗体，这时就产生了过敏，而这种物质就成为一种过敏原。

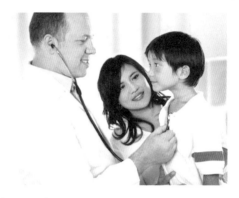

过敏反应大致可归为三种主要类型：呼吸道、食物和皮肤过敏。打喷嚏、流鼻涕、咳嗽和流眼泪属于某些呼吸道过敏的症状，它们主要是由灰尘、花粉、动物皮毛和香烟等物质引起的。呕吐、反胃、腹痛和腹泻主要是由食物过敏原引起的，诸如牛奶、坚果、鸡蛋和贝类等食物。皮肤过敏症如皮疹、皮炎、疖子和水疱可能是由于药物、化妆品、化学物质和一些织物、金属及虫咬等产生。

过敏症会导致严重的并发症甚至死亡。呼吸道过敏症会引发哮喘——一种慢性肺炎并发症；根据英国Asthma UK机构的研究，哮喘每年导致1 140名英国人死亡。鼻窦发炎而引起的鼻窦炎也是一种并发症，2012年美国约有3 000万人患有此病。某些食物及虫咬会引发过敏性休克，如不及时治疗，会导致死亡。

人类的免疫系统具有区分敌对细胞和自身细胞的能力。有时，免疫系统会发生混乱，即会盲目、错误地杀死自身的细胞。这种情况会导致自身免疫病。

目前已知的80多种自身免疫病包括类风湿关节炎——导致关节发炎；多发性硬化——影响神经系统；1型糖尿病——胰腺不能产生足够胰岛素的一类慢性疾病。其他自身免疫病还包括红斑狼疮、硬皮病、溶血性贫血、银屑病等。

在英国，类风湿性关节炎大约影响了40万人。此外，根据世界多发性硬化症联盟的统计，2013年全世界范围内约有230万人患有多发性硬化症。

综上所述，营养免疫学的精髓就在于"营养"和"免疫"两个方面。给予免疫系统正确充足的营养，就能确保免疫系统的正常运作，提升人体的免疫力，从而能够帮助人体更有效地抵抗疾病。而当人体遭受疾病侵袭时，更需为免疫系统补充营养，让免疫系统战胜疾病，人们就能够尽早地从疾病中康复。

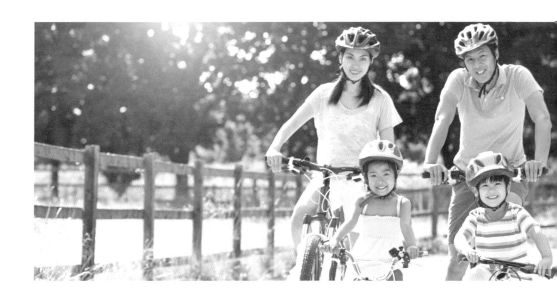

21

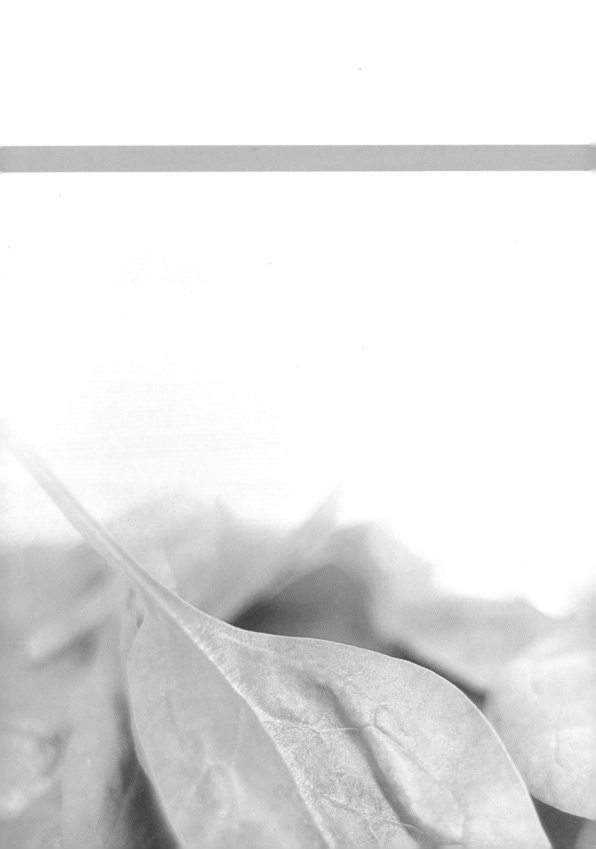

# 第二章

# 营养免疫学的预防之道

所有人都希望长寿、健康，远离癌症、心脏病、高血压、糖尿病等疾病。但绝大多数人还是不顾后果地食用不健康的食物，并且放任自己想吃就吃，毫无节制。

日常所摄取的食物会影响人们的容貌、感觉和行为。从更深的角度来看，食物是免疫系统的能源。当人们食用植物性食物时，它为人体带来十分有益健康的营养。当人们摄入过多的动物性食物或其他高脂肪的食物时，实际上就会使免疫系统因缺乏适当的营养而失去与疾病对抗的能力。

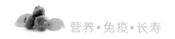

健康的营养应当以天然而没有副作用的植物性食物为主，食用时必须要多种类，并且要吃完整的食物而非单一提炼的营养素，富含植物营养素、抗氧化剂和多糖体等营养，因为这才是正确且对人体有益的营养。

除此之外，保持乐观积极的生活态度、适度进行运动锻炼，以及拥有充足的睡眠，都是日常生活中维护免疫系统健康的重要步骤。

## 植物营养素

### 新鲜蔬果蕴生机

科学家发现水果蔬菜当中，有一类植物营养素，这类物质因为不能像维生素、矿物质一样提供人体生长所需的养分，曾经被认为没有营养价值，现在却被视为赋予水果蔬菜神奇疗效的成分。

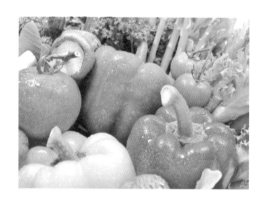

愈来愈多的科学研究显示，植物中含有的植物营养素，具有防癌的效果。美国纽约史全格防癌中心的肿瘤医学主任盖纳乐观地表示："我们已经看到未来的希望，而希望就在食物中。"他口中的希望不必远求，是市场随处可见的新鲜蔬果。

加州大学伯克利分校的学者布洛克（Gladys Block）与其同事，重新检视200余篇相关研究报告后也发现，食用大量的新鲜蔬菜与水果，可以降低罹患肺癌、食管癌、口腔癌、喉癌、胰腺癌、胃癌、结肠直肠癌、膀胱癌、子宫颈癌、卵巢癌、子宫内膜癌等癌症的风险，大量食用蔬果的人罹患癌症的危险，只有不常食用蔬果人士的一半。

## 什么是植物营养素？

植物为了保护自己、延续生命，必须不断进化以适应变幻莫测的环境，因此植物进化出具有保护性的营养物质，称为植物营养素，它们具有协助植物抵抗阳光并维持植物生存的功能。

植物营养素种类繁多，每种植物都具有自己独特的种类群。最常见的植物营养素包括：吲哚（Indoles）、异硫氢酸盐（Isothiocyanates）、类黄酮（Flavonoids）及异黄酮（Isoflavones，或译成异黄素）。

吲哚存在于许多不同种类的蔬菜中，如白花椰菜、绿花椰菜、卷心菜、芥菜、芥蓝、芜菁（大头菜）等。Indoles-3-carbinol有助于将导致癌症的雌激素前体分解成无害的物质，所以它能够减少罹患乳腺癌的风险。

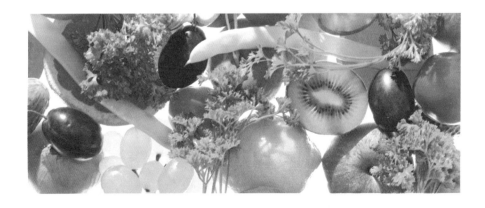

25

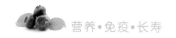

异硫氢酸盐可分为两大类：PEITC与Sulphoraphane。PEITC通常存在于芜菁和卷心菜中，它可以抑制肺癌的产生，并可预防致癌物质与脱氧核糖核酸（DNA）的结合。Sulphoraphane通常存在于绿花椰菜、白花椰菜以及卷心菜中，它能在致癌物质造成危害前将其从细胞中清除。

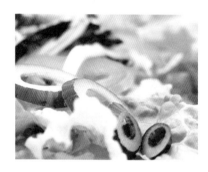

类黄酮除了存在于洋葱及红薯中，也可能蕴含于柑橘类水果及各种莓类中。类黄酮能保护细胞不受自由基侵害，同时防止致癌的激素依附在正常细胞上，它们还可以抑制癌细胞转移所需的酶。

异黄酮存在于大豆中，主要包括Genistein、Daidzein和Glycitein。这类植物营养素具有极大的抗病能力，不仅能降低血清胆固醇，还能降低冠心病的发病率以及降低女性罹患骨质疏松症的风险。

为什么蔬果具有抗癌的功效呢？

恶性肿瘤的形成可分为几个阶段。在初始期，人体细胞中的DNA受损或与致癌物质接触后开始产生突变；在发展期，突变的细胞变为癌细胞，不受控制地增生并形成肿瘤；到了最后的转移期，癌细胞可侵犯其他正常的器官。

蔬菜水果之所以具有抗癌功效，在于其中所含的某些营养成分，可以在癌症形成的过程中产生遏制的作用。明尼苏达大学的流行病学专家

26

约翰·波特（John Potter）表示："在癌症发展的过程中，几乎每个阶段都有一种以上蔬菜或水果的成分可以延缓或逆转癌症发展的过程。"

例如类胡萝卜素，这是一类存在于水果和蔬菜中的植物营养素，赋予蔬果红色、橙色和黄色等色彩。研究人员对8项群组研究（测量女性血液里类胡萝卜素含量）的结果进行了分析，他们发现，相较于血液里类胡萝卜素含量最低的女性，含量最高的女性罹患乳腺癌的风险较低。绿叶蔬菜、胡萝卜等都是类胡萝卜素的优质来源。

## 植物激素

植物营养素中有一组营养物质被科学家称为植物激素，它的结构与人类激素相似，因此很容易被人体吸收，并且能和人体自身的激素协同工作。植物激素远不像人类激素那样有刺激性，所以可以无副作用地提供相似的裨益。

许多植物激素在人体内像雌激素一样地工作，因此被称为植物性雌激素。它们对女性特别有利，尤其是在青春期和生育期。植物性雌激素还能帮助妇女维持强健的骨骼、富有弹性的肌肤、健康的血压和胆固醇值。随着年龄增长，人体雌激素分泌减少，植物性雌激素越显得重要。在35岁左右，妇女体内分泌的雌激素将会减少，需要额外补充。当女性到达50岁时，植物性雌激素能成为人体雌激素活动的主要源泉。

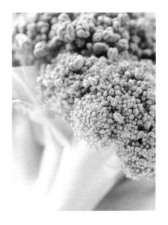

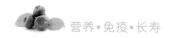

天然的植物性雌激素是人体最安全、天然均衡的补充源。人体内的雌激素过量容易导致癌症。雌激素能刺激健康细胞的生长，但是如果癌症入侵，雌激素同样会刺激癌细胞的生长。而植物性雌激素却能在促进健康细胞生长的同时抑制癌细胞，无副作用地模仿行使人类雌激素的功能。

细胞上的雌激素受体如果与会导致癌症的动物性雌激素结合，就会提高罹患癌症的风险。植物性雌激素能抢先与雌激素受体结合，阻止容易引发癌症的动物性雌激素与受体结合，预防与激素相关的癌症。

除了癌症，植物性雌激素还能降低心脏病及骨质疏松症的发生、减少更年期的不适。研究表明，植物性雌激素能减少低密度脂蛋白胆固醇，同样有助于预防骨质的分解。富含植物性雌激素的植物包括：大豆、鼠尾草、覆盆莓、银杏、甘草和褐藻等。

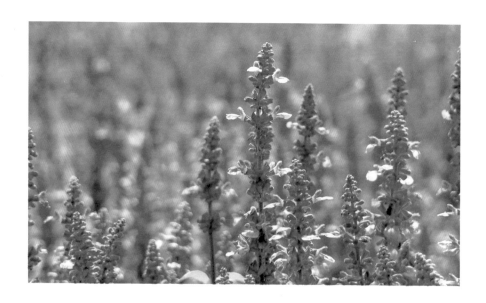

随着年龄增长，身体会逐渐老化，但人们完全可以延缓与老化相关疾病的来临。正确的知识可以帮助人们保持健康的身体和幸福的生活。变老不应成为焦虑增加的原因，而是应当意味着对生活的热情和渴望的增加。有了富含植物营养素和植物性雌激素的饮食，在人生的不同阶段，人们都可以享受最美好的时光。

植物营养素是长寿和健康的关键。约翰·霍普金斯医学研究所的Paul Talalay博士说："流行病学研究显示，如果多吃富含植物营养素的水果和蔬菜，就能降低多种器官系统的患癌率。"专家们进而说，多吃植物营养素能全面提高身体抵抗疾病的能力。

## 抗氧化剂

### 什么是抗氧化剂？

抗氧化剂是抑制自由基的一种物质，自由基是一种会对人体起高度反作用的分子，会在抽烟、暴露在有毒的化学物质中、过多的阳光照射和人体自身的新陈代谢等过程中产生。这些分子极度不稳定，并会导致细胞膜、蛋白质甚至DNA突变，引起癌症和其他慢性疾病。从天然植物中获得的抗氧化剂，已被证实能够毁灭自由基，并能抵抗它们的氧化作用。葡萄籽、仙人掌果实、人参果实、玫瑰、明日叶、熊笹叶、针叶樱桃等植物都富含抗氧化剂。

### 抗氧化剂药物能预防癌症吗？

到目前为止，以维生素药丸形式存在的抗氧化剂，并无直接证据显示它能够降低患癌的风险。想要降低罹患癌症的危险，专家建议，通过食用

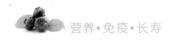

完整的植物性食物来摄取抗氧化剂，而非维生素药丸形式的抗氧化剂。

### 抗氧化剂的功效

科学家们发现人们的身体不断地受到自由基的袭击，所以人体细胞遭受破坏，细胞脱氧核糖核酸（DNA）也受损；科学家们相信自由基是导致癌症、白内障、心脏病、人体衰老以及其他慢性疾病的原因，抗氧化剂犹如人体的吸尘器，能将这些有害的自由基予以清除。自由基会加速肌肤老化，抗氧化剂能延缓老化过程。从天然植物中获得的抗氧化剂已被证实能够毁灭自由基并能抵抗它们的氧化作用，进而预防对人体的破坏作用。

### 如何健康地抗氧化？

人体内有一套完整的抗氧化防御功能，会制造出抗氧化的酶来消除过剩的活性氧，也称为内源性的抗氧化剂，它们的功能是把极活跃的活性氧转化为无害的氧分子和水。由于内源性的抗氧化剂无法全部排除过多的活性氧，因此就必须靠外源性的抗氧化剂来加强清除的工作。

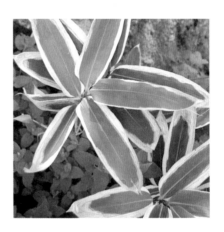

没有确凿的证据表明，人工合成或提取的抗氧化剂药丸有助于预防癌症或其他疾病。多年来，科学家们仔细对比了食用抗氧化剂药丸和通过饮食摄入的抗氧化剂的效果，结果发现抗氧化剂药丸可能会提高罹患癌症的风险。例如，《新英格兰医学杂志》的研究显示，在芬兰，β-胡萝卜素补充剂会增加吸烟人群罹患肺癌的风险。因此科学家们都建议，应当以完整的植物性食物作为抗氧化剂的天然来源。

## 多糖体

### 什么是多糖体？

多糖体是一种长链分子，它通常存在于某些菇类中，研究发现这些菇类多糖体能够活化免疫细胞，抑制肿瘤生长。多糖体有助于平衡免疫系统，进而使免疫系统摧毁已有的癌细胞和病毒。目前富含多糖体的菇类也被用于抗病毒药物。

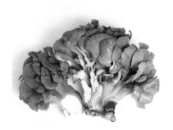

多糖体是由多个单糖体在一起组合而成。自20世纪60年代开始，科学家们即发现多糖体具有良好的抗癌效果，然而每种多糖体的效用都不尽相同，它们各自具有独特的功效及对某种癌症的疗效。

多糖体使用量的多寡更是产生效果的关键所在，唯有适当的剂量才能产生最佳的效果。菇类诸如椎茸（香菇）、灵芝、舞茸、云芝和巴西蘑菇等，都是富含多糖体的植物。

## 协同运作，抵御癌症

不同的营养物质能够在癌症形成的不同阶段产生预防效果。癌症可能因为不同的因素而产生。例如癌症可由自由基导致，这种情况下，人体需要大量的抗氧化剂来阻止自由基的攻击。

31

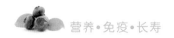
癌症也可由动物性激素、污染、免疫功能被抑制而引起。这时就需要植物营养素来帮助人们阻止这些引发癌症的因素。

人们也会因经常与致癌的化学物质、辐射和病毒接触而感染。多糖体不仅能通过增加分泌白细胞介素和干扰素，来预防癌症形成的不同阶段，还能全面提升细胞免疫力来摧毁已有的癌细胞和病毒。

## 增强活力，充足睡眠

西方医药之父希波克拉底（古希腊名医）2 000多年前就说过："如果我们能给每一个人适量的营养和锻炼，不多也不少，那我们就已经找到了最安全的健康之路。"现代的研究证实了这个论述的正确性。美国癌症协会认为，健康的植物性饮食结合适度活跃的生活方式以及积极的生活态度，能够预防1/3的癌症。

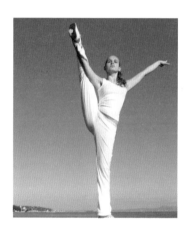

从健康角度而言，运动不宜过于激烈。美国疾病控制与预防中心（CDC）建议适度的体育锻炼。例如每天适量的步行有助于控制体重，确保骨骼、关节和肌肉健康，减轻压力和预防慢性疾病。运动甚至能够预防普通感冒。

无可否认，良好的睡眠绝对对健康非常重要。优质、不受干扰的睡眠对维护中枢神经系统健康、心脏健康以及维持健康体重都有举足轻重的作用。睡眠与免疫系统之间也具有非常密切的关系。研究表明，一个星期内缺乏2—3小时的睡眠时间即会削弱免疫系统功能。

## 放松心情，减轻压力

压力会导致慢性疾病。美国职业压力协会（American Institute of Stress）解释，当人体面对紧张的情况时，脉搏会加速跳动，血液涌入大脑，这时头脑比较清晰，能够更好地作出决断。血糖也会上升，从而给予人们更多能量。而血液也暂时不以消化以及运送养料为主要任务，而是迅速流到手臂、腿等较大肌肉中，给人体更多力量、速度和能量。在远古时代，这些反应帮助人体应付突发的自然挑战，例如与敌人作战或对抗野兽的袭击。

然而现代生活中，越来越多的心理因素导致压力的产生，如婚姻问题或财务状况。在这些情况下，频繁的焦虑会导致人体对压力的正常反应转变为有害的一面，并容易引发如中风、心脏病、糖尿病、溃疡和颈部疼痛等疾病。长期焦虑会削弱免疫系统抵抗疾病的能力。科学家们认为压力使人体分泌出皮质类固醇，这会抑制免疫系统并增加罹患癌症和流感等疾病的概率。

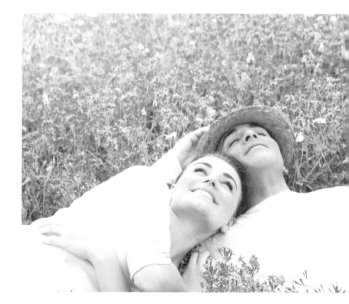

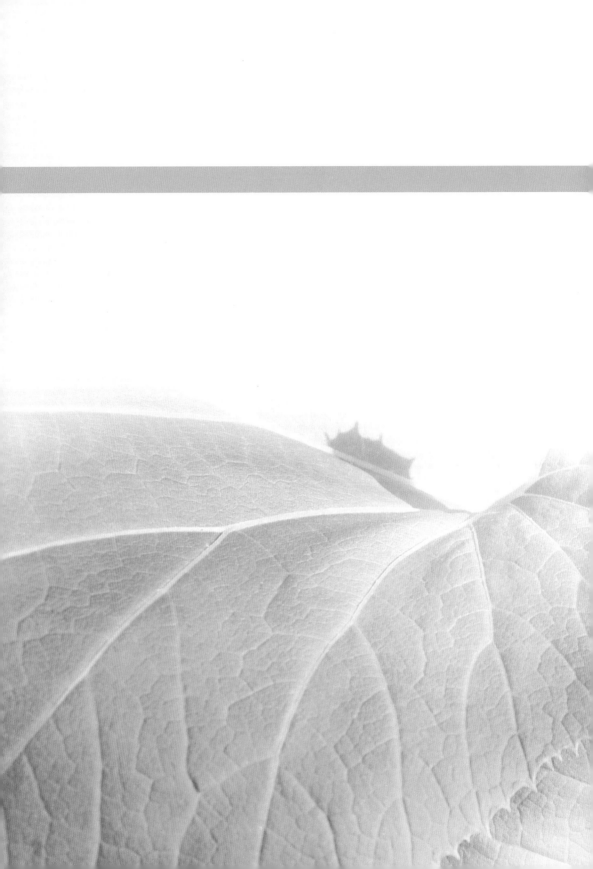

# 第三章

# 维护免疫系统健康，
# 从年轻时的每一天做起！

大多数人认为只要不生病，就是健康的。其实许多疾病在显露出症状前，就已经在体内生存发展了很长时间；逐渐地，身体就会感到更疲乏，或是不正常了。这种"虚弱"的感觉，在更严重的疾病症状出现之前已经存在许久。未察觉到症状时，人们往往容易忽视健康问题；但到病势严重的时候，通常已来不及预防。

健康对每个人而言都是无价的财富，更不应是年长或身体孱弱者才需要在意的。因此，避免与疾病接触的最理想方法，便是注意免疫系统的健康，从平日的一点一滴呵护自己的免疫系统开始。

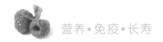

## 隐藏的危险

潜伏期是指病原体侵入人体至最早出现临床症状的这段时间。也就是说当感染上一个病毒时，身体并不一定会立即出现症状，而可能会在一段时间后，身体才会提醒自己已经罹患疾病了。而在潜伏期，某些疾病其实已经具备感染他人的能力。不同的疾病，其潜伏期长短也不尽相同。有的疾病潜伏期短至几小时，有的则长达数年。传染期则是指患者将病毒或细菌传播给他人，使其受到感染的阶段。

美国疾病控制与预防中心（CDC）指出，通常流感的潜伏期为1—4天，传染期为出现病症前1天至出现病症后最长1周。大多数皮肤感染如水痘和麻疹等，其潜伏期为10—20天，而传染期则会一直持续到皮疹消退或伤口痊愈。其他如"非典"的潜伏期为2—10天；常见的甲型肝炎（A型肝炎）潜伏期为15—50天（通常为28天左右），乙型肝炎（B型肝炎）则可长达60—150天。又如约99％的子宫颈癌由HPV病毒

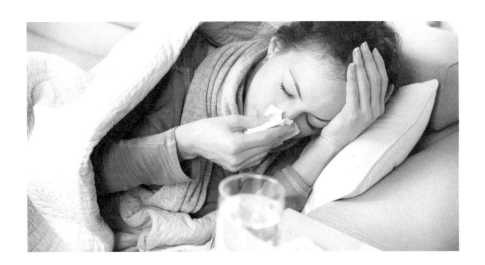

引起，而其潜伏期可为几个月甚至可达几年之久，在此期间，人体不会出现任何症状却足以感染他人。医院的各项检测，则大多建立于人体内对病毒抗体的检测，在感染之初或潜伏期内，人体还未产生抗体，便导致无法确切检测出人体是否已被感染。

更有许多疾病，其实是在未显症状前，便在人体内缓慢发展。比如癌症，许多人通常以为癌症是一种变化发展极快的病症，从发现到死亡往往短则数月、长则数年。实则不然，癌症的发展其实是一个相当缓慢的过程，而在癌细胞成长发展的

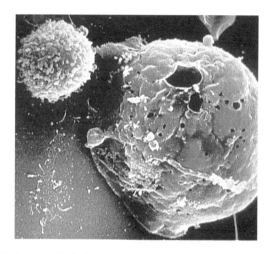

历史中，长达2/3的时间，医生与患者本身都是毫不知情的。目前，有一些先进的医疗技术可以让医生更可靠地检测到癌症，并将诊断时间提前，如X线检验、磁共振成像（MRI）和PET扫描等。然而，即便是最先进的影像诊断技术，亦只能扫描到直径为1毫米的肿瘤，更小的则无法识别。而小小一个1毫米直径的肿瘤下却含有至少约100万个癌细胞；一个直径为1厘米的肿瘤，其中含有约10亿个癌细胞。

癌症是基因突变引起的疾病，当调控细胞生长的基因发生突变或损坏时，使得细胞失去控制，持续地生长及分裂而产生肿瘤。这个不受限制的生长过程，导致一个癌细胞分裂为2个、再变为4个、8个……以此类推。

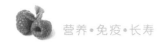
在此复制生长时期，人体可能完全不会感觉到自己体内已经有癌细胞在成长发展。例如，乳腺癌通常需要6—8年的时间，才能从一个单一的细胞成长为1厘米大小的肿瘤。

正常组织转变成肿瘤是需要经过一连串过程的。从最初期的细胞分裂复制开始，如1个变为2个、2个变为4个时，只要人体拥有均衡的免疫系统，便可借由自身的免疫系统加以清除；即便体内已经有了癌细胞，也可凭借免疫系统与之抗衡、使其保持稳定，延缓甚至控制其不再发展壮大。而如若人体的免疫系统不够强健，任凭肿瘤细胞不断分裂复制，到成为一团肿块的肿瘤，此时身体已无法自行将其去除或抑制其成长。等到肿瘤发展成长为10厘米，则足以致人死亡。由此可见，及早重视自身的健康，维持均衡的免疫系统，提高自身抵抗力，有助于在真正的发展之初便控制甚至摧毁肿瘤细胞，维持身体健康。不要等到发现肿瘤的存在再来通过药物或其他手段控制其发展，以毒攻毒的做法只会加重身体负担。

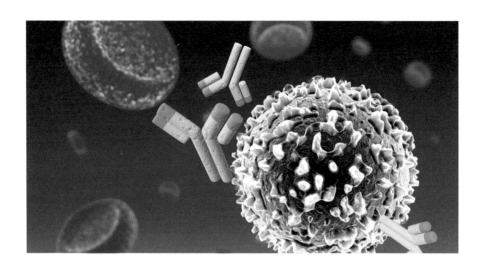

## 最佳防御期

健康者身上，都有一个设计巧妙、均衡运作的免疫系统，它犹如人体的军队，为人们抵御一切外来的入侵。即便在隐藏的潜伏期，只要感受到病毒的入侵，人体的免疫系统便会派出其精心训练的免疫细胞开始抵抗病毒的侵袭。两军交战，自然是兵强马壮的一方胜出，而在病毒刚刚入侵之初，便是其最虚弱的时刻，也是免疫系统打败敌人的最佳时

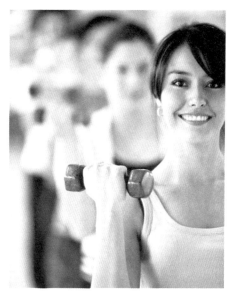

机。如若免疫系统持续孱弱，则会给各类病毒细菌或其他一些微生物有可乘之机。孱弱的免疫系统无法识别和摧毁病毒，从而导致癌症或其他疾病在人体内无法控制地蔓延开来。由此可见，维系强健的免疫系统，让其时时刻刻为人们构筑防线，确保最佳防御期的有效抵抗，是预防各类疾病的最佳途径。

### 平衡的免疫系统最健康

健全的免疫系统是无可替代的，当其功能正常时，人体具有抵抗疾病所需的武力。免疫系统凭借简单的规则（容忍标有"自体"的物质，摧毁标有"非自体"的物质），而圆满完成任务。当免疫系统发挥适当技能时，身体便具有一切必需的弹药来抵抗疾病、战胜环境中污染物及毒素的不断攻击。

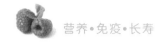 

## 药物的迷思

　　许多人仗着年轻、感觉不到疾病的症状，便自认为自己的身体很健康；等到疾病出现症状后，才想到要来依靠药物恢复健康。

　　不幸的是，在一切都崇尚快节奏的当今社会，大部分人生病后都期望能够马上痊愈，继续投入忙碌紧张的生活和工作中。于是大家就把全部希望都寄托在了药物的身上，这就促使了药物的过度使用，也由此产生了许多的药物不良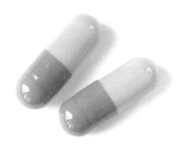反应。其实人们应该从年轻时就注意养成正确的健康观念，摄取均衡的饮食，给予免疫系统所需的营养，让免疫系统努力地工作，抵抗疾病，从而让身体自行痊愈。

　　在实际生活中，有许多疾病是药物所不能及的。如"非典"（SARS）等由病毒感染引起的疾病，目前都无法找到有效且无不良反应的抗病毒药物来进行治疗。一旦病毒进入体内，便会攻击人体部分细胞，并进行快速繁殖。目前的药物如抗生素、类固醇等仅能毁灭细菌、抑制免疫系统，却完全无法毁灭病毒。

　　再如，最普通的感冒和流感，也是药物无法治疗的，因为感冒和流感是由病毒引起的。感冒药也许能够帮助抑制一些症状，不过病毒却仍然在人体内不停乱窜。目前专家同意轻微的感冒不应盲目治疗的说法，并一致认为平时体质较为健康的人士，其实在感冒几天之后会自行痊愈。

　　打喷嚏、流鼻涕和喉咙有痰，都是身体以自己的方式告诉人们：它正在将病毒喷出体外。因此，服用感冒药时，它止住的不是感冒，而只是暂时抑制了这些症状，同时也阻止了将病毒排出体外的过程。排痰性咳嗽不应用咳嗽药来抑制，而且滥用咳嗽药还会导致上瘾的结果。

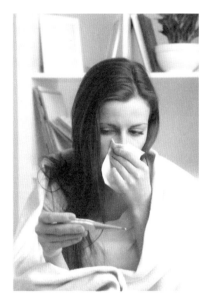

　　许多专家将人体温度达37.7°C（或99.9°F）及以上就定义为发热。即便是轻微的发热都会使人感到不适，尤其还伴有浑身酸痛、眼睛刺痛和其他症状。许多人会急切地期望通过吃药来缓解症状。不过美国玛约医学教育研究基金会（Mayo Foundation for Medical Education and Research）、约翰·霍普金斯儿科部（the Johns Hopkins Department of Pediatrics）的研究员们都建议，一般人在不了解病因的前提下服药抑制发热可能对人体更加有害。体温超过40°C（或104°F），就可能危及生命，需要立即采取医疗措施进行降温退热。

　　人们不会无缘无故发热，它是人体的免疫系统在努力工作的信号。例如一些引起感冒的病毒入侵时，免疫系统会分泌特殊物质使人体体温升高，增强免疫细胞的生产和活动力，以减缓入侵者繁殖的速度和能力，帮助抵御外来的入侵。如果不分青红皂白地使用退热药，就可能给免疫系统

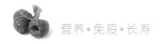

在战胜入侵者的任务上带来更大的困难。而退热药物也广泛存在着不良反应，即便是人们最常用的扑热息痛（对乙酰氨基酚），虽然在临床上被广泛应用，其毒副作用，如造成肝、肾细胞的坏死，神经中毒和大脑损伤等，却也不容小觑。而其毒副作用在美国每年都会导致约450人的死亡。

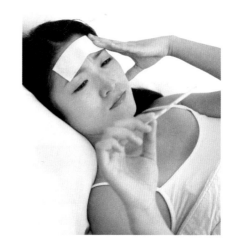

疫苗

　　没有药物能够像人体自身的免疫系统那样对抗病毒。健康的免疫系统能够全面保护人体抵抗感染。为了引发免疫系统对某种特定的微生物起反应，科学家研制了疫苗。

　　当细菌或病毒进入人体后，免疫系统会产生抗体并作出反应，最终会彻底摧毁这些"入侵者"。人体的免疫反应有记忆功能，有时能持续一生的时间，这就确保人体能够在以后有效抵抗由同一种细菌或病毒引起的感染。疫苗接种就是以这个理论为基础的。

　　疫苗通常是利用死的或致病力很弱的细菌或病毒诱导人体免疫系统产生抗体来对抗它们。常见疫苗包括小儿麻痹症疫苗、破伤风疫苗、水痘疫苗和流感疫苗。

不过，病毒快速变异的特性，带给研究疫苗发展的科学家巨大挑战。这也是流感疫苗每年都需要接种一次以抵御新型病毒的原因所在。通常疫苗对人体安全无害，在极少数人身上，疫苗可能带来过敏症状。

### 医疗事故与药物的不良反应

2000年美国国家医学研究院（US Institute of Medicine, IOM）的一份报告指出，每年到医院就医的美国人中有44 000—98 000人死于医疗事故。而在2006年的一份追加报告中指出，在所有的医疗疏失中，用药错误是最常见的过失，每年至少让150万人受害。

与免疫系统不同，药物仅针对一个特殊的目标进行工作，例如刺激或压制免疫系统。不过，在完成这些任务的同时，药物会产生不良反应。有时，这些不良反应甚至比需要使用药物治疗的那些疾病更危险。

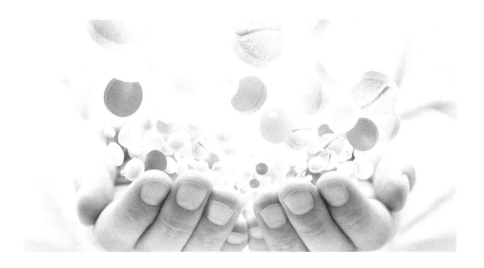

| 药物 | 功效 | 不良反应 |
|------|------|----------|
| 咳嗽药 | •止咳 | •上瘾 |
| 退热药 | •退热、止痛 | •造成肝、肾细胞的坏死<br>•导致肝、肾衰竭<br>•导致神经中毒、大脑损伤、昏迷、影响骨髓造血等<br>•在美国每年都会导致约450人的死亡 |
| 抗生素 | •杀死细菌，治疗细菌性感染 | •影响后天免疫力<br>•使细菌具有耐药性<br>•腹泻、酵母菌感染、呕吐等<br>•过敏反应<br>•骨髓中毒、痉挛、过敏性休克、死亡 |
| 类固醇 | •抑制免疫力、消炎<br>•过敏症<br>•自身免疫病<br>•移植器官后避免身体对器官的排斥 | •降低对抗感染的抵抗力、加重感染<br>•增加罹患癌症的风险<br>•降低整体免疫力 |
| 镇静安眠药物 | •镇静安眠 | •眩晕<br>•暂时性记忆丧失<br>•损伤肝脏<br>•造成呼吸问题<br>•具有成瘾性<br>•服用1个月后即产生耐药性 |
| 抗抑郁药 | •抵抗抑郁 | •精神错乱、神经过敏<br>•体重增加<br>•头痛<br>•青光眼、视线模糊<br>•性功能障碍<br>•恶心、腹泻 |

（续表）

| 药物 | 功效 | 不良反应 |
|------|------|----------|
| 镇静剂 | • 镇静<br>• 缓解焦虑 | • 眩晕<br>• 暂时性丧失记忆<br>• 损伤肝脏<br>• 造成呼吸问题<br>• 具有成瘾性<br>• 服用4个月后即产生耐药性 |
| 止痛片 | • 缓解疼痛 | • 胃溃疡、胃出血<br>• 出血、延缓伤口愈合<br>• 肝损伤<br>• 上瘾、影响中枢神经系统、呼吸困难<br>• 幻觉、头晕、呕吐、视觉模糊等 |
| 减肥药 | • 抑制食欲<br>• 干扰油脂吸收<br>• 兴奋剂<br>• 利尿、减少体内水分等 | • 刺激中枢神经兴奋，失眠<br>• 皮疹、呕吐、腹泻<br>• 心悸、头痛、眩晕、血压上升、中风<br>• 脱水、休克、器官衰竭 |

　　近年来，医疗的进步带给人们一个错误的安全感。药物被视为安全网，能够快速地治疗身体疾病。很不幸的，世上是没有一种所谓简单的治疗、一个无风险的措施，或者是一种无不良反应的药物。一旦疾病破坏了免疫系统，恢复的路程可能是长远及艰巨的。

　　预防胜于治疗，从年轻时做起，让强健的免疫系统功能为自身构筑起一道强大的防线、打造最佳预防期，保护人体抵抗各类疾病的侵袭。

# 第四章

# 为何不是人人都能健康长寿？

许多人都梦想能够健康长寿。研究表明，人类的寿命其实可以长达120岁；若再配合丰富完整的营养以及恰当的照顾，活到150岁并非遥不可及的事。

然而，目前各国的平均寿命却大多只为70—80岁。统计资料显示，每年约有800万人死于癌症，1 700万人死于心血管疾病。世界卫生组织（WHO）预测，至2035年全世界每年罹患癌症的人数更将达2 400万！

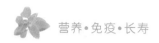
人类大多死于心脏病、癌症、糖尿病、退化性疾病以及自身免疫病。推究其因，现代人的饮食和生活习惯往往是让这些疾病主动找上门的罪魁祸首。例如，肥胖、抽烟、酗酒、熬夜、作息不正常、生活压力大、嗜吃各种精致美食等不良的习惯导致免疫功能低下，许多人因此无法抵御疾病的侵袭，遗憾地缩短了寿命。世界卫生组织指出，至少80%的心脏疾病、中风和2型糖尿病以及超过40%的癌症，其实皆能通过避免一些主要的危险因素来加以预防，这些危险因素包括不健康的饮食、疏于运动或者吸烟。

健康是生命得以延续的关键所在。明智地选择食物、建立良好的生活和饮食习惯，早一步和破坏健康的隐形凶手说再见，就能早一点远离可怕疾病步步紧逼的危机。

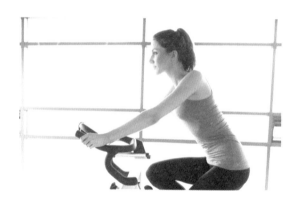

## 美味背后的健康陷阱——动物性饮食

### 高危机、低营养

动物性饮食欠缺纤维，且高脂肪、高热量、高胆固醇，长期食用将导致如肥胖、糖尿病、高血压、心血管疾病、癌症、免疫力低下等诸多病症。

各国的科学家以饮食习惯为植物性饮食的素食者和肉食主义者相比较，发现许多令人不得不信服的数据！

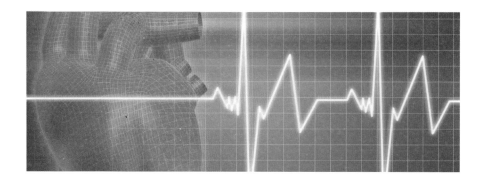

- 根据一项发表在《美国临床营养学期刊》的研究显示，肉食者患胃癌、淋巴及造血组织癌，以及多发性骨髓癌的风险较高。素食者总的患癌风险比肉食者低12％。此研究历经15年，有超过6万名肉食者和素食者参与。

- 欧洲癌症与营养前瞻性调查（EPIC–Oxford）的研究人员发现，动物性饮食者罹患恶性肿瘤的风险比素食者高11％。这项在20世纪90年代进行的前瞻性研究，研究对象是63 550名来自英国各地的参与者。

- 根据对5项前瞻性研究的分析显示，动物性饮食者死于缺血性心脏病（供应到心脏的血液减少）的风险比素食者高24％。

- 根据欧洲癌症与营养前瞻性调查（EPIC–Oxford），动物性饮食者的身体质量指数（BMI）通常比素食者高1—2kg/m$^2$。

- 一项英格兰的研究显示，当动物性饮食者把饮食习惯转变为素食6个月，他们的高密度脂蛋白胆固醇（HDL，也被称为"好"胆固醇）指数增加了大约21％。

● 血压升高是造成心脏疾病和中风的主要危险因素。舒张压降低5毫米汞柱，就可降低34%中风的危险及21%心脏疾病的危险。一些研究指出，动物性饮食者的血压明显高于素食者的血压。另一项欧洲癌症与营养前瞻性调查的研究报告指出，动物性饮食者相较于素食者（尤其是纯素食者），罹患高血压的概率倍增，收缩压与舒张压也高出不少，这些健康上的差异主要归因于肉食者和素食者不同的身体质量指数BMI。

### 动物性蛋白质弊多于利

许多人食用动物性食物的理由之一，是希望借此摄取足够的蛋白质，维持身体健康。然而，近年来，动物性蛋白质对人体的助益却饱受质疑！

研究指出，动物性食物容易提高罹患癌症、心血管疾病、糖尿病等疾病的风险。一项实验研究发现，植物性蛋白质可以抑制癌症病情的恶化，而动物性蛋白质却有恶化癌症的作用。研究表明，饮食中动物性蛋白质的摄取与乳腺癌、前列腺癌、胰腺癌和结肠癌有密切关联；一项研究显示，每周至少吃5次红肉的男性罹患前列腺癌的风险，是每周吃红肉少于1次的男性的2.5倍。

此外，过量的动物性蛋白质容易累积在人体内无法被消化而可能引起过敏，同时也会导致人体内的钙质随尿液流失，从而提高罹患骨质疏松症的风险。

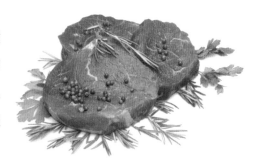

《美国公共卫生杂志》发表了一份研究报告,该研究为期12年,有7万多名参与者。研究显示,比起每周摄入一杯或更少牛奶的女性,每天摄入两杯或两杯以上牛奶的女性罹患髋部和前臂骨折的风险更高。有很多研究可以支持这个论点:世界各国的调查数据皆显示,肉类摄取量越少的国家,骨质疏松症的病例就越少;而肉奶蛋类摄取比例越高的国家,如英美,人们患有骨质疏松症的病例数字不仅居高不下,甚至全球居冠。

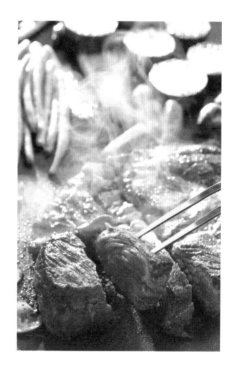

动物性饮食中虽然拥有高含量的动物性蛋白质,但考量动物性蛋白质对人体健康可能造成的若干不利影响,是否应该继续食用?抑或改以摄取相较之下无副作用的植物性蛋白质来替代?值得三思!

植物性饮食更利健康

研究显示,三餐植物性饮食比动物性饮食更能促进免疫力、预防癌症和保护心脏。例如,素食者的自然杀伤细胞毁灭癌细胞的能力比肉食者高出2倍以上!经常食用沙拉和生食蔬菜的人血液中含有更高含量的维生素C、维生素E以及叶酸,这些营养都有助于促进免疫系统健康,预防关节炎和其他疾病。

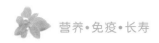

## 天然完整的营养无可取代

维生素药丸是健康的保障？

维生素是存在于食物中的一种天然物质。虽然人体对维生素的需求量低，但它在人体成长与维持健康方面十分重要。人体需要维生素才能把食物转化成能量，维生素更是构建和修复人体组织及器官不可或缺的元素。

近年来，服用维生素补充剂几乎已成为忙碌的现代人生活中的一部分。许多人以为维生素药丸是"多吃，多健康"，希望能借此补足日常饮食中失衡的营养，并且认为即使效用不大，亦不至于危害健康。

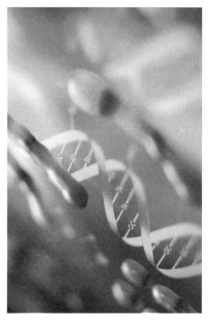

过往的研究主张服用维生素药丸来帮助身体避免自由基的伤害，进而预防癌症及其他疾病。然而近年来最新的研究结果，却大相径庭。愈来愈多研究报告纷纷指出了服用维生素药丸对健康存在的潜在威胁。美国食品与药物管理局（FDA）和英国食品标准局（FSA）即认为，经常服用维生素药丸可能会严重损害身体健康。

服用过量维生素药丸对健康造成的诸多潜在威胁

过量摄入维生素药丸将对身体产生诸多不良反应。即使是微小的过量，都能引起不良反应。

过量的维生素A会引起疲劳、过量的维生素B<sub>6</sub>会影响神经系统。过量的维生素A和维生素D更会损害肝脏。一项132 000人参与的追踪研究，报告指出人体摄取过多维生素D，会导致心动过速及心律不齐。日本科学家发现，摄取过量的维生素E，会引发骨质疏松症的风险。

研究发现，大剂量服用维生素C药丸会增加尿液里草酸盐的含量，从而增加肾结石形成的风险。更令人震惊的是，维生素C药丸与体内的DNA损伤有关，而DNA损伤会引发癌症。

同时，亦不能轻忽长期服用维生素药丸将使人体对其产生的依赖性或其他中毒症状，或者将维生素药丸与某些药物混合服用后可能引起的不良反应。例如，同时服用阿司匹林和维生素E这两种具抗凝血的药物，将大大提高体内出血的概率！

## 天然，不等同于完整、健康

存在于食物中的单一营养素，其营养效益远远不及完整的食物，不仅无法取代完整食物所能提供的营养，且长期摄取单一种营养，还可能会摄取过量或引发种种副作用。例如以下几种常见的营养素。

### 维生素C

维生素C在柳橙、针叶樱桃等水果内时，是非常强效的抗氧化剂。一旦经由人工单独提炼出来成为维生素

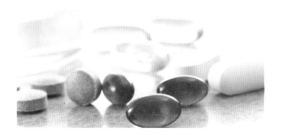

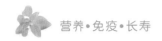

C药丸，却会提高罹患心脏病的风险；长时间大剂量服用，使用者将产生依赖性，甚至可能产生坏血症。但是，人体却不会因为吃进大量的柳橙而对健康造成威胁。

维生素A

源自于蔬菜水果中的维生素A是以类胡萝卜素的形态存在，例如β-胡萝卜素。人体摄入植物性的类胡萝卜素后，只有在身体有需要时才会将其转化为维生素A。相反的，动物性食物中所含的维生素A极易被人体吸收，而且要经过缓慢的代谢过程才能排出体外，这会增加身体摄入过量维生素A的风险。

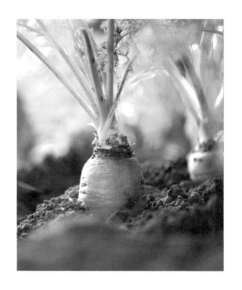

然而，很多人都习惯以维生素A药丸替代从蔬菜水果中摄取的营养。维生素A药丸由于经过人工合成，就像药物一样，所含的成分单一，一旦过量服用就会产生有害的副作用。《美国医学会杂志》（JAMA）发表的一项研究报告指出，服用维生素A、维生素E及β-胡萝卜素等抗氧化补充物将会导致寿命缩短。美国哈佛医学院的研究显示，服用大量维生素A补充剂的更年后期女性，髋骨骨折发生的概率将高出1倍。导致这些不良后果的罪魁祸首就是视黄醇（即维生素A）。含有视黄醇的食物包括膳食补充剂、肝脏、蛋类、全脂乳制品、鱼肝油，以及脱脂牛奶等一些营养强化食品。

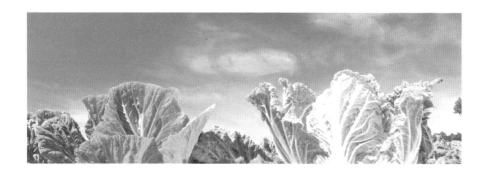

芬兰一项长达8年的大型研究发现，β-胡萝卜素药丸会增加男性吸烟者罹患肺癌的概率。同样地，服用过量维生素A药丸会增加肝脏损伤的风险，也可能导致生产先天缺陷婴儿和降低骨质密度。

## 钙片

钙与人体的成长、骨骼发育关系重大，在血液凝固中也扮演了重要角色。人体钙含量约占体重的1.5%—2%，钙是人体内含量最多的必需矿物质。为了预防骨质疏松症，大多数人会在饮食中提高钙的摄入量，并普遍认为只有牛奶和乳制品才是摄取钙质的最佳来源。然而，许多研究报告却显示出令人惊讶的结果：骨质疏松症发生率最高的国家正是那些牛奶饮用量大的国家。医学研究发现，动物性蛋白质（例如牛奶）摄取的量越多，钙质反而会流失得越多。这可能是因为动物性蛋白质含有高量的含硫氨基酸。在人体内，含硫氨基酸经新陈代谢后形成硫酸；身体会通过溶解骨骼的钙质，以中和体内的酸。最后钙质便会随尿液排出体外。

现代人为了应对快速的生活节奏，选用钙片来补充人体所需的钙质。《英国医学杂志》一份研究报告指出，针对12 000人进行的实验表明，钙质

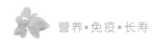

补充剂会增加30%的心肌梗死发病率。此外，服用钙片还会使身体无法吸收铁、锰、锌等矿物质，并带来便秘等不良反应。

越来越多的研究发现，改用植物为钙质的来源，骨骼健康反而获益良多。另外有研究显示，经由改善饮食和生活方式，摄取大量新鲜水果和蔬菜，以及减少对咖啡因的摄取，不喝酒、不吸烟，才有益于维持骨骼的健康。

### 叶酸

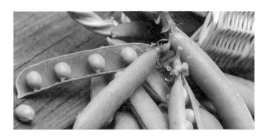

天然蔬果内的叶酸是以叶酸盐的形式存在。而膳食补充剂中的叶酸，是经由人工合成的化学物质。人体可根据需求量，自行调控源自食物的叶酸盐的吸收，因此不会产生摄取过量的情形。然而，若贪图方便，以叶酸补充剂取代从饮食中摄入的叶酸，补充过量反而会对健康造成危害。

研究发现，长期服用或过量服用叶酸补充剂，可能会增加罹患前列腺癌、肺癌以及结肠直肠癌的风险。其实，叶酸可以通过摄入大豆、菠菜等完整的植物性食物来获取，之后由身体自行决定需要转化的量，以此发挥最佳效用。

### 嘌呤

嘌呤是人体内的一种有机化合物，是构成DNA和RNA的主要成分。身体可将嘌呤分解为尿酸。尿酸会溶解于血液中，进而跟随血液流到肾脏，最后通过尿液排出体外。然而由于过度食用动物内脏、海鲜等高嘌呤食物，或是肾脏不能及时代谢尿酸，抑或是人体细胞老化产生过多的尿酸，都会导致尿酸沉积于血液中。当血液中尿酸浓度升高，会形成晶体沉积在关节、软骨和肾脏中，就会诱发痛风。

　　植物中的大豆因为富含嘌呤，因而许多人认为痛风患者应少吃大豆及豆制品。其实不然！大豆的嘌呤含量适中，低于高嘌呤食物（如动物内脏），而高于低嘌呤食物（如水果和蔬菜）。许多豆制品，如豆腐，在加工过程中要挤去多余的水分，多数嘌呤早随水分流走。再如豆浆，500克大豆可以制成2 500毫升豆浆，因此豆浆的嘌呤含量其实很低。一项来自日本学者的研究指出，豆腐对血尿酸浓度的影响很小，对痛风患者来说是一种安全的蛋白质补充食物。适当食用高嘌呤的植物性食物并不会增加罹患痛风的风险。

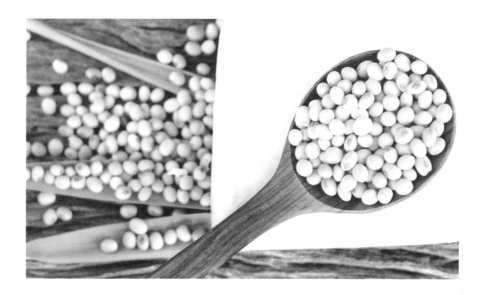

### 植酸

植酸（或称为肌醇六磷酸）是一种有机酸，广泛存在于谷物的外壳和种子中。由于其独特的结构，植酸容易结合钙、铁、镁、磷等元素，尤其容易结合胃肠道内的锌元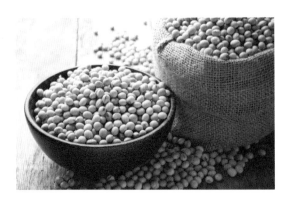素，因而阻碍人体对微量元素、金属元素及矿物质的吸收。由于大豆含有植酸，因此，有人认为长期食用大豆制品，人体容易缺乏微量元素，并且建议缺锌的人最好不要食用如豆浆、豆腐等制品。其实，这种说法不正确。

大豆不仅仅含有植酸，它本身亦含有丰富且极易被人体吸收的钙质和铁质等矿物元素。此外，大豆通过发酵（如制成豆腐乳、豆豉、纳豆等）也能改善植酸问题。因为发酵过程中，微生物分解了大豆中的植酸，使得其中所含的钙、铁、锌等矿物质更容易被人体吸收。不仅如此，医学界还发现其实植酸能够抑制结肠癌的发生。因此只要适当食用，再加上均衡的膳食，大豆中的植酸并不会对人体吸收矿物元素造成影响，甚至还因为其抗癌功效对人体有益。若对大豆中的植酸心存顾虑，也可将大豆浸泡后去除外皮，以降低其中的植酸含量。

### 草酸

草酸是一种有机酸，以草酸盐的形式存在于植物里。有一种错误的观念，菠菜豆腐不能一起烹煮，或是小葱不能拌豆腐，就是因为菠菜、小葱中草酸盐含量较高，它与豆腐中的钙质结合会形成草酸钙，容易引起肾结石。其实这种说法完全没有科学依据。

完整植物的奥妙之处就在于它不仅仅含有单一种类的营养。自然界中，草酸盐含量高的植物，如菠菜、草莓、葡萄和黑莓等，同时就会富含植酸，而植酸能有效预防肾结石。

### 多元摄取完整植物性食物，守护健康

完整的植物性食物内富含包罗万象的维生素和营养，每一种的功能都不同，且须与其他营养相互联合运作，使营养更容易为人体吸收，让身体达到平衡，并足以抵消某些单一物质原本可能对身体造成的不良影响。今天起，在每日饮食中摄取多样化的完整植物性食物来补充身体所需的各类营养，使身体达致全面健康。

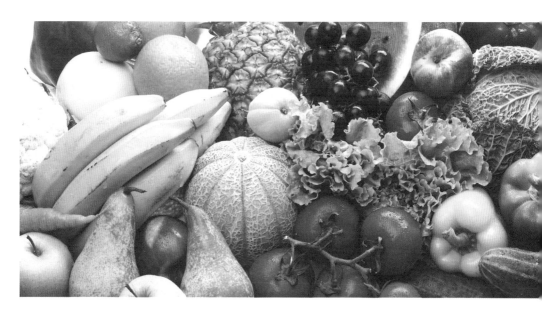

# 第五章

# 素食饮食，更健康

　　根据美国饮食营养协会的建议：经过妥善计划的素食饮食（包括纯素食）是有益健康的！且营养同样充足，并能帮助预防和治疗某些疾病。美国《医学协会杂志》公布的一项长达6年的大型研究更指出：素食者比荤食者活得更长久！接受调查的素食者比荤食者死亡率低12%；素食者死于心脏病的概率比荤食者少19%，素食者死于糖尿病、肾衰竭的风险同样更低。

## 素食饮食促进免疫系统的健康

饮食中含有比例愈高的完整植物性食物，愈能赋予人体强健的免疫力。一项在德国海德堡癌症研究中心的研究比较了男性素食者和男性肉食者的血液，研究结果发现素食者的自然杀伤细胞比肉食者的自然杀伤细胞具有超过2倍摧毁癌细胞的能力。

另一项刊登在《美国饮食营养协会期刊》的研究则发现，食用沙拉和生蔬菜者的血液含有较高量的维生素C、维生素E和叶酸，而这些营养都有助于促进免疫系统的健康。

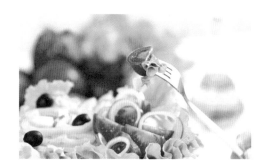

再者，植物性饮食比以肉类为主的饮食含有较低的脂肪，并且富含抵抗疾病的营养，如植物营养素、抗氧化剂和多糖体。大量摄取各种各类色彩鲜艳的蔬菜水果，其中富含的多种类强效抗氧化剂，更能帮助身体免于自由基造成的伤害。

## 素食饮食对健康的其他好处

完整的植物性食物具有高度的抗氧化活性，除了能促进免疫系统的功能，更能有效对抗癌症，并且能帮助预防心血管疾病。

《美国临床营养学期刊》发表了一项历经15年的研究，该研究的对象为6万多名肉食者和素食者，研究结果显示素食者总的患癌风险比肉食者低12%；素食者罹患胃癌、淋巴及造血组织癌，以及多发性骨髓癌的风险都较低。

一项发表在《癌症研究》杂志的研究显示，每周吃5次或更多次牛肉、猪肉、羊肉等红肉为主食的男性，其结肠癌罹患率是每月吃红肉少于1次的男性的3.57倍。在一份针对5万多名男性的研究报告中亦指出，摄入动物性脂肪（特别是来自红肉的脂肪）最多的研究对象，罹患晚期前列腺癌的风险几乎是摄入动物性脂肪最少的人的2倍。其他各国相关研究亦提出一致看法：饮食中红肉的摄取量多寡与结肠癌或是前列腺癌的罹患率皆有密不可分的关系。

此外，植物性食物更对心脏具有良好的保护作用。对5项前瞻性研究的综合分析显示，素食者死于缺血性心脏病的风险比非素食者低24%。据"欧洲癌症与营养前瞻性调查"（EPIC-Oxford），素食者的身体质量指数（BMI）通常比动物性饮食者低。植物性食物还能增加体内的"好"

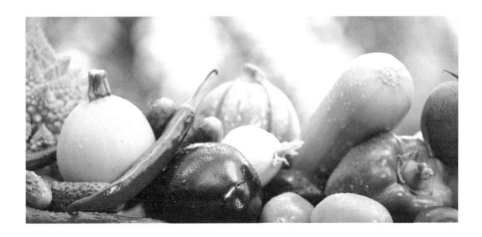

胆固醇并降低血压。"欧洲癌症与营养前瞻性调查"亦显示：与肉食者相比，非肉食者（尤其是纯素食者）罹患高血压的概率明显低很多。

这些都是因为饮食中摄取愈多完整的植物性食物，其中丰富的抗氧化剂、植物营养素及多糖体，愈能帮助降低体内脂肪比例，从而减少许多引起心脏疾病的风险。

## 素食饮食较容易缺乏的营养

没有经过妥善规划的素食饮食，通常较容易欠缺如维生素$B_{12}$、铁质以及Omega-3脂肪酸等营养。

维生素$B_{12}$主要存在于动物性食物中。植物性食物里并不存在维生素$B_{12}$，维生素$B_{12}$是由细菌分泌而来。维生素$B_{12}$对维持健康非常重要，若从饮食中摄取维生素$B_{12}$，应该与含有抗氧化剂及植物营养素的植物性食物同时摄取，即可让身体更好地吸收维生素。

至于铁，在素食饮食中的含量较低。然而，研究证实：植物性来源的铁与动物性来源的铁相比，对人体更有益处。素食饮食者能借由多吃富含铁质的植物性食物来补充铁质。与含有丰富抗氧化剂（如维生素C）的植物性食物一同食用，更能促进铁质的吸收。

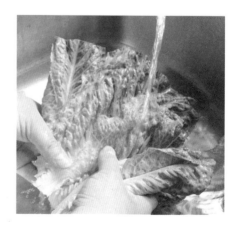

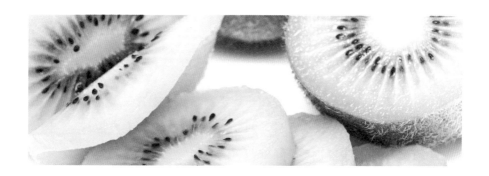

Omega-3脂肪酸是另外一种人体必需的营养。它普遍存在于动物性饮食（如鱼类）中，但从植物性食物中获取的Omega-3脂肪酸不仅含量高，没有高胆固醇及其他副作用等健康隐忧，还含有抗氧化剂、植物营养素及多糖体等有益健康的营养，可说是较理想的选择。

由此可知，只要取自适当的营养来源，以植物性食物为主的素食饮食者同样可以获得均衡且充足的健康补给。

## 素食食材的陷阱

素食食材里充满许多令人不得掉以轻心的陷阱。例如，经过加工的素食食品可能含有化学添加物、防腐剂等，都非常不利于健康；还有就是一些常见素食食品都透过油炸制成。例如，100克油炸豆腐含有1132.8千焦（271千卡）热量，100克油条更含有2332.4千焦（558千卡）的热量！不仅是高热量的问题，过量的油脂也不利于心血管健康，且存在着过高比例会诱发体内炎症的Omega-6脂肪酸。

素食饮食若是以一些不理想的烹调方式（如高温热炒或油炸）及食用

油来料理，还会将食物中原有的植物营养素及抗氧化剂破坏殆尽，使营养价值大减，连带造成身体不必要的负担。

此外，素食饮食应避免仅以单一种类的菇类（如椎茸）为主要多糖体来源。临床试验证实：食用多种类的菇类比摄取单一种菇类更有益！因为每一种菇类都含有不同类型、不同功效的多糖体，而身体需要各种多糖体来共同滋养免疫系统。

## 让素食饮食更均衡健康的植物性食物

根据营养免疫学的理论，健康的素食饮食应包含各种各类的抗氧化剂、植物营养素、多糖体以及其他一些身体所需、分量充足的营养，如蛋白质，而这些皆可从完整的植物性食物中充分获取。例如，植物中的大豆即是植物性蛋白质的补充首选——大豆富含的蛋白质是肉的2倍、蛋的3倍，更是牛奶的12倍，能强力地帮助身体各种功能维持正常运作。而下列植物则可以补充其他人体必需的营养。

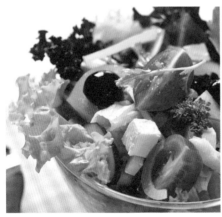
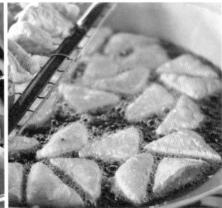

### 巴西蘑菇

巴西蘑菇是抗氧化性能极佳、铁质含量百分比极高的植物性食物，且所含的铁质极易为人体吸收！巴西蘑菇也含有大量的多糖体，这些多糖体能够强化免疫力，通过增加自然杀伤细胞、干扰素和白细胞介素的分泌，来保护身体对抗和毁灭癌细胞及病毒。

### 舞茸

舞茸富含铁质及各类营养素，具有良好的免疫调节功效。舞茸中亦含有许多种类的多糖体，能增强免疫功能，抑制肿瘤生长。科学研究显示，舞茸中的多糖体能增强化疗的效果，并缓解因化疗引起的不适症状。

### 针叶樱桃

针叶樱桃含有丰富的天然维生素C。100克的针叶樱桃就有1 677毫克的维生素C，可供2 796%人体每日所需维生素C，其生物利用度（活性成分）更比合成的维生素C高出1.63倍！针叶樱桃还含有多种矿物质及植物营养素，并且具有良好的抗真菌和抗细菌功效。

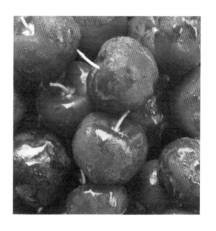

### 蓝莓

蓝莓含有极高效的抗氧化剂以及丰富的植物营养素，可保护身体免受自由基的伤害。更具有卓越的抗癌、抗炎功效，是支援免疫系统的强大能量！

## 题外话：选择植物性来源铁质的理由

人体每天皆需补充适量的铁以避免贫血。人一旦贫血会导致：畏冷、易倦、脸色苍白、呼吸困难、晕厥、头痛、精神无法集中等症状。

铁又分为来自植物性食物的非血红素铁：蕴藏于菇类、豆类、谷类、水果和蔬菜；来自动物性食物的血红素铁：存在于肉类、内脏、鱼类和家禽类。另有人工合成的铁质补充剂。非血红素铁会依据身体对铁的需求量被缓慢吸收，因此没有摄取过量的危险，更无任何副作用。血红素铁则容易摄取过量，过度吸收造成的氧化压力还容易导致癌症、心血管疾病和糖尿病。

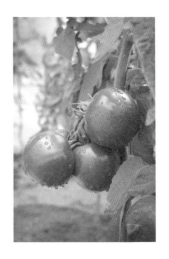

更重要的是，铁是一种重金属元素。摄入过量的铁质可能导致肺积水、黑便或便血、腹泻、恶心、肝损伤、吐血、血压低、脉搏加快而脉象弱、嘴唇和指甲发蓝、发冷、休克和昏迷等不良症状。此外研究表明，体内的铁代谢异常导致的铁囤积过量（如铁质沉着症）与脂肪肝的发生有关。铁蛋白是储存铁质的一种蛋白质，身体会根据需求从铁蛋白中释放适量的铁质。血液中的铁蛋白越多，身体内储存的铁质也越多。一项日本的研究显示，非酒精性脂肪肝（NASH，指由于脂肪堆积在肝脏而引起的肝部炎症）的患者，血清中铁蛋白浓度普遍过高。唯有植物性来源的铁质，才不会对身体造成过量的危害。

此外，植物性食物不含胆固醇，且无论是热量、脂肪都比动物性食物低出许多。例如，100克的菠菜和鸡肝相比，鸡肝的铁质虽然是菠菜的3倍，但其胆固醇却比菠菜高345毫克！相较之下，植物性来源的铁质无疑健康得多。

| 来自植物性食物的铁质 |
| --- |
| • 没有剂量过多的危险 |
| • 低热量 |
| • 不含胆固醇 |
| • 身体有节制地吸收所需铁质 |
| • 不会造成肝脏负担或中毒，亦无副作用 |

| 来自动物性食物的铁质 |
| --- |
| • 可能导致剂量过多 |
| • 高热量 |
| • 高胆固醇 |
| • 无节制地吸收 |
| • 会造成肝脏负担及其他副作用 |

| 人造铁质药丸 |
| --- |
| • 容易导致剂量过多 |
| • 不含热量 |
| • 不含胆固醇 |
| • 无节制地吸收 |
| • 会造成肝脏负担，过量甚至将导致中毒及其他严重副作用 |

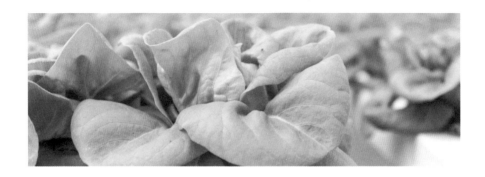

维生素C对健康的助益

维生素C是一种强力的抗氧化剂，这种抗氧化剂扮演着最佳协助者的角色，无论面对任何种类的营养都能发挥相互协调运作的功能，加乘彼此功效；并能帮助身体加倍、完整地吸收和利用这些营养。例如，在摄取维生素$B_{12}$和铁质的同时摄取植物来源的维生素C，即能促进身体对两者的吸收。

由于身体无法自行制造维生素C，因此必须从饮食中摄取。而来自完整植物性食物的维生素C能为健康带来许多助益，不似单一种类的维生素C或人工合成的维生素C药丸，极容易产生副作用，如腹痛、呕吐、腹泻，还会影响糖尿病患者的血糖值。长期服用维生素C药丸更会提高草酸盐类肾结石形成的风险。而完整植物性食物中的抗氧化剂就没有过量或副作用的问题，也容易为人体吸收。而且，来自天然的抗氧化剂与人工合成的相比，其生物利用度更高出许多。

此外，完整的植物性食物除了富含维生素C更含有植物营养素、多糖体等丰富营养，能共同协调运作，让身体更好地吸收、运用。

| 天然植物来源的抗氧化剂 | 抗氧化剂药丸 |
| --- | --- |
| • 能促进维生素$B_{12}$和铁质的吸收<br>• 对健康有益，并且容易为人体吸收<br>• 提供多种免疫系统所需的抗氧化剂、植物营养素和多糖体 | • 有限的营养<br>• 可能导致毒性副作用 |

### 维生素$B_{12}$对健康的帮助

维生素$B_{12}$是协助人体发挥和运作各种功能的必需营养素。大多数的维生素$B_{12}$储存在肝脏内，能维持健康的神经系统和免疫系统功能，对新陈代谢和DNA的合成非常重要，可帮助形成红细胞以顺利输送氧气到身体各部

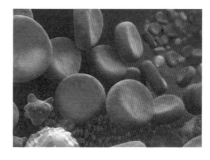

位。维生素$B_{12}$对儿童的大脑和生长发育亦极为重要。缺乏维生素$B_{12}$会造成贫血、神经退化性疾病、癌症、胎儿先天性缺陷等。

虽然肉类（尤其是肝脏）、乳制品和蛋类等动物性食物也是维生素$B_{12}$的丰富来源，然而，为了健康着想，应尽量避免以食用动物肝脏来补充维生素$B_{12}$，因为肝脏主要负责过滤和排毒，往往含有较多毒素，因此极可能在摄取的同时也把这些毒素一同吃进了体内！

综上所述，对于素食者和荤食饮食者来说，源自完整植物性食物的营养都是维持身体健康的理想选择！

# 素食饮食，
## 环境保护的有利选择

日常饮食不仅关系健康，更和维护生态环境密不可分！联合国粮农组织（FAO）的高级官员Henning Steinfeld表示："畜牧生产是造成当今最严重环境问题的最大责任方之一。"——正因为人类对肉类食物的依赖与需求，增加了牲畜禽类的饲养，从而导致了生态环境品质的急速下降。

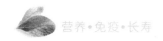
全球人口倍增的现今，生活环境与先人早已迥然有别。现代人口的快速增长，给环境带来了巨大的压力。现代工农业的进步虽然为人类带来便利，却也让环境日益恶化——杀虫剂、化学肥料、抗生素和激素的大量使用以及牲畜的排泄物，皆使得水、土壤、空气和生态环境遭受严重的污染及破坏。例如，澳大利亚大堡礁近年来遭受的破坏，90%来自畜牧业排污以及含有杀虫剂和肥料的农业污水。

## 动物性食物耗费环境资源

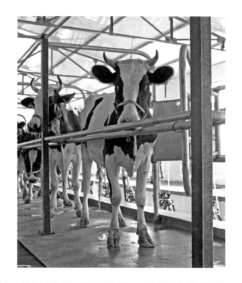

肉类与乳制品对环境资源造成极其沉重的压力。因为饲养牛等牲畜必须使用大量的资源，而世界上就有大约70%的农田用于生产和饲养牲畜。在20世纪90年代末期，美国康奈尔大学的David Pimentel曾说过：全球近40%的粮食都用作喂养牲畜的饲料。如今，全球的粮食资源在供应70多亿人口的同时，还需要养活超过200亿的家禽牲畜，而这些动物都需要庞大的人力、物力来照顾及供养。动物性食物的生产所造成的粮食资源浪费实在惊人！

此外，畜牧业最大的破坏力还是在森林方面。自古以来，砍伐森林最主要的目的就是为了放牧牛羊，耕种谷物。为了满足人类的口腹之欲，大片森林被摧毁用以生产大量牲畜所需的谷物，诸如哥斯达黎加、哥伦比

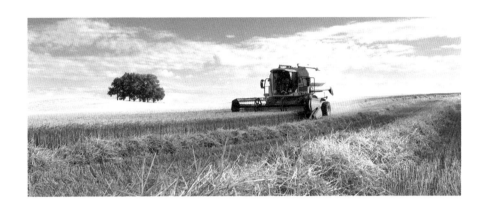

亚、巴西、马来西亚、泰国和印尼等国的雨林被大量砍伐，以种植草料或饲养牲畜。北美洲已有1/3以上的土地变成了牧场。而在美国，56％的农地用于牛肉产品的生产，所生产的玉米中80％用以喂食牲畜，一半的灌溉水所种植出的谷物、油籽、牧草和干草都用来喂养牲畜。

反观，如果将同样的资源用来栽种植物性食物，其所能提供的丰富营养并不亚于肉类与乳制品，且对资源与环境更为友善。

## 动物性食物对能源和水的消耗

人们很少想到生产食物要消耗不少的能源。目前世界粮食的增产依靠的是高能源的投入。然而更令人震惊的是，大部分的粮食并非提供给人类，而是用于支撑人类对肉食的需求——畜牧业。畜牧业是非常浪费能源的产业，从喂养牲畜的饲料开始，对化肥的制造亦需要消耗能源；到后期对肉类及其附属产品的储藏、运输、销售、烹饪等都需要消耗大量的能源。

畜牧业更是水资源的严重消耗者。根据联合国粮农组织的报告指出，

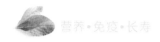
畜牧业在全球水利用量中所占的比例超过8%。其中主要被用于饲料作物的灌溉,如1磅由饲养场中养出的牛肉耗费2 500加仑的水,1磅的全麦面粉却只需要使用180加仑的水。而人类用于产品加工、饮用及服务的水量在全球水利用量中所占比例则非常低,由此观之,畜牧业实为造成水资源枯竭的一个关键因素。

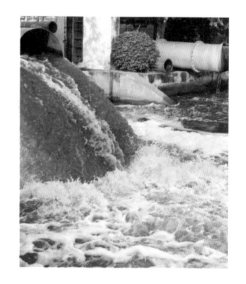

不可不知的事实是:全球正面临着淡水资源日益短缺和损耗的问题,根据联合国粮农组织估计,到2025年,估计全球人口中有64%将会生活在缺水的区域。

比比看:

1. 生产4.18焦耳(1卡)热量的植物蛋白质仅需8.36焦耳(2卡)的石化能源;生产4.18焦耳(1卡)热量的牛肉蛋白质,却需消耗225.7焦耳(54卡)的石化能源。

2. 大豆所含的蛋白质是肉类的2倍,鸡蛋的3倍和牛奶的12倍。

3. 1英亩土地种植的燕麦或玉米,与用其来生产的牛肉相比,前者所提供的热量比后者大约多20倍。

4. 1英亩的花椰菜产生的铁质是牛的16倍、产生的钙是牛奶的5倍。

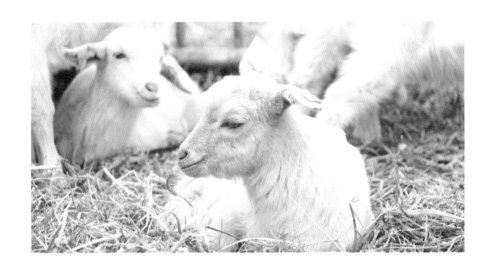

从各种方面来看，植物性食物对资源与环境带来的压力都更小，而其营养价值却更高，且不会如动物性食物的胆固醇、脂肪给健康带来负担。

畜牧业不仅会给资源与环境造成压力，更会对人类与动植物的生存环境包括大气、水源、土壤等带来直接污染。

以谷物喂养牲畜为例，16磅的谷物和大豆只能换得盘中1磅的牛肉。更何况目前家禽牲畜数目远多于人口数目！乳牛每天所产生的排泄物即高达人类的20—40倍之多，而一头成年猪每年更可产生1 450千克的排泄物，相当于人类每吃500克的猪肉，即为地球增加了7.25千克的动物排泄物。大量排泄物所含的硝酸盐，将深入污染地下饮水层，不仅会增加新生儿的先天性缺陷，也会威胁到很多鱼类及其他海洋生物，为生态环境带来极大的危害。

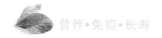

世界观察研究所（WWI）2009年指出，牲畜业产生的温室气体占全年温室气体总排放量的51%，其产生的粪便与排气，会产生大量的甲烷（Methane）、一氧化二氮（Nitrous oxide）、氨（Ammonia）等。

在20年的时间里，甲烷造成的暖化效应（GWP）估计是二氧化碳的86倍。而根据联合国粮农组织的估算，畜牧业排放了65%人为制造的一氧化二氮，其暖化效应是二氧化碳的296倍；一氧化二氮主要来源于施肥。畜牧业同时还排放了64%人为制造的氨，氨会造成PM2.5（细悬浮微粒）空气污染，使得人体容易吸入长期漂浮于空气中的细小污染颗粒，这些颗粒积聚在肺部，易造成哮喘等呼吸系统疾病，也会导致酸雨和生态环境酸化等严重影响。

## 动物性食物对物种生态的威胁

地表30%的面积都用于饲养牲畜，有些区域都曾经是许多野生动植物的栖息地。事实上，畜牧业很可能是物种多样性减少的主要因素！世界自然基金会（WWF）认定的825个陆地生态地区中就有近1/3地区的生态面临着畜牧业造成的威胁！国际自然保护联盟（IUCN）"濒危物种红皮书"的一份官方分析表示：大多数世界濒危物种都受到栖息地丧失的威胁，其中畜牧即是主要因素之一。

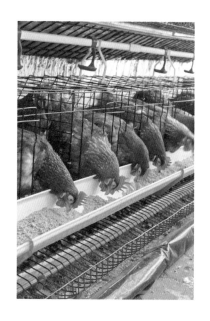

今日，人类不可再漠视生存环境正一步一步走入崩溃的事实，珍视环境与维护地球的自然生态刻不容缓，才能确保人类与所有物种的永续共生。

环保不是口号，而是行动。营养免疫学提倡以蕴含植物营养素、抗氧化剂和多糖体，并能维护免疫系统运作的植物性食物，取代高脂肪、高胆固醇，长期食用会削弱人体免疫力的动物性食物——少吃一点肉、蛋、奶，不仅有益于个人健康，对环境保育亦更为有利！请大家一同努力保住大片的森林、减少水源的污染、解决世界的饥荒、减轻动物的苦难。

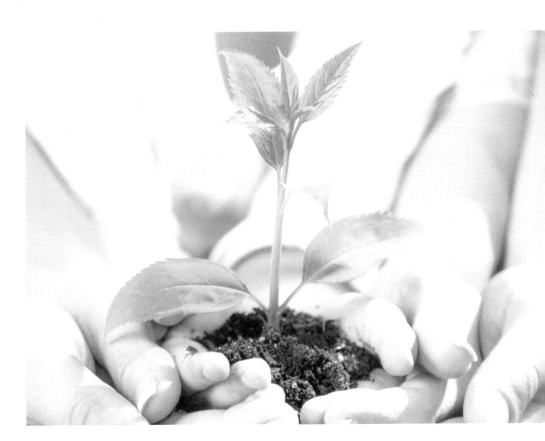

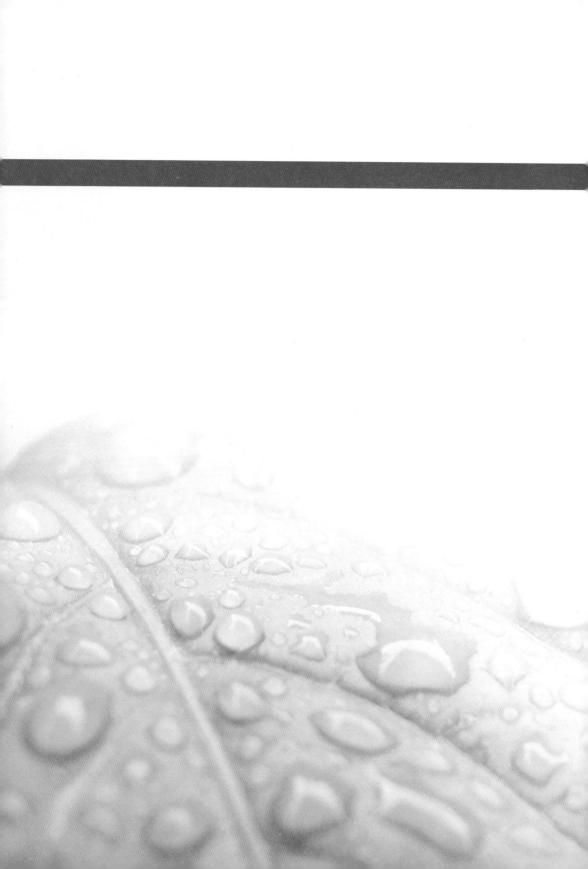

# 第七章

# 癌症·免疫系统·饮食

　　癌症就像是无声的杀手，当它在吞噬人们的健康时，往往毫无预警！世界卫生组织（WHO）的专门机构"国际癌症研究中心"（IARC）发表的《2008世界癌症报告》指出，目前在全球每8个死亡病例中，就有1人是因癌症致命！到2032年，全球每年新增癌症患者将达到2 200万，每年癌症死亡人数也将增加到1 300万。而据统计，2012年全球最多人罹患的三大癌症分别是：肺癌、乳腺癌以及大肠癌。

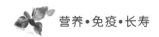

## 癌症的成因

癌症的英文是Cancer，源自拉丁文"螃蟹"的意思。如同螃蟹一样，癌症伸展着可怕的"爪子"，不断侵入体内健康的组织和器官。癌细胞是由正常细胞变异而形成的，而癌症就是变异细胞不受控制地大量、持续生长，进而在身体各处破坏正常生理机能的情况。

癌症形成的原因有很多，如病毒、污染、辐射、药物等。然而到目前为止，尚未出现一种完全无副作用的治疗方法，医学上的治疗顶多只能延长寿命（如化学疗法、放射疗法），而且这些方法会引发诸多生理上的不适及并发症，严重地还会影响到寿命长短！

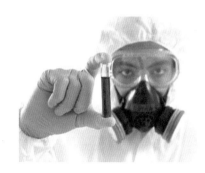

医学单位依据癌细胞的原发部位（癌细胞最先出现的地方）或者原发部位的组织类型来为癌症进行分类。若根据原发部位分类，癌症可分为如肺癌、脑癌等；若根据原发部位的组织类型来分类，癌症主要可分为六大类：癌瘤、肉瘤、骨髓瘤、白血病、淋巴瘤以及混合型癌症。

癌瘤（上皮组织的恶性肿瘤）占所有癌症病例的80％—90％，因为上皮组织无处不在、遍布全身，包括皮肤、器官以及胃肠道等通道的内外壁。肉瘤是指起源于骨头、软骨、肌腱、肌肉或脂肪等结缔组织或支撑组织的癌症。骨髓瘤是指原发于骨髓中浆细胞的癌症类型。白血病（也称为"血癌"或"液体癌"），是指骨髓（制造血细胞的场所）处发生的癌症。淋巴瘤是指淋巴系统的癌症。淋巴瘤的两种主要类型是霍奇金淋巴瘤和非霍奇金淋巴瘤。混合型癌症指涉及两种或两种以上肿瘤的癌症类型，如癌肉瘤。

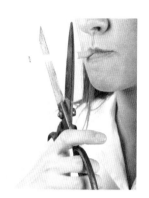

研究显示，不健康的饮食（如摄入过多动物性蛋白质及脂肪）、肥胖与缺乏运动、不良的生活习惯（如熬夜、抽烟、酗酒）、药物（如类固醇等会抑制免疫力的药物、激素疗法），以及病毒（如80%的肝癌是由B型肝炎病毒所引起）——皆是可能引发癌症的因素。

然而，癌症并不等于死亡！及早预防、及早发现、及早治疗，通过免疫力的提升，即能有效减少癌细胞的生存机会，降低癌症发生的概率、对抗病魔的侵袭，成功延长生命。

## 癌症的发生绝非一夜之间

癌症从形成到被发现须历经一段非常长的时间。

即使是借由最先进精密的医学仪器，能够被检查出来的癌细胞必须至少已经长成1毫米大小，如同写字时的一个句点；然而，那并不是1个癌细胞，而是已经聚积了至少100万个癌细胞！再经过一段时间成长到了1厘米（如同一支铅笔后面橡皮擦的大小），则代表体内存在着至少10亿个癌细胞；若不加以遏阻，任其继续生长直至10厘米大小，到此阶段，人体等同即将面临死亡！

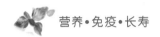 

癌细胞可怕的地方在于其分裂不受控制。例如，本来是1个癌细胞，之后1个变2个、2个变4个、4个变8个……而等到癌细胞能够被检测出来，它已经是以几百万倍，甚至是几亿倍的速度在成长……1亿翻倍成2亿、2亿翻倍成4亿、4亿翻倍成8亿！

癌症的发生有2/3的时间都是无声无息、无法被察觉的。例如，乳腺癌通常需要6—8年的时间，才能从一个单一的细胞成长为1厘米大小的肿瘤；另外像是肠癌，从第一个肠癌细胞出现到能被检测出来，则至少已经过了10—20年

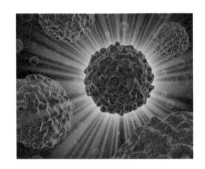

的时间。然而，这2/3的时间就是关键——这段时间足以左右癌细胞能否继续壮大、倍增或是能否及时被抑制成长，甚至被摧毁！个人免疫系统功能的强弱，则是影响癌细胞成长速度极其重要的因素——免疫力愈强，癌细胞的成长速度就愈慢。强健的免疫系统，甚至还能摧毁已经形成的癌细胞。

日常饮食中广泛地从各种各类完整的植物性食物中摄取大量的多糖体、植物营养素及抗氧化剂，能有效帮助身体对抗癌细胞的侵略，让癌细胞在还无法检测出来的阶段即被遏制，无法再对身体造成伤害！

## 癌症的发生与免疫系统的强弱密切相关

拥有强大且健全的免疫系统，对预防癌症发生或延缓癌症恶化来说至关重要。

免疫系统并不是一个特定的器官，乃是由体内多个器官、免疫细胞、化学物质等共同协调运作而成；就像一支军队，帮助人体不断对抗、摧毁由正常细胞变异而成的癌细胞。

例如，胸腺是训练重要免疫细胞的场所。淋巴器官能阻挡和灭除外来入侵物，并将有可能形成癌症的细胞逐一消灭。而免疫细胞，如B细胞能大量产生抗体与癌细胞战斗、T细胞负责搜寻和摧毁敌人、自然杀伤细胞更如同致命狙击手般能消灭癌细胞、吞噬细胞则负责吞噬和清除掉有害入侵物，皆是身体极其有力的护卫。

尽管现代社会中，人类无法避免地置身于各种有害健康的风险中，如辐射、污染、病毒、其他化学有毒物质等，这些因素皆可能导致各种异常细胞或癌细胞不断出现；然而，只要免疫系统能够维持正常运作，就能够毁灭癌细胞，即使无法消灭，至少也能减缓癌细胞成长和增加的速度！

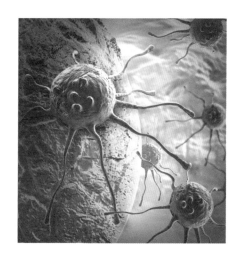

而一旦免疫系统变得衰弱，就如同给予癌细胞绝佳的生存机会和成长空间，这些异常的癌细胞就会开始大量地繁殖，并入侵血液系统、淋巴器官或其他器官和组织，最后扰乱人体内的自然生理秩序，产生各种病变、最终导致死亡。

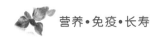

免疫系统无法靠药物去增强，必须靠营养来滋养、助其强大。唯有具备强健的免疫系统，让身体具有良好的抵抗能力才能与癌细胞相抗衡，进而予以歼灭。而完整的植物性食物中包罗万象的各类营养，不仅能为免疫系统提供充足且完备的滋养，更能彻底提高免疫力，维持生理功能正常运作，战胜癌症。

## 预防癌症，从日常饮食习惯做起

世界癌症研究基金会（World Cancer Research Fund）和美国癌症研究院（American Institute for Cancer Research）的研究指出，30%—40%的癌症与日常饮食及生活习惯有直接的关系。另有研究显示，女性若是在20—40多岁期间拥有正确的饮食习惯，将有助于降低步入中年后罹患乳腺癌的风险。

许多研究证实，食用猪肉、羊肉、牛肉等红肉会导致癌症，这与红肉中含有大量的动物性蛋白质有直接的关系。研究指出，红肉富含大量动物性蛋白质，会提高罹患如乳腺癌、前列腺癌、胰腺癌和结、直肠癌的风险。根据《中国研

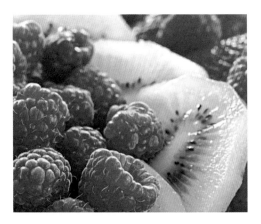

究》，摄入动物性食物会增加血液中类胰岛素生长因子–1（IGF–1）的浓度；研究发现，血液中类胰岛素生长因子–1浓度高于正常值的人，罹患晚期前列腺癌的概率是正常人的5.1倍。

美国加州大学圣地亚哥分校（University of California, San Diego）的研究则认为，肉类含有一种有害物质，容易引起有害的免疫反应，从而导致癌症。而另一项长达20年的大型研究发现：与较少吃红肉和加工肉类的人相比，10年内摄入两种食物最多者罹患结肠癌的风险高50%、罹患直肠癌的风险高71%！

肉、奶、蛋类食品中还含有大量脂肪，尤其是饱和脂肪，如此亦与较高的患癌风险有关（如乳腺癌、结肠癌）。研究显示，嗜食此类食物的女性罹患扩散性乳腺癌的概率较其他人高出33%。

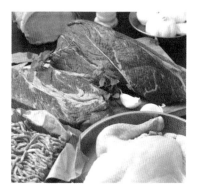

此外，腌制肉类亦是导致癌症的高危因素，这可能与添加于其中作为防腐剂的硝酸盐或亚硝酸盐有关，因为它们极可能与肉类中的其他物质起反应，形成致癌物质——亚硝胺。多项流行病学研究指出，相较于不吃加工腌制肉类的人，大量摄入此类肉的人罹患结、直肠癌的风险高出20%—50%。此外，腌、熏制食品在中国非常流行。2012年全球新诊断出的胃癌病例以及相关的死亡病例中，超过40%源自中国。

癌症的发生不只取决于日常所吃的食物，也与少吃的食物有关。由于错误或者不均衡的饮食而导致的营养不良，将可能严重地破坏免疫系统的功能！众多研究显示，植物性食物在对抗癌症的过程中扮演着非常重要的角色。根据一项对超过6万名新加坡华人的研究指出，食用绿色、多叶和

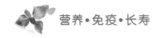

十字花科蔬菜，如芥蓝、菜心、花椰菜等食物，能够显著降低罹患结、直肠癌的风险；而常吃橙黄色水果（如木瓜、橘子等），则能够减少罹患肺癌的风险。

健康应从每一天做起！即刻改变饮食习惯，为自己的健康负责，才能真正地预防癌症。营养免疫学建议：日常饮食中少油、少肉类，以低脂肪、高纤维的植物性食物为主食，且种类愈多愈好，愈能确切地提高身体抵抗癌症的能力。

## 通过增进免疫系统健康来预防癌症的植物性营养

愈来愈多的研究证实：对免疫系统有益的营养来自于植物性食物而非动物性食物。而植物性食物蕴含的下列营养更被证实能有效预防及抵抗癌症。

### 多糖体

多糖体对癌症具有直接的影响，因为它能极大程度地增强身体的免疫力，有效对抗肿瘤。

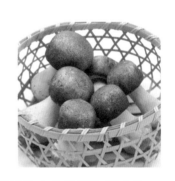

多糖体是一种长链糖。研究发现多糖体能够活化免疫细胞，抑制肿瘤生长，不仅有助于平衡免疫系统，更能促进体内自然杀伤细胞、干扰素及白细胞介素的分泌，进而使免疫系统摧毁已有的癌细胞和病毒。

研究发现，所有的菇类皆含有丰富的多糖体。不同种类的菇类各自含有不同功用的多糖体，因此，最好是借由多种菇类来摄取，将比仅从单一

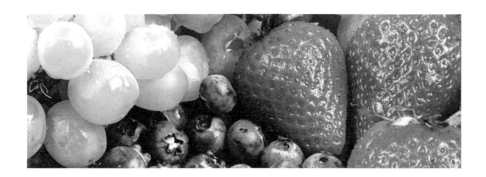

种菇类摄取来得更有益。特别是巴西蘑菇、云芝、椎茸、舞茸和灵芝5种菇类，能帮助对抗肿瘤及病毒，加速癌症病患的康复，同时能缓解化疗所带来的不良反应。

### 植物营养素

植物营养素仅存在于完整的植物性食物中，如蔬果、豆类和谷物，能帮助预防疾病、滋养免疫系统，加速患者从疾病中康复，还能遏制甚至逆转任意阶段癌症的发展过程。

每种植物都含有各自独特的多种植物营养素。不同的植物营养素分别具有不同的功能，以发挥不同作用来防止癌细胞形成的各个过程。例如，仙人掌中丰富的植物营养素可以帮助身体对抗病毒，阻止能够促进癌症的激素与正常细胞结合，抑制癌细胞转移所需的酶反应；仙人掌汁则可提升体内自然杀伤细胞的活性，进而阻止一个或多个引发肿瘤生长的功能。还有大豆中的染料木黄酮（Genistein），能防止血管提供营养给癌细胞，促使其凋亡；花椰菜中的吲哚-3-甲醇（Indole-3-carbinol）则能防止雌激素依赖型癌症。

89

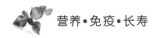

不同的植物含有不同的植物营养素，
不同的植物营养素能防止癌症形成的不同阶段

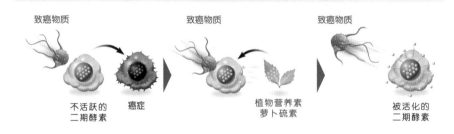

植物营养素萝卜硫素（Sulforaphane）能活化二期酵素（Phase II enzymes）并消灭致癌物质。

| 致癌物质 | 致癌物质 | 致癌物质 |
|---|---|---|
| 不活跃的二期酵素　癌症 | 植物营养素萝卜硫素 | 被活化的二期酵素 |

植物营养素吲哚-3-甲醇（Indole-3-carbinol）能够促进致癌雌激素前体分裂转化为无害的雌激素形式。

植物营养素染料木黄酮（Genistein）可阻止微血管补充肿瘤氧气及养分，使肿瘤无法生存与扩散。

植物营养素辣椒素（Capsaicin）能够防止有毒物质、致癌分子吸附在DNA上。

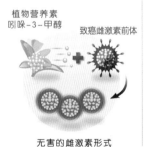

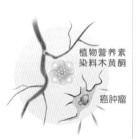

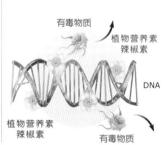

## 抗氧化剂

存在于完整植物性食物中的抗氧化剂能够有效防止自由基损害体内细胞，进而有助于预防癌症。因为自由基是导致细胞突变和变异、引发癌症的一大主因。

植物性食物中含有不同种类的抗氧化剂，能为身体提供不同的功用和帮助，如仙人掌果实、蓝莓、葡萄籽等植物皆富含极高量且多元的抗氧化剂。当体内的抗氧化剂数量和种类愈多愈能使身体器官年轻化，提升身体的运作。尤其是老年人或体弱多病者更需要摄取足够的抗氧化剂，让身体充分吸收各类所需的营养，促使免疫系统正常运作、提升抵抗力，进而防止癌症发生，并且能延缓老化、让人更长寿。

## 有益于对抗、预防癌症的生活方式

世界卫生组织郑重提醒世人注意：至少1/3的癌症是可以通过更健康的生活方式加以预防的——守护健康应该从年轻时做起，以积极的行动和态度来面对生活！

### 运动

适当强度的运动可促进身体排汗，同时进行深呼吸，还能促进淋巴循环、帮助身体排毒。研究证实，适度的运动除了能预防癌症以外，亦能提高癌症病患的存活率。

### 充足的睡眠与休息

睡眠中，身体的各个部位持续进行修复清洁的工作，清除囤积体内的毒素并调整各部功能。研究显示，缺乏睡眠会抑制免疫系统的各项功能，并会降低身体对抗寒冷或细菌感染的能力。

### 保持乐观心情

研究显示，悲观、生气等负面情绪，可能会削弱免疫系统的功能，并增加患癌的风险。

91

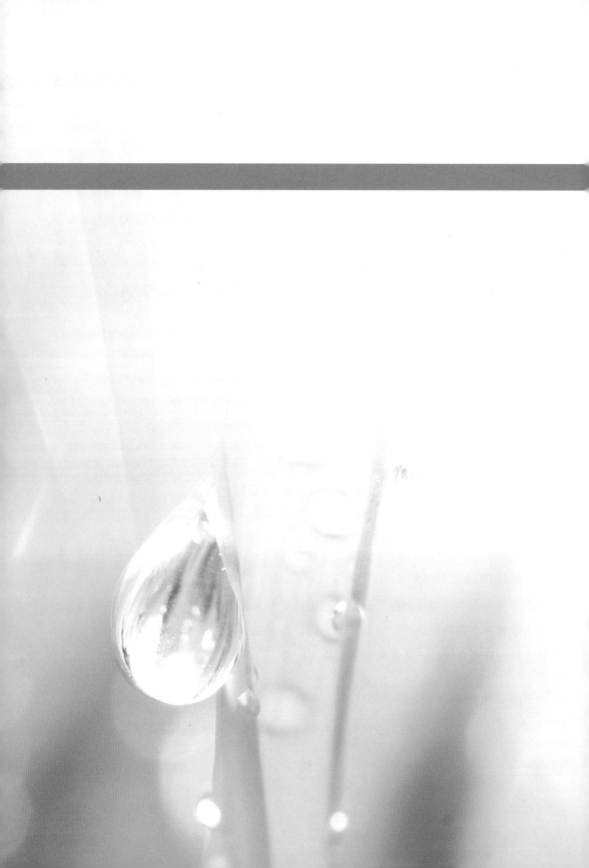

# 第八章

# 肥胖·免疫系统·饮食

根据世界卫生组织（WHO）2012年的报告，全球有4 000多万5岁以下的儿童超重或肥胖。2013年约有21亿人（约占全世界总人口的30%）肥胖或超重。美国杜兰大学的研究人员估计，到2030年全球超重和肥胖的人口数量将达到33亿。肥胖正迅速成为全球发达国家及发展中国家面临的巨大健康问题。

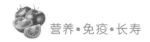
## 肥胖与免疫功能

科学家表示，肥胖会使身体的免疫系统衰弱，降低对抗感染的能力。美国科学家发现，肥胖会明显削弱实验鼠对流感的抵抗能力，使其感染流感后死亡率明显上升。这一结果显示肥胖症对人类很可能有同样的影响。北卡罗来纳大学的儿科副教授 Melinda A. Beck，以及博士生 Alexia Smith也通过实验揭示了肥胖对机体免疫系统的

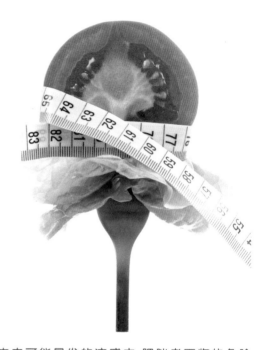

深层次影响。其研究显示，在未来可能暴发的流感中,肥胖者面临的危险远远高于拥有健康体重的人士。在他们其中的一项实验中，研究人员用高糖、高脂肪的饲料喂养了35只实验鼠。5个月后,这些实验鼠平均体重比喂养正常饲料的实验鼠体重高出37％，脂肪含量高出10％。然后研究人员让两组实验鼠分别感染流感病毒，并检查其免疫系统的反应，他们发现，肥胖实验鼠的免疫系统每一个环节都弱于正常实验鼠。最终，肥胖实验鼠因流感而死亡的比例为40％，而正常实验鼠的比例为4％。研究人员还发现，肥胖实验鼠的免疫细胞——自然杀伤细胞的杀伤力也比正常实验鼠低50％。研究人员认为，肥胖实验鼠的流感免疫反应有许多异常，这提醒人们，肥胖人群在流感中可能出现免疫系统功能孱弱，尤其是面对新型流感时，肥胖者死亡的风险要远远高于正常人。

饮食中摄取过多的热量，会导致人体血糖水平上升，从而导致氧化损伤。氧化损伤主要是由于体内产生过多的活性氧（Reactive oxygen species）而造成的。氧化损伤与阿尔兹海默症（Alzheimer's disease）、帕金森病（Parkinson's disease, PD）以及其他神经退化性疾病的发生有关。

除此之外，肥胖人士还拥有：

- 高于常人40%死于心脏疾病的风险。
- 高于常人60%—120%罹患糖尿病、肾脏及肝脏疾病的风险。
- 高于常人10%罹患致命癌症的风险。
- 高于常人20%死于呼吸系统相关疾病的风险。
- 高于常人37%罹患哮喘的风险。

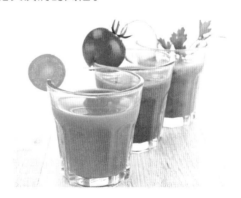

而在日常饮食中加入多种类的蔬菜和水果，由此多摄取纤维和抗氧化剂，不仅能保持身材，更能给予免疫系统正确的营养，维持正常的免疫功能。

如何判断肥胖与否？

测试体重是否健康，可以用下列的公式计算身体质量指数（BMI）：

$$身体质量指数 = \frac{体重（千克）}{身高（米）\times 身高（米）}$$

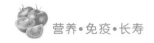
| 身体质量指数对应的健康状况 | | | | |
|---|---|---|---|---|
| 亚洲人 | 低于18.5 | 18.5 — 22.9 | 23 — 27.4 | 27.5或以上 |
| 非亚洲人 | 低于18.5 | 18.5 — 24.9 | 25 — 29.9 | 30或以上 |
| **属于** | **过轻** | **健康** | **超重** | **肥胖** |

举例来说，如果体重是70千克，身高1.65米，身体质量指数（BMI）就是25.7（超重）。

## 肥胖的危险

肥胖会为个人生活带来不便，比如行走、寻找合适的衣服，甚至无法轻松坐入一般大众运输系统和飞机的座位。此外，身体质量指数介于40—45的严重肥胖者，其寿命可能减少8—10年。长期而言，肥胖会降低免疫系统功能，从而增加罹患许多疾病的危险。

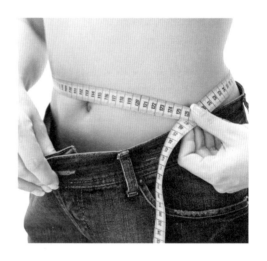

**阿尔兹海默症**：肥胖人士拥有较高罹患阿尔兹海默症（老年痴呆症）的危险。研究人员发现，超重人士的脑部组织比健康体重者少了4%，而肥胖人士的脑部组织则比健康体重者少了8%。

**癌症**：超重或肥胖是造成某些癌症（子宫内膜癌、乳腺癌和结、直肠癌等）的主要诱因。肥胖会提高罹患癌症的风险，其原因之一就是脂肪细胞会产生一种促进细胞快速分裂的雌激素。细胞分裂的次数越多，基因紊乱发生错误的概率就越高，进而导致癌症。

**糖尿病：** 肥胖人士罹患2型糖尿病的概率是其他人的2倍。最近一项研究揭示了"肥胖会导致糖尿病"的一种可能的原因。肥胖与游离脂肪酸的增加有关，而游离脂肪酸会通过GPR40受体刺激胰岛素的分泌，这便促进了糖尿病等疾病的发展。

**心脏疾病：** 肥胖是造成冠心病的主要危险因素，冠心病会导致心脏病。肥胖会提高血液胆固醇和三酰甘油（一种血脂）水平，会降低高密度脂蛋白胆固醇（即"好"胆固醇，与降低心脏病和中风的风险有关联），还会使血压上升。

**骨关节炎：** 肥胖与骨关节炎有关，承受着额外的重量会增加膝盖、髋关节和腰部的压力，并磨损保护膝盖、髋关节和腰部的软骨（衬垫关节的组织），进而导致骨关节炎。

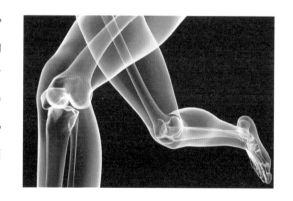

**中风：** 研究发现，肥胖和中风之间存在关联。在2002年的一项调查研究中，研究对象为21 000名男医师，研究结果显示了一项准确的数据关系：每升高1单位的身体质量指数（BMI），中风危险便会提高6%。

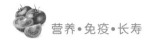

过敏：一项由美国疾病控制和预防中心进行的全国健康营养调查中，研究对象为约4 000名年龄为2—19岁的孩子，其调查数据表明肥胖和过敏之间存在联系。研究人员发现，肥胖儿童有较高水平的免疫球蛋白E（IgE），而IgE的水平就是机体是否容易过敏的一个指标。肥胖儿童患有过敏的概率比正常体重的儿童大约高26％。

## 危机四伏的减肥法

从健康的角度出发，减肥可以帮助预防各种疾病。然而近几年，许多人却是出于爱美的目的，对减肥日渐痴迷，在坊间各种减肥法与减肥产品炙手可热。然而，令人失望的是，若不小心使用了错误的减肥法，不但会徒劳无功，还可能在消耗大量时间与金钱的过程中，赔上了宝贵的健康。减肥不当，会使免疫系统因缺乏适当营养而降低与疾病对抗的能力。在选择减肥的方法之前，务必先知道隐藏在各种减肥方法背后的陷阱。

### 不恰当节食法

不恰当节食法是指通过强烈抑制食欲达到减肥的效果。

健康陷阱

- 节食者选择完全不进食或吃得很少，会导致身体无法吸收均衡的营养，进而致使身体的抵抗力下降、使人体没有足够的能力去对抗疾病的侵袭。
- 由于强忍饥饿，节食者往往会在下一餐时吃得更多，无法减少热量的总摄取量，导致失败的减肥效果。

- 除此之外，经常节食会使新陈代谢变得缓慢下来，反而更难控制体重。肠胃的健康也因为时饥时饱的关系而受到伤害。

饮食是生活中不可或缺的，所以不能为了外表的美丽而节食。在饮食方面尽量避免油炸或高热量的食物，应该选择各种低热量的食物，以确保身体得到均衡的营养。

## 高蛋白质减肥餐

用高蛋白质减肥餐来减肥的人们以肉类作为主食，并且拒绝摄取含有碳水化合物的食物。以肉类为主食会使人容易感觉饱足，从而减少对其他食物的摄取。对一部分减肥者来说，高蛋白质减肥餐在短期能有一定的效果。但是，高蛋白质减肥餐会导致身体缺乏均衡的营养。

美国心脏协会（American Heart Association）并不鼓励人们使用高蛋白质减肥餐来减肥。

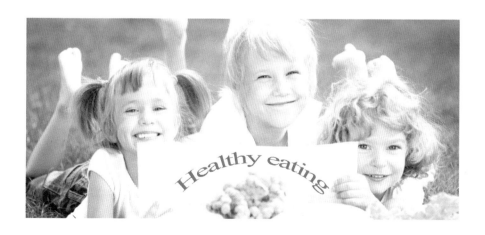

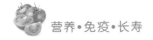

健康陷阱

- 肉类含有大量的饱和脂肪，长久摄取将会增加罹患冠心病、糖尿病、中风及某些癌症的风险。

- 高蛋白质减肥餐忽略了摄取碳水化合物和植物性食物的重要性与均衡性。植物性食物能降低人体胆固醇。

- 高蛋白质食物无法提供人体所需的维生素、矿物质、纤维及其他的营养成分。

- 高蛋白质减肥法通常不能提供足够的碳水化合物，而碳水化合物是人体主要的燃料。采用此减肥法时，人体会分解食物中的脂肪或身体的脂肪以获得热量，这个代谢过程被称为酮症（Ketosis）；酮症与受损的精神功能、恶心、疲劳、低血压（异常低的血压）和口臭等症状都有关。在酮症发生的过程中，身体会产生酸性物质酮。酮通过尿液排出体外，会对肾脏造成额外的负担。

- 高蛋白质饮食通常含有丰富的动物性食物，这会增加体内的酸度；身体需要溶解骨骼来释放钙质，以中和这些过多的酸性物质。随着时间的推移，可能对骨骼造成损害。

- 高蛋白质的减肥餐会促使身体产生大量尿酸，高尿酸是导致痛风（关节肿胀疼痛）和肾结石的主要诱因。

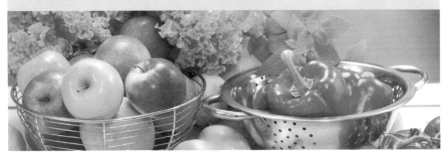

### 水果减肥法

水果减肥法是指除了水果以外，什么东西都不吃，全日只吃水果直到吃饱为止。

#### 健康陷阱

- 只吃水果不能补足身体所需的营养。身体若长期处于缺乏营养的状态，便会导致免疫力下降，从而导致疾病的产生。
- 一些水果如香蕉、榴莲、芒果、荔枝、龙眼等含有高糖分及高热量，对减肥没有帮助。

### 素食减肥法

素食减肥法与水果减肥法相仿，但是除了水果之外，素食者也食用其他一些淀粉类食物如面包、米饭等来增加饱足感。

#### 健康陷阱

- 素食常以油炸增加美味，而所用的植物油含有高热量，过量摄取可能导致体重增加。
- 一些素食食品可能经过了精加工，并含有化学物质、添加剂、防腐剂等对健康有害的物质。

### 减肥药

许多减肥药通过抑制食欲来达到减肥效果，但它们的效果只是暂时性的，因为药物不能真正改变饮食习惯，一旦停止服用这些药物，体重就会回升。

减肥药，顾名思义是属于药物的一种。任何药物都含有一定的不良反应，减肥药也不例外。研究人员发现长期服用减肥药会带来诸多不良反应。减肥药中可能含有的咖啡因、麻黄、利尿剂和泻药等成分，会威胁到减肥药使用者的健康。许多减肥药的不良反应包括造成心律不正常、器官衰竭等问题，这些不良反应都与减肥药中的成分息息相关。

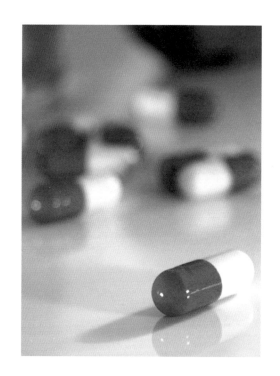

大多数的减肥药使用者都不了解曾经使用或正在使用的减肥药的成分与不良反应。

下列的图表是常见减肥药及不良反应：

| 常见名称 | 功能 | 常见不良反应 |
| --- | --- | --- |
| 咖啡因<br>（Caffeine） | 食欲抑制剂、加速新陈代谢、利尿剂、兴奋剂 | 上瘾、血压升高、心跳加速、失眠、躁郁及精神紧张 |
| 麻黄<br>（Ephedra） | 加速新陈代谢、兴奋剂 | 高血压、心律不齐、中风、心脏病、癫痫、死亡 |

（续表）

| 安非拉酮<br>（Diethylpropion） | 食欲抑制剂 | 头昏、头痛、失眠、精神紧张 |
|---|---|---|
| 奥利司他<br>（Orlistat） | 脂肪酶抑制剂 | 胃痛、胃肠胀气、腹泻、脂肪或油性大便、降低维生素吸收率 |
| 苯甲曲秦<br>（Phendimetrazine） | 食欲抑制剂 | 失眠、精神紧张 |
| 芬特明<br>（Phentermine） | 食欲抑制剂 | 血压升高、心跳加速、头痛、失眠、躁郁及精神紧张 |
| 西布曲明<br>（Sibutramine） | 食欲抑制剂 | 血压升高、心跳加速、口干、头痛、便秘及失眠 |
| 某些中式传统减肥茶 | 泻药、利尿剂 | 腹泻、脱水、低钠及钾水平以致心律异常、肾衰竭、死亡 |

为了健康着想，所有的药物（包括减肥药在内）都应该向医生咨询后，参照医生的建议而使用。

中药减肥

人们常常误以为中药一定是有益而无害的，但其实一些天然的中药对身体不但没有帮助，反而会对健康造成严重的伤害。

**瓜拉纳（Guarana）：** 瓜拉纳原产于亚马孙河流域，能抑制食欲，被普遍用于许多减肥产品中。然而，瓜拉纳的种子含有2%—4.5%的咖啡因，比咖啡豆中的咖啡因成分多出1倍，会刺激中枢神经，并使人发热以及利尿，其不良反应包括恶心、头晕和焦虑。而大多数含有瓜拉纳的食品都没有注明瓜拉纳的咖啡因成分。

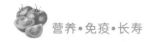
**减肥茶**：加入中草药的茶剂，大多数是用茶叶和泻药制成的。泻药只在大肠中运动以刺激排便，无法消除体内的热量，却会导致腹泻和肾脏衰竭。茶叶则含有大约3%的咖啡因。

**麻黄（Ephedra）**：是减肥药中常见的成分之一。麻黄虽然是天然植物，却会危害健康。临床研究显示，麻黄会刺激心脏，造成心脏输出增加、血压升高、癫痫等症状，并使脑及肌肉血流增加、内脏及肾脏的血流减少。基于这些不良反应，美国已经禁止人们使用含麻黄成分的减肥药。

减肥药常常以"天然""自然""无不良反应"作为宣传口号，使消费者误入减肥药的迷思。事实上，并非所有中药都对身体有益，即使是天然的中药植物成分也有一定的副作用，会危害人们的健康。

## 追求健康，正确控制体重

减肥并非一朝一夕的事，想要既安全健康又长久有效地管理体重，就要改变自身的饮食习惯和保持规律的运动量。

### 减少热量摄取

肥胖究其原因，是随着时间的推移，摄取的热量多于消耗量而产生的，身体把这些多余的热量当做脂肪

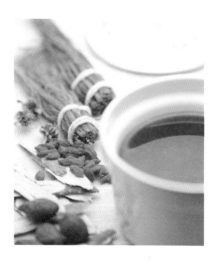

来储存。限制热量的摄取不仅可以控制体重，还能增强免疫系统。实验研究结果显示，控制热量的摄入量，可延长30%的寿命。

### 热量与瘦身

一个人每天所需要的热量与许多因素如身高、体重、性别、年龄和活跃程度有关。下表列出了维持体重所需的热量：

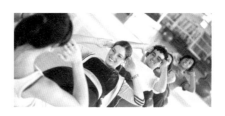

热量需求一览（千卡，1千卡=4.18千焦）表

| 性别 | 年龄（岁） | 活跃程度 | | |
| --- | --- | --- | --- | --- |
| | | 不活跃 | 中等活跃 | 活跃 |
| 女性 | 19—30 | 1 800—2 000 | 2 000—2 200 | 2 400 |
| | 31—50 | 1 800 | 2 000 | 2 200 |
| | 51—75 | 1 600 | 1 800 | 2 000—2 200 |
| | 76+ | 1 600 | 1 800 | 2 000 |
| 男性 | 19—30 | 2 400—2 600 | 2 600—2 800 | 3 000 |
| | 31—50 | 2 200—2 400 | 2 400—2 600 | 2 800—3 000 |
| | 51—75 | 2 000—2 200 | 2 200—2 400 | 2 600—2 800 |
| | 76+ | 2 000 | 2 200 | 2 400 |

（来源：美国卫生及公共服务部与美国农业部）

健康的瘦身方式应该是缓慢稳定且循序渐进的。如果想要每周减重0.5—1千克，应当通过低热量饮食或运动，每天都减少500—1 000千卡的摄取或同等数值的消耗，或以低热量的饮食搭配适当的运动。

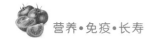
例如，一名31岁生活不太活跃的办公室女性，每天需要1800千卡维持体重。如果每星期想要减重0.5—1千克，则需要在每天的饮食中减少500—1000千卡热量的摄入量，或通过每天运动消耗同等数量的热量。

日常食物的热量

许多人对日常所摄入的食物和饮料的热量并不够了解。下表列出了常见食物和饮料所含的热量：

| 食物 | 数量 | 千卡 |
| --- | --- | --- |
| 饮料 | | |
| 奶昔 | 1杯（946毫升） | 2 310 |
| 拿铁咖啡 | 1杯（473毫升） | 190 |
| 啤酒 | 1罐（356克） | 153 |
| 可乐 | 1罐（330毫升） | 139 |
| 牛奶 | 1杯（200毫升） | 136 |
| 柳橙汁 | 1杯（248克） | 112 |
| 苹果汁 | 1杯（248克） | 114 |
| 速食 | | |
| 包括松饼、牛肉馅饼、炒鸡蛋、煎饼和马铃薯煎饼的早餐 | 1份 | 1 150 |
| 双层牛肉培根汉堡 | 1份 | 940 |
| 鲔鱼潜艇堡 | 中号 | 790 |
| 奶酪比萨 | 2大片 | 700 |
| 白酱鸡肉意大利面 | 1/4份 | 620 |
| 炸鸡胸 | 1份 | 520 |
| 炸薯条 | 1大份（168克） | 510 |

（续表）

| 熟食 | | |
|---|---|---|
| 广东炒面 | 1份（266.5克） | 490 |
| 白米饭 | 1碗（180克） | 252 |
| 煎蛋 | 1个（46克） | 90 |
| **小吃** | | |
| 鸡肉恺撒沙拉 | 1份（462克） | 740 |
| 巧克力圣代 | 1杯（333克） | 570 |
| 芝士蛋糕 | 100克 | 321 |
| **调味品** | | |
| 植物油 | 1汤匙（14克） | 119 |
| 糖 | 1茶匙（4克） | 15 |
| 盐 | 1汤匙（18克） | 0 |
| 白胡椒粉 | 1汤匙（7克） | 21 |
| 番茄酱 | 1汤匙（15克） | 15 |
| 辣椒酱 | 1汤匙（15毫升） | 25 |
| 美乃滋 | 1汤匙（14克） | 57 |
| 芥末酱 | 1茶匙（5克） | 3 |
| 酱油 | 1汤匙（15毫升） | 10 |

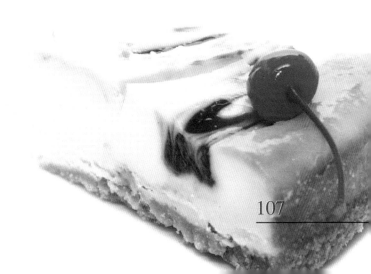

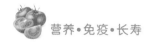
摄取多种类的植物性食物

高动物性蛋白质与高脂肪的食物含有高热量，会提高肥胖的风险。与其选择油炸或高糖分的食物，不如选择低热量和高营养的蔬果及水煮或蒸煮的食物。

完整的植物性食物不仅热量含量低，而且营养价值高，富含植物营养素、抗氧化剂、多糖体，有助于滋养免疫系统，维持整体健康。

膳食纤维只存在于植物性食物中，有助于保持健康的体重、防止便秘和降低罹患糖尿病和心脏疾病的风险。以下是一些常见食物的膳食纤维含量：

| 食物 | 膳食纤维含量（克） |
| --- | --- |
| 洋车前子（100克） | 78 |
| 燕麦（100克） | 11 |
| 全麦面包（2片） | 4 |
| 橙（1个） | 4 |
| 苹果（1个，中等大小未削皮） | 4 |
| 球芽甘蓝（100克） | 3 |
| 球花甘蓝（100克） | 3 |
| 胡萝卜（100克） | 3 |
| 草莓（100克） | 2 |
| 蓝莓（100克） | 2 |
| 奇异果（1个，去皮，76克） | 2 |
| 糙米（100克） | 2 |
| 白饭（100克） | 0 |

规律的运动

健康的饮食能帮助减少热量的摄取，运动则可以在燃烧热量的同时减轻体重和增强免疫系统。运动能锻炼心肺功能、帮助预防冠心病、增加身体及关节的柔软性，使人更灵活。此外，运动对淋巴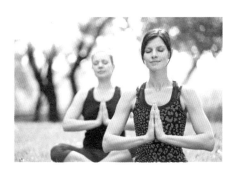系统非常有利，因为肌肉的运动会促使淋巴液流动，从而强健人体的免疫系统，帮助身体抵御疾病的侵害。适量的运动也能消耗体内的热量，对体重管理有一定的帮助。把运动融入日常生活中，例如以走楼梯取代搭乘电梯。此外，连续坐着不运动不应超过20分钟，之后应该伸展、放松身体。

下表列出了不同体重的人在各种运动中每个小时消耗的热量（千卡）：

| 运动（1小时） | 体重 | | |
|---|---|---|---|
| | 59千克 | 70千克 | 82千克 |
| 骑自行车（休闲，速度<10英里/小时） | 236 | 281 | 327 |
| 交际舞（快速） | 325 | 387 | 449 |
| 瑜伽 | 236 | 281 | 327 |
| 游泳 | 354 | 422 | 490 |
| 太极拳 | 236 | 281 | 327 |
| 一般有氧操 | 384 | 457 | 531 |
| 羽毛球（非比赛） | 266 | 317 | 368 |
| 篮球（非比赛） | 354 | 422 | 490 |
| 保龄球 | 177 | 211 | 245 |

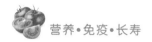
（续表）

| | | | |
|---|---|---|---|
| 快跑（速度为5英里/小时） | 472 | 563 | 654 |
| 跑楼梯 | 885 | 1 056 | 1 226 |
| 足球 | 413 | 493 | 572 |
| 壁球 | 708 | 844 | 981 |
| 乒乓球 | 236 | 281 | 327 |
| 网球 | 413 | 493 | 572 |
| 快走（速度为4英里/小时） | 295 | 352 | 409 |

TIPS

【安全有效的减肥小技巧】

- 餐前喝水和吃高纤维蔬果让身体充满水分和吸收身体最需要的营养。餐前喝水和吃高纤维蔬果也能增加饱足感，让人减少食量。

- 先喝汤，然后吃饭和配菜。

- 拥有充足的睡眠以让身体在睡眠时充分燃烧体内的热量。

- 避免用油烹煮食物，因为每汤匙的植物油就含有大约120千卡热量！

## 天然植物打造窈窕身材

因为其性质特殊，一些植物性食物是控制体重的理想选择。低热量的植物性食物富含天然的植物营养素和抗氧化剂，能维护免疫系统和消化系统，支持活跃的生活方式。

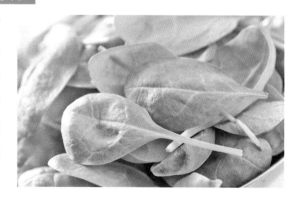

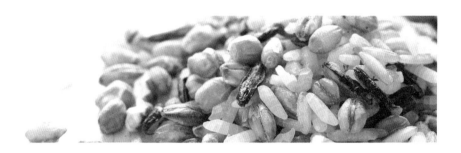

### 谷类纤维

谷类纤维是植物性食物中的"纤维明星"。它能够增加粪便的水分和体积，使其软化而更易排出体外。谷类纤维也含有珊瑚木苷、酶、脂肪酸和植物胶，能够降低血液胆固醇指数，控制血糖上升，预防心脏疾病和糖尿病。

### 充沛的饱足感

纤维有助于控制体重，当纤维在肠胃中吸收水分后，便会膨胀形成一种胶质物。除了能占据更多的空间，它也会延迟食物离开肠胃的速度，从而使人体的饱足感更持久，帮助控制食欲。在餐前吃富含纤维的水果，人们会为它帮助减少食量的效果感到惊讶！

### 帮助消化

许多节食的人士通常都会因为饮食中纤维摄取量不足而经历便秘的痛苦。但其实纤维的益处远远不止预防便秘。

纤维对维持健康的消化系统亦非常关键，它能维护肠内的有益细菌，并防止痔疮、憩室炎（消化道内的小膨胀囊发炎或感染）和结、直肠癌。

**111**

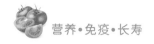

结、直肠癌与缺乏纤维有关。根据美国癌症协会的《全球癌症事实和数据》的第2版，2008年全球有大约120万起结、直肠癌的病例，并有约608 700人死于这种癌症。而富含纤维的饮食能够高度预防结、直肠癌。

### 排毒展现美丽肌肤

纤维会结合小肠内的胆汁酸，以此方式将其排出体外。胆汁酸来自于存储在血液中的胆固醇；身体会促进胆固醇的利用与转化，以补充被清除的胆汁酸。在肝脏内形成的胆汁酸毒素会与纤维一起排出体外，而这个过程需要足够的纤维才能顺利进行。缺乏纤维会妨碍排毒的速度，肝脏可能会因此过度运作、无法排毒；此时毒素就需要从皮肤等排毒器官排出，进而导

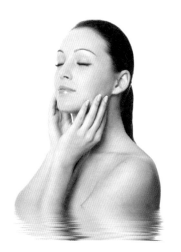

致皮肤长痤疮、皮疹或湿疹，造成黯沉和不健康的皮肤。此外，眼皮肿胀也是肝脏承受压力的象征。

### 大豆

在选择低热量饮食时，充足的蛋白质摄取量就显得非常重要，因为充足的蛋白质可以预防肌肉量的减少。即使不运动时，肌肉消耗的热量也比脂肪多。肌肉越多，新陈代谢率就越高。当选择低热量饮食时，若不摄取充足的蛋白质来建造或维持肌肉，会导致肌肉不足而无法继续消耗热量。

### 补充蛋白质

大豆含有36%—56%的蛋白质，是最丰富的植物蛋白质来源之一。大豆所含的蛋白质为肉类的2倍，鸡蛋的3倍和牛奶的12倍。

### 帮助减重

大豆所含的多胜肽（Polypeptide）和其他成分能够帮助减轻体重。科学家认为，大豆中活跃的多胜肽能帮助加速脂肪的分解过程。实验研究显示大豆能促进新陈代谢，帮助减轻体重。同时，大豆多胜肽能把饱足的信息传达给大脑。

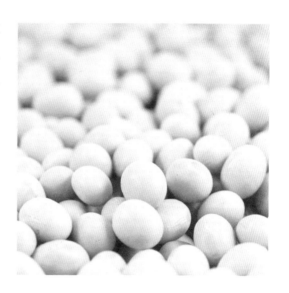

科学家比较了大豆和酪蛋白（可在牛奶和乳酪中寻获的蛋白质）在低热量饮食中的效果，发现食用大豆不但能减轻体重，也能够降低胆固醇和三酰甘油。

### 丝糖分

大豆的升糖指数（指含碳水化合物的食物在2小时内使血糖升高的能力，用0—100的数值表示）非常低，仅为10—23，只会引起血糖和胰岛素水平的小波动，是低糖分营养减重法的优良选择。

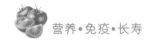

营养宝库

大豆含有大量的大豆异黄酮。大豆异黄酮能帮助降低胆固醇指数和心脏病罹患率，对预防骨质疏松症也非常有益。

除此之外，大豆还含有钙质、叶酸、纤维、维生素和植物营养素，以及建造和维护组织的必需氨基酸。大豆饱和脂肪含量低，不含胆固醇，纤维含量高，是理想的植物蛋白质来源。

西洋参

当选择低热量饮食或在改变饮食习惯的过程中，疲劳和免疫系统孱弱的情况十分常见，而西洋参是为身体增添热量的大自然补充剂。

免疫系统的补品

西洋参可以通过多种方式强化免疫系统。西洋参中的多糖体可以帮助平衡免疫系统，使其破坏存在的癌细胞和病毒。

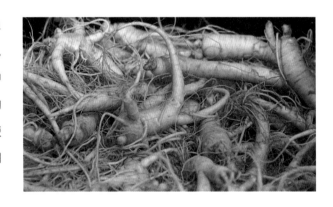

改善疲劳

研究显示，西洋参能帮助调节身体以适应疲劳、紧张的环境和温度的改变。

丰富的营养

此外，西洋参还含有人参皂苷、多糖体、黄酮类化合物以及氨基酸，对人体极为有益。

越来越多的研究显示，多种类的蔬菜和水果对促进健康非常关键。蔬果含有植物营养素和抗氧化剂等抵抗疾病的营养，以及人体必需的维生素、矿物质和纤维，是完美的营养来源，可以保护人体远离慢性疾病。配合低热量、高纤维的饮食和规律的运动，再加上丰富的植物性食物，能有效地帮助减轻体重。

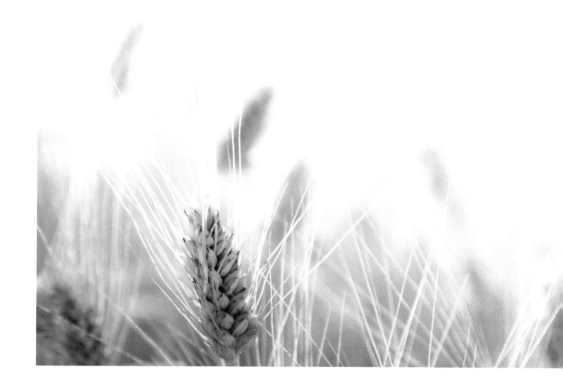

115

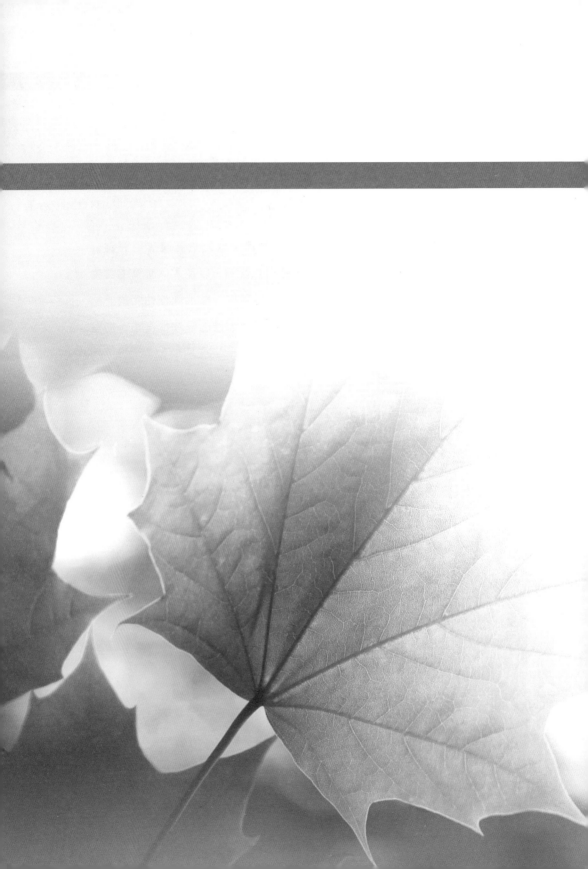

# 第九章

# 心血管疾病·免疫系统·饮食

　　据世界卫生组织（WHO）的统计资料显示，心血管疾病是全球的头号死因，每年大约有1 700多万人死于心血管疾病，这个数字远多于任何其他死因。到2030年，预计死于心血管疾病的人数将增加至2 300多万。因此，必须呵护好心血管系统健康，远离心血管疾病。

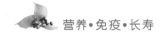
## 心血管疾病与免疫系统

失灵的免疫系统会变得孱弱或过度活跃，从而可能会引起很多疾病。心血管疾病大都和失灵的免疫系统相关。

动脉硬化

若患有动脉硬化，动脉内膜会形成斑块。斑块由胆固醇、脂肪、钙和其他血液中的物质所构成。因此，高胆固醇是引起动脉硬化的主要危险因素。

随着时间的推移，斑块会使动脉变硬和变窄，限制含氧血液流向器官和身体其他部位。若心脏无法接收到充分的血量和氧气，便会引发胸部疼

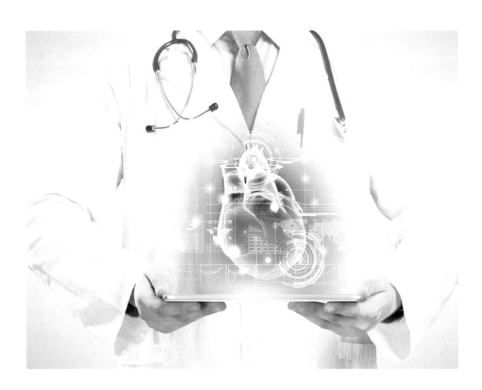

痛。如果供应给心脏的一部分血液被堵塞物完全阻塞，就会引起心脏病、中风，甚至死亡。

一直以来，炎症被认为是引起动脉硬化的重要因素。科学家认为，动脉硬化是一种慢性炎症，也是一种组织受损的反应。

瑞典卡罗林斯卡大学的研究人员进行了一项新研究，其结果显示免疫系统的T细胞会因攻击低密度脂蛋白胆固醇（"坏"胆固醇），而造成导致动脉硬化的炎症。

带领该研究的Göran K Hansson教授表示："身体能控制好在血液、肝脏和淋巴结内的低密度脂蛋白胆固醇，可是低密度脂蛋白胆固醇一旦堆积在动脉壁后就会刺激T细胞，进而产生炎症。"因此，想要预防动脉硬化，首先就得消除炎症。要消除炎症，就必须均衡饮食，控制胆固醇的摄入量，并且维持良好的免疫功能，让身体的各项功能都正常运作。

此外，研究人员也发现，注射流感疫苗可降低心脏衰竭与心脏病发作的风险。其原因可能是流感引发的全身性炎症反应会引发血管内不稳定的斑块发生突然破裂，从而造成血栓堵塞血管，进而引发心脏病、中风等。流感疫苗可通过激活免疫系统来预防过度的炎症反应。这个例子也支持了"心血管疾病与炎症密切相关"这一观点。

在《肝病学杂志》中，研究人员的试验显示，动脉硬化的早期现象与一些慢性肝病有关。他们的研究证明了心脏与肝脏健康之间的关联性。肝

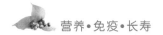

脏如同一座桥梁，连接着消化系统的血液返回心脏。拥有健康的肝脏是非常重要的，因为健康的肝脏能确保足够的血液流向心脏。

## 心律不齐

心律不齐是指不规律的心跳，一旦情况严重，便会增加中风或心脏病发作的风险。

动脉硬化会导致心脏病发作，从而会使心脏组织结疤。人体心脏的电脉冲促使心跳，然而，结疤的心脏组织会干扰电脉冲的正常运作，导致心跳太快、太慢、太早或不正常等心律不齐的症状。此外，其他心脏疾病也可能导致心律不齐。

## 高血压

血压是指当血液从心脏泵出时，对动脉壁所造成的压力。当小动脉变窄时，便会引起高血压。一旦心脏需要更用力地从更狭小的空间泵送血液时，就会增加血管内的压力。动脉壁内持续过度的压力会削弱动脉，因此更容易造成动脉硬化。

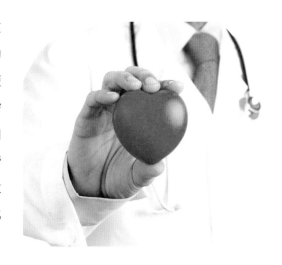

科学家们发现了免疫功能的变化与高血压密切相关。

T细胞是抵抗疾病和感染的免疫细胞，当T细胞接触内脏的脂肪时，便会释放促使血管收缩的细胞激素（Cytokines），进而导致血压上升。细胞激素是一种蛋白质，其功能为细胞与细胞之间的传递员。

高血压会使T细胞囤积在肾脏，造成肾脏失调以及钠与液体的滞留。

为了应对高血压，心肌层（心脏肌肉的中间层）会进行一系列的变化，其中包括改变结缔组织。T细胞通过调节胶原蛋白的合成、降解和相互作用，在结缔组织里扮演着重要的调节角色。

科学家们也发现更多关于免疫系统在维护重要器官方面的关键作用，并且许多疾病其实都与失灵的免疫系统息息相关。

## 心血管疾病与营养

快节奏的生活、现代的饮食习惯使得人们摄入过多的海鲜、乳制品、蛋类、肉类、动物内脏等高胆固醇的食物。然而近年来，胆固醇已被贴上"无声杀手"的标签，因为高胆固醇是引发心脏病的主要元凶之一。胆固醇并不是一无是处的，它其实是人体最重要的物质之一，参与细胞膜的构成，也对合成激素、维生素D和其他物质非常重要。此外，人体也会自行合成胆固醇。胆固醇附着在脂蛋白上，通过血液流动在身体内运输。胆固醇可分为高密度脂蛋白胆固醇和低密度脂蛋白胆固醇。

**高密度脂蛋白胆固醇**：高密度脂蛋白可将血液中过量的胆固醇回收到肝脏，在此胆固醇被分解代谢；它也能清除黏附在血管壁上的胆固醇，从

**121**

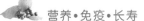

而可以对抗动脉硬化，同时可减少罹患冠状动脉心脏病的风险。高密度脂蛋白胆固醇通常被称为HDL或"好"胆固醇。

**低密度脂蛋白胆固醇**：低密度脂蛋白将所携带的胆固醇运输到全身各处；但如果血液中的胆固醇含量过高，低密度脂蛋白会将所携带的胆固醇存储于血管，这会致使血管管径变窄，日积月累便会引发血管阻塞以及心脏病等。因此低密度脂蛋白胆固醇通常被称为LDL或"坏"胆固醇。

## 以植物固醇打败胆固醇

尽管许多人已经在控制饮食，避免摄入海鲜、乳制品、蛋类、肉类、动物内脏等高胆固醇食物，但仍然无法降低其体内的胆固醇；这是因为即使饮食中胆固醇的摄入量为零，肝脏仍然会制造身体所需

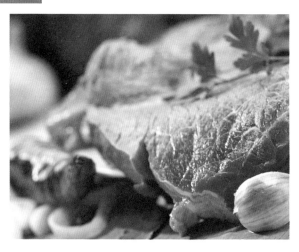

的胆固醇。那么，该如何降低体内的胆固醇呢？答案是——摄取更多富含植物固醇的食物吧！

大豆和洋车前子富含蛋白质、纤维、植物固醇等，已被广泛推崇为降低胆固醇的佳品。经科学证实，植物固醇可以帮助降低胆固醇。何谓植物固醇？它是如何助益人体的呢？

植物固醇和胆固醇

植物固醇是植物类固醇，与胆固醇具有相似的结构和功能。植物固醇分为两类：固醇和甾烷醇。最常见的植物固醇包括β-谷甾醇、豆甾醇、菜油甾醇等。早期人类的饮食含有丰富的植物固醇（1克/天），相比起来，现代典型的西方饮食习惯摄入的植物固醇却少得多，每天仅为150—400毫克。

临床研究指出，摄取植物固醇可以降低体内的胆固醇：胆固醇总量可降低10％、低密度脂蛋白胆固醇含量可降低15％。越来越多的证据表明，多吃富含植物固醇的植物性食物，可以降低罹患心血管疾病的风险。β-谷甾醇是植物固醇的一种，已被用来治疗高胆固醇血症（血液中胆固醇含量非常高的症状）。

植物固醇如何发挥功效

胆盐、脂质以及小肠内形成的固醇会混合形成微胶粒；饮食中的胆固醇须与此微胶粒混合、成为其一部分才能被小肠上皮细胞吸收。植物固醇会和胆固醇竞争，抢先一步与微胶粒混合。实际上，植物固醇比胆固醇更具亲和

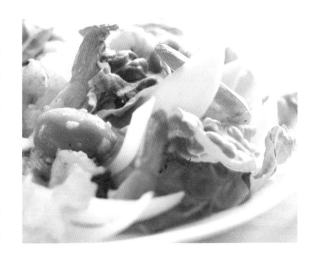

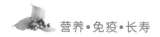
力，更容易与微胶粒结合，从而能够降低身体对胆固醇的吸收。无法被身体吸收的胆固醇将以游离的形式，通过粪便排出体外。植物固醇就是以此方式，加速胆固醇从身体内排出的速度。

### 将植物固醇纳入日常饮食

研究显示，每天摄入1.5—1.8克的植物固醇，可将胆固醇的吸收降低30%—40%；若每天摄入2.2克植物固醇，则胆固醇的吸收可降低60%。

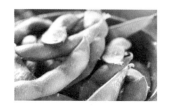

## 大豆与洋车前子中的植物固醇

### 大豆

- 每克大豆中所含的植物固醇高达0.843毫克。
- 大豆中含量最多的植物固醇是谷甾醇（占60%），其次是菜油甾醇（占20%）和豆甾醇（占20%）。

### 洋车前子

- 洋车前子含有β–谷甾醇和豆甾醇。
- 研究指出，洋车前子可以降低胆固醇总量以及低密度脂蛋白胆固醇的含量，有助于降低罹患心脏病的风险。

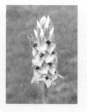

## 药物能完全根治心血管疾病吗？

### 药物不良反应

心血管疾病威胁着人体健康。为了缓解此类疾病，人们不断寻求药物治疗。

然而，所有的药物都有不良反应，有些甚至具有致命性。例如，赖诺普利/利欣诺普可减少促使血管收缩的化合物，从而使血流更顺畅，但服用此类药可能导致咳嗽、肾脏问题、头晕、皮疹等不良反应。而减缓心率、降低血压的药物阿替洛尔/阿廷诺，则会导致疲劳、血压过低、头晕、哮喘加剧等不良反应。

## 药物的作用原理

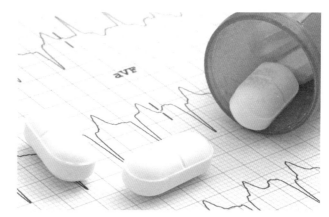

心血管疾病的根源，总是与不健康的血管有关。血管壁失去弹性，伸缩性会变差；随着时间的推移，沉积于血管壁的胆固醇、脂肪和钙等会使动脉变硬和变窄，随即易导致动脉硬化、心律不齐、高血压甚至中风等严重病症。

但治疗心血管疾病的药物，并不能从根本上改善血管壁弹性从而改善心血管状况，可谓"治标不治本"。以降压药为例，它们仅是让血流量变小，而起到让血管壁压力减小的作用；同时，降压药的功效也不是永久的，被降低的血压在一定时间后即会反弹；使用降压药来控制血压，人体更会因为心脏、大脑等缺氧而增加罹患心脏病及痴呆症的风险。这些降压药的药理作用包括减小血流、促进排尿、松弛血管平滑肌等。

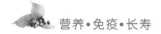

### 减小血流

有些降压药可通过降低心肌收缩力、减弱心脏的跳动速度，以及降低血管的紧张度，来减少心脏的排血量；心脏的排血量减少了，血管中的血流量即会变小，血压自然也会降低。

### 促进排尿（利尿剂）

利尿剂前期降压的原理是通过抑制肾小管对水和钠再吸收，让身体排出大量的水分和钠，从而让血容量和细胞外液量减少，心脏输出血液的量也会下降，以此来降低血压；继续使用，血容量和心脏输出血量会逐渐恢复，此时因为小动脉壁细胞缺钠，对调控血管收缩的物质的灵敏度会下降，从而引致血管扩张、血压下降。

### 松弛血管平滑肌

某些降压药物通过松弛动脉及静脉的血管平滑肌，来让动脉扩张，暂时性地调控过高的血压、减轻高血压症状。

这些药物都只能减缓症状，因此心脏问题不能只依赖药物，而是要养成良好的生活习惯，均衡饮食，才能达到最佳的控制血压的效果。健康的身体始于均衡的饮食，均衡的营养能帮助维持健康，也在康复的过程中

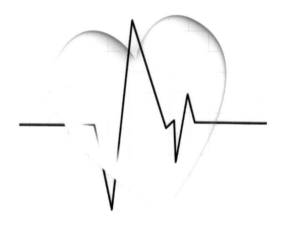

扮演着重要的角色。因此，无论健康状况如何，均衡、低胆固醇的植物性食物，绝对是维护健康的不二法则。

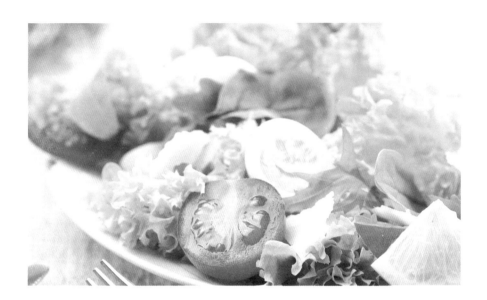

## 纤维·胆固醇

提及膳食纤维对身体的助益，通常想到的是它能够预防便秘。但很少有人注意到，纤维其实还可以降低体内胆固醇总量。

膳食纤维仅存在于植物性食物中，它包含了植物性食物中所有无法被人体消化或吸收的部分。纤维主要分为两类：可溶性纤维和不可溶性纤维。

**不可溶性纤维**：不能溶于水，但可以帮助吸收水分，增加粪便的体积，使其保持柔软而更易排出体外。不可溶性纤维就像一把扫帚，有助于快速清除消化系统的废物，以促进身体功能规律运作。

**可溶性纤维**：可以溶解于水中，形成凝胶状物质。它可减慢食物通过消化系统的速度，延长饱足感的时间。同时可以减缓身体从消化系统吸收葡萄糖的速率，并有助于降低血糖。可溶性纤维像植物固醇一样，有助于降低血液中的胆固醇。可溶性纤维还可帮助清除血液中的低密度脂蛋白胆固醇。

值得注意的是，纤维并不会抑制维生素和矿物质的吸收；反而会增强身体对矿物质，特别是对钙质的吸收。

纤美生活

"每天一苹果，医生远离我！"这是真的吗？人体每天需要20—35克的膳食纤维，以供给足够的营养；而一个苹果（带皮）所含的膳食纤维仅有2.8克！以现代人平均每天仅摄入15克纤维来计算，在日常饮食外一天至少还需要吃8个苹果，才能让"医生远离我"！

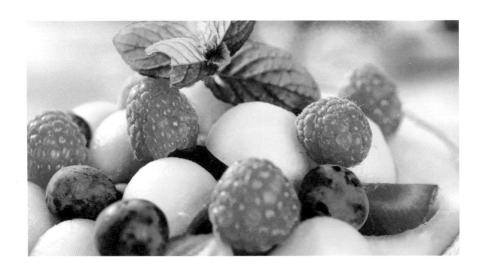

下表列出了常见食物的膳食纤维含量：

| 食物（100克） | 膳食纤维含量（克） |
|---|---|
| 洋车前子 | 78 |
| 鼠尾草籽 | 38 |
| 燕麦 | 11 |
| 全麦面包 | 7 |
| 珍珠麦（煮熟） | 4 |
| 香菇（煸炒） | 4 |
| 球芽甘蓝（煮熟） | 3 |
| 球花甘蓝（煮熟） | 3 |
| 胡萝卜（煮熟） | 3 |
| 香蕉 | 3 |
| 奇异果 | 3 |
| 菠菜（煮熟） | 2 |
| 糙米（煮熟） | 2 |
| 杏 | 2 |
| 蓝莓 | 2 |
| 橙 | 2 |
| 草莓 | 2 |
| 葡萄 | 1 |
| 豆芽（煮熟） | 1 |
| 白米（煮熟） | 0 |

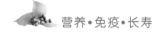
### 纤维的诸多助益

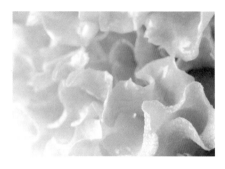

纤维是健康饮食的关键组成，人体需要可溶性纤维和不可溶性纤维，因为两者所提供的助益不尽相同。纤维除了具有降低胆固醇的功效，还可以促进胃肠道蠕动、有助于排便正常、降低罹患憩室病的风险、有利于结肠健康，并可调节血糖。临床试验显示，纤维能够显著地降低血液中胆固醇的含量，这非常有利于心血管健康，并可降低罹患某些癌症的风险。研究还显示，相比起膳食纤维摄入量最少的人，摄入量最多的人死于各种疾病的概率要比前者低22％。

## 其他植物性食物对心脏的益处

**蓝莓：**高效的抗氧化活性能降低低密度脂蛋白胆固醇的囤积，从而预防心血管疾病和中风。它所含的白藜芦醇具有抗凝血作用，能预防血液凝块的形成。实验研究也显示，含有蓝莓萃取物的饮食能降低血压。蓝莓的植物营养素不但能强健血管，也有助于治疗静脉曲张和蜘蛛静脉。

**山楂：**所含的抗氧化剂原花青素（OPC），有助于预防细胞受损和动脉硬化。山楂所含的酚类化合物，能预防低密度脂蛋白胆固醇以及其中的 α-生育酚被氧化，从而帮助预防动脉硬化。山楂丰富的类黄酮有助于强健血管胶原蛋白的结构、让血管较少受到斑块的影响。山楂中所含的某些物质能与心脏的酶类相互作用，可以增强心脏肌肉的泵送力以及消除心律不正常的症状。

**菊花**：被证实有利于治疗心脏问题、促进血流和降低高血压。

**桑椹**：含有的多酚和类黄酮，可降低血胆固醇、三酰甘油，以及低密度脂蛋白胆固醇的量，以此帮助预防动脉硬化症。

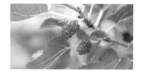

**冬瓜籽**：富含高效抗氧化剂，能帮助对抗自由基和抑制血管紧张素转化酶（一种导致血管狭窄的物质）的活动，帮助预防心血管疾病以及癌症。

**李子**：富含酚类化合物，如绿原酸和新绿原酸，能够抑制血液中的低密度脂蛋白胆固醇被氧化，从而预防因此氧化而形成的动脉斑块。李子高含量的钾能使血压恢复正常，其中的可溶性纤维则有助于改善心脏健康水平。

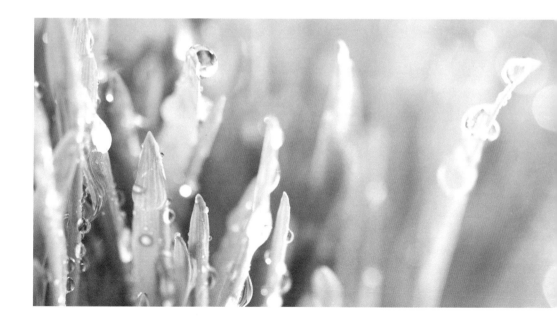

# 第十章

# 动物性Omega-3脂肪酸·植物性Omega-3脂肪酸

Omega-3脂肪酸是人体细胞膜的必需物质，它能：

- 影响细胞膜中细胞受体的功能
- 被用来制造激素，这些激素能调节炎症、凝血，以及调节动脉壁的收缩和放松
- 被用来构造脑细胞
- 预防心血管疾病
- 具有抗炎功效，有助于预防关节炎

## Omega-3脂肪酸

三种主要的Omega-3脂肪酸是α-亚麻酸（ALA）、二十二碳六烯酸（DHA）和二十碳五烯酸（EPA）。

ALA是一种人体必需的脂肪酸。它是人体需要却又不能制造的，因此必须从饮食中获取，例如鼠尾草籽（Chia seed）、奇异果籽（Kiwi fruit seed）等种子都是ALA的良好来源。然而，大多数人却没有摄取充足的ALA。人体可将部分的ALA转换为DHA和EPA。

高含量的Omega-3脂肪酸通过减少三酰甘油（血液中的脂肪）、降低血压和防止动脉硬化来促进心脏健康。ALA帮助减少炎症和保护心脏对抗心律失常（心脏跳动的次数或节律不正常）。此外，Omega-3脂肪酸

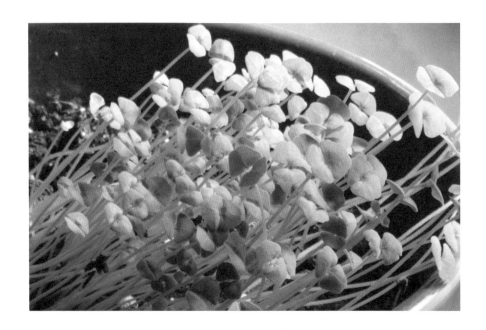

还对大脑发育、预防癌症、骨骼和眼睛健康、抗抑郁和缓解生理痛等有
帮助。

## Omega-6脂肪酸

Omega-6脂肪酸同样是人体必需的物质，它对大脑的发育很重要，
并且具有合成调节分子（如前列腺素）等功能。Omega-6脂肪酸以以下
不同的形式呈现。

### 亚油酸（LA）

亚油酸是可以在许多植物油（尤其在红花油和葵花油）中获寻的必需
脂肪酸。亚油酸在人体内转换为γ-亚麻酸（GLA），而GLA进而分解成花
生四烯酸（AA）。

### γ-亚麻酸（GLA）

GLA存在于许多植物油中，其中包括月见草油（EPO）、琉璃苣油和
黑加仑籽油。GLA 具有减少炎症的功效。

### 花生四烯酸（AA）

AA存在于蛋黄和肝脏等动物性食物中，它能够合成调节分子。

然而，摄入过量的Omega-6脂肪酸却会对身体造成极大的损害。

多项研究已表明，炎症是引发身体多种疾病的根本原因。而Omega-6
脂肪酸会参与合成前炎性二十碳烯酸（促炎症类花生酸类物质）；这种

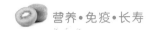

前炎性物质会使身体发炎、促使血管收缩以及形成血栓，进而造成心血管疾病、癌症、自身免疫病、神经退化性疾病等问题；也可能导致肥胖、忧郁、阅读障碍、过动症，甚至造成暴力倾向等。

## Omega-6脂肪酸与Omega-3脂肪酸的健康比例

恰当的Omega-6脂肪酸和Omega-3脂肪酸比例，才是健康的饮食。高含量的Omega-3脂肪酸有助于降低罹患心脏疾病的风险，而高含量的Omega-6脂肪酸则可能让人体产生炎症，并提高罹患心血管疾病以及其他病症（如忧郁）的风险。

日常饮食中摄取的Omega-6脂肪酸和Omega-3脂肪酸，最佳比例为1:1到4:1。

然而现代人的饮食中，Omega-6脂肪酸竟比Omega-3脂肪酸多出

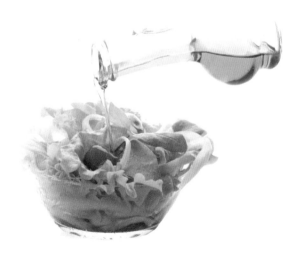

14—25倍，即摄入了过量的Omega-6脂肪酸，而Omega-3脂肪酸的摄入量过少。

以玉米（一种Omega-6脂肪酸来源）为主食的牲畜，其肉质里也含有大量的Omega-6脂肪酸。鸡蛋、坚果等，也富含Omega-6脂肪酸。但Omega-6脂肪酸首要的来源，还是和人们日常生活密不可分的植物油，如红花油、玉米油和棉籽油等。其次，以这些油加工而成的食品和快餐，也含高量的Omega-6脂肪酸。就食用油来讲，其Omega-6脂肪酸和Omega-3脂肪酸的最佳比例为1：1。

常见食用油的Omega-6脂肪酸与Omega-3脂肪酸比例

| 种类 | Omega-6：Omega-3 |
|------|------------------|
| 紫苏籽油 | 1：4 |
| 奇异果籽油 | 1：4 |
| 澳大利亚坚果油 | 1：1（最佳比例） |
| 芥籽油（菜籽油） | 2.1：1 |
| 大豆油 | 7.1：1 |
| 橄榄油 | 12.8：1 |
| 茶籽油 | 31.8：1 |
| 花生油 | 32：0 |
| 葵花油 | 39.4：1 |
| 棕榈油 | 45.9：1 |
| 玉米油 | 46.1：1 |
| 芝麻油 | 137：1 |
| 棉籽油 | 259.4：1 |
| 葡萄籽油 | 676.1：1 |

## 如何解决Omega-6脂肪酸过量问题

Omega-6脂肪酸虽然是人体必需的物质，但摄取过量会促使体内生成前炎性物质，从而引发炎症和一系列的健康问题；解决这一问题的关键，就在于Omega-3脂肪酸。唯有植物性食物所提供的α-亚麻酸ALA（Omega-3脂肪酸的一种形式），才具有优越的抗炎功效，能够对抗Omega-6脂肪酸造成的炎症。

来自鱼类、鲸鱼和海豹油的动物性Omega-3脂肪酸（DHA，EPA），存在着诸多问题。近期一项为期5年的研究结果，也证实了此类鱼油补充剂对没有心脏病发作过的人，在预防心脏疾病方面并无帮助。此项研究的受试者为12 513名有心血管疾病风险，但是没有经历过心脏病发作的人；其中一半的研究对象每天食用含有1克鱼油的胶囊，另外一半人服用同等剂量的橄榄油安慰剂；5年后结果显示前一组死于心血管疾病或因心血管疾病就医的比例为11.7%，而后一组的这一比例为11.9%——两个数据并无明显差别。

所以要对抗炎症、对抗由炎症引发的心血管疾病，唯一可取的方式就是依靠植物性的Omega-3脂肪酸。

|  | 动物 | 植物 |
|---|---|---|
| 来源 | 鱼皮油、鱼肝油补充剂 | 鼠尾草籽、奇异果籽 |
| Omega-3脂肪酸的存在形式 | DHA、EPA | ALA |
| 动物（如鱼和人）可将部分的ALA转化为DHA和EPA：<br>ALA $\longrightarrow$ EPA $\longrightarrow$ DHA |  |  |

## 动物性Omega-3脂肪酸存在多重弊端

来自鲸脂肪、海豹脂肪，鲭鱼、鲱鱼、鲔鱼、比目鱼、鲑鱼或鳕鱼鱼肝的鱼油补充剂，曾被誉为是预防心血管疾病、补充Omega-3脂肪酸的优质来源；然而，除了前文提到的鱼油补充剂对于那些没有心脏病发作过的人来说，并没有预防心脏疾病的功效外，一项2010年10月刊登在《美国医学协会期刊》的研究显示，食用鱼油的孕妇不会降低罹患产后忧郁症的风险，也不能促进婴儿的心智发展，这与向来大家所相信的说法恰好相悖。此外，鱼类或是深海鱼油，还存在多重安全隐患。

### 污染问题

一些鱼类因为水源污染而含有高量的汞（水银）；食用这些鱼类，反而会增加罹患心血管疾病的风险，因为汞会让血液中的红细胞粘连，造成危险的血栓症，从而导致心血管疾病。此外，这些鱼类还可能存在着农药、多氯化联苯（PCBs）、

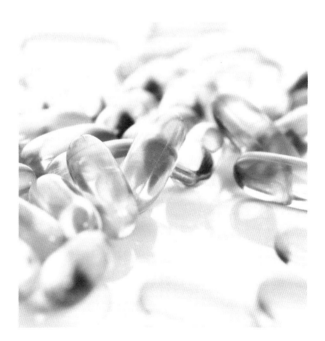

甲基汞和其他污染物的污染。这些污染物来自工业废料、废物燃烧、渗漏和接触到含有化学物质的泥土等。

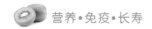
### 不适合食用

鱼油主要来自鱼皮以及鱼类的肝脏。皮肤是接触外界环境最直接的器官，肝脏是过滤和排毒的器官，因此鱼皮和鱼肝含有大量来自海洋的污染。

### 不环保

为了获得鱼油类补充剂，人类有时采取残忍的方式大量捕杀海洋生物，致使一些种类的鲸鱼和海豹面临绝种的危机，海豚也面临着同样的问题，并可能与鲔鱼一起被捕抓。因此摄取动物性食物，如鱼油，将对大自然造成破坏。对于人类赖以生存的大自然，每个人都应该尽己之力去保护。

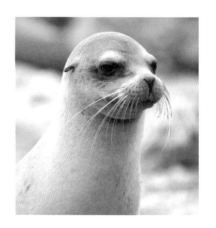

### 其他副作用

鱼油含有高热量，还会干扰如抗凝血药、阿司匹林和高血压药物的疗效。每天摄取超过3克的鱼油可防止血液凝聚，但同时也会增加流血的风险。此外，鱼油的副作用还包括腹泻、消化不良、腹部胀气、恶心、稀便、发疹和鼻血等。

## 植物是最好的Omega-3脂肪酸来源

植物性食物能提供优异的Omega-3脂肪酸。这些天然的植物性食物不会增加胆固醇摄取量或消耗维生素E，而且还富含有益健康的抗氧化剂、植物营养素和多糖体。在这些植物性食物中，有一些是较理想的Omega-3脂肪酸来源。有几项考量因素可判定一种植物是否是Omega-3脂肪酸的理想来源。

### 高含量的Omega-3脂肪酸

选择Omega-3脂肪酸含量高于Omega-6脂肪酸含量的植物性食物，如鼠尾草籽（Chia seed）和奇异果籽（Kiwi fruit seed），以抵抗饮食中高含量的Omega-6脂肪酸，并补充Omega-3脂肪酸。

### 安全

不是所有植物来源的Omega-3脂肪酸都安全。举例来说，亚麻籽有良好的Omega-6脂肪酸与Omega-3脂肪酸比例，但也存在着健康疑虑：孕妇食用亚麻籽可能会对胎儿造成危险。

### 天然完整

植物性食物能够提供更多天然营养，如多糖体、抗氧化剂等。

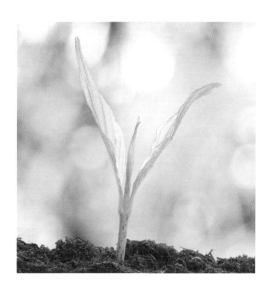

### 更多助益

植物性的Omega-3脂肪酸热量含量较低，有助于减少肥胖的形成以及罹患慢性疾病的风险；同时含有大量的纤维，有益于胃肠道健康。

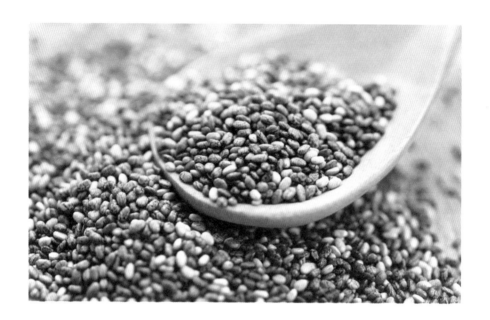

## 鼠尾草籽与奇异果籽

鼠尾草籽和奇异果籽，是所有植物性食物中Omega-3脂肪酸的最好来源。鼠尾草籽中Omega-6脂肪酸与Omega-3脂肪酸的比例为1：3，而在奇异果籽中，两者比例可达1：4。

鼠尾草籽（别名野鼠尾草籽、奇异籽）来自于鼠尾草属中的芡欧鼠尾草。鼠尾草的英文名"Salvia"来自于拉丁文的"salvare"，寓意"拯救"，不言而喻地道出它具有"拯救"的治疗功能。

奇异果拥有褐色的、毛茸茸的外皮，就像几维鸟的皮毛一样。几维鸟是新西兰的国鸟，当今新西兰也是奇异果的主要生产国。其实奇异果原产于中国，酸酸甜甜的滋味则似鹅莓，因此也被称为"中国鹅莓"。

许多坚果虽然也富含Omega-3脂肪酸，但是也含较高的Omega-6脂肪酸，如核桃的Omega-6脂肪酸的含量是Omega-3脂肪酸的4倍之多，并且热量高，让其健康功效大打折扣。鼠尾草籽和奇异果籽，虽然个头小小，但是威力强大，能助人拥有健康无忧的好生活。

### 强效的Omega-3脂肪酸

28克的鼠尾草籽含有4 915毫克的Omega-3脂肪酸和1 620毫克的Omega-6脂肪酸。4茶匙鼠尾草籽可提供4.8克的ALA。鼠尾草籽油含有66%的ALA，奇异果籽油含有约62%的ALA，比亚麻籽油含有的56%高。

| 来源 | Omega-6脂肪酸与Omega-3脂肪酸比例 |
|---|---|
| 鼠尾草籽 | 1：3 |
| 奇异果籽 | 1：4 |

### 促进心血管健康

鼠尾草籽不含胆固醇。研究显示，鼠尾草籽能显著地降低三酰甘油和增加"好"胆固醇的含量。经常摄取鼠尾草籽能降低血压、炎症以及罹患心血管疾病的风险。

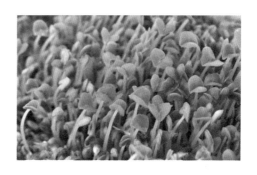

科学家研究了一群在12个星期内每天摄取大约37克鼠尾草籽或麦麸的2型糖尿病患者。研究发现，摄取鼠尾草籽的患者罹患心血管疾病的风险降低了，身体得到了三种助益：变稀薄的血液可减少凝血现象，进而降低

罹患心脏疾病和中风的风险；通过测量C反应蛋白（一种由肝脏生产的蛋白质）而衡量出受试者体内发炎的症状减少了；心脏收缩压（最高血压）也降低了6毫米汞柱。

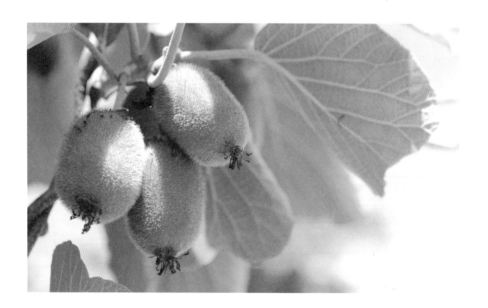

奇异果籽含有用来制造前列腺素（调节身体功能，如心率、血压和凝血的活性物质）的重要脂肪酸，同时也富含有利于身体健康的植物营养素、抗氧化剂、纤维等天然营养。

诸多健康功效

鼠尾草籽还含有高量的钙质、磷、锰等能促进健康的天然成分；也富含抗氧化剂，如黄酮苷、绿原酸、咖啡酸、山柰酚（一种使花椰菜具有抗癌功效的类黄酮）、槲皮素和杨梅素；鼠尾草籽还是纤维的良好来源，能帮助维持消化道的健康和预防诸如憩室炎、结肠癌和其他肠胃疾病。

奇异果籽因为富含ALA而对大脑发育、学习能力和记忆力等有助益；奇异果籽含有制造前列腺素的必需物质，因此对调节炎症、生殖能力和受孕能力等都有帮助。

## 题外话：食用油

谈及Omega-6脂肪酸与Omega-3脂肪酸，就不得不提及食用油，特别是植物油。因为植物油是日常生活中两种脂肪酸最直接、最大的来源。

人们对植物油存有误解，总认为其相较于动物油来说更安全健康，多吃也无害。其实植物油和动物油一样，热量都很高，小小一汤匙的油，热量就高约120千卡；再加上很多植物油中含有高量的Omega-6脂肪酸，使得人们的Omega-6脂肪酸与Omega-3脂肪酸两者的摄入比例高达30∶1。饮食中过高的Omega-6脂肪酸与Omega-3脂肪酸比例，会增加罹患心血管疾病、癌症、骨质疏松症、炎症和自身免疫病的风险；最重要的，虽然植物性食物对身体健康有利，但是所榨成的油其结构已改变，营养成分早已遭到破坏。所以任何油多吃都对人体无益；如果一定要用油，就选择弊端较少的油类。

健康选油&用油TIPS

选择食用油或是用油的时候，应遵循以下几点。

安全无污染

确保原料天然安全，尽量避免含有芥酸、棉酚等污染物的食用油。欧盟规定食用油的芥酸含量不得超过5%，大量食用芥酸会导致心肌纤维化，

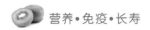 

并会影响生长发育和生殖功能；而棉酚会引起慢性中毒并影响生育能力。芥酸普遍存在于芥籽油（也称为菜籽油）中，棉酚普遍存在于棉籽油中。

### 健康比例1∶1

人们需要从饮食中摄取Omega-6脂肪酸和Omega-3脂肪酸，两者都是支持心脏、大脑和免疫系统健康的重要营养。日常生活中，Omega-6脂肪酸和Omega-3脂肪酸的最佳比例介于1∶1到4∶1间；但就食用油来说，Omega-6脂肪酸与Omega-3脂肪酸的最佳比例为1∶1。食用油是生活中Omega-6脂肪酸的最大来源，选择Omega-6脂肪酸含量较低的食用油，即是最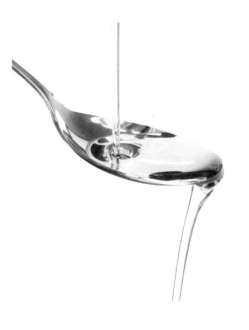大限度地控制了人体对Omega-6脂肪酸的摄入，为健康生活打下好基础。

### 关注冒烟点

每种油的冒烟点都不同。只要达到冒烟点的温度，油就开始发烟变质，产生有毒害甚至致癌的物质。专家们建议根据不同的烹调方法选择食用油。因此台湾相关部门明确指出："食用油使用不可超过冒烟点，否则会被氧化劣变，产生大量对健康有害的自由基与聚合物。"并且建议根据不同的烹调方法选择食用油。

亚洲的烹调方式喜好用大火炒或煎炸食物，此时的温度可达190°C（374°F），以冒烟点160°C（320°F）的橄榄油为例，就不适合大火烹饪而更适合用作凉拌菜肴；奇异果籽油虽然Omega-6脂肪酸与Omega-3脂肪酸的比例优良（1：4），但也不适合高温煎炒，因为其冒烟点仅有160°C（320°F）；冒烟点为200°C（392°F）的澳大利亚坚果油和紫苏籽油，大火炒时就更为安全些。

精制过程虽可以提高冒烟点，但所加入的己烷、庚烷等有毒成分可能会残留于油中，很多天然的营养成分也会在精制过程中被破坏。

常见食用油的冒烟点以及Omega-6脂肪酸与Omega-3脂肪酸比例

| 种类 | 冒烟点 | Omega-6：Omega-3 |
|------|--------|------------------|
| 澳大利亚坚果油 | 210°C（410°F） | 1：1 |
| 紫苏籽油 | 202°C—250°C（395.6°F—482°F） | 1：4 |
| 奇异果籽油 | 160°C（320°F） | 1：4 |
| 大豆油 | 160°C（320°F） | 7.1：1 |
| 橄榄油 | 160°C（320°F） | 12.8：1 |
| 茶籽油 | 252°C（485.6°F） | 31.8：1 |
| 葵花油 | 107°C（224.6°F） | 39.4：1 |
| 玉米油 | 160°C（320°F） | 46.1：1 |
| 芝麻油 | 177°C（350.6°F） | 137：1 |
| 花生油 | 160°C（320°F） | 32：0 |

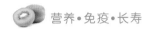

### 控制摄入量

不管是植物油还是动物油，热量都很高，所以应控制摄入量。

### 拒绝重复使用

在家做菜的时候，很多人为了节省会将油重复使用；路边的各种油炸小吃以及速食店，所用的油更是反复使用同一锅并一直处于高温加热状态……殊不知，这样会对健康造成极大的危害：

1. 多数食用油中本身含有微量的丙二醛——一种会影响酶活性、加速生物体衰老、对细胞有毒性的潜在致癌物；重复使用几次后，油中的丙二醛含量会上升十几倍甚至几十倍。

2. 油炸食品所用的油，长时间处于高温沸腾状态，这将使植物油中的不饱和脂肪酸（性质不稳定）持续被氧化，不断形成危害健康甚至致癌的物质。

3. 经反复使用的油冒烟点会降低，更易产生毒害物质。

## 优异植物，萃得良品好油

### 澳大利亚坚果（Macadamia）

澳大利亚坚果又称为夏威夷果、澳大利亚胡桃，是一种原产于澳大利亚的树生坚果，奶白色的果实香甜可口，含油量可高达60%—80%。以澳大利亚坚果果仁榨取的食用油，所含的不饱和脂肪酸高达83.5%，其淡雅的口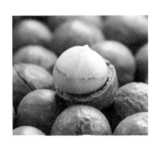感适合烹调各种食物；良好的包裹性使得烹饪时仅用少量就足够，随即减少了热量的摄入量。以澳大利亚坚果榨出的油，其Omega-6脂肪酸与Omega-3脂肪酸比例约为1∶1。

### 紫苏（Perilla）

紫苏是一年生的草本植物，整个植株都具有很高的营养价值。紫苏种子中含大量的油脂，出油率高达45%左右。以紫苏种子萃取的油，ALA（Omega-3脂肪酸的一种）含量丰富，可高达65%；其中Omega-6脂肪酸与Omega-3脂肪酸的比例比较理想，为1∶4。

但Omega-6脂肪酸和Omega-3脂肪酸都为人体健康必需的脂肪酸，因此油品中这两者的最佳比例应为1∶1。澳大利亚坚果油虽然拥有该最佳比例，但由于种类以及收获的影响，每批次澳大利亚坚果榨出的油无法稳定地保持Omega-6脂肪酸与Omega-3脂肪酸1∶1的最佳比例。紫苏籽油口感略带苦味，但若在澳大利亚坚果油中加入少许紫苏籽油，就能够稳定澳大利亚坚果油中Omega-6脂肪酸与Omega-3脂肪酸比例至1∶1。

日常生活中应当关注食用油中Omega-6脂肪酸与Omega-3脂肪酸的健康比例、了解不同类型的食用油、根据烹调方式恰当作选择，方能健康无忧地享受生活、畅享美食！

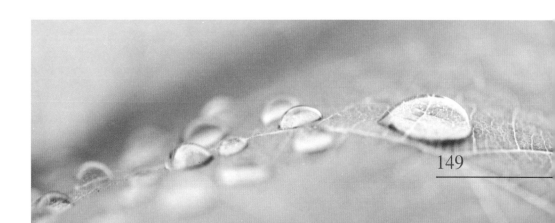

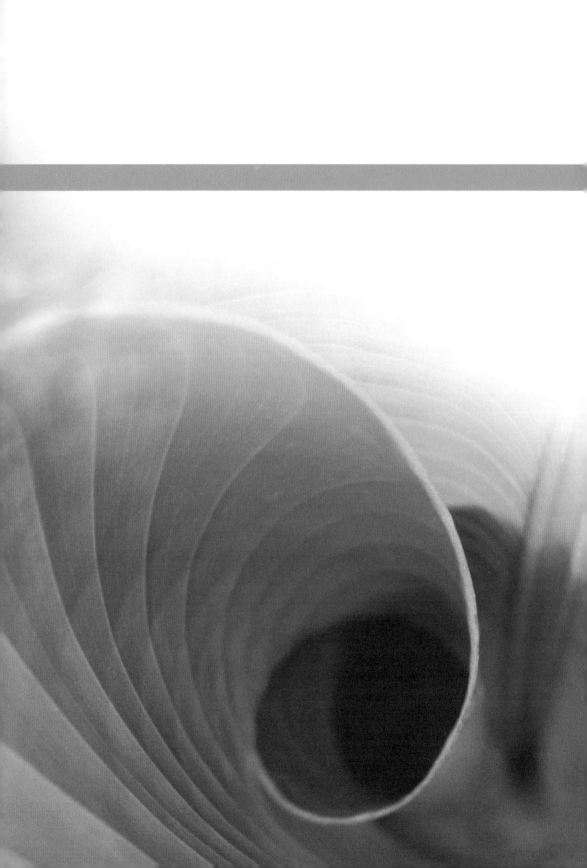

# 第十一章

# 自身免疫病

1 型糖尿病、银屑病、系统性红斑狼疮、类风湿性关节炎——这些都是生活当中经常能够听到的疾病，但其实它们都有着共同之处：同属于一类被称为自身免疫病的慢性疾病；自身免疫病困扰着世界上至少 5％ 的人口。

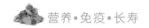

　　自身免疫病至少有80种，可在许多器官发病，并引起各种不同的症状。自身免疫病源自于混乱的免疫系统攻击身体正常的组织。这不同于功能正常的免疫系统；因为正常的免疫系统只攻击对身体有害的细菌、病毒、毒素和肿瘤细胞等。

自身免疫病的例子

| 疾病类型 | 影响 |
| --- | --- |
| 炎症性肠疾病 | 胃肠道 |
| 多发性硬化症 | 大脑、脊髓 |
| 银屑病 | 皮肤 |
| 类风湿关节炎 | 结缔组织、关节 |
| 干燥综合征 | 泪腺、唾液腺、肾脏、肝脏 |
| 系统性红斑狼疮（SLE） | 皮肤、关节、肾脏、大脑 |
| 1型糖尿病 | 心脏、血管、神经、眼睛、肾脏 |

## 饮食与自身免疫病

　　摄入肉食和乳制品易提高罹患自身免疫病的风险，如炎性多关节炎（指同时涉及5个或更多关节的各类关节炎）。一项为期4年的研究发现，来自英国诺福克的25 630名年龄介于45—75岁的人群中，吃红肉最多的人较红肉摄入量最少的人，罹患炎性多关节炎的风险高出2倍多；而乳制品摄取量最多的人较之乳制品摄取量最少的人，罹患炎性多关节炎的风险高2倍。

　　一些研究表示，以牛奶为基础配方的婴儿奶粉，以及童年时期喝牛奶的习惯，都可能会促进1型糖尿病的发展。

摄入肉类和乳制品是如何增加罹患自身免疫病的风险呢？

引发炎症，增加肠道通透性

摄入酒精或者服用药物等，都可引致肠壁发炎。而肉类和乳制品也被认为是肠壁发炎的罪魁祸首。在日本，随着最近20多年来人们日常生活中肉类、动物脂肪、乳制品摄入量的增加，有记录的克罗恩病和溃疡性结肠炎（两者均属于炎性肠道疾病）的患者数量呈上升趋势。炎症引发身体释放的某些化学物质，会溶解肠道的黏膜。

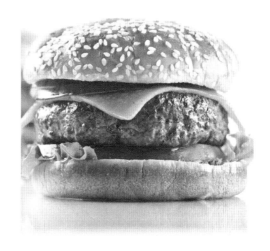

人体摄入的食物会在肠胃进行消化、分解成小分子后，才会透过肠壁进入血液中。肠壁就像一层过滤网，又像是一个把关者。若肠壁这层过滤网被破坏（通常在发炎的情况下），肠道的通透性将会增加（通常被称为肠漏），这会使未经完全消化的大分子物质穿过肠壁进入血液。这些物质沉积在身体某些器官后，会刺激免疫系统启动炎症反应。当攻击外来物质时，免疫系统可能会错误攻击外来物质所在的器官，从而导致自身免疫病。

许多自身免疫病，如多发性硬化症，其中一个特征就是不正常的肠道

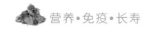

渗透性。科学研究显示，绝大多数的自身免疫病患者，其肠道通透性都不断增加。事实上，似乎许多类型的1型糖尿病患者在发病前，都有肠道通透性增加的症状。对于那些克罗恩病的高风险患者来说，小肠黏膜通透性增加是常见的症状。

分子模拟

肉类和乳制品也可由另一种方式来引发自身免疫病：它们与人体拥有相似的蛋白质结构或相似的氨基酸序列。由于这些相似性，免疫系统在分解、破坏外来的动物性蛋白质时，会分不清外来的动物性蛋白质或人体本身的蛋白质，从而错误地对人体蛋白质发动攻击。

科学家们研究了从类风湿关节炎患者身上提取的特异性抗体。这些抗体会攻击人体2型胶原蛋白（软骨的成分之一）；而测试显示，这些抗体同样会攻击鸡和牛的2型胶原蛋白，这表示食品中的胶原蛋白会导致该抗体攻击人体自身的胶原蛋白。

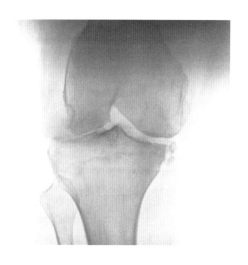

另一项研究发现，从类风湿关节炎患者身上提取的抗体，可识别攻击牛奶中的白蛋白。此白蛋白中的一部分与人体中的三种蛋白质非常相似：人类1型胶原蛋白、补体C1q及维生素D结合蛋白。

## 其他危险因素

### 其他疾病

自身免疫病与病毒有着非常密切的关联。例如，类风湿关节炎与Epstein-Barr病毒和疱疹相关。免疫系统在对抗此类病毒感染的过程中，可能会错误地攻击人体自身的细胞。

### 药物

药物也可引发类似自身免疫病的症状。系统性红斑狼疮与药物肼屈嗪（一种降压药）、普鲁卡因胺（治疗心律不齐）和异烟肼（抗生素）都有关联。通常在停药数周后，这些症状就会消失。

### 性别

女性比男性更常罹患自身免疫病。在美国，自身免疫病的患者中约78%是女性。然而，当男性罹患自身免疫病时，通常比女性更严重。

### 吸烟

有研究显示，吸烟与遗传因素相互作用，可提高罹患系统性红斑狼疮和类风湿关节炎的风险。吸烟还会以诱发炎症、抑制免疫力、破坏DNA等各种形式影响免疫系统。

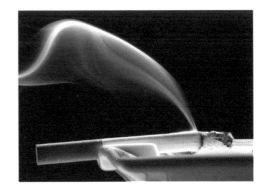

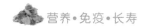
### 家族遗传

自身免疫病往往在一个家族中普遍存在。

### 环境触发

化学物质和紫外线等都是引发自身免疫病的介质。

## 自身免疫病的宽慰

没有药物可以治愈自身免疫病。非甾体抗炎药（NSAID）、止痛药或类固醇等是常用的控制免疫系统反应的药物。然而，常用的NSAID，除了阿司匹林和萘丁美酮外，都会导致人类肠道通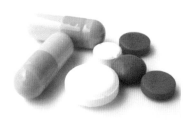透性增加。此外，这些药物还可能会增加感染、月经紊乱、体重增加、白内障、骨质疏松症和2型糖尿病等的风险。

幸运的是，最近有证据显示，通过将某些食物从饮食中去除，可帮助降低肠道的通透性。

- 将肉类和乳制品从饮食中除去。

- 坚持低动物脂肪和低植物油的饮食习惯。

- 尽量减少摄入植物油（包括芝麻油、玉米油和花生油），因为它们的Omega-6脂肪酸含量都非常高，过量摄取时会加重炎症反应。

- 对于某些人来说，小麦或玉米等也是过敏原，这些食物可能会触发这少部分人的自身免疫病；所以这些人应该在饮食中避免摄入此类食物，即能帮助制止自身免疫病。

研究人员认为，只要做到上述几点就可以减轻炎症，从而降低肠道通透性。

## 以植物性Omega-3脂肪酸对抗自身免疫病

现代饮食除了肉类和乳制品含量过高，也充斥着过多的Omega-6脂肪酸（存在于植物油、加工食品和快餐中），而Omega-3脂肪酸的摄取量却不足。因此，均衡的膳食、多吃植物性食物能帮助预防或者减轻自身免疫病。尤其是应该多吃富含Omega-3脂肪酸的植物性食物，以此来均衡饮食中的Omega-6脂肪酸。

### 奇异果籽

奇异果籽大约含有62％的α-亚麻酸（ALA）——一类仅存在于植物中重要的Omega-3脂肪酸。ALA是制造前列腺素的必需物质，而前列腺素在免疫功能方面扮演着重要的角色：它可以调节炎症反应，促进身体对抗感染的能力。

### 鼠尾草籽

鼠尾草籽不仅是Omega-3脂肪酸的良好来源，所含的丰富抗氧化剂也能滋养免疫系统。鼠尾草籽还含有丰富的纤维，可以帮助维持消化道的健康，并预防胃肠道疾病。

**157**

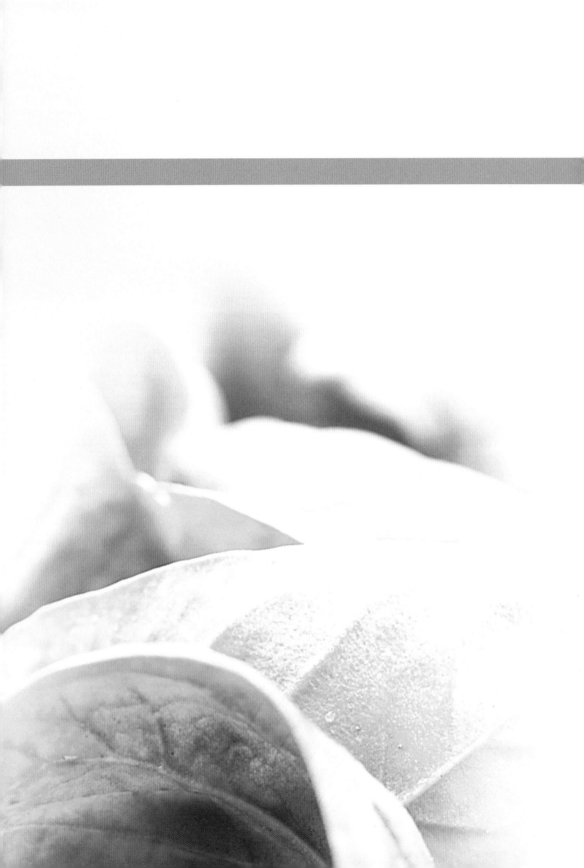

# 第十二章

# 过敏

食物、花粉和尘螨间有什么共同点？这些看似无害的物质，其实都是最常见的过敏原（引起过敏的物质）。过敏原可以引发令人不适的不良反应，如连续地打喷嚏，或是严重的有时甚至引发致命的过敏性反应。

根据世界过敏组织（World Allergy Organization）的过敏白皮书（2011—2012）所述，世界上约40％的人口都遭受一种或多种过敏性疾病的影响。

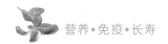

## 什么是过敏？

当过敏时，免疫系统会错误地判定过敏原为侵略者，并通过生理反应产生免疫球蛋白E（IgE）抗体。这些抗体与嗜碱性细胞和肥大细胞结合后，会释放出组胺和其他化学物质，继而引起过敏反应。

### 哮喘和过敏

哮喘和过敏常常伴随一起发生。它们之间有关联，但两者却是不相同的两种情况。

吸入花粉、真菌、宠物的皮屑、尘螨等过敏原物质，都会引发哮喘症状，如呼吸急促、喘息和胸闷气短。这就是所谓的过敏性哮喘。

当哮喘由与过敏无关的因素引发时，就是非过敏性哮喘。引发这类哮喘的因素包括焦虑、运动和冷空气等。

### 过敏的症状

过敏通常发生在鼻、肺、咽喉、鼻窦、耳、胃的内壁或皮肤。过敏症状轻则包括皮疹、打喷嚏、咳嗽等；重则可能危及生命，如气道肿胀引发的呼吸困难甚至死亡。过敏性休克（Anaphylaxis）是最严重的过敏性反应，有时甚至会危及生命。

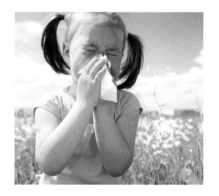

## 过敏的类型

### 过敏性鼻炎

症状包括鼻子、口腔上腭、咽喉和眼睛发痒，打喷嚏，鼻塞和流鼻涕，眼睛流泪，以及眼睛下方有黑眼圈等。季节性过敏性鼻炎（又称花粉症），是由空气中的花粉引起的，只在一年中某些植物授粉的时节发病。常年性过敏性鼻炎在一年四季均会发作，是由室内过敏原引起，如动物皮屑所携带的唾液和尿液，或是真菌、干皮屑、尘螨排泄物、蟑螂粪便等。

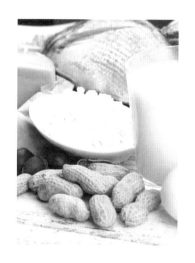

### 食物过敏

当免疫系统对食物中的某些蛋白质发生过度反应时，就会发生食物过敏。引起此类过敏的食物主要包括牛奶、鸡蛋、鱼、花生、贝类、坚果和小麦等。

### 药物过敏

若身体对某些药物产生不良反应，就会发生药物过敏。比起口服药物来说，经常性的局部涂抹药或者注射，更易引发药物过敏。

### 皮肤过敏

皮肤发痒、红肿是常见的皮肤过敏症状。湿疹是最常见的皮肤问题之一，往往与哮喘、花粉热和食物过敏相关。

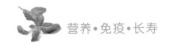

## 过敏与感冒

虽然大多数的过敏反应与感冒拥有同样的症状，但两者并不相同。感冒是由病毒引起，而过敏是由接触过敏原而引起的。

| | 过敏 | 感冒 |
|---|---|---|
| 症状 | 流清鼻涕或鼻塞、打喷嚏、气喘、流泪或眼睛发痒，但并无发热现象 | 类似过敏，也可能包括发热、全身酸痛及喉咙痛等 |
| 预警时间 | 接触过敏原后短时间内就会发作 | 需发展数天才会暴发症状 |
| 持续时间 | 只要接触过敏原，症状便会一直持续 | 症状会在数天内清除 |

## 饮食和过敏

很多哮喘患者发现，从饮食中戒除乳制品对病情有帮助。乳制品是常见的引发上呼吸道过敏、哮喘以及其他过敏反应的原因。

牛奶中的牛奶蛋白或许是引发过敏性哮喘最可能的原因。然而，有些人可能对牛奶本身并不过敏，而是对牛奶中的抗生素过敏。如果母牛正在接受青霉素治疗（治疗乳腺炎），在随后的48小时内所产的奶，其中将含有少量的青霉素。饮用被抗生素污染的牛奶后，有些对青霉素过敏的人可能会引发过敏症状。

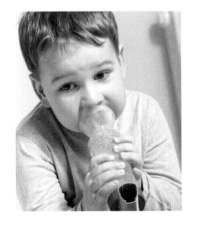

乳制品（如牛奶）会刺激身体产生过多的黏液，恶化肺部堵塞症状，从而导致哮喘发作。

若将牛奶和肉类从饮食中去除，可大大减少哮喘的症状。在一项针对哮喘症患者的研究中，24名研究对象经历了4个月的纯素食饮食后，71%的患者哮喘症状都得到了改善。

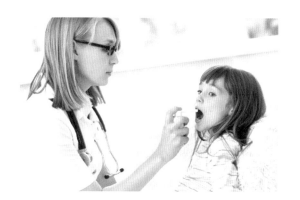

一项针对希腊克里特岛690名儿童的研究结果表明，多吃各种各类的水果、蔬菜和坚果，可能对缓解哮喘类症状和过敏性鼻炎有利。多吃坚果，可以帮助缓解气喘症状；而人造奶油会增加气喘和过敏性鼻炎的风险。人造奶油富含亚油酸等Omega-6脂肪酸。摄入过多的亚油酸，会增加促炎性前列腺素E2的形成，哮喘的可能性也就随之增加。

## 干净环境=过敏高风险吗？

过分干净的环境与某些过敏反应、自身免疫病的增加存在着显著的联系。

卫生学理论提出，孩童时期接触到常见的病原体，对建立健康的免疫系统非常重要。根据卫生学理论，在过分干净的环境中，身体将接触不到

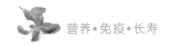

一定数量和种类的微生物——其实这些"接触"非常有必要，它可以"教育"免疫系统，让其学会在面对传染性物质时发动相应的防御反应。若这类"接触"不够，就容易导致过敏。

儿童越常接触病菌、某些感染，或是越多的社会接触，越能帮助他们的免疫系统发育为过敏少、平衡稳定的状态。然而，卫生环境的改善，以及家庭规模的变小，都降低了免疫系统接触多种细菌、病毒和其他微生物的机会。

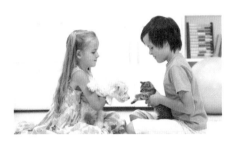

### 小规模家庭

科学家们观察到，小规模家庭中的孩子或是独生子，许多都患有湿疹或花粉热等常见的过敏。在成员较多的大家庭中长大，或是有更多兄弟姐妹的孩子，可能和传染性病原体接触更多，反而较少出现过敏症状。

### 较少与动物接触

在《临床与试验过敏反应》中发表的一项研究显示，那些出生后第一年与狗和猫生活在一起的孩子，今后再与此类动物生活时较少出现过敏症状。与此同时，也有研究表明母亲若在怀孕期间出入于农场或是牛棚，能够减少孩子过敏的概率。

如果缺乏上述的这些接触，免疫系统在面对宠物皮屑或食物中的某些蛋白质等无害物质时，就会过度活跃，进而发动攻击。这或许可以解释过敏性疾病在全世界范围内逐步扩大，特别是在发达国家更加显著的原因。

### 较少与有害细菌病毒接触

卫生学理论也提出"哮喘的增加可归因于儿童时期与无害细菌和病毒接触较少"这一观点。幼儿时期接触细菌和毒素可预防哮喘。

生活在农场的人群，或是养宠物的家庭，较少会出现哮喘症状——这个事实能有力地支持上述观点。在另一项实验中，科学家们让实验小鼠与蟑螂或容易致敏的蛋白质接触，这项研究结果也可能解释上述的观点：科学家们把实验小鼠分为三组，让第一组小鼠接触未养宠物家庭中的灰尘，第二组不与任何灰尘接触，

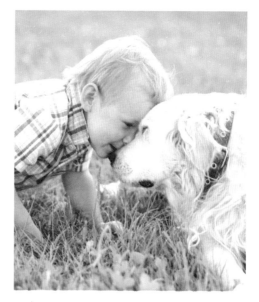

第三组小鼠先前就接触到与狗相关的灰尘。结果发现，相比起第一组和第二组，第三组实验小鼠肺部发生的哮喘炎症反应大大减少。第三组小鼠是受到了约氏乳杆菌（一类存在于肠道的细菌）的保护。当科学家向小鼠喂食约氏乳杆菌后，发现它能够预防由过敏原引起的气道炎症，甚至可以预防呼吸道合胞病毒（RSV）的感染。婴幼儿时期严重的合胞病毒感染，可能会提高罹患哮喘的风险。

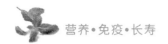
### 过分干净的环境

一项由1 659名意大利军校学员参与的研究表明，常接触消化道传播微生物、食源性微生物（如弓形虫、幽门螺杆菌和甲肝病毒等）的人群，较少出现呼吸道过敏的现象。此项研究结果也表明，发达国家清洁卫生的环境，西化、干净无菌的饮食等，都可能是引发过敏性哮喘和鼻炎的帮凶。

## 如何预防过敏

许多引发过敏的因素是人们不能控制的，例如，家族性的过敏史。然而，可以采取一定的措施来预防在孩童时期发展的过敏。

### 孕妇TIPS

#### 避免在怀孕期间吸烟或者吸入二手烟

若孕妇吸烟，婴儿到18个月大时患过敏性皮肤病的风险将增加4倍。经常接触二手烟的孕妇及胎儿过敏的风险都会增加。

#### 如果对花生、坚果不过敏，适量吃一些

根据一项发表在《美国医学会小儿科学期刊》的研究，其结果表明孕妇若对花生、坚果不过敏，可在怀孕的时候适当多吃一些，这可以降低她们的孩子对这些食物过敏的风险。

#### 如果身体良好、没有任何医疗状况，尝试选择自然分娩

美国亨利•福特医院的一项研究结果证实：和家中常见的过敏原接触时，剖宫产婴儿过敏的可能性是自然分娩婴儿的5倍。

比起自然分娩的婴儿（经过母亲产道）来说，剖宫产婴儿缺乏杆菌

（肠道主要的菌群之一），或是较晚才获得此类杆菌。这些杆菌非常重要，可指导免疫系统对外来刺激作出正确、恰当的反应。肠道缺乏益生菌，就会导致免疫系统过度反应，此时就可能导致过敏、糖尿病和炎症性肠道疾病。

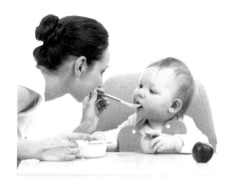

家长TIPS

哺乳

　　母乳中含有对婴儿免疫系统有利的物质。母乳喂养的婴儿肠道内的菌群和喝牛奶的婴儿的不同。建议至少以纯母乳喂养4个月，直至孩子半岁为止最佳。

帮助孩子维持健康的体重

　　胖胖的宝宝确实很可爱，但是过重可能会增加他们过敏的风险。美国一项对60万名儿童的研究表明，与体重正常的儿童相比，超重的儿童患哮喘的可能性将高出16%，而肥胖的儿童此可能性更是高出37%。

在4—6个月大时，让婴儿接触可能会诱发过敏的食物

　　美国过敏、哮喘和免疫学会（AAAAI）在《过敏与临床免疫学》杂志上发表的文章《In Practice》中提出了新的建议：家长可以尝试喂婴儿麦片、水果或蔬菜等典型的婴儿食品；一旦婴儿对这些食物有良好的耐受性后，就可让他们吃可能会导致过敏的食物如牛奶、鸡蛋、花生、坚果、鱼等。

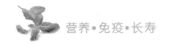

避免抗生素

避免抗生素，尤其是那些2岁或更小的孩子。有研究显示，在出生后的前两年使用抗生素，与7岁半时罹患哮喘有关。

*有关过敏的事宜，请务必先向医生咨询。

有机食品

许多人认为有机食品不会导致过敏，其实这是一种误解。有机食品可能只是不含有害农药。然而，它们依然含有会导致过敏反应的蛋白质。

## 治疗方法

目前还没有什么方法能够完全治愈过敏。避开过敏原，是预防过敏最重要的一步。皮肤或血液测试，可以帮助检测哪些物质会引发过敏。如抗组胺药和减充血剂等药物，有助于缓解打喷嚏和流鼻涕等过敏症状。类固醇也被用于缓解过敏症状，但它也会降低免疫系统活性，从而会降低身体对抗感染的能力，并延迟康复的时间。长时间大剂量地涂抹使用类固

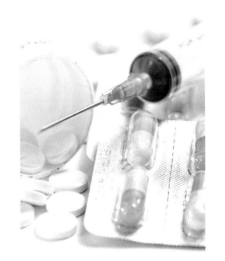

醇，可能会影响儿童的生长发育。其他治疗过敏的方法还包括打过敏针、注射肾上腺素和单克隆抗体等。

## 以大自然的力量对抗过敏

植物性食物蕴含的神奇力量，可帮助减少过敏反应。

### 明日叶

明日叶中的查尔酮可通过抑制组胺的释放，来减轻过敏症状。

### 熊笹叶

熊笹叶可帮助增强肝脏功能，让肝脏这一人体过滤器更有效地工作。而其中所含的木酚素还对肝脏具有清洗功能。

## 改变生活方式

过敏与免疫系统之间有着密切的关联，因此保持均衡的免疫系统非常重要。通过多吃植物性食物、少吃肉类、规律运动、保持积极乐观的心态来维持免疫系统的健康，才能乐享高品质的生活！

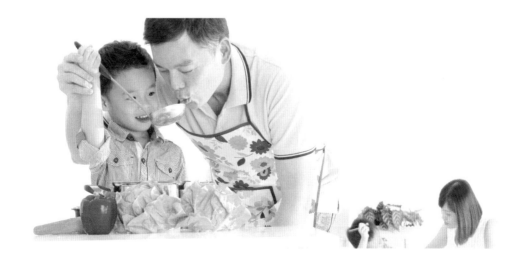

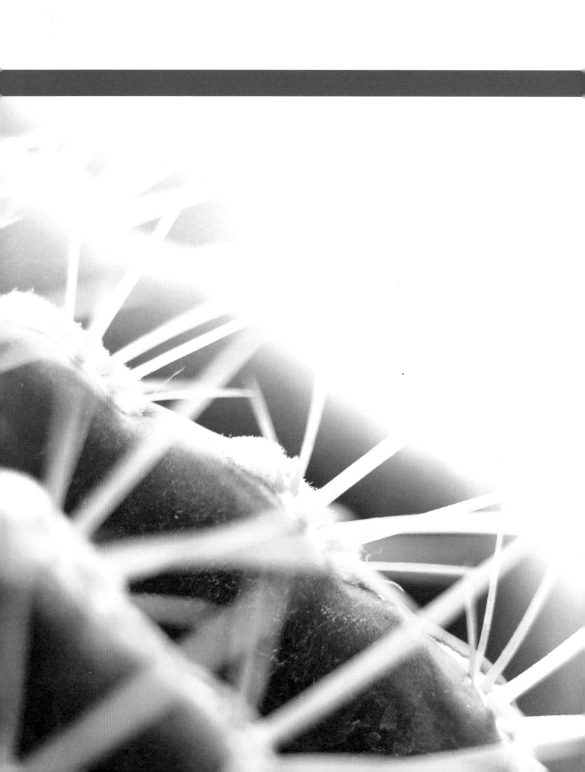

# 第十三章

# 骨骼关节·免疫系统·饮食

人体若没有全身上下的100多个关节，骨架就会变得僵硬，甚至无法执行坐、站或跑等基本行动。维持关节健康的关键，就在于软骨。

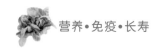

## 关节与软骨

### 关节

指关节、腕关节、手肘、膝盖、足踝、连接手臂与肩膀的部分以及连接臀部与大腿的部分，都是人体的关节，即骨与骨连接的部位。

人体有三种主要类型的关节：纤维关节，如头颅骨，一般是固定式的。软骨关节，如连接肋骨之间的关节，只能轻微移动。滑膜关节，包括手肘、手指、臀部和膝盖，是移动范围最广的关节，也是最常发生骨关节炎的关节。

### 软骨

谈到关节健康就非得论及软骨不可。类似胶状衬垫的软骨覆盖骨骼尾端以预防骨与骨之间因摩擦而引起的疼痛，以及能在移动时吸收震动。

随着年龄增长、运动、外伤等，软骨长期摩擦后会受损。血细胞能帮助修复受损的组织；但由于软骨没有血液供应，因此受伤的软骨无法如受伤的皮肤或肌肉般迅速治愈。

## 关节问题

### 关节疼痛

软骨会随着年龄的增长而受损变薄，导致关节摩擦、疼痛和僵硬。这也是关节疼痛的症状较常出现在年长者身上的原因所在。

然而，关节也会因受伤或疾病而受损，因此年轻人也会发生关节疼痛的症状。当关节疼痛导致患者无法自由行动时，生活将会受到严重的影响。

关节炎是造成关节疼痛最普遍的因素之一。关节炎的症状为关节肿胀、发热和疼痛，常常造成行动困难。关节炎常被认为是只有年长者才会罹患的疾病，但是，儿童和青年也可能罹患关节炎。两种最常见的关节炎是骨关节炎和类风湿关节炎。

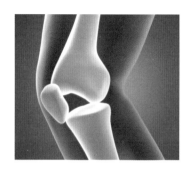

## 骨关节炎

骨关节炎和骨质疏松症，两者千万不能混淆。后者是由于钙质从骨骼中流失、并且容易造成骨折的一种症状。

骨关节炎（也被称为退化性关节炎）是当软骨因年龄的增长或使用过度而磨损，并导致疼痛的一种症状。当缺少了软骨软垫般的保护，骨骼就会开始相互摩擦，而由此引起的摩擦将导致疼痛和肿胀。

虽然骨关节炎可能发生在任何一个关节上，但此症状通常出现在手部、足部、脊柱和承受重量的关节，如膝盖和臀部。

在美国，骨关节炎是最常见的一种关节炎，也是导致慢性残疾的主要原因之一。2005年美国有大约2 700万名成人罹患骨关节炎。大约10万人因严重的臀部或膝盖骨关节炎而无法走动。在英国有800万人深陷骨关节炎之苦。

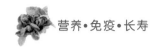

骨关节炎会随着时间流逝而恶化，并且到目前为止没有根治的方法。治疗可以在一定程度上帮助缓解疼痛以及让患者保持活跃的生活。常规的骨关节炎疗法常使用非甾体抗炎药（NSAID）；虽然非甾体抗炎药能缓解疼痛，但却无法阻止骨关节炎的发展。此外，这些药物也会造成胃部问题。

### 类风湿关节炎

类风湿关节炎是一种发生在关节部位的慢性炎症，通常出现在手腕和手指，是一种自身免疫病（免疫系统会攻击自身的组织）。类风湿关节炎会侵袭任何年龄的人，甚至是儿童（幼年性类风湿性关节炎）。女性比男性更容易患上类风湿关节炎。类风湿关节炎不同于骨关节炎，因为类风湿关节炎除了关节之外，也会影响身体其他部位，如眼睛、口腔和肺部。

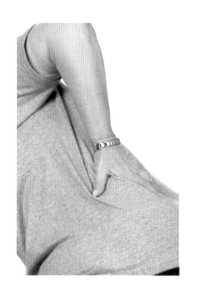

## 葡萄糖胺助益关节健康

### 葡萄糖胺

健康的关节离不开健康的软骨，而葡萄糖胺在形成和维持健康的软骨方面扮演着重要的角色。

健康的软骨需要水分来获得润滑和滋养，需要蛋白聚糖以吸引和保留水分，以及需要胶原蛋白来帮助蛋白聚糖维持在适当的位置上。蛋白聚糖

（一种含有大量多糖体的蛋白质）能吸收比自身重量高很多倍的水分，具有润滑和滋养胶原蛋白的作用。葡萄糖胺可刺激软骨细胞产生更多的蛋白聚糖。

葡萄糖胺也能调节软骨的正常代谢，这有助于软骨的分解，以及修复与重建受损的软骨。简而言之，它能够增强人体的自然修复功能。葡萄糖胺还可减少关节疼痛和减轻炎症。

人体也需要葡萄糖胺来生产建造如软骨、肌腱、韧带、关节液（关节周围的浓稠液体）、指甲、皮肤、眼睛和心脏瓣膜等所需要的物质。葡萄糖胺有助于软骨吸收水分，让关节保持润滑。消化道、呼吸道和尿道也需要葡萄糖胺来产生黏液。

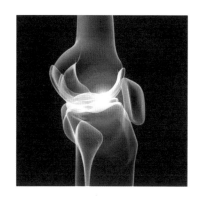

人体可以从葡萄糖（一种糖类）和谷氨酰胺（一种氨基酸）产生葡萄糖胺（一种氨基糖）。而葡萄糖胺是生产黏多糖（软骨的主要成分）所需的物质。

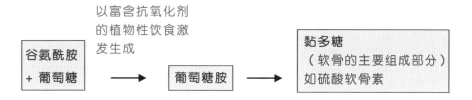

以富含抗氧化剂的植物性饮食激发生成

谷氨酰胺 + 葡萄糖 ⟶ 葡萄糖胺 ⟶ 黏多糖（软骨的主要组成部分）如硫酸软骨素

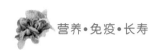

随着年龄的增长，人体需要更多抗氧化剂来维持健康的细胞更新。富含谷氨酰胺和抗氧化剂的植物性饮食，能为身体提供各种必需的物质，进而刺激葡萄糖胺的生成，帮助预防骨关节炎。

### 常见的葡萄糖胺补充剂

自然界中没有单独存在的葡萄糖胺。在人体内，葡萄糖胺由葡萄糖结合谷氨酰胺而成。市面上也有许多葡萄糖胺补充剂，通常添加了硫酸软骨素。硫酸氨基葡萄糖胺、N-乙酰葡萄糖胺、甲壳素和盐酸氨基葡萄糖胺都取自动物来源或在实验室制成。盐酸氨基葡萄糖胺是在实验室制成，以玉米发酵提取物作为部分原料，因此不能归纳为天然来源的葡萄糖胺。

**葡萄糖胺补充剂来源**

| 来源 | 盐酸氨基葡萄糖胺 | 硫酸氨基葡萄糖胺 | 硫酸软骨素 |
|---|---|---|---|
| 动物 | • 提取自几丁质，一种存在于甲壳类动物，如螃蟹、龙虾和虾壳内的物质 | • 提取自几丁质，一种存在于甲壳类动物，如螃蟹、龙虾和虾壳内的物质 | • 牛软骨<br>• 鲨鱼软骨 |
| 人造 | • 在实验室制成，以玉米发酵提取物作为部分原料 | • 在实验室制成 | • 在实验室制成 |

## 葡萄糖胺补充剂存在的隐忧

### 源自动物的葡萄糖胺补充剂

市面上的葡萄糖胺补充剂大多取自人工养殖的甲壳类动物的壳，如虾壳和螃蟹壳等。这些制成葡萄糖胺补充剂的甲壳类动物的壳80%来自中国。为保证养殖的成活率，以及追求更高的经济效益，某些不法商贩在养殖过程中添加抗生素、生长激素等，这将对人体造成危害。动物性的葡萄糖胺补充剂存在诸多隐忧。

### 甲壳类动物过敏

甲壳类动物过敏会出现严重的嘴唇、舌头和喉咙肿胀，导致呼吸困难。呼吸时出现杂音和呼吸急促是常见的症状，并会出现可能致命的血压降低现象。

曾有报道指出，有人因为使用硫酸氨基葡萄糖胺而引起了非常严重的过敏性反应，症状包括喉咙肿胀等。有个案显示葡萄糖胺和软骨素产品与哮喘的恶化有关。

### 污染与生态环境危机

**甲壳类动物**：无论是野生还是人工养殖的甲壳类动物都容易被污染：甲壳类动物和螃蟹吃下硅藻类（会产生对人体有害的软骨藻酸）或其他有毒藻类，又或是被未经处理排向海洋的污水、氯霉素等抗生素、生长激素等污染后，毒素及污染物就会沉积在体内或外壳。而食用被污染的甲壳类动物可能危害生命。

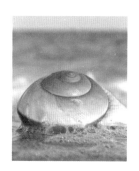

**鲨鱼**：鲨鱼软骨被用来制造硫酸软骨素产品。鲨鱼处于海洋食物链的最顶端，体内含生物累积毒素（如甲基汞，存在于肌肉、神经组织和软骨中），而这些毒素来自受污染的环境和受污染的猎物。甲基汞是毒性最强的一种

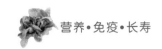

含汞化合物，它会影响免疫系统和损害神经系统，其中包括身体协调能力以及触觉、味觉和视觉。甲基汞更可能会伤害胚胎的发育，其伤害比对成人造成的伤害高5—10倍。

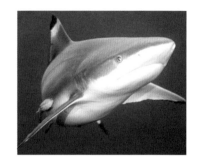

鲨鱼软骨素通常从"极度濒危"的白斑角鲨或"受威胁物种"蓝鲨的软骨中获取。

**牛：**硫酸软骨素通常取自于牛的气管软骨。不安全的生产方式如使用患病牛组织来生产的硫酸软骨素，会导致罹患疯牛病的危险。

## 不良反应

人造的葡萄糖胺补充剂除了以上提到的环保及污染等问题，还不可避免地存在着抗胰岛素性、本身无功效、影响其他药物作用等不良反应。

### 抗胰岛素性

葡萄糖胺在动物体内具有比普通葡萄糖强10倍的抗胰岛素性，它会激活体内的代谢途径，使胰腺中分泌胰岛素的细胞退化，并导致抗胰岛素性。这两种情况都是造成糖尿病的因素。约翰·霍普金斯大学的科学家发现，激活此类代谢途径会导致蛋白质被糖覆盖，进而阻挡蛋白质传达胰岛素调节血糖的信息。

根据一项刊登在《内分泌学期刊》、由拉瓦勒大学作出的研究发现，高剂量或长期使用葡萄糖胺将导致胰腺细胞凋亡，并可能增加罹患糖尿病的风险。

### 关节疼痛的研究结论

由美国国立卫生研究院资助的葡萄糖胺/软骨素关节炎干预实验（GAIT），是一项大型随机式安慰剂对照实验。研究人员进行了短期和长期研究后发现，与安慰剂相比，盐酸氨基葡萄糖胺和硫酸软骨素无法更有效地减轻膝骨性关节炎疼痛或减缓软骨流失。

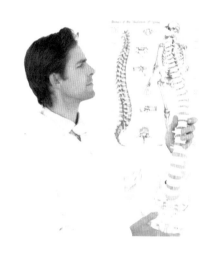

研究人员在一项由3 803名膝盖或臀部骨关节炎患者参与的实验中得到相似的结果。他们指出，葡萄糖胺、软骨素和它们的组合物与安慰剂相比，无法减少关节疼痛或使关节间隙变窄。

一项研究显示，食用硫酸氨基葡萄糖胺6个月并不会改善后背疼痛和退化性腰椎骨关节炎的症状。

根据一项临床试验整合分析，软骨素对缓解膝部或臀部骨关节炎患者的疼痛，只有微乎其微的效果，甚至毫无功效。

179

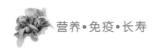

### 药物的交互作用

葡萄糖胺不可与苄酮香豆素钠（Warfarin）一同服用。苄酮香豆素钠会使血液凝结变慢。有报告显示，服用含有或不含软骨素的葡萄糖胺补充剂会增强苄酮香豆素钠的功效，使血液凝结变得更慢，进而导致严重的瘀伤和流血。盐酸氨基葡萄糖胺和硫酸氨基葡萄糖胺与癌症药物一起服食，可能会削弱这些癌症药物的疗效。

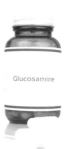

### 硫酸氨基葡萄糖胺

硫酸氨基葡萄糖胺会导致一些轻微的不良反应，包括恶心、心灼热、腹泻和便秘。较为不寻常的副作用包括眩晕、皮肤反应和头痛等。

由于目前尚缺乏足够的可靠科学依据证明怀孕或哺乳时服食硫酸氨基葡萄糖胺的安全性，因此，建议怀孕或哺乳的女性应避免服食硫酸氨基葡萄糖胺。

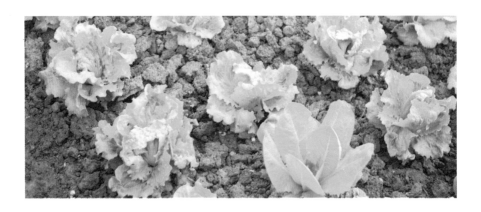

## 呵护关节健康

事实上，天然的营养对健康的助益始终远远超越人造的，植物性食物是所有生物化学物质中最安全，也是治愈、修复和维护人体时所需营养的最佳来源。

营养免疫学建议人们食用富含谷氨酰胺、锰和抗氧化剂的植物性食物来促进人体制造天然葡萄糖胺的功能，以此来塑造健康的骨骼与关节。同时天然植物里面富含的抗氧化剂、植物营养素、多糖体，更能够助益整体的健康。

### 植物性饮食

完整的植物性食物富含营养，能够增强免疫力，进而预防关节炎等疾病。若以人造补充剂来替代由身体分泌的营养，会造成身体功能失衡，并且产生依赖性，就像身体某部分的肌肉没有被使用，就会萎缩一样。

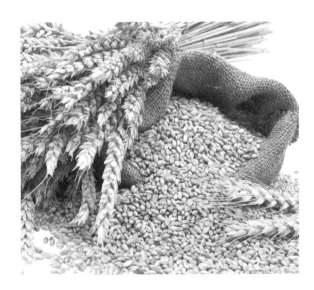

每一种植物性食物都是独特且均衡地含有抗氧化剂、植物营养素和多糖体，以下是关于选择摄取天然完整植物性食物的主要原因。

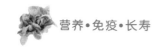

环保

植物性饮食能让人们为环境保护和节省资源贡献一己之力。牲畜所排放的温室气体远远超过交通工具的排放总量；牲畜会排放大量的甲烷，在20年内，其产生的温室作用是二氧化碳的86倍。

此外，饲养牛等牲畜必须使用大量的资源，世界上有大约70%的农田用于生产和饲养牲畜。在20世纪90年代末，美国康乃尔大学的David Pimentel曾说过：全球近40%的粮食用作喂养牲畜的饲料。1磅牛肉就需要使用2 500加仑的水，而1磅全麦面粉只需要使用180加仑的水。因此，当以植物性食物取代动物性食物时，就为保护环境贡献了一份不小的力量。

有益健康

研究显示素食饮食能促进免疫力、预防癌症和保护心脏。素食者的自然杀伤细胞毁灭癌细胞的能力比肉食者强2倍以上。经常食用沙拉和生蔬菜的人血流中有更高含量的维生素C、维生素E以及叶酸，这些营养有助于促进免疫系统健康，预防关节炎和其他疾病。

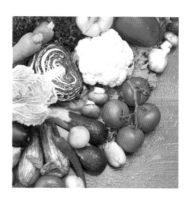

促进身体的各种自然功能

人体能以葡萄糖和谷氨酰胺制造葡萄糖胺。然而，体内的葡萄糖胺产量却会随着年龄的增长而减少。

葡萄糖胺的形成涉及一系列复杂的生理反应，而食用人造葡萄糖胺（不存在天然来源的葡萄糖胺）来补充人体逐渐减少的葡萄糖胺会扰乱身体功能的运作并可能导致更多的健康问题。事实上，人体能自行制造葡萄糖胺这一功能对健康相当重要。但是食用人造葡萄糖胺不会刺激人体这一功能，却会影响体内需要葡萄糖胺参与运作的化学反应。

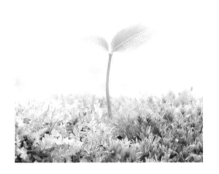

人体需要谷氨酰胺来生产葡萄糖胺，身体可制造谷氨酰胺或从食物中获取谷氨酰胺。长时间的压力、受伤、感染、手术等会降低体内的谷氨酰胺。

渐渐衰老的人体需要更多抗氧化剂来帮助维持健康的细胞再生。摄取富含谷氨酰胺和抗氧化剂的植物性食物，不但能为身体提供制造葡萄糖胺所需的物质，让人体生产更多葡萄糖胺抵抗如关节炎等疾病，更能增进衰老体质所需的全面营养。

### 以天然的植物性食物促进健康

| 植物性食物富含 | | 对健康的助益 |
|---|---|---|
| 抗氧化剂＋植物营养素＋<br>多糖体＋谷氨酰胺＋<br>锰＋叶绿素＋<br>植物性雌激素＋维生素K | ＝ | 1.平衡免疫功能<br>2.减少炎症（健康关节的必需条件）<br>3.更好的关节再生能力<br>4.健康的关节与体格 |

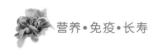

## 健康骨骼与关节的植物良伴

以富含抗氧化剂、植物营养素和多糖体的植物性食物来滋养骨骼和关节！

褐藻

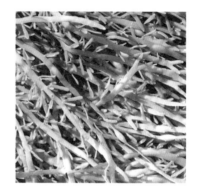

褐藻富含谷氨酰胺，与葡萄糖结合后能生成葡萄糖胺，助益软骨健康。所含的叶绿素能帮助减少发炎性关节炎所引起的疼痛，以及在体内保留钙质与其他矿物质；叶绿素分子的核心含有锰，锰是促进骨骼强健的元素。褐藻富含的植物性雌激素可增强骨密度和骨胶原。维生素K摄取不足与严重的骨折有关；褐藻富含的维生素K也可帮助加速骨折康复的速度。

一项实验显示，萃取自褐藻的间苯三酚类单宁衍生物对慢性关节疾病（如关节炎）有帮助。褐藻所含的岩藻依聚糖（一种多糖体）能改善骨髓细胞的生存率以及增加白细胞的产量。

岩藻黄质（一种类胡萝卜素），也是一种能支持骨骼健康的植物营养素。科学家发现岩藻黄质能促使蚀骨细胞凋亡，从而使骨更新得到平衡。

姜

在中国有报道显示，生姜对治疗风湿病非常有效。美国一项由247名骨关节炎患者参与的研究显示，每日服食两次标准剂量和高度浓缩的姜之后，膝盖疼痛的症状比服用安慰剂的患者有更显著的改善。

姜能通过预防生产过量的肿瘤坏死因子和白细胞介素–1来减少炎症。肿瘤坏死因子和白细胞介素–1是组织受伤时造成炎症、疼痛和软骨受损的细胞激素。

姜含有多种矿物质，包括钙、铁、镁、磷和钾等。一份100克的姜可以提供11%成人每日所需的锰，使姜成为滋养骨骼的理想来源。锰有助于骨髓产生新的血细胞，对软骨、肌腱、牙齿和骨骼的结构至关重要。

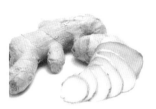

### 苜蓿

苜蓿富含叶绿素、蛋白质、胡萝卜素和维生素K。维生素K是骨生成过程中所需的营养。关节炎患者发现，苜蓿有助于缓解症状。

科学已揭开苜蓿的营养宝藏。实验研究显示，苜蓿萃取物有助于抑制促炎性细胞因子的产生，并缓解炎症。

### 香芹

香芹（又称欧芹、荷兰芹等）富含谷氨酰胺、叶绿素、铁、钾、锌、叶酸和维生素A、C和K以及B族维生素。100克的香芹可以提供2 050%成人每日所需的维生素K以及222%的维生素C——比橙汁的维生素C高2倍多。

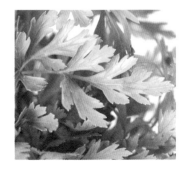

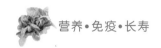

香芹叶富含具有生物利用度的钙和硼。硼有助于钙的代谢，可增进骨骼的强度。

细胞受损会导致软骨流失，抗氧化剂正是防止细胞受损的绝佳助力；香芹富含抗氧化剂，可以促进免疫系统的功能，有助于维护正常的骨密度。尿酸在体内过量积累会导致痛风（一种关节炎）。研究显示，当尿酸过量时，香芹有助于降低尿酸水平。

### 针叶樱桃

维生素C是一种对促进软骨形成和决定软骨质量至关重要的抗氧化剂，它能促进成骨细胞分化，让骨骼全面发育。针叶樱桃是浓缩的天然维生素C来源，每100克的针叶樱桃含有1 677毫克的维生素C，可提供2 796%人体每日所需的维生素C。针叶樱桃的维生素C比合成维生素C的生物利用度高1.63倍。

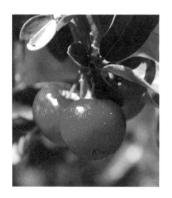

在英国，科学家们发现从蔬果中摄取最少维生素C的人罹患炎性多关节炎的风险，比摄取较多维生素C的人高出超过3倍。因此，摄取富含维生素C的植物性食物，如针叶樱桃，能帮助预防这些症状以及保护关节。

### 菠菜

菠菜是谷氨酰胺和维生素K的丰富来源，它也富含叶绿素、镁、锰、钙和维生素C等维护骨骼健康的物质。

科学家对一群年龄为50—68岁的1 112名男性和1 479名女性进行研究，并测量受试者臀部和脊椎的骨密度、调查他们的饮食。研究发现，虽然维生素K与男性骨密度没有显著的关联，但是在女性中，维生素K的摄取量低与较低的骨密度有关。

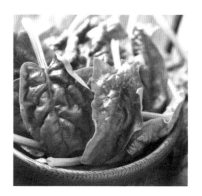

研究团队指出，女性的研究结果与维生素K摄取量低会增加髋骨骨折风险的研究报告一致。一份100克的菠菜可以提供604%成人每日所需的维生素K。

仙人掌

仙人掌富含抗氧化剂，能够防止软骨流失、增强人体制造胶原蛋白和黏多糖的能力。它所含的植物营养素可帮助愈合伤口、加速组织再生、加速胶原的形成和新血管的成长。

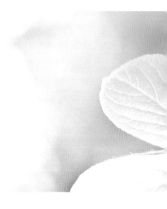

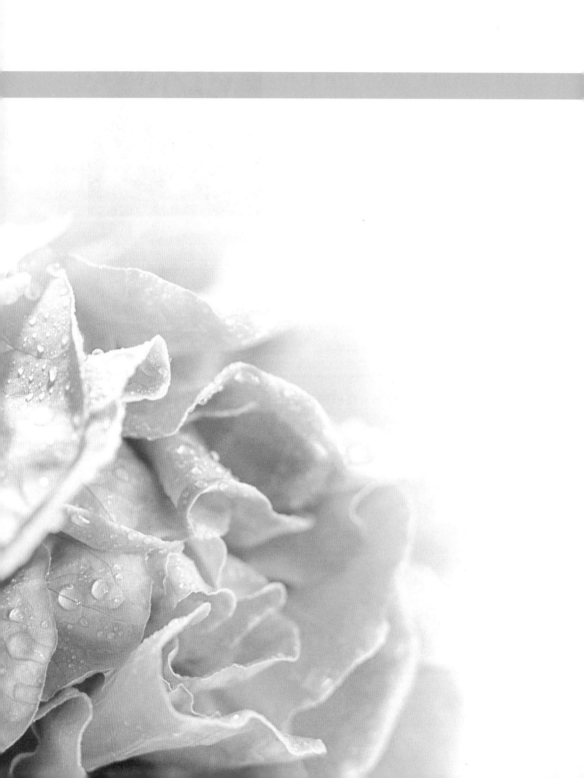

# 第十四章

# 骨质疏松症

　　骨质疏松症会让骨骼变得脆弱易碎，甚至弯腰或者咳嗽都可能导致骨折。这类骨折通常发生在髋部、腕部和脊柱。所有的男性和女性都可能遭受骨质疏松症的影响，然而，女性更易罹患骨质疏松症。

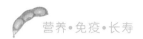
## 与老化相关的骨质流失属正常现象

在一项科学研究中，选取了美国的4 957名67岁及以上的女性进行骨密度测试；根据测试结果，其中1 224人被诊断患有骨质疏松症。所谓骨密度测试，其实就是测量人体骨骼的矿物质密度，再用此数据和年轻人的平均骨骼矿物质密度相比所得到的结果。美国预防服务工作组（U.S. Preventive Services Task Force）建议，65岁以上的女性应当定时进行骨质疏松症的检测。但是，仅凭单一测试的结果，就判定很多年长女性的骨密度值不正常，并诊断为患有疾病，这不得不让人们越来越怀疑这类测试的精确度。那么这些女性是否真的患有骨质疏松症呢？

女性的骨质含量会在30岁时达到巅峰，随后骨质就会逐渐流失；到更年期时，骨质的流失更是明显加速。与老化相关的骨质流失，在更年期的前3年最为显著。在此之后，骨质流失的速率便会逐渐降低。

因为测量所得的骨密度值，是以年轻人的骨密度值为参照，因此伴随年龄的增长而发生的正常的自然的骨质流失，往往会让绝经后女性被认定为骨密度"过低"，并因此被确诊为患有骨质疏松症。许多人因而听从建议接受药物治疗、吃钙片，或是摄取乳制品，以缓解"症状"。

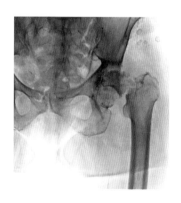

## 谨防不必要的用药

针对低骨密度患者的处方药，如阿仑唑奈（Alendronate），可以减缓骨质的流失，同时增加骨质含量。一项研究显示，连续服用阿仑唑奈4年，虽然可以帮助减缓骨密度值降低，但未发生骨折女性的骨质流失，却只能将骨折的风险降低1.7%。此药会引起不良反应，并且可能会和同时服用的药物产生相互影响。

## 钙片

### 对骨质疏松症无效

很多人希望通过服用钙片（每天摄取约1 000—1 500毫克钙质）来防治骨质疏松症。但是，增加钙质的摄入量，似乎对防治骨质疏松症的帮助很小。

此外，摄入的大量钙质，仅有少量能被身体吸收。随着年龄的增加，身体对钙质的吸收会逐渐减少。在身体生长的时期，身体对钙质的吸收速度很快——婴儿每天吸收的钙质高达400毫克，其中仅有10—40毫克被排泄出体外。不同于儿童和青少年，成年人摄入的钙质中，只有20％—30％被吸收；更年后期女性对钙质的吸收率更低，不超过7％。

由2 859名儿童参与的19项科学研究中，研究人员发现其实钙质补充剂对于增加骨密度仅有很小的帮助，更不能减少孩童时期或者今后的生活中骨折的风险。

### 有害不良反应

身体对钙质的吸收是一个很复杂的过程，涉及很多器官（如消化系统和肾脏）的共同参与。肾功能不健全将导致钙质不能沉积在骨骼，而是沉

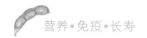
积在软组织，这可能引发关节炎、心脏疾病、老年性痴呆等疾病。

如果身体不能将摄入的过量钙质自行排出体外，将对健康造成危害。一项整合分析显示，髋部骨折风险的升高与女性食用钙质补品有关，科学家们也因此提出了建议：老年女性通过补充大量钙质来降低髋部骨折风险的这一做法并不恰当。

11项由12 000人参与的随机对照实验结果表明，在没有和维生素D联合用药的情况下，食用钙片和心脏病发作风险的升高有关联。与安慰剂相比，钙质补充剂会提高心脏病的发作风险约30％。研究还表明，钙质补充剂会加速血管钙化，并且增加肾衰竭患者的死亡率。

## 饮食与骨质疏松症的关联

### 没有证据支持"喝牛奶有益"这一观点

人们普遍认为喝牛奶可以帮助强健骨骼，因为它富含钙质、矿物质等健康骨骼不可或缺的成分。然而，很少有证据表明增加牛奶的摄入量对强健骨骼有帮助。一项发表在《英国医学杂志》的研究报告指出，每天喝3杯或更多牛奶的女性，骨折和死亡的风险都较高。与每天喝牛奶少过1杯的男性相比，每天喝3杯或更多的男性，死亡的风险也略高一些，且大多是心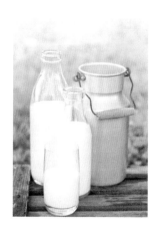血管疾病引发的死亡。牛奶摄入量的增加，并不能降低骨折的风险。研究人员还发现，喝牛奶与氧化压力的产生有关，而氧化压力与癌症和心血管疾病等都有联系。牛奶中含有一种被称为D-半乳糖的糖类，会导致动物的衰老，并与炎症和氧化压力的增加有关。

喝过量的牛奶还可能增加罹患卵巢癌和前列腺癌的风险。此外，牛奶中所含的热量和胆固醇，将提高身体对脂肪的摄入量。因此，科学家们得出结论，每天摄取3份以上牛奶或其他乳制品是过量的。

科学家们还强调，人类并不需要从动物奶源中获取营养。全世界约有65％的人口在婴幼儿时期过后，消化乳糖的能力会下降。也没有足够的科学研究，可以证明牛奶的适宜饮用量。其实所有人类所需的营养都可从含有绿色蔬菜、豆类、坚果和种子的高品质、完整植物性饮食中获得。

### 动物性蛋白质会促进钙质的流失

牛奶所含的大量动物性蛋白质，会导致钙质的流失。动物性蛋白质摄入量最高的女性，髋部骨折率也最高。以爱斯基摩人为例，他们的动物性蛋白质摄入量很高，但骨骼却非常脆弱。

摄入体内的大多数蛋白质被分解成为氨基酸。蛋白质和氨基酸都是酸性的，因此身体必须通过溶解骨骼来提供钙质和磷酸盐，以中和这些过量的酸性物质，防止可能对身体造成的伤害。当磷酸盐中和氨基酸的同时，一同释放出来的钙离子会经由肾脏代谢到尿液中。而动物性蛋白质含有高量的含硫氨基酸，如蛋氨酸和胱氨酸，这些氨基酸会促进肾脏排泄钙质。因此，动物性蛋白质比植物性蛋白质更容易引起钙质流失。

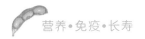

由此可知增加饮食中的钙质，并不能补充因为摄入过量的蛋白质而流失的钙质。

## 建立强壮的骨骼

### 运动

运动对骨骼的健康非常重要，有助于增加和维持骨质含量。对骨骼健康最有益的运动是负重练习，如散步、跑步、爬楼梯等。负重练习可促进新骨组织的形成，从而让骨骼变得强壮。负重练习也可以强健肌肉。运动的时候，肌肉对骨骼的推拉作用力，可让骨骼和肌肉都变得更强壮。科学家们对青春期女孩做了一项研究，此研究一直持续到她们青年时期，其结果显示运动能够明显增加研究对象的骨密度和骨骼强度。

运动还有助于保持肌肉力量、增强身体协调性和平衡性，也因此能够防止跌倒和骨折。

### 摄取植物性食物

植物本身即含有钙质，这些钙质是从土壤中吸收的。植物也富含多种多样的抗氧化剂、植物营养素和多糖体，因此除了能够提供钙质以外，植物也能从多方面助益骨骼健康。例如大豆含有丰富的钙，每100克的大豆含有277毫克的钙，相当于一个成年人每天所需钙质的28％。大豆的脂肪含量也很低，并且不含胆固醇。大豆所含的独特植物性雌激素——大豆雌激素，能有效防止骨质的流失，提高人体对钙的吸收，并增加骨密度。对于想要补充足够的钙质同时又要减少高脂肪动物性食物的摄入，或是对于不适合吃乳糖的人群来说，大豆是非常好的选择。

研究表明，虽然素食者钙质和蛋白质的摄入量都比普通膳食（杂食）人群低很多，但是他们的饮食并没有对其骨密度产生不利的影响。

## 常晒太阳

当置身于阳光中时，身体便开始制造维生素D。每周晒太阳3次、每次大约10—15分钟，身体就能产生足够的维生素D。但暴晒是导致皮肤癌的元凶之一，若要暴露在阳光下，需要使用防晒霜以保护肌肤。

## 其他因素

过量的饮酒、过量的摄取咖啡因、吸烟，以及服用某些药物如皮质激素和抗惊厥剂，都会提高罹患骨质疏松症的风险。

营养免疫学不仅关注如何让人长寿，更注重给予人们高品质的生活。多吃天然完整、健康的植物性食物以强化骨骼，将助人赢获健康长寿、活跃美好的生活。

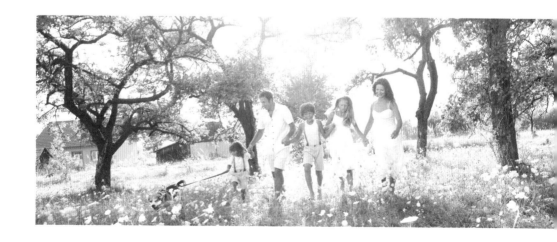

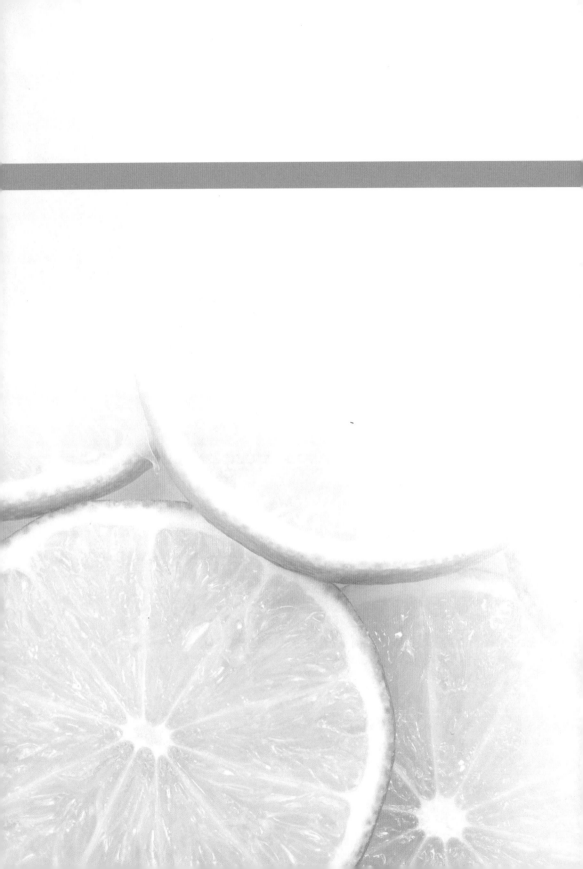

# 第十五章

# 皮肤·免疫系统·饮食

皮肤具有保护身体、调节体温、排毒代谢等功能，是身体最大的器官，也是身体与外界接触时的首道屏障。

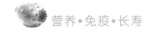

## 皮肤的更新代谢

皮肤是免疫系统的第一道防线，能帮助身体阻挡各种外在物质的入侵，避免体内器官组织遭受细菌或病毒的感染。皮肤还能分泌一些含有杀菌功能的液体，如泪液、汗水和黏液等。

皮肤能适时地自行更新，让有害微生物或病菌随着死亡或老化的死皮细胞一同脱落。然而，由于肌肤熟龄化以及细胞代谢速度变慢，死皮细胞将更容易沉积在皮肤表面，容易造成脱皮，并出现粗糙黯沉现象。

死皮细胞若不能正常脱落而阻塞于毛孔内，会阻碍肌肤内层皮脂腺分泌的皮脂顺利排出表面。这些死皮细胞、皮脂、细菌、皮屑等会形成毛孔栓塞，被氧化后会变成黑头；如果不多加注意，这些黑头会形成粉刺，更严重地会进一步发展为痤疮。死皮细胞、皮脂和污垢的堆积，也会让毛孔变得粗大。

以皮脂为养分的痤疮致病细菌会在低氧的环境内大量增生。阻塞的毛孔为此类细菌提供了良好的生长环境，因为油脂和死皮细胞阻碍了氧气进入毛孔，促成了无氧环境。这些细菌的感染可引发炎症，使得受感染的区域发红、肿胀化脓。且发展到这个阶段的痤疮即使痊愈后，也会留下色素沉积和疤痕。

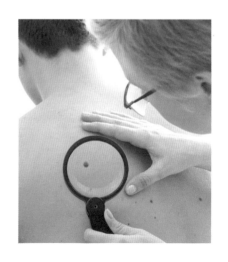

定期为肌肤去除老废角质，促进皮肤新陈代谢，即可防止细菌生长、预防粉刺与痤疮生成，尤其对于缺陷多发性（易长痘痘）的肌肤，更为重要。

## 肌肤与老化

随着年龄的增长，皮肤和身体其他器官一样会遭受老化的威胁。自由基在新陈代谢的过程中自然产生，是引起肌肤与身体产生各种老化迹象的主因。自由基会损伤肌肤，加速老化过程。

从大约25岁起，肌肤的再生和修复能力将逐渐退化，身体自行制造胶原蛋白的能力降低，肌肤的弹性下降，从而开始出现细纹皱纹、松弛下垂、容易干燥及老人斑等皮肤问题。紫外线辐射、吸烟、酗酒、空气污染、环境压力、不健康的饮食习惯等所导致的自由基，也会促使肌肤提早老化。

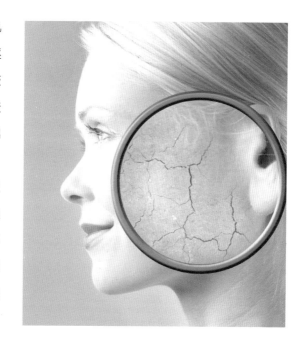

皮肤状态更与身体的各器官和功能息息相关。身体功能在20岁左右达到顶峰，之后便开始逐渐老化，从皮肤的状态即能显示出身体内在器官老化的情况。

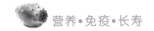

身体器官的老化或失调，如器官衰退、血液循环不畅、排毒能力变差，是造成肌肤出现瑕疵的内在原因。肝脏与肌肤健康的关系尤其密切。肝脏掌管排毒以及代谢功能，若是肝脏出现问题或过度疲劳，就无法为肌肤提供清洁的血液，即会引起痤疮、皱纹、肤色黯沉、皮肤松弛等状况。

虽然身体会相应地产生具修复功能的抗氧化剂，防止自由基对肌肤造成伤害以及延缓体内和外在的老化，不过，身体生产抗氧化剂的能力却会随着年岁增长而减退！因此，人体必须大量地从植物性食物中摄取各种各样的抗氧化剂、植物营养素和多糖体，以对抗不同种类的自由基。这些丰富的植物营养也可促进人体血液循环、维持血管和肌肤组织的健康。良好的血液循环能够提供皮肤充足的养分，进而促使胶原蛋白的形成，保持肌肤的年轻状态。

## 胶原蛋白对肌肤健康的助益

胶原蛋白是人体中一种重要的蛋白质，更是肌肤年轻的关键。身体具有自行制造胶原蛋白的能力，皮肤中高达75%的成分即是由胶原蛋白构成。胶原蛋白会形成精密的基质，以支撑皮肤并帮助锁住水分，使皮肤柔滑而富有弹性。然而胶原蛋白同样会随着年龄的增长而流失，从而造成细纹与皱纹等老化痕迹。

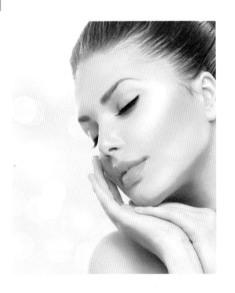

因为胶原蛋白的分子太大，当局部涂抹于皮肤时，仅会停留在肌肤表面而不会被吸收。人工合成的胶原蛋白取自于猪和牛，其结构有别于人类肌肤的天然胶原纤维，因此使用后可能会引发过敏或炎症反应。而通过食用含有胶原蛋白的动物性食物或是饮用胶原蛋白饮料也都无法补充人体的胶原蛋白，因为这些胶原蛋白和其他蛋白质一样，摄入人体后便会被分解为氨基酸，无法再提供应有的帮助。

因此，唯有通过摄取含有丰富抗氧化剂的植物性食物，这些抗氧化剂才能够顺利被肌肤完整吸收，进而能够刺激身体制造足够的胶原蛋白、强化胶原基质，维持肌肤的弹性。借由植物性饮食摄取愈多的抗氧化剂，愈能防止肌肤与内在器官老化，促使免疫系统正常运作、抵抗力提升，从而防止各种疾病的发生，由内而外地延缓老化。

### 各种胶原蛋白补充方式的效果比较

| 补充方式 | 效果 |
| --- | --- |
| 口服（吃） | 无效，进入体内即被分解成氨基酸 |
| 涂抹 | 无效，仅停留皮肤表面无法被吸收 |
| 摄取完整的植物性食物 | 有效，富含的抗氧化剂能促使身体产生胶原蛋白 |

## 对肌肤有益的植物性食物

广泛且大量地摄取不同种类的植物性食物，减少动物性食物的摄取，让植物性食物中丰富多元的植物营养精华有效滋养肌肤、补充身体的抗氧化剂，延缓老化痕迹。

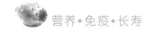

### 仙人掌和仙人掌果实

仙人掌丰富的营养和抗氧化剂能遏制自由基对肌肤带来伤害，提高皮肤的屏障功能，防止细纹和皱纹产生。仙人掌果实的高抗氧化活性，则能促进细胞修复与更新、改善肤质与外观并提升肌肤的柔软度。仙人掌萃取物具有显著的抗炎功效，能加速伤口愈合以及淡化疤痕。仙人掌同时能够帮助人体加速胶原蛋白的形成且拥有强效的保湿锁水能力，阻止水分从肌肤角质层流失。

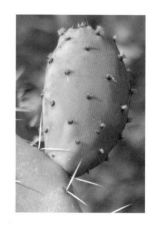

### 人参和人参果实

血液循环不佳或是压力，都会导致肤色黯沉。人参能促进血液循环，所含的人参皂苷能减少压力反应。人参含有的抗氧化剂能减少自由基的伤害，从而帮助延缓老化。人参果实富含的强效抗氧化剂，可以帮助对抗由于氧化压力和环境

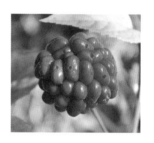

压力造成的提早老化。人参果实萃取物能强化肌肤自我修复的能力，有效延缓衰老，并能增加皮肤的滋润度和弹性。

### 海藻

海藻对延缓肌肤老化尤其有效。海藻中的岩藻依聚糖可以保护皮肤免于自由基的伤害。岩藻依聚糖还可抑制会分解肌肤胶原蛋白的基质金属蛋白酶。海藻帮助肌肤保持紧致与弹性，同时也能协助肌肤排毒，且对于肌肤的修复，以及缓解、治疗被灼伤的肌肤皆具有明显的助益。

### 玫瑰

弹性蛋白和胶原蛋白能保持肌肤的弹性和紧致度。玫瑰可抑制能分解弹性蛋白和胶原蛋白的酶。玫瑰萃取物能抑制晚期糖化终产物（AGE），AGE是与老化及老化相关的疾病有关联的物质。玫瑰萃取物还能增加体内的抗氧化酶——一类可以保护身体免受氧化压力的物质。玫瑰也是温和的收敛剂，具有抗菌和抗炎的功效。

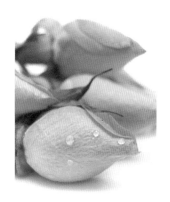

### 葡萄籽

研究表明，葡萄籽萃取物有助于减少DNA的氧化损伤。葡萄籽含有原花青素（OPC），这种强效的抗氧化剂能保护肌肤免受紫外线及氧化伤害，预防皱纹、延缓老化痕迹。OPC还可抑制会分解胶原蛋白和弹性蛋白的酶，并有助于伤口愈合。

## 题外话：如何正确选择护肤品与化妆品

100%纯天然的护肤品与化妆品是不存在的。它们只是含有少量的天然萃取物，其他大部分则经由人工合成。而这些天然的化妆品成分却不一定比人工合成的成分安全。

所谓的"天然"成分除了植物之外，通常是指矿物或动物成分，诸如粉碎的昆虫、鱼鳞、蜗牛黏液或猪脑细胞。但是人类通常会给予它们漂亮的名字——如胭脂红。胭脂红是唇膏中常见的一种红色染剂，也是食品

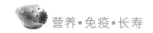

中常用的着色剂，它来自于一种穴居仙人掌的红色小虫子，约7万只的胭脂虫才能生产出约0.5千克的胭脂红。在唇膏、腮红和眼影等化妆品中常用，能达到变色、闪亮效果的着色剂：鸟嘌呤，则多半取自于鱼鳞。还有一些宣称具有滋养、保湿功效的护肤产品，它们添加的是蜗牛分泌液或脑苷脂（取自牛或猪的脑细胞）。

此外，任何护肤品与化妆品都会遭受细菌污染，因此都必须添加防腐剂。如果没有防腐剂，有害细菌造成的感染，或由氧化作用而导致产品变质，对健康造成的危害都将大于防腐剂本身。而添加少量安全合格的防腐剂，即可以保证产品的品质安全与稳定，并且让它们在保质期内能够更好地发挥预期的功效。

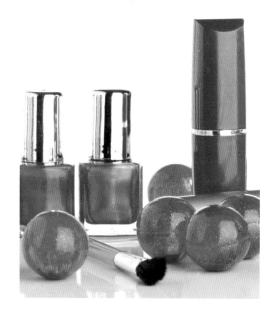

在保养肌肤时，安全健康应该是首要考量，比成分的功效更为重要。许多成分或许能提供立竿见影的效果，却可能加重肌肤和身体的负担，因为这些成分在使用的过程中容易被误食吞下（如口红）或者通过皮肤被吸收（如乳液、化妆水）。

科学家已经在人体组织中发现很多常见的彩妆成分，甚至人类母乳中也发现来自化妆品和护肤品的有毒化学物质。重金属和石棉是一些化妆品中最常见的杂质，如铅、砷、汞和石棉在口红、美容用品中被发现。这些成分不仅会通过母体间接影响胎儿、婴儿的健康，还会导致黑斑加重、过敏性皮炎甚至造成神经损伤、皮肤癌等病症。

若成人使用含有有害化学物质的护肤品和化妆品，当婴儿和儿童触摸它们并把指头伸入自己口中时，就会和有害化学物质接触到。儿童也有可能不小心吸入或吞下诸如婴儿爽身粉、沐浴乳和婴儿护肤乳之类的产品。

### 化妆品中的重金属含量限制

| 重金属 | 加拿大 | 欧盟 | 德国 | 日本 | 美国 |
|---|---|---|---|---|---|
| 砷<br>Arsenic | 3 ppm | 没有设定限制。因生产环节中不可避免地产生、且能够证明产品是安全的，则允许微量的重金属存在 | 5 ppm | < 2 ppm | 在某些着色剂中< 3 ppm |
| 铅<br>Lead | 10 ppm | | 20 ppm | < 20 ppm | 化妆品中无限制，在某些着色剂中为20 ppm |
| 汞<br>Mercury | 3 ppm | | 1 ppm | 不应被测出 | 在某些着色剂中< 1 ppm |

ppm：百万分之一

此外，即使相同的成分，由于成分的来源、加工处理方式以及生产制造商专业知识的差别，最终都将导致其品质、纯度和安全性大不相同。如，同样是水，也有自来水、矿泉水、蒸馏水、纯净水等的差别。

如果成分在加工的过程中处理不适当，或者是与某些物质结合后，还可能产生毒性副作用，对肌肤和身体造成严重伤害。例如，护肤品最常使用的

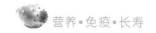

成分：酒精，添加不足无法达到效果，过量却可能造成伤害；一些提炼自石油的劣质酒精，还可能添加甲醇、苯等有机有毒物质，不慎食入更会导致中毒现象。而纯净安全的酒精，它们来自谷物的自然发酵以及酵母，并且在使用前经过了过滤、精馏等多重纯化过程，不会对肌肤造成负担。

各种有害成分的毒性作用

| 成分 | 功能 | 当发生下列情况 | 可能产生的毒副作用 |
|---|---|---|---|
| 酒精 | 溶剂和防腐剂 | 从石油中提取 | 皮肤过敏、皮炎 |
| 椰油酰胺DEA | 发泡剂 | 与亚硝基化剂结合 | 形成致癌的亚硝胺 |
| 月桂醇聚醚硫酸酯钠（SLES） | 发泡剂和清洁剂 | 没有除去SLES制造过程中的副产物1,4-二氧六环 | 1,4-二氧六环是一种可能致癌的物质 |
| 滑石 | 吸湿剂和抗结块剂 | 被石棉污染 | 石棉会导致癌症 |
| 磷酸三钙 | 抗结块剂 | 与三羟甲基丙烷或三羟甲基丙烷衍生物结合 | 形成具有急性神经毒性的双环磷酸盐和磷酸盐 |
| 三氯生 | 抗菌剂 | 与经过氯消毒的水接触后 | 产生三氯甲烷，会导致情绪沮丧、肝脏问题，甚至癌症 |

　　护肤品和化妆品的原料选取、研发、配方、检测皆是精确而严谨的科学研究过程，更需要具有专业技术和知识、负责可靠的制造厂商来生产。有责任心的产品制造商对于产品制造的每道工序皆非常慎重，还应该针对包括：毒素、重金属、细菌、稳定性、潜在过敏性以及成分与成分间的安全性等多项测试反复检测，排除对肌肤或健康有危害的可能，把对皮肤刺激和过敏的风险降至最低，确保产品的安全。

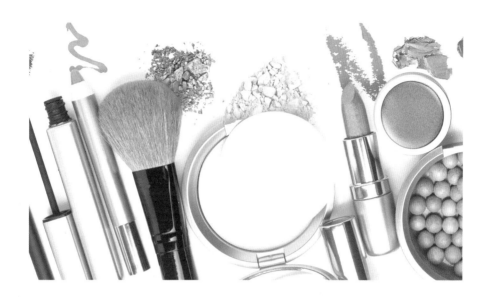

## 护肤TIPS

### 定期去角质

　　每隔几天即定期地为肌肤去角质，有助于改善肤质、抚平细纹和皱纹。不过，应避免去角质产品中含有粗糙颗粒，以免损伤肌肤；去角质后更应格外注意防晒，避免紫外线破坏娇嫩的肌肤结构而导致黑斑。

### 注重保湿

　　肌肤保养首重保湿与滋润。保湿的重点在于防止肌肤角质层水分的蒸散；而角质层内的含水量充足即能使肌肤表面光滑柔嫩，避免干燥、脱皮，减缓细纹皱纹的产生。

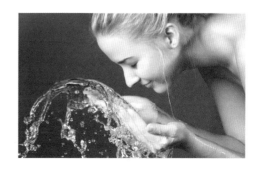

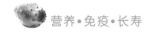

### 注重防晒

即使在雨天，也有高达80%的紫外线可以到达人体。而且紫外线UVA能够穿透玻璃甚至云层，因此，即便终日在室内工作及活动，依旧有防晒的必要。最好能避免早上10时至下午4时的阳光，并且在出门至少20分钟前即使用防晒产品。

### 多吃纤维

纤维仅存在于完整的植物性食物中。在饮食中摄取高量纤维，能帮助消化系统进行排毒，如此可以加强身体清洁的能力，减少皮肤产生粉刺的概率，促进肌肤健康。

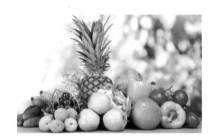

### 健康饮食

日常饮食中应避免摄入大量含有酒精、咖啡因等刺激性物质的食物，因其具有的利尿功能会使肌肤容易干燥，导致皱纹提早出现。

### 身体各部位皆需要保养

肌肤保养不该仅着重脸部，颈部、手脚和其他部位也需要悉心呵护。且不同的部位应选用不同的产品，不同季节、气候适合的护肤品也各有不同。

### 多喝水

水对维持肌肤的柔嫩弹性十分重要。因为水能清除体内主要器官内的毒素，同时为肌肤运送营养，多喝水能使肌肤透亮有光泽。

### 不抽烟

香烟中的化学物质将导致吸烟者的皮肤提早出现细纹且肤况干瘪。研究显示，20岁的吸烟者肌肤即出现细纹，有烟瘾者的肤质则多半偏向于黯淡的黄色。

### 良好的生活习惯

适度运动、充足睡眠，皆可促进肌肤新陈代谢、帮助身体维持良好功能，延缓肌肤老化；也有助于放松身心、减轻压力，进而改善肤况（如减少粉刺的生长）。

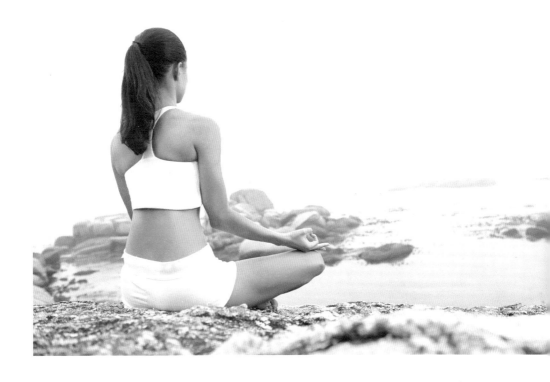

# 第十六章

# 视力·免疫系统·饮食

眼睛是人类的心灵之窗，如果没有好好保护滋养，它极容易受到损伤，甚至最终可能失去应有的功能。根据世界卫生组织（WHO）资料显示，目前全世界约有3 900万人失明，2.46亿人视力低下。2010年，超过1 000万人因眼角膜受伤或疾病而导致失明或视力受损。如果不采取行动，到2020年全球失明人口总数恐将增至7 600万。而同样来自世界卫生组织的呼吁，其实大概80％的视力损伤是可以避免的！

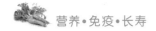

## 许多眼部问题都与免疫系统有关

眼睛非常敏感，只要受到任何外来物质侵袭或可能发生过敏时，眼睛就会马上对身体发出警示而出现红肿、流泪或发痒的现象；眼睛所分泌的泪水含有一种溶菌酶，具有杀菌功能。眼睛的这些功能，必须依靠免疫系统的强力支援！

正常运作的免疫系统能为眼睛预防许多恼人疾病。免疫系统一旦衰弱或失调，将导致细菌、病毒、微生物或真菌等外来感染源容易入侵身体，造成发炎和诸多不适症状，例如舍格伦综合征（Sjögren's syndrome，干燥综合征）、角膜炎、沙眼、睑腺炎（俗称针眼）等。

干燥综合征是一种自身免疫病，眼睛干燥、口干是判定干燥综合征的两种典型症状。更年后期的女性为干燥综合征的好发对象。角膜炎（眼角膜发炎）大多起因于细菌或病毒感染，孱弱的免疫系统会增加感染的概率。身体疲劳或压力过大导致免疫力低下时，眼部很容易因细菌感染而诱发睑腺炎，导致眼皮内外生长疼痛的肿块。沙眼也是细菌感染而引发的眼部问题，不仅具传染性，还导致了全世界800万的失明人口。

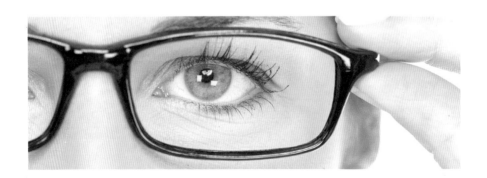

## 眼部问题的产生更与日常饮食习惯息息相关

愈来愈多的研究显示，眼部问题的产生和不健康的饮食习惯大有关联。不健康的饮食还会进一步恶化眼部问题或引起其他并发症。

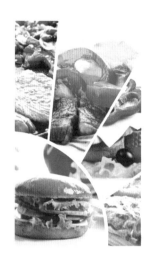

精制、高糖分、低纤维的食物会使血糖迅速升高，致使身体产生大量的胰岛素。例如，食用过多加工精制的淀粉类食物，易使体内胰岛素浓度上升。此外，富含脂肪和热量的饮食也易导致超重，从而降低身体对胰岛素的敏感度，使得身体需要分泌更多胰岛素来降低血糖值。然而胰岛素浓度上升却会造成蛋白质–3（Protien–3）下降，蛋白质–3浓度下降将会使得眼轴生长失控和变长，进而导致近视或加深近视。

新加坡眼科研究所针对851名华人中小学生进行研究，分析其日常饮食摄取的各种营养成分对近视的影响作用后发现：饮食中摄入愈多饱和脂肪和胆固醇的学童，愈会造成其眼轴变长，近视发生率越高。

日常饮食习惯对白内障的发生则有决定性的影响。脂肪摄取愈多，罹患白内障的风险愈高。研究显示，亚油酸（Omega–6脂肪酸）的摄入量高，可能会提高老年性白内障的患病风险。而摄取大量的单不饱和脂肪酸和反式脂肪（如人造奶油和起酥油），可能增加早期核性白内障的发生概率。食用含有大量亚油酸的蛋黄酱（美乃滋）和奶油沙拉酱，则与女性白内障的发病大有关联。

213

奶酪、乳制品、牛肉、猪肉和羊肉等食品也会增加罹患白内障的风险。乳糖是一种存在于牛奶和乳制品中的糖，可通过乳糖酶分解为葡萄糖和半乳糖。大多数人在婴儿期以后体内的乳糖酶水平都很低。然而，即使体内乳糖酶水平高的成年人，摄入大量牛奶也会产生问题，这可能与身体吸收大量的半乳糖有关。半乳糖不容易被分解，日积月累，半乳糖的代谢副产物半乳糖醇会沉积于眼球的晶状体内，进而导致白内障。

新鲜蔬菜、水果摄取量少或不足的人，以及那些血液中抗氧化剂含量低的人，罹患白内障的风险同样较高。研究发现白内障患者体内的维生素C含量普遍较低。

糖尿病性视网膜病变与饮食也有直接的关联性。高糖类、高脂肪、高热量以及过度精制的饮食或者暴饮暴食，都是诱发该病的主因。中老年人，尤其是肥胖、体脂肪愈高、腰围愈粗的人，更是高危险人群。

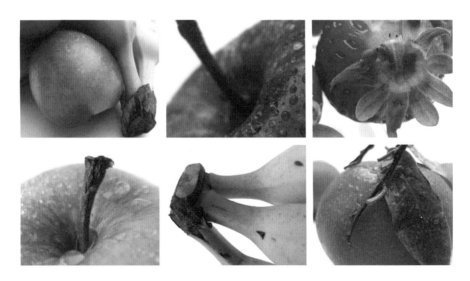

## 常见眼部问题与发生原因

眼睛的健康状况会随着年龄的增长而逐渐衰退，但造成眼睛受到损伤的因素却很多，从而导致如近视、白内障等眼部问题。且许多眼部问题的发生已有逐渐低龄化的趋势！唯有积极预防、及早发现与治疗，才能防止眼睛提早老化，确保其长久健康。

### 近视

光线通过眼睛内的晶状体被折射后，到达视网膜而成像。而近视则是因为眼睛的晶状体过度折射，或眼轴（眼球从最前面到最后面的长度）变长。过度折射导致看远方的物体模糊不清，只有看近处的物体才较清晰。

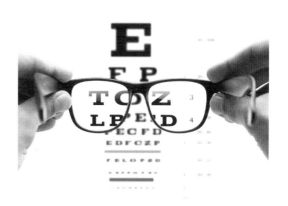

且近视愈严重，看远处的物体就会愈模糊。近视不仅会影响视觉，更会有其他并发症，如视网膜脱落、飞蚊症、青光眼、白内障甚至失明等视力疾病。

绝大部分的近视是由于遗传因素所造成的。例如，病理性近视很大程度上是受遗传的影响，与环境因素无关。研究显示，父母双方均近视的孩子，患近视的风险是父母仅一人患有近视，或父母双方都视力健全者的6.42倍多。现代人不当的生活习惯，更是造成近视人口连年跃升、遍及全球的很大原因，如长时间看电视、浏览电脑和智能手机等。

仅是北美和欧洲，近几十年来的近视发病率即有增无减，目前在美国已有1/3的成年人近视，亚洲地区的近视率更攀升到严重的地步。在中国大陆、台湾、香港和日本、韩国等东亚城市的学校毕业生中，80％—90％的学生罹患近视，在这些人中又有10％—20％患有高度近视！

所有年龄层的人都可能罹患近视，然而儿童的近视发病率尤其高，因为他们的眼睛尚处于发育阶段，眼球脆弱而更易发育异常。大多数的近视是永久性的，只有部分情况是暂时性的，如因为长时间近距离地看电视、阅读、用电脑等引发的假性近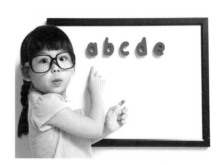视，或是光线较暗的时候可能引发的夜间近视，还有可能因为服用某些药物引起的并发性（获得性）近视。此外，也有研究发现近视与户外活动时间太少有关！因此，除了遗传性近视，环境也是造成近视的因素之一。

### 白内障

眼球的晶状体主要由水分和蛋白质构成。蛋白质特定的排列，让晶状体保持清晰以便光线能够通过。随着年龄的增长，蛋白质可能凝结成团，导致部分晶状体混浊而形成白内障；且时间愈久，这些混浊的蛋白质团会愈积愈大。晶状体因此而失去透明性，眼睛也就无法清晰地看见东西。

晶状体变色也可能导致白内障。当晶状体变为微黄色或微褐色亦将造成视觉不清晰。白内障可能发生于单眼或双眼，但它并不会从一只眼睛传染到另一只眼睛。在世界各地，白内障是最主要的视力受损的原因，且女性更易罹患此疾病。

除了饮食因素，年龄（尤其是50岁以上者）、有白内障家族病史、长期服用皮质类固醇、吸烟、近视、眼睛受过外伤、长期过度暴露在阳光下以及糖尿病、高血压和肥胖等都会增加罹患白内障的风险。

### 电脑视力综合征

根据统计，工作时需要使用电脑的人群，有75％患有电脑视力综合征（Computer Vision Syndrome，简称CVS）。CVS可能是因为不恰当的用眼距离、不良的坐姿，或是电脑屏幕的强光所致。常见的症状包括眼睛肌肉疲劳及身体其他部位（如肩颈）的疼痛等；且因为眼睛与头部共用一些感觉神经，因而也会引起头痛，还有身体疲累、视力模糊、眼睛发红、眼睛疲劳、眼睛干涩、眼睛刺痛、复视等症状。

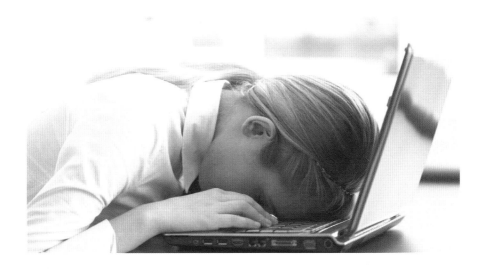

## 眼部问题也可能是身体其他器官的发病预警

有些眼部问题的发生起因于其他身体器官出现问题，例如心脏和肝脏。而从眼睛反映出来的这些症状，有时其实是不可轻忽的发病预警！

根据中医理论，拥有健康的肝脏，就能维持良好的视力。不健康的肝脏将使得身体清除毒素的能力被削弱，当血液里毒素增多，自由基便会攻击和破坏眼睛的黄斑区和视网膜内的健康组织，进而造成如后天性夜盲症、白内障及眼部黄斑变性（简称AMD）。眼部黄斑变性被世界卫生组织列为致盲的第三号杀手，也是导致工业化发达国家人口失明的首要原因。

心脏健康与视力健康更有直接的关系！例如，眼睛中毛细血管的扩张，可能是心脏病死亡的重要预警。罹患视网膜病变的人，死于心血管疾病的概率也可能较一般人高。而高血压、心脏病也会导致视神经中风及眼部黄斑变性。此外，糖尿病的并发症：糖尿病性视网膜病变，则会导致视网膜受损及严重的视力障碍。

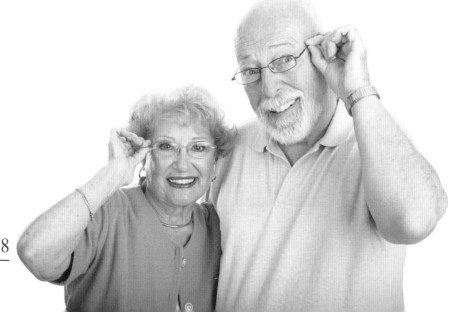

## 植物性食物对视力健康的助益

完整的植物性食物中即含有所有眼睛需要的营养，能有效对抗自由基、防止各种视力疾病并预防眼睛提早老化。例如，暂时性的近视就可通过多食用富含抗氧化剂的植物性食物，加上健康的护眼习惯来预防和治疗。

### 决明子

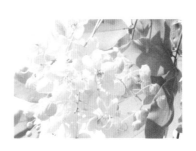

决明子有清除自由基的能力，能抑制糖基化终产物（AGEs，与白内障的发展相关）的形成。此外，决明子能改善视力模糊、夜盲症等视力疾病，也能减轻因肝脏发炎而引起的眼睛发红、疼痛和肿胀。在中国传统医学（TCM）中，更是将决明子视为对视力大有助益的草本。现代研究证实，决明子能提高抗氧化酶的活性，有助于保护肝脏，而根据中医理论，肝脏健康和视力健康之间更是存在着密切的关系。

### 鼠尾草籽

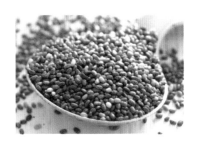

鼠尾草籽是 α–亚麻酸（ALA，一种植物性Omega–3脂肪酸）的重要来源。ALA强大的抗炎作用能够预防和减轻与氧化压力及炎症有关的视力疾病，如干眼症（DES）以及糖尿病性视网膜病变。ALA在人体内能转变为另外两种Omega–3脂肪酸DHA和EPA，它们亦能降低AMD的发生率，还能帮助视网膜细胞对抗氧化压力、保护视神经。视网膜细胞中的视神经脂肪酸，60％是由DHA构成的。另有研究显示，罹患开放性青光眼的病患血液中DHA和EPA浓度比正常人低。饮食中的Omega-3脂肪酸可帮助降低眼压。

## 枸杞子

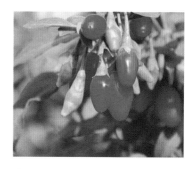

枸杞子是玉米黄质（一种类胡萝卜素）最天然丰富的来源。玉米黄质有助于保护视神经，避免眼睛受到光线中有害蓝光的损伤、降低进入眼球的光线强度。枸杞子还含有多糖体、多酚和叶黄素等，能共同协助改善视力、预防糖尿病性视网膜病变及失明。美国医学学会期刊（JAMA）刊登的研究指出：与摄入类胡萝卜素（特别是叶黄素和玉米黄质）最少的人相比，摄入最多的人罹患黄斑变性的风险低43%！

## 胡萝卜

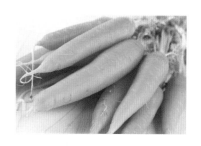

胡萝卜富含类胡萝卜素，如β-胡萝卜素和叶黄素，具有强效的抗氧化功能，能避免自由基对眼睛造成的伤害。β-胡萝卜素是最具维生素A活性的一种类胡萝卜素。维生素A是维持视网膜正常功能不可缺少的物质，也能滋润眼睛、防止眼部干燥和刺痛，并协助眼睛适应光线的变化。缺乏维生素A可能引起夜间视力降低，也可能导致儿童的可预防性失明。叶黄素则有助于增加视网膜黄斑区色素的浓度，降低黄斑变性的风险。一项美国的研究显示，每周吃两份以上胡萝卜的女性，比吃不足一份的女性，罹患青光眼的风险低64%！此外，吃胡萝卜更能有效降低AMD的发生率。

**各种来源的维生素A比较**

| 来源 | 利弊 |
|---|---|
| 人造补充剂 | • 高剂量服用可能会增加各种因素所致的死亡概率<br>• 其他不良反应 |
| 动物来源 | • 脂溶性<br>• 易被生物利用<br>• 易沉积在身体组织内<br>• 引起毒性反应 |
| 植物来源 | • 类胡萝卜素形态<br>• 仅在人体需要时才将其转化为维生素A<br>• 不易在体内沉积 |

葡萄籽

葡萄籽中的原花青素（OPC）是一种强而有力的抗氧化剂，它的抗氧化效能远高于维生素E、维生素C以及β–胡萝卜素，能强化眼睛内的血管组织，延缓眼睛老化，预防及改善眼睛疾病，如糖尿病性视网膜病变及黄斑变性。原花青素还能防止眼睛因氧化压力而受到的损伤。已有研究发现，葡萄籽原花青素萃取物可以防止白内障的形成。

蓝莓

蓝莓富含高浓度的抗氧化剂和植物营养素，能有效中和自由基，保护视网膜。它更含有丰富的花青素，这种高效的抗氧化剂能保护眼睛免受自由基伤害，给予视网膜更全面的防护。

221

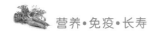

## 改变生活习惯，让视力更健康

除了借由完整的植物性食物摄取必需的营养，也需要建立健康的生活习惯，双管齐下，全力守护灵魂之窗。

### 多去户外走走

增加户外活动的时间，无论对保护视力或预防近视都有帮助。户外强烈明亮的光线能够刺激眼睛视网膜释放多巴胺，进而可以预防近视和避免近视加深。强烈的光线也会使瞳孔收缩，促使眼睛看远处的东西更加清晰。澳大利亚的研究表明，每天在户外时间最多的儿童患近视的风险最低。

### 适时放松休息

每工作半小时，不妨休息几分钟，以防止眼睛疲劳和近视加深。可以试着经常看远处或者用力眨眼来放松眼部肌肉；充分的睡眠、不熬夜，亦能避免眼睛过度干涩及充血。或者闭上眼睛，用手指沿着眼窝边缘轻轻按摩，也可达到放松的效果。

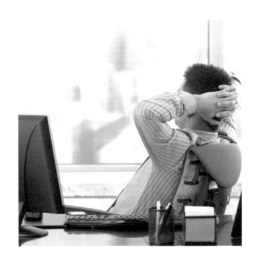

### 保持双眼的湿度

眼睛紧盯电脑或电视荧幕时，需不时眨眼保持眼睛湿润。并且经常喝水补充水分，避免眼睛干燥。

良好的阅读姿势

　　阅读书报应端坐于书桌前，头部与书报维持大约30厘米的距离，且拥有充足明亮、不会闪烁的照明。

定期接受眼睛健康检查

　　前往专业的医疗院所接受眼睛健康检查，有不适症状时亦应寻求专业医疗人士的诊治，切勿自行使用眼药水。

　　维持良好视力，日常生活习惯、饮食都是关键！呵护好双眼，远离眼部问题，才能长久探索丰富多彩的世界。

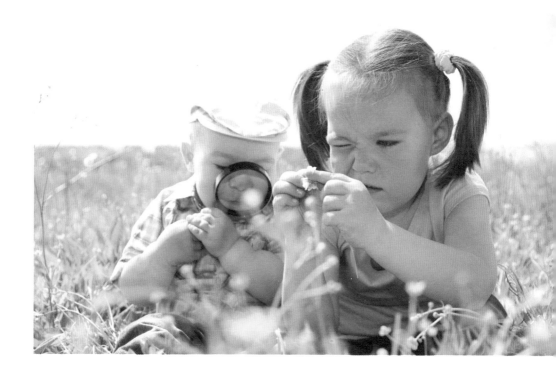

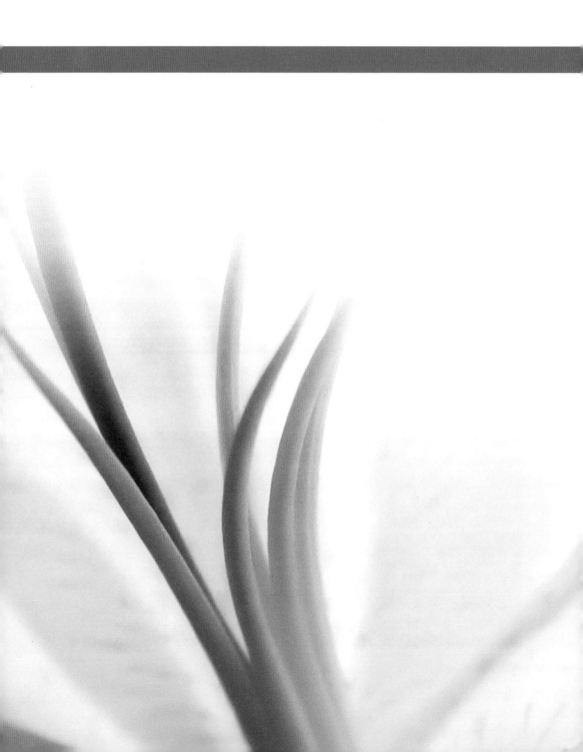

# 第十七章

# 睡眠·免疫系统·饮食

虽然睡眠在表面上是静态的，但身体在睡眠时其实犹如醒着时一样活跃。思绪在睡觉时来回漂移，而身体则会在睡觉时修复一天中受损的部分，以及修复重要的生化平衡。

科学家也认同，人类需要睡眠来维持生命。通过一个简单的例子，就能了解到睡眠对生命的重要性：2—3岁的老鼠如果缺乏睡眠，就会在3周内死亡。严重缺乏睡眠会助长肿瘤的生长，也是导致幻觉、最终导致死亡的原因。因此证明，睡眠在人们生命中的角色，如同食物、水和空气一样重要。

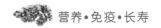
## 睡眠与免疫系统

睡眠与免疫系统之间具有密切的关联。研究显示，1周内缺少2—3小时的睡眠时间即会削弱免疫系统。缺乏睡眠对白细胞数量和启动免疫反应的化学物质具有负面影响。

### 细胞激素

缺乏睡眠会干扰免疫功能。是否会在感冒时常常感到昏昏欲睡？根据美国神经系统疾病和中风研究所（NINDS）所述，免疫系统会在抵抗感染时产生细胞激素，进而促使感冒时发生昏昏欲睡的情况。细胞激素是促使免疫反应的化学传讯者，也是强而有力的睡眠诱导物。睡眠也是当免疫系统面对战争时保存体力的方式。

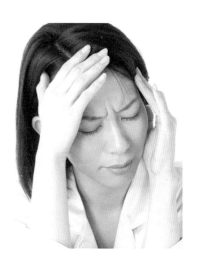

白细胞介素和肿瘤坏死因子是如巨噬细胞等白细胞生产的细胞激素。刺激或改变白细胞介素–6和肿瘤坏死因子指数会促使心脏和骨骼发炎，以及影响胰岛素的敏感度。

一支研究睡眠的团队对每天拥有8小时睡眠时间的男性进行了一项测试，这群研究对象连续7天被限制每天只睡6小时，结果其身体在缺乏睡眠的情况下分泌了更多的白细胞介素–6和肿瘤坏死因子。研究结果还显示，即使只是在一夜中减少数小时的睡眠时间，也会对身体造成一定的伤害。

### 自然杀伤细胞

睡眠不足将会导致能抵抗疾病的自然杀伤细胞减少。自然杀伤细胞是一种能消灭入侵细胞（包括癌细胞）的白细胞，经由在细胞壁上射击洞孔或注射致命酶的方式来毁灭入侵细胞。体内健康均衡的自然杀伤细胞能使免疫系统轻松击倒敌人。

土耳其的科学家研究一群健康的年轻男子在48小时里缺乏睡眠的身体情况。缺乏睡眠的研究对象的血液样本显示他们的自然杀伤细胞浓度较低，而被允许拥有正常睡眠的对照组则拥有正常含量的自然杀伤细胞。研究显示，睡眠不足也会增加身体健康者患病的风险。

### 抗体

身体需要充足睡眠以产生抗体来对抗感染。研究人员研究了两组被注射A型肝炎疫苗的志愿者。注射疫苗的4周后，发现拥有充足睡眠的志愿者体内的抗体比整夜无眠的志愿者的抗体多出2倍。研究结果证实，即使只是在一个晚上缺乏睡眠，也会危害身体对抗感染的能力。

成人（包括老年人）一天需要介于7—8小时的睡眠时间。儿童需要更多的睡眠时间，而婴儿和幼童每天需要至少16小时的睡眠时间。当人体感觉昏昏欲睡，却无从解释个中的原因，无法集中精神或是能在5分钟内入睡，即表示是时候该补充睡眠了。

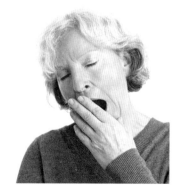

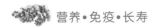 

## 睡眠与身体健康

睡眠对人体非常重要，除了助益免疫系统外，优质的睡眠对于人体还有以下功效。

### 保护神经系统

仅是睡觉是不足够的，人类更需要不受干扰的睡眠。优质、不受干扰的睡眠能修复中枢神经系统的损伤。中枢神经系统的损伤会影响其他器官的运作。研究人员在3天内抑制健康年轻人的深度睡眠，研究对象对葡萄糖的耐受性降低了23%，显示缺乏睡眠会增加罹患2型糖尿病的风险。当缺乏睡眠时，中枢神经系统会变得更加活跃，进而抑制胰腺释放足够的胰岛素来分解体内的糖分。

### 维护心脏健康

不充足的睡眠可能会导致生命危险。日本研究人员研究了98 634人的睡眠时间，并用了15年的时间来观察他们。在2009年发表的研究中，研究人员总结出，拥有4小时或少于4小时睡眠时间的女性，比拥有7个小时睡眠时间的女性更易死于心脏疾病。其中一个原因可能是因为缺乏睡眠会增加钙质

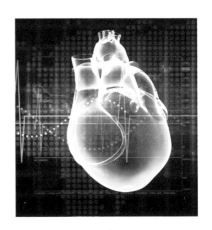

堵塞冠状动脉（即冠状动脉钙化）的危险，这也是心脏疾病的前兆。一篇刊登在《美国医学会期刊》的研究显示，在每晚睡眠时间少于5小时的人当中，有27%的人罹患了冠状动脉钙化症。相反地，在每晚睡眠时间超过

7小时的人中，只有6%的人患上冠状动脉钙化症。在缺乏睡眠的时候，人体可能会合成与心脏病有关的压力激素和蛋白质，进而导致罹患心脏疾病和中风的风险。

## 维持健康体重

有别于运动，睡觉是静态的，因此人们常常误以为睡觉不能使人变得健壮。事实上，睡眠在保持良好体态上与运动和健康的饮食一样重要。不充足的睡眠与低含量的瘦素（一种抑制饥饿的激素），以及高含量的饥饿激素（刺激食欲的激素）有关联。因此，缺乏睡眠会增加饥饿感，进而使身体摄取更多食物，更可能导致肥胖。研究显示，缺乏睡眠者的身体质量指数（BMI）较高。在研究了5 358名年龄为6—17岁的土耳其儿童后，科学家总结，每天睡眠时间少于8小时的人超重或肥胖的情况比睡眠时间至少10小时者高出2倍。

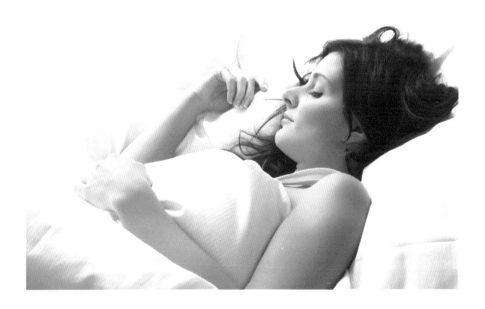

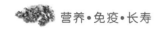

## 无法休息的疲惫

然而现代社会，多数人存在睡眠问题。了解影响睡眠的原因，才能真正帮助解决和预防失眠问题。

### 身体不够疲惫

科技的发展减轻了人们日常生活中的体力活动。每天的工作中，大多数人最多的时间都是在面对电脑、伏案工作。这样不仅造成了不活跃的生活方式，也在一定程度上影响到了睡眠：因为消耗的体能不够多，身体不够疲惫。所以入睡时大脑没有接到身体疲惫的信号，导致入睡有困难。因此大多数现代人其实并没有睡眠问题，入睡困难大多归因于身体还不够疲惫。

### 过度的压力

现今忙碌的生活节奏使人们喘不过气来。无论是在工作上、在家中甚至是走在路上，无时无刻不被压力环绕。许多人都曾因焦虑而失眠，当人们感到压力时，身体就会分泌更多皮质醇（一种压力激素），从而导致失眠。

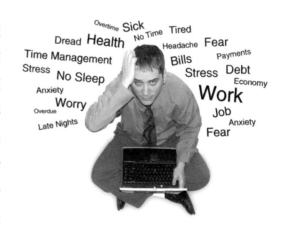

此外，压力也会造成不良的睡眠。科学家在一项研究中发现，承受较多压力的学生在夜间醒来的次数较为频繁，而且深度睡眠比较少。深度睡眠是能够放松大脑和肌肉的睡眠状态。

## 不适当的睡眠环境

不舒适的环境使人难以入眠，造成环境不适的因素包括：

- 过度的嘈杂声——交通工具、孩童或邻居造成的嘈杂声会干扰睡眠。

- 明亮的光线——明亮的灯光提醒着身体保持清醒。

- 电视或电脑——看电视或使用电脑会让人精神集中，而非放松心情。

- 燥热或寒冷——室温低于18°C（65°F）或高于22°C（72°F）都不适合入眠。过高的室温可能导致夜间频繁地惊醒。

- 不舒适的床褥——太软的床褥因不能支撑身体而导致辗转难眠；太硬的床褥则对背部不利。肮脏的枕头会引发过敏或哮喘，进而影响睡眠。

- 枕边人有睡眠问题——若枕边人有打呼噜或睡觉时翻来覆去的习惯，会影响自身的睡眠。

## 不恰当的饮食

辛辣、高脂肪和酸性食物会引起胸部灼热——一种出现在胸骨后的灼热感。躺卧会使胸灼热的情况更为严重，因此这些食物会让人在夜晚的大部分时候保持清醒。在睡前食用如肉制品等高脂肪、低纤维的食物会导致消化不良，进而引起失眠。

含有咖啡因的食物如咖啡、茶、可乐或瓜拉那会刺激中枢神经系统，加剧腹部不适的状况，也不利于睡眠。一项美国的研究发现，尼古丁会使脑部控制快速动眼睡眠（睡眠的最后一个阶段）的区域退化。而科学家认为快速动眼睡眠阶段对健康非常重要。

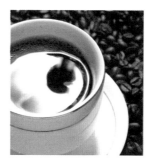

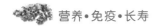
美国酒精研究所指出，酒精也会干扰快速动眼睡眠。美国酒精研究所的研究报告也显示，酗酒会增加睡眠—呼吸暂停综合征（会干扰睡眠的呼吸混乱症状）的风险。

### 身体状况导致睡眠不足

是否能想象一种想要不停走动的迫切感？患有腿部躁动症的人需要以走动的方式来缓解腿部的不适症状。据罹患这种症状的人们描述，腿部躁动感是一种疼痛、发麻、发痒或如有异物在腿部爬行的感觉。当身体放松时，这些不适感会更加恶化。因此，患有腿部躁动症的人难以入睡或难以保持睡眠状态。

患有睡眠—呼吸暂停综合征的人，在睡觉的时候会短暂地停止呼吸，或呼吸薄弱。这样的情况是因为气道阻塞，或是大脑不能传送正确的信号控制呼吸肌肉的运作。当恢复呼吸时，有时会伴随鼻子喷气或哽噎的声音。肥胖者若鼻鼾声很大，或是在白天也持续地感到嗜睡，则极可能是患上了睡眠—呼吸暂停综合征。

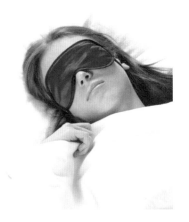

## 获取优质睡眠

### 安眠药的隐忧

许多人以服食抗抑郁药（Antidepressant）、镇静安眠药（Sedative）或镇静剂（Tranquilizer）的方式来帮助入眠，甚至有些人在服药前未弄清楚失眠的原因所在，便自行使用药物。殊不知，隐藏在这些药物中的不良反应会严重地损害身体。下表是关于一些抗抑郁药、镇静安眠药和镇静剂的常见不良反应：

| 种类 | 常见不良反应 |
| --- | --- |
| **抗抑郁药**<br>安非拉酮<br>西酞普兰<br>盐酸氟西汀<br>马来酸氟戊肟胺<br>舍曲林<br>百忧解（氟西汀胶囊） | • 精神错乱、神经过敏<br>• 体重增加<br>• 头痛<br>• 青光眼、视线模糊<br>• 性功能障碍<br>• 恶心、腹泻 |
| **镇静安眠药**<br>苯海拉明<br>盐酸羟嗪<br>安宁（眠尔通）<br>咪唑并吡啶<br>三唑仑<br>氟安定 | • 眩晕<br>• 暂时性记忆丧失<br>• 损伤肝脏<br>• 造成呼吸问题<br>• 具有成瘾性<br>• 服用1个月后即产生耐药性 |
| **镇静剂**<br>安定<br>利眠宁<br>奋乃静<br>碳酸锂<br>溴西泮 | • 眩晕<br>• 暂时性丧失记忆<br>• 损伤肝脏<br>• 造成呼吸问题<br>• 具有成瘾性<br>• 服用4个月后即产生耐药性 |

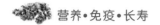

优质睡眠小贴士

向医生咨询引发睡眠不足的医疗症状。若是因为压力问题或睡眠环境不适而导致失眠，不妨改善生活习惯，以营造良好的睡眠。以下是帮助入眠的好办法。

人类是惯性动物，因此拥有规律的睡眠习惯有助于夜夜好眠。养成规律的睡觉及起床时间，也可以在睡前30分钟做一些固定的事情，让大脑接收到"该是睡觉的时候了"的信息。

把睡床仅当做睡眠的工具。可以通过调整室温、灯光、床褥或卧室用品来为自己打造一个舒适的睡眠环境，也可以使用耳塞来减少噪声的干扰。

一些人为了获得良好的睡眠而寻求药物的帮助。然而，安眠药却会导致依赖性和降低运动技能等副作用。相反，植物性食物和草本植物却能为优质睡眠提供良好的助益，也能解决难以入眠的根本成因。举例来说，黄芩是

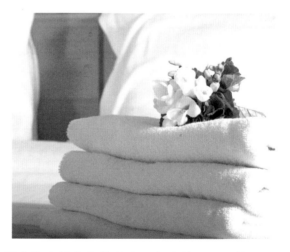

褪黑素的优质来源。褪黑素是身体自然产生的激素，负责传送睡眠信号。睡前避免摄取具有刺激性或导致兴奋的食物、避免摄入过量的酒精也能促进睡眠。

抛开忧虑，安心睡！临睡前洗个热水澡、整理床褥，或者点一些由薰衣草制成的草本植物精油来放松身心。如果躺在床上30分钟后仍无法入眠，可以尝试做一些令人放松的事，例如听听抒情音乐等。优质的睡眠能帮助人们缓解压力，试试这些缓解压力的好方法吧！

## 褪黑素

褪黑素（Melatonin）究竟是一种怎样的物质呢？褪黑素又是怎样助益睡眠的呢？褪黑素是由人体脑垂体中的松果体分泌、能够诱导自然睡眠的激素。褪黑素调控人体的睡眠生物钟，也有调节免疫功能等作用。

专家建议在晚间9时至凌晨1时处于睡眠状态，这段时间褪黑素能够发挥最佳功效，就能补充人体一天所消耗的精力。

虽然如此，却不是人人都能够在适当的时间顺利入眠。由于褪黑素的分泌会随着年龄的增长而减少，因此会导致失眠、睡眠质量不佳、健忘等症状。适当地从体外补充褪黑素有助于调整体内的褪黑素水平，从而提高睡眠质量，同时改善整体的健康状态。

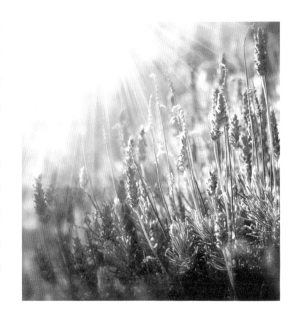

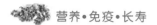

### 人工合成的褪黑素

不少人以人工合成的褪黑素作为调节时差和对抗失眠的药物。然而，就像所有药物一样，人工合成的褪黑素补充剂也具有不良反应，并且可能与其他药物发生相互影响。

人工合成的褪黑素含有化学合成或来自动物的褪黑素。以动物性褪黑素制成的褪黑素药物可能含有生物污染物或病毒，并可能引起神经组织退化损伤和致命疾病。市面上销售的人工合成褪黑素，多数是取自于动物松果体组织的褪黑素，当人体吸收了动物性褪黑素后，身体可能会受到污染。

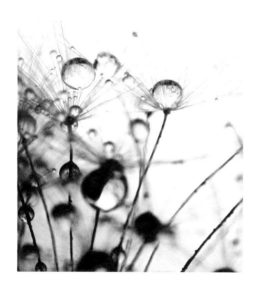

人工合成的褪黑素还可能会造成如腹痛和持续困倦等不良反应，而这些不良反应在免疫系统孱弱者身上显得较为严重。因此医生建议罹患精神疾病、严重性过敏症或癌症者最好避免服用人工合成的褪黑素。此外，医生也建议孕妇避免摄取人工合成的褪黑素。

美国食品与药物管理局（FDA）把褪黑素当成食品补充剂，不以药物列管。对于食品补充剂的规范，远没有处方药或者市售药物严格。市面上销售的人工合成的褪黑素剂量较高，当人体摄取剂量过高的褪黑素时，将会导致低体温、不孕、抑制生殖功能等不良反应。高剂量的褪黑素也会增加癫痫的发病率，并可能造成眩晕，因此服用褪黑素期间，最好避免开车或操作高危险机械。同时褪黑素可能会干扰抗抑郁药物的作用。因此专家建议已在服用抗抑郁药物的患者，同时服用褪黑素时，最好能有比较周密的监测。

人工合成的褪黑素甚至可能危害健康。研究表明，人工合成的褪黑素会在早晨减少胰岛素的释放，在夜间降低胰岛素的敏感度，从而削弱人体对葡萄糖的耐受性。

天然褪黑素

近年来的研究发现，褪黑素不仅存在于动物中，在植物里也普遍存在。存在于天然植物中的褪黑素，与人工合成的褪黑素相比益处更多。植物所含有的褪黑素天然完整，不但能将褪黑素促进睡眠的效果发挥得宜，更不会伤害人体。此外，天然植物还富含纤维和许多其他营养成分，对人体助益良多。

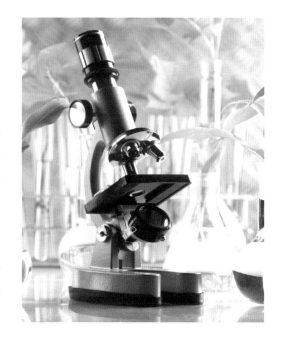

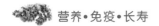

20世纪90年代中期，褪黑素首次被发现存在于植物中。自此之后，研究人员便发现褪黑素存在于许多植物的根部、嫩芽、叶子、果实和种子中。

科学家们发现植物的花和种子含有较大量的褪黑素，它具有抗氧化的作用，可帮助植物抵御紫外线、干燥、极端温度、化学污染等引起的氧化损害。花和种子是植物的繁殖器官，较易受到氧化物的攻击，因此科学家们推测在这些器官中含有大量的褪黑素，可以防御外来侵袭。

一些实验的结果显示，以富含褪黑素的植物喂食动物后，动物血浆中的褪黑素浓度会升高，证明动物可以通过食用含有褪黑素的植物性食物来补充体内的褪黑素。

## 植物性饮食助睡眠

黄芩

黄芩对睡眠的帮助得益于其中所含的天然褪黑素。北京清华大学的研究人员在实验中观察到黄芩的种子、花和叶子都富有较高含量的天然褪黑素。此外，研究人员测量了黄芩、贯叶连翘、小白菊等植物中的褪黑素含量，发现黄芩的褪黑素含量最高，达7 110纳克/克。因此，作用广泛、功效繁多的黄芩，是消除导致失眠的焦虑症、帮助轻松入眠的极好选择！

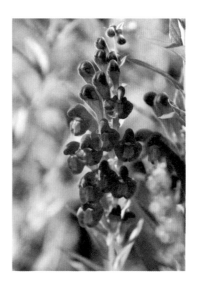

植物中的褪黑素含量

| 植物 | 褪黑素含量（纳克/克） |
|------|---------------------|
| 黄芩 | 7 110 |
| 贯叶连翘花 | 4 390 |
| 小白菊，绿叶 | 2 450 |
| 小白菊，金叶 | 1 920 |
| 贯叶连翘叶 | 1 750 |
| 白芥菜籽 | 189 |
| 黑芥菜籽 | 129 |
| 枸杞子 | 103 |
| 葫芦巴籽 | 43 |
| 葵花籽 | 29 |
| 茴香籽 | 28 |
| 苜蓿籽 | 16 |
| 绿豆蔻籽 | 15 |
| 蒙特默伦西樱桃 | 14 |
| 亚麻籽 | 12 |
| 洋茴香籽 | 7 |
| 芫荽籽 | 7 |
| 芹菜籽 | 7 |
| 罂粟籽 | 6 |
| 苦苣菜子 | 2 |
| 巴拉顿湖樱桃 | 2 |

### 西番莲（百香果）

西番莲原产于美国热带地区，由于拥有清新滋味，因此常被用作饮品。一项刊登在《药膳期刊》的研究指出，西番莲能在不干扰记忆形成的情况下发挥镇静功效，其镇静功能有别于会导致失忆的镇静安眠药。

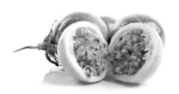

西番莲也能促进睡眠，此功能来自富含其中的生物碱类和类黄酮。西番莲内的生物碱类包括哈尔满、哈尔酚、骆驼蓬碱、哈马灵和西番莲花碱。西番莲的白杨素类黄酮使西番莲具有镇静功效。西番莲也含有血清素，科学家指出，血清素能改善睡眠品质，若体内缺乏血清素则会导致失眠和抑郁等症状。

### 菊花

菊花通常用来泡茶，主要生长在中国，是治疗如疖、痈、发热和结膜炎等各种症状的传统草本。菊花甜中带苦，能经由缓解压力来促进睡眠。此外，菊花有助于提神，可产生平静的作用。

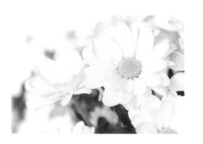

菊花中的植物营养素包括类胡萝卜素、木犀黄色精葡萄糖苷和以类黄酮形态呈现的活性复合物，如芹菜素和木犀草素。芹菜素与苯二氮受体结合后可以减轻焦虑，镇静剂和抗焦虑药物也是以同样的方式来减轻焦虑。

薰衣草

薰衣草是一种能缓解压力、促进睡眠、对免疫系统有益的草本植物。薰衣草含有具有舒缓功能的复合物。薰衣草茶被德国官方认可具有促进睡眠的功效。

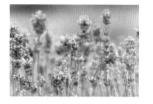

相较于安眠药，薰衣草和薰衣草精油更能使疗养院患者睡得安稳。此外薰衣草能通过促进血液循环来助益睡眠，因为人的心率会在睡眠时下降，此时薰衣草促进血液循环的功能就显得非常重要。科学家发现一种口服薰衣草胶囊的功效与苯二氮（一种被指定为消除紧张的药物）减轻紧张情绪的功效相仿，并且没有药物引起的镇静效果或滥用药物的可能性，因此薰衣草有助于舒缓因焦虑而引发的失眠。薰衣草也可缓解疼痛，能抑制引起发炎和疼痛的激素反应，以此来缓解由于头痛引发的睡眠问题。

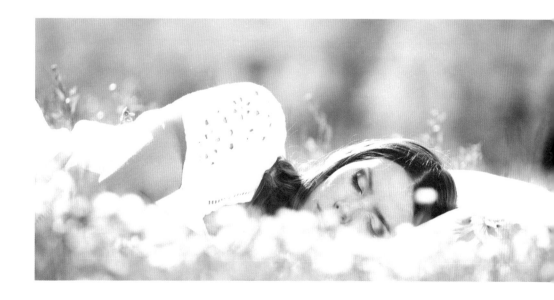

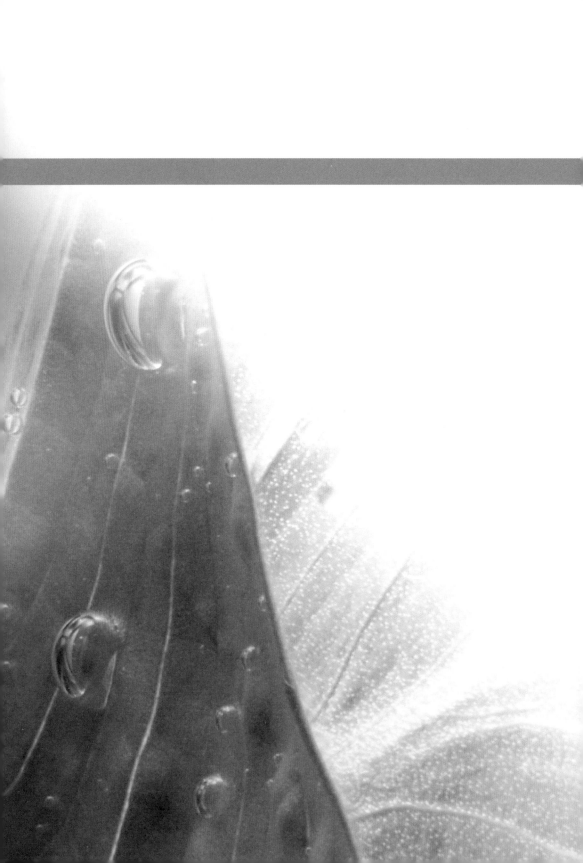

# 第十八章

# 细菌奇事

提及"细菌"这个词，往往让人联想到疾病。事实上，人类与细菌的和平共存，对人体健康具有非常重要的作用。

细菌存在于皮肤、眼睛、口腔、鼻腔和胃肠道中，它们大多数是无害的。一般来说，一个健康人士体内所含的细菌，大约比自身细胞多10倍。

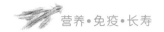
## 肠道菌群

在人体的肠道内，存在着数万亿的微生物，其中包括至少1 000种的细菌，这些栖居于肠道内的微生物统称为肠道菌群。

由于生活环境和饮食习惯的不同，每个人的肠道菌群都是独一无二的。例如，海藻是日本人饮食中不可或缺的部分。因此，科学家们在日本人的肠道菌群中发现海藻消化酶，而在北美人的肠道中则没有这种物质。

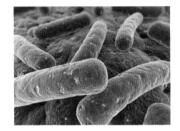

### 人体为何需要肠道菌群

虽然每个人的肠道菌群有所不同，但它们的功能都相同：

- 帮助人体消化某些胃部和小肠不能消化的食物。

- 让膳食纤维发酵形成短链脂肪酸（SCFA）——能量的来源之一。

- 帮助人体制造B族维生素和维生素K。

- 通过和有害细菌争夺营养、防止它们附着并进入上皮细胞（这一功效被称为"栅栏效应"），以此来排挤有害细菌让其不能在肠道内生存。

- 有助于增强免疫系统。科学家们以病毒和细菌来感染两组实验小鼠。第一组小鼠具有正常的肠道菌群；第二组小鼠因为使用抗生素，或是在无菌条件下饲养长大，因此没有任何肠道菌群。被感染后，相较于第一组健康的小鼠，第二组小鼠的免疫反应大大降低，并且病情更为严重。最近有研究显示，肠道菌群在消化膳食纤维时所得的一种副产物丁酸盐，可以通过诱导肠道中调节性T细胞的产生来强化免疫系统。

- 均衡的肠道菌群有助于维持消化系统的健康。

科学家们推测，肠道菌群和免疫系统之间失调或相互作用发生问题，可能和肥胖、抑郁症、晚发性自闭症、过敏、哮喘、肠道炎症性疾病、糖尿病，甚至癌症等都有密切的关联。现代的生活方式、饮食习惯，或者滥用抗生素等原因，都可能造成两者之间的失调、失衡。

由于肠道内的细菌对人体的健康影响重大，因此维护好肠道菌群的环境，被公认为是治疗许多疾病的有效之道，也是开启人类健康奥秘的金钥匙。

## 肠道细菌和心脏健康之间的关联

最近有科学研究揭示了左旋肉碱（在食物中被发现，在人体内具有活性的肉碱）以及膳食性卵磷脂等动物性食物中富含的物质，是如何影响肠道细菌，进而影响心脏健康的。

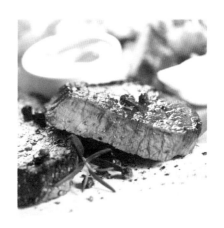

左旋肉碱是一类大量存在于红肉，或广泛添加于能量饮料中的复合物，它经由肠道细菌代谢后，转化为一种会堵塞动脉的物质——氧化三甲胺（TMAO）。含高量左旋肉碱的饮食，会进一步促进体内代谢左旋肉碱的细菌生长。进食左旋肉碱后，普通膳食者（荤素不拘）体内产生的TMAO比纯素食者或素食者都多，这是由于他们肠道中细菌结构差异所造成的。这项由克利夫兰诊所（Cleveland Clinic）执行的研究，被发表于《自然医学杂志》（Nature Medicine）上。在此研究基础上研究人员发现，在摄入左旋肉碱后，肠道细菌会更大量地产生另一种会促进动脉粥样硬化的物质γ–丁内铵盐。这项研究结果被发表在《Cell Metabolism》杂志上。

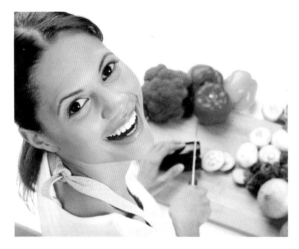

此研究的首席研究员Stanley Hazen博士说："人体消化道中的细菌，是由长期的饮食习惯决定的。""摄入大量的肉碱，会改变肠道菌群的组成，生成更多嗜肉碱的细菌。这会让吃肉的人体内更容易形成TMAO，并且更易引发动脉堵塞。同时，纯素食者和素食者将肉碱转化为TMAO的能力明显低很多，这或许可以解释为什么以植物为主的饮食习惯对心血管健康有利。"

克利夫兰诊所发表在《新英格兰医学杂志》的一项研究表明，肠道细菌是形成TMAO必不可少的条件。当研究对象吃下两个水煮蛋（膳食性卵磷脂的一种来源）后，血液中TMAO的水平随即升高。之后给予他们抗生素以抑制肠道细菌，体内就没有形成新的TMAO。这表明肠道细菌是形成TMAO不可缺少的条件。

对于那些没有"传统危险因素"的人群来说，测量血液中的TMAO指数，可作为预测他们将来心脏病发作、中风和死亡风险的一种准确的筛查工具。根据一项历时3年多、有4 000多人参与的研究，结果表明，如不考虑其他血液测试结果以及风险因素的影响，血液中较高的TMAO水平与高风险的死亡、非致命性心脏病发作以及中风发病率均有关联。

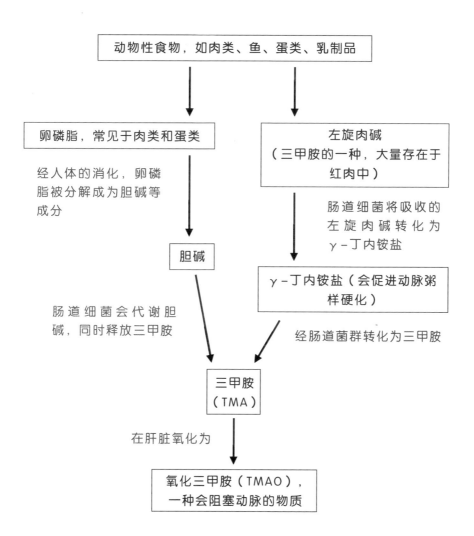

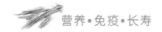
## 益生菌

肠道菌群具有促进人类健康长寿的功效，这让益生菌的使用变得很流行。益生菌是指一类活的微生物（大多数为细菌），类似于人体肠道中的有益微生物。

益生菌被广泛地用作膳食补充剂（包括胶囊、片剂和粉末），或添加于乳制品（如优酸乳饮品或含有活性菌种的酸奶）之中。食品中常添加的益生菌包括嗜酸乳杆菌、鼠李糖乳杆菌、加氏乳杆菌和双歧杆菌等。

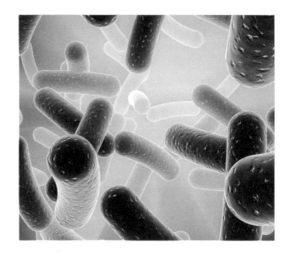

当人们使用抗生素治疗感染的时候，往往会服用益生菌。抗生素在消灭有害细菌的同时，有时也会将有益细菌一并消除，因此会扰乱肠道正常的细菌平衡，并引起腹泻。益生菌可能在短期内有效，因为它们能排挤有害细菌的生长。然而专家们提出警告：其实需要更多的研究，才能判定长期服用益生菌是否安全有效。

### 有关益生菌的顾虑

菌株数量

肠道菌群包含至少1000种细菌，然而益生菌产品中仅含有少量的菌株。这类产品中添加了少量菌株后，其实并不足以对健康产生广告中所宣称的效果。此外，不同的益生菌产品中，所使用的细菌品种也不同。不同人食用益生菌产品的效果也可能不同。

### 益生菌是否可以承受胃酸？

益生菌产品往往宣称其中含有数十亿活跃的对健康有益的细菌。但胃酸会破坏由食物携带进入胃部的细菌。因此，必须食用大量的益生菌，才能确保经过胃部后还有足够的数量存活下来，并且能够到达胃肠道末端的作用部位。

研究表明，益生菌不能停留于肠道内，一旦停止食用就会被迅速排出胃肠道。因此，想要维持益生菌的功效就需持续食用。

### 安全性

能够大力支持使用益生菌的科学依据还很少。美国食品与药物管理局（FDA）以及欧盟都没有批准任何益生菌的健康疗效声明。多年来，诸如"促进消化系统健康""有助于对抗感冒和流感病毒"，以及"促进排泄规律、减少腹泻发生率、缩短腹泻时间"等的疗效声明，已经在法律诉讼中遭到了强烈的质疑。

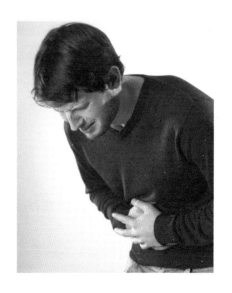

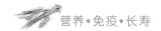

人们对益生菌产品质量的顾虑也日渐增加。在1999年的一项研究中，50种益生菌产品接受了检测，其中的许多产品真正含有的活性微生物，少于标签上所示的含量。更严重的是，其中的某些产品更含有细菌污染物，对健康具有潜在的危害。

能够证明益生菌的安全性，特别是长期食用之安全性的数据尚且不足。对于有健康问题的人，益生菌导致严重不良反应的风险将更大。

在一项研究中，研究人员让急性胰腺炎患者服食益生菌后，有16％的患者死亡；而在对照组中，仅有6％的患者死亡。此外，益生菌还可能引发过敏，造成呼吸困难、荨麻疹、呕吐、腹泻和咳嗽等问题。因此，幼儿、老年人和免疫系统较弱的人群（如服用免疫抑制剂的患者）在使用益生菌之前应该咨询专业医疗人士，因为益生菌有可能引发致命的危险。

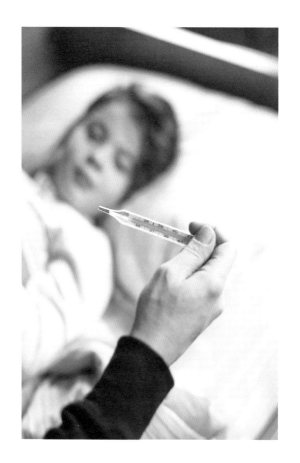

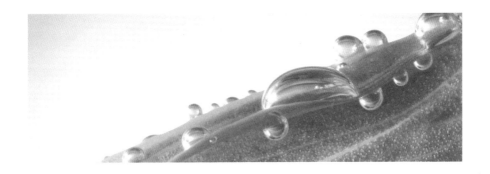

培养均衡健康的菌群生态系统

以植物性食物为主的饮食早已被公认为对健康有益，然而最近的10多年来，人们才更深入地了解到肠道菌群对人体健康的重要性。

人类祖先的饮食，主要以植物性食物为主，这类饮食能够充分利用并优化肠道菌群。典型的西方饮食习惯（低膳食纤维、高饱和脂肪和反式脂肪）与高胆固醇水平有紧密的关联。这样的饮食不能充分利用，并且会消耗代谢食物的肠道细菌，导致肠道内的菌群不能达到最佳状态。

相反，富含纤维的植物性饮食不会对健康造成损害。这样的饮食结构可以促进身体不断地产生短链脂肪酸，并且与晚期结、直肠腺瘤风险的降低有关。

尚不能确定肠道菌群是如何影响整体健康的，但有研究表明，肠道的菌群生态系统对抗胰岛素性、胆固醇水平、脂肪的沉积率和利用率以及身体的发炎状况等都有影响。培养健康的肠道菌群生态系统，也许可以解决糖尿病、肥胖，以及当今许多常见的健康问题。

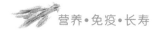

## 植物性食物促进肠道健康

洋车前子

洋车前子含有极其丰富的纤维。日常饮食中摄取洋车前子，即可提高纤维的总摄入量，以促进均衡和谐的肠道环境。洋车前子还有助于缓解由便秘引起的腹部疼痛，减轻过敏性大肠综合征患者的不适症状。

燕麦

燕麦含有高量的可溶性纤维和不可溶性纤维。实验研究表明，燕麦的β-葡聚糖（一种可溶性纤维）可促进肠道健康。

大豆

大豆、豆浆、豆腐以及由大豆制成的"素肉"，是素食者常用来代替肉类的蛋白质来源。此外，已有研究发现豆浆有助于改善肠道环境。吃大豆也有利于肠道内有益细菌的迅速增加。

水果

水果是纤维的极好来源，而纤维对整体的消化健康非常重要。橙含有大量的抗氧化剂，特别是维生素C。最近的研究显示，高脂肪、高碳水化合物的饮食搭配橙汁，可预防由食物引发的氧化压力和炎症，例如可以预防人体中的内毒素上升——内毒素是一种由肠道细菌引起的炎性分子。水

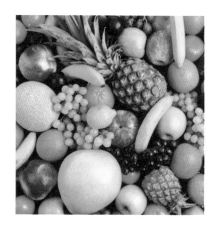

果多酚同样助益良多，它们是天然存在于水果中的一类物质，并且赋予苹果、葡萄、樱桃等水果颜色；多酚会分解成许多分子，这些分子有利于消化系统中的有益微生物。此外，如蓝莓、香蕉等水果，可促进肠道内有益细菌的生长。摄取各种类的水果，赋予健康多重助益。

## 即刻改变

了解肠道菌群环境后，有助于人们更健康地选择饮食和生活方式。以植物性食物来养护肠道菌群生态系统。富含植物的饮食也能提供身体必需的营养物质、植物固醇和抗氧化剂，让滋养加倍，健康升级！

改变饮食习惯永远都不嫌晚。根据美国哈佛大学的研究，将动物性食物为主的饮食改变为以植物性食物为主，肠道内的细菌可在一天之内改变！

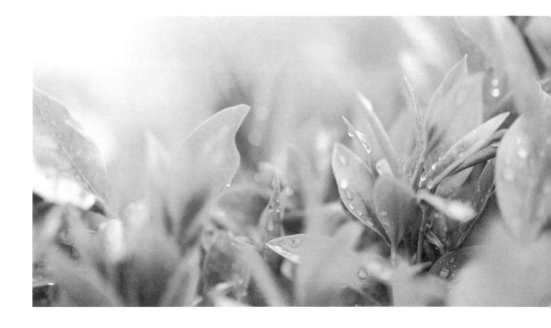

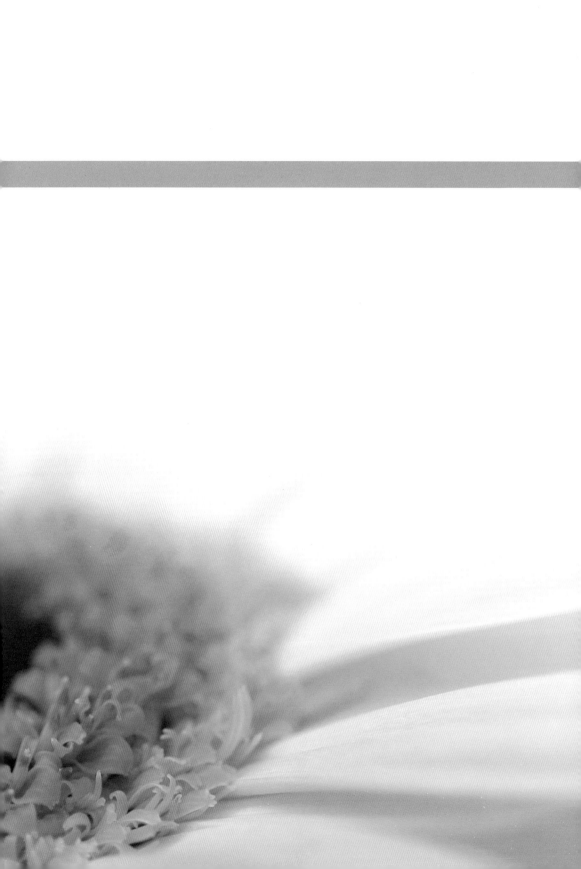

# 第十九章

# 更年期·免疫系统·饮食

　　人类从四五十岁开始，会因为体内激素的变化而经历一连串的自然生理过程，也就是更年期。更年期虽然不是一种疾病，却可能对健康造成很大的影响，尤其是对女性造成很大的影响。世界卫生组织（WHO）估计，到2030年全世界更年后期的女性将达12亿。

## 更年期的阶段划分

### 更年前期

更年前期的女性会出现月经不规则或间歇性的时有时无。卵巢生产的女性激素，如雌激素和黄体激素，开始变得不稳定，且分泌量逐渐减少，更年前期大约会持续4年。

### 更年期

若女性连续12个月没有月经，通常就被称为更年期。更年期意味着女性月经永久地结束（即停经），并且无法再生育。卵巢产生的雌激素和黄体激素会更少，也不会再排卵。更年期通常出现在45—55岁。

更年期各种不适的症状包括：潮热、月经不规则、烦躁易怒、抑郁焦虑、失眠、心悸、盗汗、阴道干涩、阴道感染、头痛、关节疼痛、腰酸背痛等，某些女性还会出现健忘的症状。然而，这些都只是自然的生理现象，是由于女性体内的激素（如雌激素和黄体激素）减少所导致，无须过于恐慌。

### 更年后期

更年期结束后的日子，称为更年后期。

## 植物性饮食对更年期的帮助

研究发现，日本女性在更年期时所产生的不适症状相较其他各国女性明显少许多。原因在于日本人饮食中经常食用大豆制品，因而日本女性体内有较多的大豆异黄酮（一种植物性雌激素），可以明显减少更年期症状。

植物性雌激素天然存在于植物中，在人体中能够发挥较弱的雌激素功效。而植物性食物同时还拥有多种抗氧化剂及植物营养素，这些丰富多样的营养，能降低罹患老化相关疾病的风险，如心脏病和乳腺癌。研究证实，食用愈多的植物性食物，愈能减轻和预防因更年期引发的种种不适症状和病症，以及与激素相关或激素依赖型的癌症。

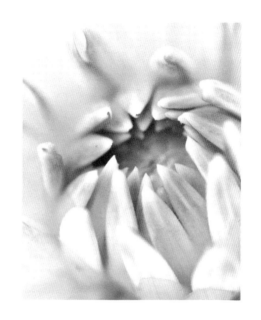

研究人员对50 000名非洲裔美国女性进行了为期12年的追踪调查发现，每天吃至少2份蔬菜的女性，比每周最多才吃4份蔬菜的女性，罹患高侵略性乳腺癌的概率低了43%。

此外，植物性食物不含胆固醇，其中很多种类的植物饱和脂肪含量非常低。因此多吃植物性食物有助于降低患癌的风险。相反地，高脂肪的饮食会增加血液中雌激素的含量；一旦雌激素过高，可能会导致许多由激素引起的疾病，如癌症。所以应避免摄入过多红肉、高脂肪乳制品、油炸食品以及经过多重加工的食物。

更年前期因为雌激素的不稳定会引发很多不适症状，除此之外女性在这段时期内也容易产生压力。压力会触发体内合成和分泌肾上腺素，如此会大量消耗体内的维生素C，抑制体内的免疫反应。因此更年前期的女性需要加倍摄取富含维生素C的植物性食物。植物性食物中所含的大量膳食纤维能帮助调节体内激素，丰富的植物性蛋白质同样也能帮助更年期女性稳定情绪和预防更年后期容易发生的骨质疏松症。

更年期女性更应该少碰甜食、酒精饮品，借以稳定血糖值、减轻肝脏负担。也应避免含咖啡因的饮食，因为它们会增加肾上腺的负荷并且扰乱体内激素的平衡。

## 植物性雌激素与动物性雌激素的差别

植物性雌激素存在于完整的植物性食物中，而植物性食物不含胆固醇，还拥有多种抗氧化剂及植物营养素，能帮助预防各种疾病和癌症。动物性雌激素则存在于动物性食物中，然而动物性食物不仅高胆固醇、高热量，更易引发癌症、骨质疏松症和心血管疾病，更年期女性即是罹患此类疾病的高危人群。

植物性雌激素能抢先与体内的雌激素受体结合，以此降低患癌的风险，因为过多的雌激素容易促发癌症。例如香豆雌酚（Coumestrol）、木质素（Lignan）以及染料木黄酮（Genistein）3种植物性雌激素就具有优良的助益。香豆雌酚可以降低卵巢交界性肿瘤的罹患率；大量摄入木质素，或血液中高浓度的染料木黄酮，亦和乳腺癌风险的降低有关。

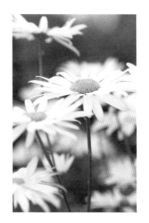

植物性雌激素对男性而言同样有益。研究显示，富含植物性雌激素的饮食可能具有预防前列腺癌的功效，且植物性雌激素不会改变男性体内生物可利用性（游离性）睾丸酮的浓度，它对男性精子的浓度、数量和活动力亦毫无影响。动物性雌激素则恐造成男性乳房女性化发育的问题。

## 更年后期的健康问题

进入更年期后，女性体内激素的分泌情况发生改变，导致罹患某些与老化相关疾病的风险增加。例如，更年期女性体内的"坏"胆固醇容易增加而"好"胆固醇却减少，进而提高了心血管疾病的发病风险。此外，雌激素水平低也将使骨骼损耗的速度比再生的速度快，骨骼因此变得脆弱不牢固，容易导致骨质疏松症，骨折的风险也会增加。尤其更年后期女性的臀部、手腕以及脊

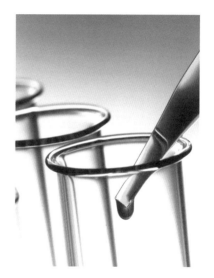

柱等部位都特别容易骨折。此外，到了更年期，肾上腺和脂肪细胞将取代卵巢成为雌激素的主要来源。由于许多女性到更年期时肾上腺的功能早已过度损耗，因而会出现类似于更年期症状的肾上腺压力症状。

部分更年期女性可能会服用某些舒缓更年期不适症状的药物，然而根据美国癌症协会的研究，使用合成的激素治疗更年期的各种不适症状会增加女性罹患乳腺癌的风险，也会增加乳腺癌的致死概率。且服药2年内，这些增加的风险便会显现出来。

女性随着年龄的增长以及体内雌激素水平的下降，容易遭受某些疾病的困扰。然而，体内雌激素水平若是过高，却会引发癌症！因此，日常生活应以植物性饮食为主，让蕴藏于其中的植物性雌激素帮助维持体内平衡。植物性饮食不仅安全无不良反应，同时还蕴含大量的植物营养素、抗氧化剂和多糖体，从而协助预防由于身体自然老化等原因引起的多种疾病。

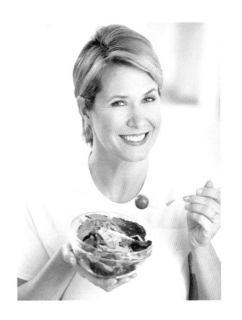

## 激素疗法的危害

激素疗法又被称为激素替代疗法，是指通过提取自植物或动物的激素，或是实验室合成的激素，借以补充更年期后的激素不足。激素疗法通常单独使用雌激素，或是雌激素配合黄体激素Progesterone使用，又或是雌激素配合黄体激素Progestin（和Progesterone功效相似的合成激素）使用。然而，愈来愈多的研究指出，这种激素疗法带给健康的有害不良反应却可能远大于它的益处。

研究结果显示，虽然激素疗法能帮助中老年女性改善更年期的不适症状，却同时会增加罹患痴呆症的风险。研究也发现，激素疗法还会提高心血管疾病的发病率。美国妇女健康研究会对更年后期激素疗法的研究报告显示：雌激素和黄体激素联合用药长达5年的更年后期妇女，中风风险提高了41%，患冠心病的概率提高了29%，并且几乎100%地形成了肺栓塞（肺动脉突然被阻塞的症状）。

而一项针对22 597名瑞典女性的研究亦发现，长期使用激素疗法，罹患乳腺癌的风险将增加40%。

国际癌症研究机构（IARC）是世界卫生组织分管癌症的专门机构，经过对多项科学研究的测试分析后，国际癌症研究机构得出结论：为治疗更年期的各种症状而采用的雌激素和孕激素，是人类的致癌物。孕激素是一种天然存在或人工合成的类固醇激素，如黄体激素Progesterone和Progestin，它可避免流产并防止怀孕期间排卵。

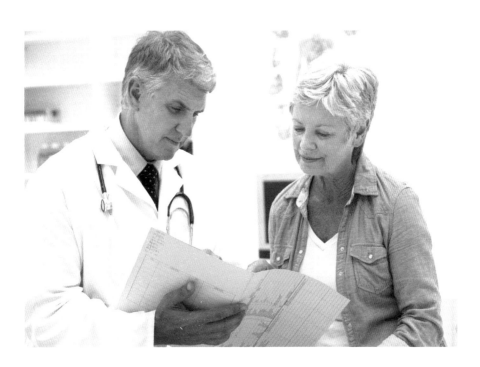

## 对更年期有益的植物性食物

### 大豆

大豆中的异黄酮（Isoflavone）是一种能帮助舒缓更年期各种不适症状的植物性雌激素。大豆是异黄酮的主要食物来源。一项发表于《北美更年期协会杂志》的研究指出，与对照组相比，每天食用至少54毫克的大豆异黄酮，持续6周到1年后，可将潮热的频率降低20.6%，同时将潮热的严重程度降低26%。

### 山药

在中国传统医学中，山药因其滋润和保湿的功效被用于缓解女性更年期不适。中医推荐食用山药，以缓解更年前期的流汗等症状。山药也能提升更年期女性的免疫力和降低罹患心血管疾病的风险。山药还有助于延缓女性更年期后各种明显的老化现象。

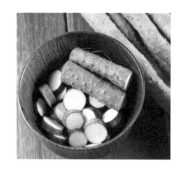

### 鼠尾草

鼠尾草有助于缓解潮热和夜间盗汗的症状。鼠尾草中高含量的钾和镁，亦能及时补充更年期女性因潮热排汗后损失的矿物质。鼠尾草中更富含多种植物性雌激素和植物营养素，它们都有助于改善女性由于更年期雌激素降低造成的种种不适症状。鼠尾草也能帮助更年期女性预防骨质疏松症。

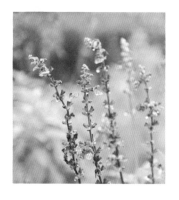

### 银杏

银杏中的植物性雌激素能帮助更年期女性恢复体内激素平衡，而含有的萜类化合物，能改善血液循环，减轻潮热后手脚冰冷的症状。银杏还能缓解更年期记忆力下降的症状、协助治疗更年后期女性的神经退化性疾病。另有研究显示，银杏能帮助改善更年前期的疲劳、抑郁和记忆力问题，以及更年后期的视力问题或认知困难。

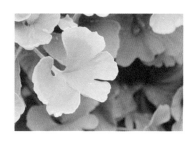

### 覆盆莓

覆盆莓富含植物性雌激素，有助于保持体内激素平衡，也能缓解潮热和因激素分泌失调引起的其他症状。覆盆莓同时能舒缓和润滑子宫，减轻更年期的阴道干涩症状。覆盆莓亦含有丰富的膳食纤维，能降低更年后期女性体内导致癌症的激素。另有研究指出，覆盆莓萃取物能抑制子宫颈癌细胞的数量迅速增加。

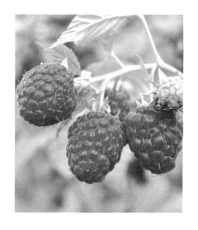

### 甘草

甘草中丰富的植物性雌激素和植物营养素有助于肾上腺分泌激素的功能，可提高更年期女性应对压力的能力，维持体内激素平衡。此外，甘草也可有效缓解如潮热、疲劳、烦躁易怒及记忆力问题等更年期症状，强大的抗氧化功效则有助于延缓更年期女性的衰老迹象。

## 打造良好的更年期生活习惯

### 规律的运动

研究显示，有规律运动习惯的女性比那些久坐少动的女性更少出现潮热症状。运动可抑制骨质的分解并增加新骨的形成，以此帮助更年期后的女性增加骨密度。专家建议应该规律地进行负重练习（如快走和爬楼梯），以及强化肌肉的锻炼（如使用弹力健身带），帮助保持骨骼强壮。

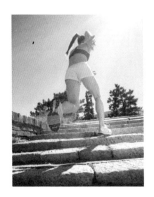

### 适当的日晒

维生素D对骨骼健康非常重要。当太阳照射在皮肤上时，人体就会合成维生素D。每周晒太阳3次，每次10—15分钟，就足够促使身体产生所需的维生素D。不过，若要暴露在阳光下就需使用防晒霜，因为曝晒会增加罹患皮肤癌的风险。

### 降低血压

由于更年期后体内雌激素的分泌减少，连带提高了罹患心血管疾病的风险。高血压是导致心血管疾病的危险因素之一，改变生活方式和饮食习惯，例如减少钠的摄入量，即可帮助预防高血压。

### 保持心情愉快

保持乐观情绪，以正面、开放的心态面对更年期。心情愉快也有助于提升更年期女性较为低落的免疫力。

控制体重

维持理想体重可以避免因肥胖而加重的更年期不适症状，也能因此降低罹患心血管疾病、乳腺癌、子宫颈癌等疾病的风险。

戒烟、戒酒

长期饮酒，会加剧更年期女性潮热的症状。而远离香烟，就能避免卵巢加速老化，提早步入更年期；不吸烟也能降低罹患骨质疏松症的风险。

定期检查

更年后期女性肿瘤生长的概率升高，更应定期前往专业医疗机构做妇科检查，提早预防、治疗。

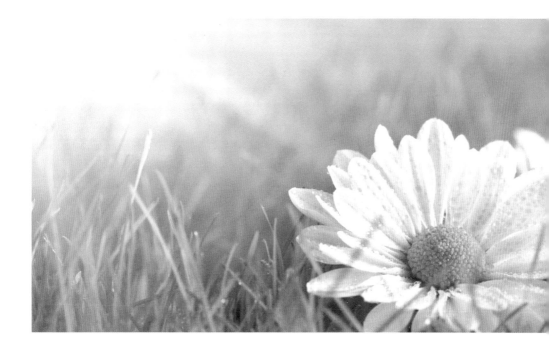

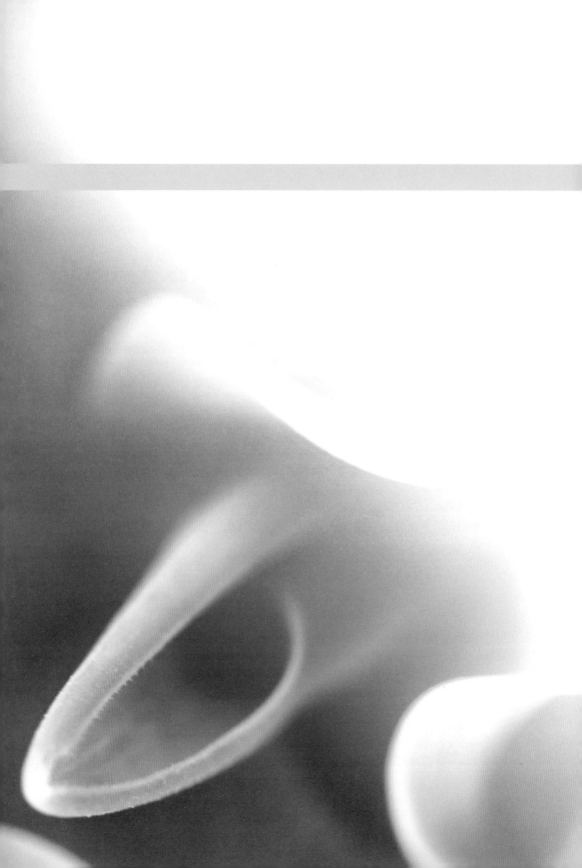

# 第二十章

# 营养免疫学的长寿秘诀

世界人口正迅速进入老龄化！世界卫生组织（WHO）估计，在2000—2050年，全世界60岁以上的人口数量将增加1倍，从原来的总人口大约11％上升到22％。到2050年，80岁以上人口将达3.95亿；65岁及以上的人口数量，将超过14岁以下儿童的数量。

根据世界卫生组织2014年的统计报告，世界各地的人们都更长寿了。2012年出生的女孩，寿命将可达到73岁，同年出生的男孩，寿命预计可达到68岁。1990—2012年，全球人口的平均寿命增长了6年。

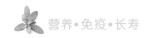

## 长寿

　　一个人能否长寿，大约1/3取决于基因及遗传因素，剩余的部分则是取决于日常生活方式和健康习惯。一项针对美国34 192人的研究结果显示：日常饮食、运动健身、吸烟、体重以及激素疗法等综合因素，能够改变人类寿命长达10年。

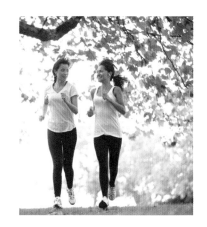

　　年轻时维持好身体健康，即是为年老后的体质打下良好的基础。若未出生前在子宫内营养不良，年长后罹患糖尿病等疾病的风险就可能会增加。青少年时期的超重和肥胖，则会增加成年后罹患癌症等慢性疾病的患病风险。而根据研究，若好好地保养与维持，人类至少可以活到120岁！

　　据统计，全球约有300—450位年龄达到或超过110岁的"超级人瑞"（Super centenarian），如活了116年又54天的日本人瑞木村次郎右卫门，以及活了122年又164天的法国人琼娜•路易士•卡尔芒夫人（Jeanne Louise Calment，1875—1997）。

## 免疫能力与排毒能力是长寿的关键

　　人类的寿命长短取决于人体机能是否运作正常。体内的免疫系统能帮助抵抗各种疾病和感染，然而随着身体的老化，部分免疫功能会逐渐丧失，在面对外来侵害时，将无法及时有效地作出回应。

位于心脏上方、胸骨后方的胸腺，即会随着人体的衰老而退化。胸腺是训练T细胞的场所。T细胞是人体重要的免疫细胞，首先在骨髓中产生，之后就转移到胸腺，在胸腺被"训练"为功能完善的免疫细胞。T细胞可以直接杀死被感染或病变的细胞。胸腺还可调控其他免疫细胞的活动。随着年龄的增长，人体的胸腺会愈来愈小，据推测，人在120岁之后胸腺将完全消失，而人体的免疫功能一旦退化，即非常容易导致炎症以及各种疾病，进而威胁寿命。因此老年人的免疫系统无法像年轻人的一样，能够对外来入侵物迅速且有效地予以对抗。

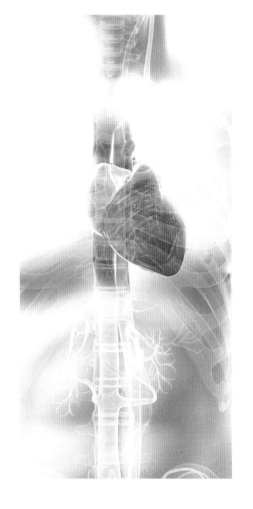

除此之外，人体的免疫系统与排毒功能更是相互依存的。通过清除老化的血细胞和残骸，以及消灭和吞噬入侵的病毒与细菌，免疫细胞在人体的排毒过程中具有重要的作用。强大的免疫系统能促进人体的排毒功能，免疫系统也需要人体有效地排毒，借以维持其正常状态。免疫系统和排毒系统共同运作，才能确保身体继续正常有效地运作。

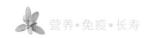

　　肝脏、结肠、肾脏、肺、淋巴系统和皮肤都能排解或者中和身体的毒素，但是这些排毒器官或组织很容易因为负荷过重而变得疲惫不堪，继而无法正常运行。当身体的排毒功能出现问题，为了防止这些毒素引发功能失衡或免疫反应，身体会自行把它们储存于脂肪组织中。而一旦体内毒素累积过量，就会引发一系列的不适症状，包括容易疲倦、关节酸痛、肌肉疼痛、头晕恶心、水肿、皮疹、腺体肿大、烦躁易怒、免疫力低下、出现过敏反应等。

　　人体比想象中更容易暴露在充满毒素的环境里。例如，生活环境中的空气污染、水源污染、辐射污染，农药、抗生素以及药物残留等造成的安全隐患，还有个人护理产品和家居用品中所含的化学物质也会通过皮肤进入身体，形成毒素累积于体内。这些毒害皆在不知不觉中威胁着身体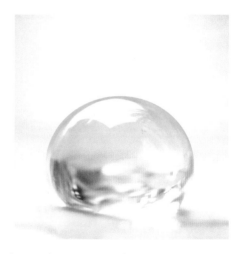健康。事实上，国际癌症研究机构（IARC）即在2012年将柴油废气造成空气污染的致癌等级，从"很可能"提升到"确定会致癌"；而除了可能致癌之外，柴油废气也会提高罹患心血管疾病的风险。

　　幸而人类可以通过经常性地摄取丰富多样、富含抗氧化剂、植物营养素和多糖体的完整植物性食物，帮助滋养身体，增强免疫力、防止毒素累积，进而能够预防各种疾病产生，延缓老化、健康长寿。

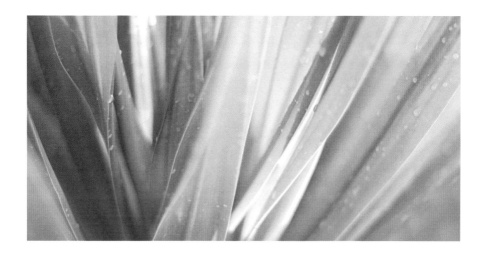

## 净化人体、助人长寿的植物营养

日常饮食应以多样化、完整的植物性食物为主。饮食中若含有大量的红肉、脂肪和糖分，而摄取的水果和蔬菜不足，食物在肠道中的通行就会变得缓慢，人体接触到食物中病原体的概率亦将随之增高。含有大量糖分、咖啡因的食物，含有化学添加剂和防腐剂的高动物蛋白质、低营养加工食品，同样也会对身体造成极大的负担。

因此，人体格外需要来自植物性食物的净化力量，如膳食纤维和抗氧化剂，它们仅存在于植物性食物中，能帮助身体尽快排出废物和毒素，减轻身体负荷、维持正常功能。

膳食纤维又分为可溶性和不可溶性纤维。可溶性纤维溶于水后会形成凝胶状物质，可让胃肠道消化吸收变慢，延迟胃肠道的排空，增加饱腹感，因此有助于控制体重。可溶性纤维还可以帮助减少低密度脂蛋白胆固

271

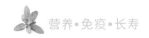

醇（"坏"胆固醇），并提高血糖值。不可溶性纤维不能溶于水，它能增加粪便的体积、软化粪便，使其更容易排出体外，帮助预防便秘，并可以加快食物和杂质通过肠道的速度。

抗氧化剂则能提高身体的抗氧活性，避免自由基对身体造成的损伤。体内的抗氧化剂愈多愈能提升身体的运作。尤其是老年人或体弱多病者更需要摄取足够的抗氧化剂，使身体器官年轻化，进而强健免疫系统，防止各种疾病的产生，身体老化的速度也就会愈慢。

## 有助于延年益寿的植物性食物

### 熊笹叶

熊笹叶是一种具有净化、清除功效的竹子。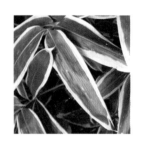
例如：熊冬眠醒来后吃的第一餐就是熊笹叶，因为熊笹叶能帮助熊净化血液、排出毒素。而熊笹叶还具有保鲜防腐、抗菌除臭等作用。熊笹叶也具有抗氧化的特性，在日本自古以来即被广泛运用于生活中，例如用来包裹生鱼片等食物以防止其腐坏。此外，熊笹叶在传统医学中，更被视为具有消毒、杀菌等多重功效；若作为漱口剂，还能治疗口臭。

熊笹叶的成分中大约80%是叶绿素，13%是蛋白质（氨基酸的形式），其蛋白质含量是牛奶的2倍。熊笹叶还含有多种必需氨基酸、多糖体、植物营养素及维生素，能够促进伤口愈合。熊笹叶对心血管系统及消化系统也十分有益，更具有抗癌的特性，它能帮助身体顺畅地吸收养分和排解毒素。

### 明日叶

又名长寿芹，是一种生命力强大的植物——今天摘了它的叶子，明天又会长出新芽来。英文名Ashitaba，在日语中，Ashita是"明天"的意思，ba是"叶子"，原产于日本八丈岛，自古以来即被当做日常食物或药物。在日本的江户时代，八丈岛是流放罪犯的场所，即使饮食条件很差，但当时 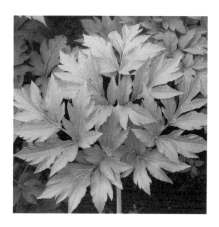 的罪犯们因为长期吃明日叶，竟出人意料的都很长寿，因此明日叶又以有助于延年益寿而闻名。

明日叶含有多种强效的植物营养素及抗氧化剂，例如类黄酮、香豆素、叶绿素以及查耳酮等，这些成分都能有效预防癌症、加速身体排除废物和毒素的能力；其实明日叶的多种有益功效，正是得益于其中的查耳酮（一种黄色色素）。

明日叶更具有强大的抗病毒和抗菌功效，能帮助身体对抗感染。此外，明日叶对于维持心血管和肠胃的健康也相当有帮助。

### 桔梗根

桔梗根具有高抗氧化活性，能保护肝脏免受氧化压力的损害，且能防治呼吸系统、消化系统方面的疾病。桔梗根也能够有效抗炎、消除肿胀；桔梗根含有植物营养素桔梗皂苷D，具有防癌功效。此外，桔梗根能增强

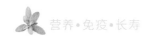
免疫细胞的吞噬功能，同时抑制入侵敌细胞的繁殖和生长，进而强力提升人体的免疫力。

### 菊花

菊花是清热消炎的最佳圣品，能够缓解发热、头痛、喉咙痛等症状，并具有抗菌和抗病毒功效。菊花更含有丰富多样的强效抗炎、抗癌和抗氧化作用的植物营养素；菊花还能降低高血压、扩张血管，对心脏具有保护作用。

## 延年益寿的生活习惯

想要长寿健康，后天的生活习惯至关重要。美国一项大型研究指出，四项对健康长寿最重要的指标分别是：体重不过重、不吸烟、正常的血压、规律的运动。

### 均衡的饮食

饮食与健康的关系是毋庸置疑的。以植物性食物为主食，少油、少盐、少肉类，多喝水、多纤维、多蔬果谷物且多种类；让多元均衡的营养照顾身体各部分的功能健康。

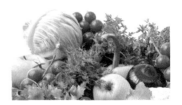

### 维持理想体重

维持理想体重能减少糖尿病、心血管疾病甚至癌症等各种疾病的发生风险。方法并不难！每天的热量摄入量刚好足够供给日常活动的消耗量即可。

## 多活动就对了

避免久坐少动。一旦久坐一段时间，就应该起身活动筋骨。并且在生活中增加使身体能够经常活动的机会，例如多走路、爬楼梯、做家务等。适度运动能提高人体的多巴胺、血清素及脑啡肽的分泌，使人心情愉快；然而，过度的运动却会使自由基急剧产生，反而造成氧化压力，不利健康。

## 乐观的生活态度

每天设定一个生活目标，这个目标可以很简单却是充满积极性的。拥有适合自己的解压方法，并且学着正面思考、保持乐观开放的心态。

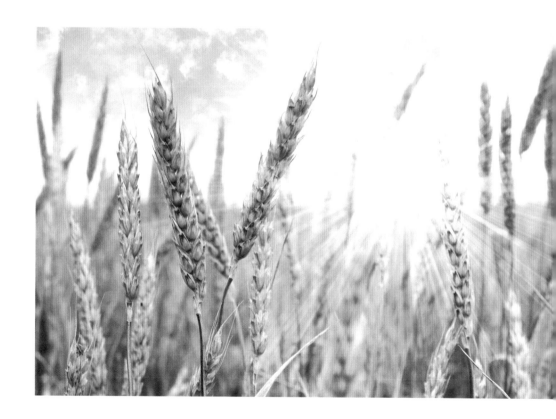

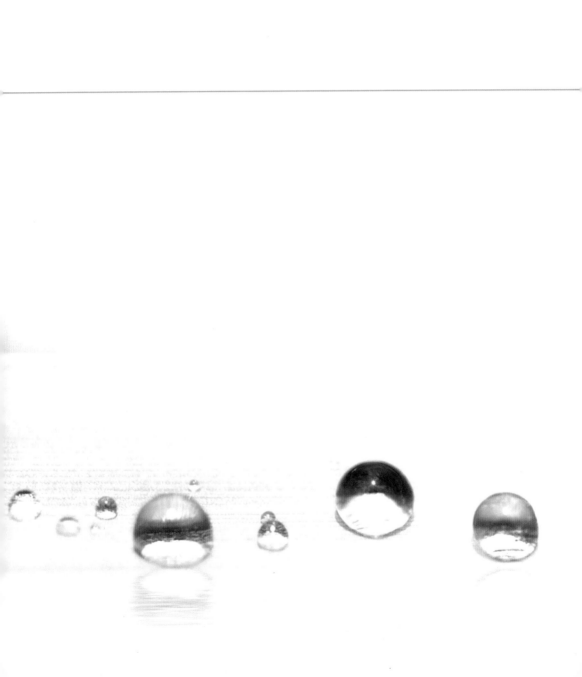

# 附录：大自然的营养宝库

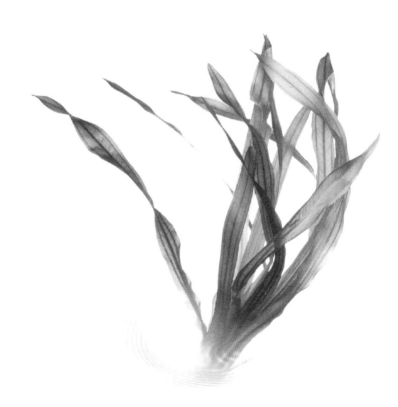

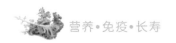

## ABM Mushroom 巴西蘑菇

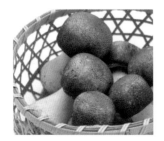

巴西蘑菇（Agaricus Blazei Murill）简称ABM蘑菇，原产于巴西，另有姬松茸、神菇、太阳菇等名称，是巴西圣保罗彼达迪小镇上居民日常饮食中的重要部分。这一带的居民健康状况良好，而且比起其他地区的居民较少罹患癌症和老年病。

### 富含多种类的多糖体

科学家们认为，居民们之所以较少罹患这些疾病，是归功于巴西蘑菇内的丰富多糖体。

| 菇类 | 多糖体 |
| --- | --- |
| 巴西蘑菇 | Beta–1,3 D–glucan<br>Beta–1,6 D–glucan<br>FI1–a–beta<br>FIII2–beta<br>FA–1a–beta (hetero–beta–glucan)<br>FA–2b–beta (RNA)<br>FV–1 (insoluble beta–glucan)<br>ATOM (glucomannan–protein)<br>AB–FP (mannan–protein) |

### 有效对抗和预防癌症

巴西蘑菇富含多糖体Beta–1,3 D–glucan和Beta–1,6 D–glucan。这些多糖体有助于T细胞、干扰素和白细胞介素的分泌，因此可以帮助预防癌细胞和受病毒感染的细胞繁殖、扩散及恶化。

日本国家癌症中心实验室和东京医药学院的联合研究显示，喂食巴西蘑菇后，90%实验对象体内的癌肿消除了。大部分菇类中的多糖体仅能影响特定类型的实体肿瘤的生长，但是巴西蘑菇却能有效对抗艾氏腹水瘤、乙状结肠癌、卵巢癌、乳腺癌、肺癌和大部分恶性实体肿瘤。

### 强化免疫系统

美国加州大学洛杉矶分校（UCLA）的King Drew Medical Center

研究发现，巴西蘑菇可以增加体内免疫细胞的总数量。研究指出，巴西蘑菇不仅可以增加自然杀伤细胞的数量，还可强化其功能！

### 抗氧化

萃取自巴西蘑菇的表多糖AbEXP-1a则具有抗氧化活性和清除自由基的功效。

### 抗病毒

巴西蘑菇也被视为是一种强效的抗病毒物质，它能防止病毒和有害物体进入身体脆弱的组织。

### 完整的铁质来源

100克的巴西蘑菇即含有9.65毫克的铁，是铁质含量百分比极高的植物性食物，而且容易被人体吸收又没有不良反应，为人体提供了天然完整的铁质来源。

### 钙质吸收的好帮手

巴西蘑菇所含的一种称为麦角固醇（Ergosterol）的重要成分，是转换成维生素D2的主要元素，而维生素D2能帮助促进钙质的吸收和利用。这两种物质相互结合，发挥保护骨骼的作用，促进人体健康，更能预防骨质疏松症等疾病。

### 完美的营养组合

巴西蘑菇更蕴含极为丰富的蛋白质，维生素B1、维生素B2以及各种人体所需的矿物质，如钙、钾、钠、磷及铁等，为健康提供多重助益。

## Acerola Cherry 针叶樱桃

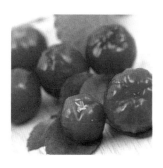

原产自热带美洲的针叶樱桃历来被用于治疗痢疾、腹泻和肝病。成熟后的针叶樱桃不但鲜红诱人，而且还是一种有益健康的水果。

### 集多种营养于一身

人体无法制造所需的维生素C，因此必须从饮食中获取。相较于维生素药丸，专家建议从天然的植物性食物（如针叶樱桃）中摄取维生素C是较理想的选择。

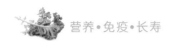

证据显示，含有维生素C的抗氧化剂药丸无法提供天然植物所蕴含的营养，而且还具有不良反应。植物中的营养（如维生素C）一旦被分离出来且过量使用，便会被氧化并干扰正常的免疫反应。相反地，当食用含有维生素C的水果时，就等同于摄取了对身体有益的抗氧化剂、纤维和其他营养。

研究也建议，天然植物性食物中的维生素C比合成的维生素C更容易被人体吸收。研究发现，针叶樱桃粉末中维生素C的生物利用度比合成的维生素C高1.63倍。

针叶樱桃也是多种营养的优质来源，如生物黄酮类、芸香苷、β-胡萝卜素、钙、磷、铁、钠和钾。此外，针叶樱桃也具有抗真菌和抗细菌的功效。

### 丰富的维生素C

针叶樱桃是浓缩的天然维生素C来源，每100克的针叶樱桃含有1 677毫克的维生素C。维生素C是强效的抗氧化剂，也是保护血液对抗氧化作用的第一道防线。除此之外，维生素C也能抑制"坏"胆固醇。

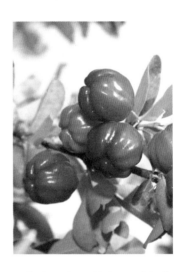

在一项试管实验中，科学家们发现维生素C比谷胱甘肽（由身体制造或可在一些食物中寻获的一种有效抗氧化剂）更有效地增加内皮细胞抵抗氧化压力的功能。细胞中的维生素C也能促进被氧化的谷胱甘肽复原。100克的针叶樱桃提供2 796%人体每日所需的维生素C，保护细胞免受氧化伤害。此外，针叶樱桃比橙汁的维生素C高33倍。

### 促进健康

针叶樱桃是儿童发育的理想食物。在一项研究中，与同龄和同重量的其他幼儿相比，饮用苹果汁搭配针叶樱桃的幼儿，成长和发育都处于平均水平或更好水平，血液中的维生素C高于平均水准。针叶樱桃加苹果汁不会引起过敏反应（橙汁较容易引起过敏反应），是橙汁之外的理想选择。

### 保护关节

在英国，科学家们发现最少摄取膳食性维生素C的人罹患炎性多关节炎（涉及5个或以上关节的类风湿关节炎）的风险，比那些较多摄取维生素C的人高出超过3倍。因此，摄取富含维生素C的植物性食物如针叶樱桃，能帮助保护关节。

## Alfalfa 苜蓿

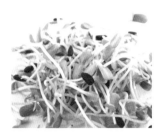

苜蓿是在传统医学中用来治疗各种症状的草本植物。苜蓿富含叶绿素、蛋白质、胡萝卜素和维生素K。维生素K是骨生成的必需营养。苜蓿也含有皂苷类、植物性雌激素、香豆素类、生物碱类和8种必需氨基酸。关节炎患者发现，苜蓿有助于缓解关节炎。

科学已揭开苜蓿的营养宝藏。实验研究显示，苜蓿萃取物有助于抑制前炎性细胞因子的产生和缓解炎症。科学家们指出，苜蓿的抗氧化功效可能来自其中的多酚类和类黄酮。科学家们总结，从苜蓿萃取物显著抑制自由基的功效证明，苜蓿有助于对抗与自由基有关的疾病。

此外，苜蓿各部位皆营养丰富，除了上述营养外，还含有维生素A、维生素C、维生素E、维生素B1、维生素B2、纤维、钙、钾等多种营养素，苜蓿还可以用来缓解发热，改善坏血病、便秘、口臭以及泌尿系统问题；叶片可帮助消灭癌细胞，降低血液中的胆固醇，从而降低罹患心脏病和中风的风险。

## American Ginseng 西洋参

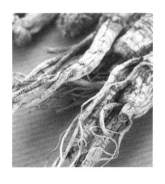

从前，美国西洋参价值连城！18世纪，具有企业家精神的耶稣会传教士在北美大量种植西洋参，并将其出口至中国，获取惊人的利润。当时人们对它的了解很少，只有美国本地人会用它来治疗恶心和呕吐。

西洋参最初被视为高价值的中药，其营养价值逐渐得到科学验证，慢慢为人们所信任。它含有纤维、铁、镁、钾、锌、维生素C、B族维生素以及其他较为稀有的营养如人参皂苷。

### 人参皂苷

人参皂苷是一类只存在于人参中的植物营养素，也是人参中最活跃的成分。不同种类的人参皂苷虽然分子结构相似，但是功能却不同。每种人参含有不同数量和种类的人参皂苷。例如，Rf存在于亚洲人参却不存在于西洋参；西洋参比亚洲人参含有更多的Rb1。有的人参皂苷看起来似乎没有功效，但是它可以帮助人体吸收有功效的人参皂苷。

281

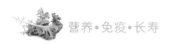

西洋参萃取物含有超过10种人参皂苷，包括Rb1、Rb2、Rb3、Rc、Rd、Re、Rg1、Rg2、Ro和F2，而Rb1和Re构成了西洋参中超过75%的人参皂苷总量。Rb1是一种抗氧化剂，可以预防溃疡，帮助人体对抗压力，并可提高学习效率。Rb1也可促进神经的再生。

Rb1、Rg1和Rh1还可以在人体中发挥类似弱的植物性雌激素的作用。植物性雌激素是刺激健康细胞生长、抑制肿瘤发展的植物激素。它吸附在人体雌激素通常吸附的细胞上，无不良反应地模仿行使人类雌激素的功能。因此，西洋参常常被建议用来舒缓更年期症状。

Rb1可以抑制中枢神经系统，而Rg1则可以刺激中枢神经系统。这种相对功能的组合使西洋参可以像调理素一样，使身体功能"正常化"，达到平衡状态。

## 帮助人体达到平衡的调理素

感到压力重重时，就是身体需要西洋参帮助的时候。它是一种著名的调理素——一种可以帮助身体适应压力状况、改变体温、驱除疲劳的草本植物。它可以在身体疲乏时补充精力，在面对压力时稳定情绪。西洋参中的物质通过调节人体压力激素的产生和保护海马体（脑的一部分）免受压力激素的伤害，大量减少压力反应。

已有相关的研究证实了西洋参的调理功能。在一项研究中，为了解决由癌症引发的疲劳问题，研究人员对282名食用不同剂量西洋参的癌症患者进行了观察研究。8周后，每天服食1 000或2 000毫克西洋参的患者疲劳状况得到舒缓。

## 令人赞叹的免疫强化功能

西洋参不只是一种补充精力的草本植物，它还可以通过多种方式强化免疫系统，其有效成分多糖体——一种长链糖，可以帮助平衡免疫系统、摧毁存在的癌细胞和病毒。

一项研究指出，西洋参中的多糖体可以刺激巨噬细胞分泌一种召唤免疫细胞对抗细菌和病毒的细胞活素。西洋参也能够刺激机体产生对抗病毒的免疫化学物质——肿瘤坏死因子，从而强化免疫力。

对于很容易感冒的人，西洋参就像是福音。研究者发现，食用适量富含聚乙烯、呋喃硼、吡喃型糖、糖类（Poly-furanosyl-pyranosyl-saccharide）的西洋参根部萃取物4个月后，可以减少罹患感冒的次数、减轻感冒症状和减少感冒天数，并预防呼吸道感染。西洋参也具有潜在的预防乳腺癌和卵巢癌的作用。

## 具有抗氧化功效的完美植物

西洋参的抗氧化功能远远超越亚洲人参。西洋参具有的自由基清除功能可以减少低密度脂蛋白胆固醇（LDL）被氧化，而低密度脂蛋白胆固醇经氧化后可能引发动脉硬化，进而导致心脏病。西洋参的抗氧化作用也能够降低自由基对身体某些组织的伤害，从而延缓老化。

西洋参还有更多的益处有待发掘。长期以来，亚洲人参的营养价值备受瞩目，但人们却忽略了西洋参这种充满神奇力量的植物性食物。含有抗氧化剂、植物营养素和多糖体的西洋参，更有助于养护身体、呵护健康。西洋参是营养免疫学家所梦想的完美植物性食物！

## Ashitaba 明日叶

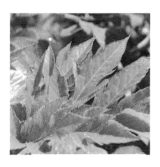

在大自然中有一种生命力强大的植物：今天摘了它的叶子，它明天又会长出新芽来，这种神奇的植物就是明日叶（Ashitaba）。

在日语中，"Ashita"的意思是"明天"，"ba"是"叶子"。明日叶原产于日本八丈岛，长久以来岛上的居民把明日叶当做日常食物或是药物。因其强韧的生命力，明日叶以有助于延年益寿而闻名。

明日叶的拉丁学名是*Angelica keiskei Koidzumi*。*Angelica*在拉丁文中的意思是"天使"；这也指明了它是一类对健康助益良多的草本。明日叶备受称赞，因为它不仅有助于身体康复，更能够全面地促进健康。

在传统医学中，明日叶能够滋补身体，有助于延年益寿。在江户时代，八丈岛是流放罪犯的场所。尽管当时罪犯们每日辛苦劳作，并且饮食条件很差，但他们的寿命都很长。其实正因为他们长期寻觅明日叶以充饥，才出人意料的长寿。

## 优质的营养

科学家们在明日叶中发现了多种有益的成分。

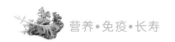

• 类黄酮

类黄酮是植物中天然存在的一类色素，具有抗氧化的功效。研究显示，某些类黄酮能够降低罹患癌症、心脏疾病、哮喘和中风等疾病的风险。木犀草素–7–葡萄糖苷和异槲皮苷是存在于明日叶中的类黄酮。

• 香豆素

明日叶中含有特别丰富的香豆素——一类强效的抗氧化剂，具有抗癌的功能。存在于明日叶中的香豆素有雷塞匹亭等。

• 叶绿素

明日叶也富含叶绿素。叶绿素是存在于植物中的绿色色素，负责收集和储存太阳的能量。叶绿素能够刺激身体产生红细胞（负责输送氧气到身体各个组织），也有助于净化血液和肝脏排毒，并能促进肠道内"益生菌"的生长。叶绿素还有抗氧化的作用，有助于防止DNA受损，从而抑制癌细胞的活化作用。

• 查耳酮

切开明日叶的茎，就可以看到黄色的黏稠汁液流出。这种汁液非常珍贵，从明日叶的一个茎干剖面仅可以汲取到几毫克；其中的主要成分是一类黄色色素——查耳酮。明日叶的多种有益功效，正是来自于其中的查耳酮。

黄当归醇和4–羟基德里辛是明日叶中两种主要的查耳酮。这两种查耳酮也是多酚。多酚具有很强的抗氧化功能，能帮助抵御自由基的伤害。

| 明日叶中所含的查耳酮 |
| --- |
| • 4–羟基德里辛<br>（4–hydroxyderricin） |
| • 黄当归醇<br>（Xanthoangelol） |
| • 黄当归醇B–J<br>（Xanthoangelol B–J） |
| • 黄色物质<br>Xanthokeismins A–C |
| • 异补骨脂查耳酮<br>（Isobavachalcone） |
| • 去氧二氢黄当归醇H<br>（Deoxydihydroxanthoangelol H） |

助益健康长寿

除了能够强健体魄、呵护健康外，明日叶对身体还有许多助益。

• 预防癌症

活体实验、试管实验的结果都表明，黄当归醇和4–羟基德里辛都具有抗癌功效。它们能够抑制肿瘤的生长和扩散，并延长罹患肺癌的实验动物的寿命；异补骨脂查耳酮（明日叶中的一种查耳酮）能够诱导神经母细胞瘤（发生在未成熟的神经细胞中的癌症，常见于婴儿和儿童）的癌细胞凋亡，并且不杀死正常细胞。

对切除肿瘤的实验小鼠的研究表明，4-羟基德里辛能够防止老鼠脾脏内的淋巴细胞、CD4+T细胞、CD8+T细胞和自然杀伤细胞（即T细胞）等抗癌细胞的减少。4-羟基德里辛也具有强效的对抗白血病、黑色素瘤、肺癌和胃癌的细胞毒活性。

明日叶中的查耳酮能够抑制老鼠肝癌细胞的扩散；在实验研究中，它也能够抑制皮肤肿瘤的恶化。

明日叶中还含有可以诱导醌还原酶（QR）活动的物质，而这类诱导反应可能具有抗癌的作用。

• 抗氧化

衰老、炎症和癌症等疾病都与自由基的损害有关联。明日叶中的查耳酮，例如黄色物质XanthokeisminsA-C和黄当归醇B，具有很强的抗氧化性，能够对抗自由基的伤害。明日叶的种子中含有一种叫AshitabaolA的倍半萜，它也具有抗氧化活性，能够清除自由基。

• 抗过敏

明日叶中的黄当归醇B、黄当归醇C和黄当归醇E能够抑制组胺的释放，进而预防各类过敏反应。

• 血糖

明日叶因为富含4-羟基德里辛和黄当归醇，而成为一种很好的调节血糖的食物。

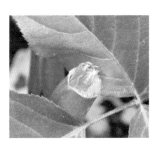

糖尿病是一种慢性疾病，其特点是胰岛素功效不足而造成的高血糖（血液中的葡萄糖过量）。4-羟基德里辛和黄当归醇表现出很强的类胰岛素功效。尤其是4-羟基德里辛，对基因型糖尿病KK-Ay老鼠的糖尿病病症具有预防作用。

一组随机、双盲、采用安慰剂对照的研究实验，结果表明长期服食含有4-羟基德里辛的明日叶粉末是安全的，并且能适当降低轻度高血糖患者的血糖值，同时改善他们的血糖调控能力。

• 骨骼健康

明日叶有助于促进骨形成，增加骨密度。因此，它是一种治疗骨质疏松症和预防骨质减少（骨密度低于正常值，并被认为是骨质疏松症的前兆）的理想食物。

285

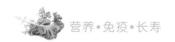

•心血管健康

　　明日叶可能有助于缓解高脂血症（血液中的胆固醇过高）。在实验研究中，明日叶能够降低其总胆固醇含量，以及降低低密度脂蛋白胆固醇（LDL，即"坏"胆固醇）和三酰甘油的含量；而LDL和三酰甘油都是造成动脉硬化和变窄的因素。雷塞匹亭是明日叶中的一种香豆素，它能够提高高密度脂蛋白胆固醇（HDL，即"好"胆固醇）的含量。

　　高含量的极低密度脂蛋白胆固醇（VLDL）意味着冠状动脉疾病的高风险。4-羟基德里辛能够降低血清中VLDL的含量，抑制心脏收缩压的升高。

　　在实验研究中，4-羟基德里辛和雷塞匹亭都显示出能够降低肝脏脂肪的含量。

　　具有收缩性和弹性的心脏动脉更能承受不断起伏变化的血压。有研究显示明日叶中的查耳酮可以帮助舒张血管。

　　明日叶中的黄当归醇D还有助于治疗涉及细胞核因子Kappaβ活化的多种循环系统疾病。

•胃肠健康

　　明日叶能够恢复消化道的平衡，是促进消化的肠胃补品。它能够改善消化功能，加速排除体内的废物。明日叶对于消化能力弱、胃溃疡，或是十二指肠溃疡人群来说，都十分有益。

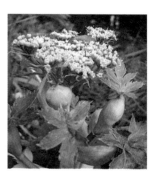

　　黄当归醇和4-羟基德里辛能够显著地抑制胃酸分泌，抑制由于应激而诱发的胃损伤。

　　明日叶是一种天然的利尿剂，有助于排出体内的毒素。

•免疫功能

　　日本在引进疫苗接种前，曾用明日叶治疗和预防天花。现代研究已经证实，明日叶具有强大的抗感染的能力。明日叶中的两种查耳酮——黄当归醇和4-羟基德里辛，对革兰氏阳性致病菌显示出极强的抗菌活性。

　　日本的一项研究表明，明日叶具有抗病毒的特性。其中的查耳酮——黄当归醇I和黄当归醇J，以及其他一些芳香化合物能够强效抑制EB病毒早期抗原（EBV-EA）的诱发作用。

• 神经系统

有研究发现，查耳酮也能刺激人体产生神经生长因子（NGF）；而NGF对周围神经系统和中枢神经系统的某些神经细胞的生存和发展具有关键的作用。有研究认为NGF可能可以缓解阿尔兹海默症（Alzheimer's disease，也被称为老年痴呆症）和周围神经病变。日本一项研究显示，服用明日叶仅4天后，受试者的NGF浓度就增加了20%。

• 体重管理

内脏脂肪（也称为腹部脂肪）与代谢紊乱有密切关联，也会增加罹患心血管疾病、2型糖尿病和乳腺癌的风险。一项临床研究和研究结果显示，明日叶所含的查耳酮有助于减少内脏脂肪。

研究也显示，明日叶所含的查耳酮对脂质代谢有良好的助益。正常的脂质代谢能防止如三酰甘油等不必要脂肪的累积。过量的三酰甘油会导致血管硬化变窄，增加心脏病和中风的危险。查耳酮萃取物能增加高血压受试鼠肝脏的HDL，降低三酰甘油的含量。

黄当归醇有助于提高脂肪代谢速率，而4-羟基德里辛则能够抑制脂肪堆积。

• 伤口愈合剂

明日叶茎和根的汁液都可以外敷以防止伤口感染，也能够促进伤口愈合；同时还能治疗如脚气等皮肤病；并且也能够驱蚊虫、防止蚊虫叮咬引发的感染。

现代科学已经充分肯定了明日叶对健康的许多惊人助益，也更让明日叶这种"长寿植物"实至名归。

## Barley 大麦

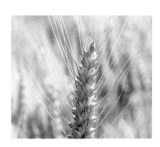

大麦遍植世界各地，营养价值一向备受推崇。大麦的栽种历史可以追溯到古代，它连叶子都极富营养。因为富含营养又具抗炎功效，大麦也是病后康复期的最佳食物。

大麦富含蛋白质、碳水化合物、矿物质、β-葡聚糖、维生素E以及B族维生素。β-葡聚糖可促进肠胃道中有益菌群的生长，抑制

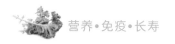
胃肠道吸收脂肪和胆固醇。某些种类的大麦含有赖氨酸——一种人体所需却无法自行制造的氨基酸。

经高温烘烤后的大麦营养更加丰富。一项研究显示，经烘烤的大麦比未经烘烤的大麦含有更多的缬氨酸和组氨酸（两种必需氨基酸）。

### 促进消化

在中医理论中，大麦生性比小麦寒，具有更高的净化功能，能舒缓消化系统，对人体而言是绝佳的食物。大麦所含的酶类和B族维生素使它成为对消化系统非常有利的植物性食物。大麦可用来治疗因不易消化的淀粉食物囤积胃肠道而引起的消化不良或婴儿的消化不良，也可用来治疗食欲不佳、缓解女性在哺乳期的不适等症状。

## Bee Pollen 花粉

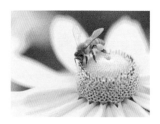

花粉是一种含有花粉、蜜蜂消化液和花蜜的混合物，花粉的大小和颜色因植物种类而异。花粉具有悠久的食用和药用历史，《神农本草经》将它列为强身益寿良药，且在中国古代，宫廷就用花粉制成膏脂来健身治病及美容。许多人会对花粉过敏，然而若是从单一花种收集而来的花粉，即可降低引发过敏的可能性。

花粉由内外两个部分所组成：内部是可溶于水和可食用的部分，外部则是不能有效被消化吸收的外壳。食用未去壳的花粉，其中的营养不易为人体消化吸收，甚至会伤害消化系统。

大部分市售的花粉都含有外壳，要检测花粉是否已被去除外壳，最简单的方法是将花粉溶入水中，若花粉外壳已经被去除，液体就会呈清澈纯净状。而花粉去壳的工程是一项艰难的技术，经过去壳后的花粉还需进行浓缩的工序；经过高科技的浓缩，10千克的花粉仅可制得珍贵的1千克。

### 富含多种氨基酸

花粉含有维持生存所需要的物质，因此被称为完整性食物。花粉所含的蛋白质，其中一半是以自由氨基酸的形式存在，能够被人体直接使用。氨基酸是生命不可或缺的重要物质，非常容易被人体吸收。

花粉中的氨基酸可以抑制动脉硬化，增强循环系统。花粉还含有卵磷脂和大量的维生素A、维生素C、维生素D、维生素E和B族维生素。花粉中亦含有大

288

量的天冬氨酸，具有活化腺体、增强免疫力的功效，并能促进体能的恢复。

## 提升免疫力

在一项研究中，研究对象被给予花粉，结果显示他们血液中的淋巴细胞（清除如癌细胞等有害物质的免疫细胞）数量增加。另一项研究表明，花粉还可增加丙种球蛋白（血液中有助于对抗感染的一类蛋白）和蛋白质的数量。这些实验结果证实了花粉具有强化免疫系统的功效。

## 调节内分泌系统

花粉也能调节和平衡激素，并且能使迟缓的新陈代谢功能变得活跃，以及帮助与内分泌有关的症状。

## 预防骨质疏松症

花粉还有助于预防骨质疏松症。骨质疏松症是一种常见的骨骼疾病，因失衡的骨骼生理代谢，即骨吸收量（破骨过程）超过骨形成量所造成。骨吸收是由破骨细胞（一组在骨骼中的细胞）执行的。科学家针对几项骨吸收因素，如减少骨骼组织的含钙量，增加葡萄糖消耗量、乳酸产量和类破骨细胞的形成量，来测试花粉萃取物的影响。研究结果证实，花粉萃取物能够有效抑制或完全预防所有影响骨吸收的因素，因此具有抑制骨吸收的功效。

## 助益心血管健康

数项在波兰进行的实验证实，花粉萃取物可以非常有效地降低摄入高脂饮食的实验动物血清中的三酰甘油。

此外，花粉对于恶性贫血，或是结肠炎及慢性便秘之类的肠道系统紊乱也具疗效。花粉还能延缓老化、舒缓情绪、调节肠道活动、改善食欲和健康状况。

## Bitter Melon 苦瓜

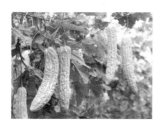

苦瓜（Momordica charantia）又名凉瓜，属于攀缘草本的苦瓜属植物，是一种可食用的果荚。苦瓜通常被认为是人类已知的最苦的蔬菜，然而它却富含对健康有利的甜蜜助益。苦瓜富含膳食纤维、叶酸、维生素A和维生素C。自古以来，苦瓜在民间就被用来治疗糖尿病等多种疾病。

289

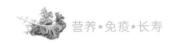

苦瓜的降糖功能众所周知，科学研究也证实了苦瓜具有对抗糖尿病的功效。一项发表在《民族药理学杂志》为期4周的双盲随机试验表明，每日食用2 000毫克苦瓜，即能显著降低2型糖尿病患者的血糖值。苦瓜含有的多肽－P、苦瓜苷和巢菜碱等化合物，可通过增加肝脏、肌肉和脂肪细胞的葡萄糖摄取利用以及糖原的合成，来改善血糖值；苦瓜还含有一种可降低血糖浓度的植物凝集素。苦瓜的这些降糖功效，表明它对2型糖尿病患者非常有利。

加文医学研究所以及上海药物研究所的团队提取了苦瓜的4种成分进行研究，结果表明这些成分都可以激活AMPK酶——一类可以调控新陈代谢、促进葡萄糖摄取利用的蛋白质。此外研究人员指出，与苦瓜不同，常见的糖尿病药物AMPK激活剂往往具有不良反应。

苦瓜的叶子、晒干或新鲜的果实、新鲜的果汁以及整棵植株都对不同的疾病和症状有帮助。在传统医学中，苦瓜被用来治疗绞痛、发热、烧伤、咳嗽、痛经、疟疾，以及麻疹和水痘等因病毒感染引起的疾病。苦瓜也有助于伤口愈合，还可用来治疗银屑病等皮肤病，同时可以改善消化功能和便秘。此外，美国一项研究表明，苦瓜萃取物可抑制乳腺癌细胞的生长，并诱导其死亡。

## Blueberry 蓝莓

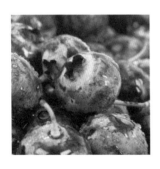

外形小巧的蓝莓蕴含着无穷的力量，绝对称得上是对抗疾病的勇敢战士！蓝莓不只味道甜美，还富含促进健康的天然化合物，赋予心脏、免疫系统、大脑、眼睛以及肌肉骨骼系统各种健康助益。

### 增强免疫系统

自由基（一类不稳定的氧分子）所造成的细胞损伤，会削弱人体的免疫系统，也与衰老和心血管疾病、癌症等慢性疾病有关。蓝莓是大自然中的瑰宝，其丰富的天然抗氧化剂能中和体内的自由基，保护身体免受自由基的伤害。蓝莓是最丰富的抗氧化剂来源之一，更是支援免疫系统的强大能量。

美国农业部人类营养研究中心（USDA Human Nutrition Research Center on Aging）的资料显示，蓝莓是抗氧化活性最高的水果。100克新鲜蓝莓的抗氧化功效，相当于5份蔬果的抗氧化功效。

蓝莓所含的丰富抗氧化剂包括花青素、β-胡萝卜素、维生素A和维生素E、鞣花酸、酚类化合物以及白藜芦醇。花青素是使蓝莓呈现蓝色的一种天然植物色素，这种强效的抗氧化剂能为身体提供有效的健康助益，而每100克蓝莓就含有25—497毫克的花青素。白藜芦醇不仅是一种强效的抗氧化剂，其抗氧化功能比维生素C高20倍，同时也能与维生素C相互协调、加强彼此的功效。

## 维护心脏与肝脏健康

蓝莓也能完美地保护心脏，其高效抗氧化活性能降低低密度脂蛋白胆固醇（LDL，"坏"胆固醇）的囤积，从而预防心血管疾病和中风。血液凝块会阻塞血管，进而导致心脏病和中风。蓝莓的白藜芦醇具有抗凝血作用，能预防血液凝结成块。

蓝莓也含有紫檀芪。科学家发现紫檀芪能够强效抑制低密度脂蛋白胆固醇。去除血液中的低密度脂蛋白胆固醇是肝脏的重要职责之一，因此蓝莓紫檀芪能减轻肝脏的负担。

实验研究也显示，含有蓝莓萃取物的饮食能降低血压。蓝莓的植物营养素不但能强健血管，也有助于治疗静脉曲张和蜘蛛静脉。

## 预防癌症

多汁味美的蓝莓富含超过40种具有高效抗氧化活性、有益健康的天然化合物，能降低罹患某些癌症的风险。科学研究显示，蓝莓紫檀芪能有效地预防乳腺癌，蓝莓叶酸盐则有助于预防子宫颈癌。食用蓝莓也能降低罹患肝癌的风险。研究人员在一项实验中发现，蓝莓中的酚醛酸和花青素能抑制50%肝癌细胞的生长。蓝莓白藜芦醇和鞣花酸也有显著的防癌功效，同时具有延缓老化的作用。

## 保护脑细胞

自由基会加速脑细胞的老化，进而导致记忆力衰退，并会损伤身体的平衡及协调能力。越来越多证据显示，蓝莓所含的高效抗氧化剂有助于增强记忆力、智力、协调能力，甚至还能帮助恢复记忆！

《农业与食品化学期刊》中的一项研究测试了蓝莓增强记忆力的功效。一群70岁左右患有早期记忆衰退的志愿人士连续两个月每天喝两杯至两杯半的蓝莓饮料，而一群对照组的人则喝没有蓝莓的饮料。实验结果证明，喝蓝莓饮料的人在学习与记忆力测试中有明显的进步。另一项实验也发现，每天吃一杯蓝莓的人在运动技巧测试中的表现，比对照组的人好5%—6%。

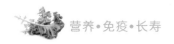

蓝莓也含有槲皮素。槲皮素能有效保护脑细胞免受自由基的伤害，从而预防痴呆症。一篇刊登在《农业与食品化学期刊》的研究发现，槲皮素能保护老鼠大脑免受过氧化氢（一种自由基）的伤害。

雷丁大学的研究发现，诸如蓝莓这类富含植物营养素的食物能改变因年龄因素而导致的记忆力衰退，并具有治疗如阿尔兹海默症等与年龄老化相关的疾病。《自由基生物学与医学期刊》中的一项研究显示，在正常饮食中加入蓝莓能增强记忆力。

蓝莓还含有花青素，其抗氧化和抗炎功效能帮助预防神经系统异常退化。

改善视力

蓝莓中的强效抗氧化剂花青素，可以保护植物免受阳光等产生的自由基的侵害。因此，当摄入富含花青素的蓝莓时，其抗氧化的特性同样可以保护人体免受自由基的伤害。

研究证实，花青素对视网膜有保护作用。比起以安慰剂喂养的对照组，以蓝莓喂养的实验小鼠和兔子的视网膜损伤明显降低。

而对于长时间面对电脑的人，更应该多摄取蓝莓！根据日本研究人员1999年的调查结果显示，蓝莓不仅能舒缓双眼疲惫，还有助于改善弱视。摄取蓝莓能增加眼睛微血管的血液循环，减少这些组织中的氧化作用，保护视力。蓝莓也被认为对预防糖尿病性视网膜病变（由糖尿病引起的视网膜疾病）尤其有效。此外，它也有助于预防夜盲症、白内障和黄斑变性（一种与年龄有关、导致老年人丧失视力的主要眼疾）。

蓝莓中的叶黄素和其他一些同属维生素A的天然化合物能促进夜视能力和预防黄斑变性。

强化骨骼和肌肉

蓝莓里的锰（一种对身体化学反应非常重要的微量元素）有助于强化骨骼。研究显示，蓝莓中的锦葵花素苷有助于缓解由氧化压力所造成的肌肉损伤。蓝莓含有类黄酮，能帮助强健结缔组织。

抗过敏

此外，蓝莓能有效地减少身体制造炎性物质组胺（造成敏感症状）。

促进泌尿系统健康

研究发现，蓝莓中的植物营养素——原花青，能促进泌尿系统的健康，预防大肠埃希菌黏附在泌尿道壁上，以减少泌尿道受感染的风险。

## Broccoli 绿花椰菜（球花甘蓝）

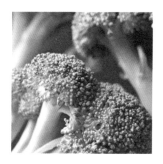

绿花椰菜属于十字花科（羽衣甘蓝和白菜）芸苔属，含有多种丰富而珍贵的营养，如抗氧化剂、类胡萝卜素、纤维、钙、叶酸、蛋白质、维生素A、烟碱酸、维生素C等，对健康益处良多。

### 强大的抗癌功效

绿花椰菜更含有多种能预防和对抗癌症的植物营养素。例如，类黄酮能抑制癌细胞的转移，类胡萝卜素能抑制癌细胞生长。吲哚－3－甲醇（Indole－3－carbinol）能够促使致癌雌激素分裂转化为无害物质，进而减少如乳腺癌、卵巢癌、子宫颈癌等癌症的发生率。研究证实，在持续1周每天摄取含有吲哚的蔬菜萃取物后，试验者血液中的有益雌激素增加了50%。

绿花椰菜中的萝卜硫素（Sulforaphane），是异硫氢酸盐（Isothiocyanates)的一种，可在致癌物质造成危害前就将其从细胞中铲除。一项研究证实，萝卜硫素能够抑制实验动物的乳腺癌。美国约翰·霍普金斯（Johns Hopkins）大学的研究指出，食用了萝卜硫素的动物很少会长出肿瘤，且萝卜硫素能增加体内抗癌酶的数量，并促使致癌物质与具有清除功能的分子结合，从而达到解毒的效果。

### 保护眼睛的功能

绿花椰菜含有丰富的叶黄素、玉米黄质和萝卜硫素，可保护眼睛免受有害蓝光的损伤，并减少白内障和眼部黄斑变性（AMD）的患病风险。

高量的叶黄素和玉米黄质构成了黄斑区色素。叶黄素和玉米黄质是人类黄斑区和视网膜中的两种主要的类胡萝卜素（类维生素A物质）。在眼睛中，叶黄素和玉米黄质也能发挥抗氧化剂的功效，以保护健康的细胞，并对抗与老化相关的眼部疾病。

某些观察研究指出，大量摄入叶黄素和玉米黄质（特别是从绿花椰菜等食物中摄入），能显著降低白内障（降低高达20%）和AMD（降低高达40%）的患病风险。

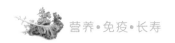
一项针对美国36 644位健康男性专业人士的研究显示，摄入最多叶黄素和玉米黄质（而不是其他种类的类胡萝卜素）的一组人，比起那些摄入两种物质最少的人，罹患严重白内障（需要手术）的风险降低了19％。在特定研究的食物中，绿花椰菜与降低白内障的患病风险密切相关。

此外，实验研究也证实，绿花椰菜中的萝卜硫素可以降低因光线导致的视网膜损伤，并保护人类视网膜色素上皮细胞免受氧化损害。

## Cactus/Cactus Fruit 仙人掌/仙人掌果实

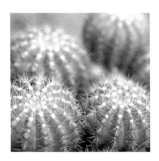

仙人掌是少数能在沙漠中存活的强韧植物。对墨西哥人而言，仙人掌具有象征希望与生命的特殊地位，且被广泛地运用于日常饮食和医疗中。在中国，《本草纲目拾遗》一书更记载："仙人掌味淡性寒，行气活血、清热解毒、消肿止痛、健脾止泻、安神利尿，可内服外用治疗多种疾病。"仙人掌的热量和钠含量都极低，其卓越的营养价值更是备受世界各地的肯定！

仙人掌的果实表皮长满了刺钩，难以采收且生长期漫长、产量稀少。如同仙人掌需要极长的生长时间，仙人掌果实也需要至少4年的生长时间才得以成熟且富含营养。

### 实属不易的采收环节

长久以来，仙人掌被当做花园景观植物或食物。外表虽然多刺，但仙人掌的果肉柔软多汁，并含有丰富的植物营养素及矿物质。

选择适当的仙人掌品种及适当的部位十分重要。仙人掌茎部肥厚的蜡质表皮内，有一层厚膜，可防止水分流失，但大量食用此厚膜会导致腹泻。仙人掌的胶质体被取出后必须加以过滤，去除其中的种子及纤维结缔组织，之后加工成液体的形式。但因为胶质体取出后会很快被氧化，所以必须在取出后立即加工，才能产出最澄净、最美味的萃取液。

仙人掌的采收时间同样是关键！研究发现，清晨是采收仙人掌的最佳时间，因为此时仙人掌内的酸性物质最少，对人体更有益。此外，在处理仙人掌时必须避免过度加热，才不会破坏其中的营养成分和纤维。

　　仙人掌食用前的加工更需要丰富的知识与纯熟的技术，这是一系列精密且繁杂的工序，细致迅速的处理才能保持仙人掌最佳的营养价值。在去除利刺、表皮后，仙人掌凝胶立即被快速过滤以除去杂质，且必须经过颗粒过滤、超微过滤及极端过滤后的营养分子，才能达到纯净、浓缩且极易吸收的高效能。

## 数之不尽的珍贵营养

　　仙人掌萃取物所蕴含的丰富营养对人体有诸多裨益，如丰富的β–胡萝卜素、维生素C、钾、镁、钙和铁。它更含有高量且多种类的植物营养素、多糖体及抗氧化剂。

　　仙人掌还含有大量的氨基酸，包括脯氨酸和牛磺酸，在2000年以前，牛磺酸更是不曾在其他植物中被发现！仙人掌还含有很多人体无法制造的主要氨基酸：组胺酸、异亮氨酸、亮氨酸、赖氨酸、蛋氨酸、苯丙氨酸、苏氨酸以及缬氨酸。氨基酸有助于人体内的多种化学反应。很少植物像仙人掌一样，含有如此丰富多样的氨基酸。

### 仙人掌中富含的植物营养素、抗氧化剂和多糖体

- (+)-dihydroquercetin
- Betacyanin
- Beta-sitosterol
- Betaxanthin
- Cactus mucilage
- Carotenoids
- Isorhamnetin
- Kaempferol
- Luteolin
- Pectic polysaccharides
- Penduletin
- Piscidic acid
- Polyphenolics
- Quercetin
- Quercetin 3-methyl ether
- Rutin

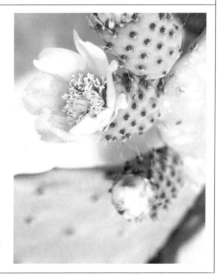

## 超强抗氧化和解毒功效

　　研究显示，仙人掌和其果实高含量的营养和抗氧化剂能帮助预防DNA受损，能有效对抗和抑制自由基的生成。如，类黄酮是仙人掌富含的植物

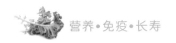

营养素群，它可以保护神经细胞对抗氧化伤害。β－胡萝卜素同样赋予仙人掌高抗氧化活性。而仙人掌果实的抗氧化活性，更比维生素C高出7倍！

仙人掌萃取物除了可减少氧化作用的伤害，更能降低由玉米烯酮（一种大量存在于农作物和植物油中的毒素）对肝脏和肾脏产生的毒性作用。一项研究指出，在两个星期内每天摄取500克的仙人掌果实，能够改善健康人体的氧化压力状态。

### 对抗癌症

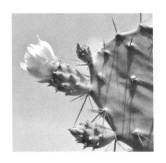

仙人掌内的植物营养素能帮助抵御艳阳中紫外线的伤害以利其生存。对人体而言，这些植物营养素能有效阻止癌细胞形成的不同过程，同时滋养免疫系统，预防疾病。而仙人掌中的抗氧化剂，能抑制自由基，并增强吞噬细胞的活性。多糖体则能提高免疫力，增强自然杀伤细胞活性，抑制肿瘤生长。仙人掌中的多糖体包括仙人掌黏液和果胶多糖（如Rhamnogalacturonan-I）。

研究证实，仙人掌萃取物可以提高免疫系统对抗致癌EB病毒（Epstein-Barr virus）的能力。仙人掌汁则被证实能够提升自然杀伤细胞的活性，进而可以阻止一个或多个引发肿瘤生长的功能。仙人掌中蕴含的植物营养素类黄酮更具有强效抗氧化、抗炎和抗病毒的作用，不仅能预防致癌激素吸附在正常细胞上，还可以抑制癌细胞转移所需的酶反应。

在研究中，被喂食了仙人掌萃取液的动物，抵抗肿瘤和EB病毒的免疫力明显增强。

### 促进心血管健康

仙人掌中的两种氨基酸——脯氨酸有助于生成胶原蛋白，可以预防动脉硬化和修复组织；牛磺酸则有助于抵抗心脏疾病和预防糖尿病，能够帮助降低高血压，并减轻焦虑。

此外，仙人掌萃取物能有效降低胆固醇和三酰甘油，减少低密度脂蛋白胆固醇（"坏"胆固醇），并能防止高血糖，稳定糖尿病患者的血糖值（如帮助2型糖尿病患者降低血糖），促进心血管的健康。

在墨西哥医院主持的一项研究中，科学家们发现仙人掌能降低糖尿病患者的血糖值高达19.8%。另一项研究指出，如果糖尿病患者每天食用体重百万分之一重量的仙人掌萃取物，他们的血糖就可能得到控制。

## 抑制发炎

仙人掌中的抗炎物质beta-谷甾醇（beta-sitosterol），可帮助伤口愈合。科学家使用含有15%仙人掌萃取物外敷测试，发现仙人掌所含有的植物营养素可以抑制发炎，加速组织再生，刺激成纤维细胞（帮助伤口愈合的细胞）移至受伤区域，加速胶原的形成和新血管的成长。而仙人掌被割破时渗出来的黏液，则可以通过调控巨噬细胞功能，来加速伤口愈合和均衡免疫系统。

在研究中，仙人掌萃取液能够有效地抑制关节炎，发挥良好的抗炎功效。

## 保护肠胃

仙人掌富含一种营养素胶质，此种胶质可以覆盖胃部和胃肠道，帮助舒缓消化道问题。

## 改善肤质

仙人掌可说是自然界中最完美的食品之一，它对肌肤也能提供莫大的保护。研究发现，当仙人掌萃取物涂抹于肌肤时，它可以作为保湿剂，阻止水分从皮肤角质层流失，提高皮肤的屏障功能。而仙人掌所含的植物营养素亦可加速体内胶原蛋白的形成。

仙人掌果实含有大量的维生素A、维生素B1、维生素B12、维生素D3及核黄素，能促进肌肤细胞的修复与更新、增强肌肤的柔软度，显著改善肤质和外观。

## *Cassia tora* 决明子

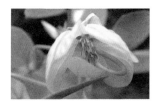

中国人称"决明子"，代表"明目"之意。因为决明子的种子或果实中含有丰富的植物营养素，具有抗氧化功能；用决明子的种子或果实制成的药剂可用来治疗多种眼疾，包括白内障、结膜炎及青光眼等，并可以用来减轻头痛及净化肝脏。

## 对健康的多重助益

决明子的种子萃取物，具有抗肿瘤的特性，也能够治疗高血压，并能够降低血液中胆固醇的含量。此外，决明子可用来明目、缓解眼部的红痒现象。它也能治疗便秘、排便等问题，具有润肠的作用。

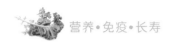
维护肝脏和视力健康

众所周知，决明子是一种对肝脏和视力大有助益的草本植物。根据祖国传统医学（TCM），肝脏健康和眼睛健康之间存在着密切的关系——健康的肝脏有利于眼睛健康。

肝脏是人体主要的排毒器官，肝脏出现问题将导致身体清除毒素的能力减弱。血液里的毒素愈多，自由基对器官和组织的伤害愈大。自由基会攻击视网膜中的健康组织，使其被破坏分解。脆弱的视网膜和眼睛的黄斑区特别容易受到自由基的伤害。

现代研究证实，决明子可以通过提高抗氧化酶的活性，来帮助保护肝脏。决明子也具有清除自由基的高活性，同时能抑制糖基化终产物（AGES）的形成。

在祖国传统医学里，很早以前就开始使用决明子来作为肝脏、眼睛和肾脏的补品。它们也适用于视力模糊、夜盲症等眼部疾病，并且用以减轻因肝脏发炎而引起的眼睛发红、疼痛和肿胀。

## Chia Seed 鼠尾草籽

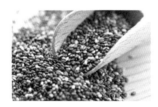

原产自美洲西南部的鼠尾草籽是富含Omega-3脂肪酸最多的植物性食物之一，它属于鼠尾草属中的芡欧鼠尾草。鼠尾草的英文名"Salvia"原语是拉丁文的"salvare"，寓意"拯救"，不言而喻地道出它具有"拯救"的功能。

强效的Omega-3脂肪酸

28克的鼠尾草籽含有4 915毫克的Omega-3脂肪酸和1 620毫克的Omega-6脂肪酸。鼠尾草籽油含有66%的α-亚麻酸（ALA，一种植物性Omega-3脂肪酸），比亚麻籽含有的56%高。4茶匙鼠尾草籽油可提供4.8克的ALA，每天食用即能帮助预防和治疗关节炎。

优质的营养来源

鼠尾草籽有益健康的特性不仅来自其中的Omega-3脂肪酸，它同时含有其他促进健康的天然成分。仅28克的鼠尾草籽就含有177毫克的钙质（是牛奶的5倍）和265毫克的磷。此外，鼠尾草籽也不像其他来自鱼类和藻类的Omega-3脂肪酸一样带有鱼腥味。

## 鼠尾草籽营养表

| 营养 | 28克鼠尾草籽中的含量 | 每日所需的含量百分比（%）[以2 000千卡的饮食为依据] |
|---|---|---|
| Omega-3脂肪酸 | 4.9克 | 445 |
| Omega-6脂肪酸 | 1.6克 | 13 |
| 钙 | 177毫克 | 18 |
| 磷 | 265毫克 | 27 |
| 锰 | 0.6毫克 | 30 |
| 纤维 | 10.6克 | 42 |
| 蛋白质 | 4.4克 | 9 |

资料来源：www.nutritiondata.com，美国国家科学院

### 促进心血管健康

鼠尾草籽不含胆固醇。研究显示，含有鼠尾草籽的饮食能显著地降低三酰甘油和增加"好"胆固醇的含量。经常摄取鼠尾草籽能降低血压、炎症以及罹患心血管疾病的风险。

科学家研究了一群在12周内每天摄取大约37克鼠尾草籽或麦麸的2型糖尿病患者。研究发现，摄取鼠尾草籽的患者罹患心血管疾病的风险降低了。患者变得较为稀薄的血液也减少了凝血现象，进而降低罹患心脏疾病和中风的风险；此外，其体内发炎的症状得以减少，并且受试者的心脏收缩压（最高血压）也降低了。

### 抗氧化剂来源

其他Omega-3脂肪酸的来源如：鱼类、藻类和亚麻籽都不含或含有较少的抗氧化剂，而鼠尾草籽却含有丰富的抗氧化剂，可帮助对抗自由基和滋养免疫系统。

鼠尾草籽的抗氧化活性来自富含其中的黄酮苷、绿原酸、咖啡酸、山奈酚（一种使绿花椰菜具有抗癌功效的类黄酮）、槲皮素和杨梅素。对咖啡酸和绿原酸的研究显示，这两种物质是比生育酚复合物（亚麻籽中的主要抗氧化剂）更强效的抗氧化剂。

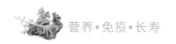

### 抗癌

研究显示，鼠尾草籽油能通过提高T细胞（一种免疫细胞）的浸润性和抑制癌细胞的分化来阻止癌症的生长和扩散。

### 帮助消化

鼠尾草籽也是纤维的良好来源，帮助维持健康的消化道和预防诸如憩室炎和结肠癌等胃肠道疾病。28克的鼠尾草籽即含有11克纤维。

鼠尾草籽丰富的纤维也有助于洁净与缓和结肠，如同海绵一般吸收毒性物质和强健结肠的运动。当把鼠尾草籽加入液体中，鼠尾草籽的可溶性纤维会吸收水分并膨胀，进而帮助消化。人体对纤维吸收慢，因此纤维能增加饱足感。鼠尾草籽酶类也能充当催化剂来促进消化。

### 增进体力

鼠尾草籽含有16%—18%的蛋白质，比蛋类的蛋白质含量高，并且是富含氨基酸的完整性蛋白质。研究指出，鼠尾草籽的蛋白质品质比一些常见的谷类食品的蛋白质品质高，而且比小麦（14%）和燕麦（15.3%）等谷类的蛋白质含量高。一汤匙的鼠尾草籽加适量的水，可以提供一个人24小时所需的能量。

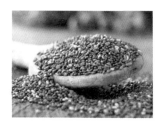

鼠尾草籽含有锶——一种促进蛋白质吸收和产生能量的催化剂。鼠尾草籽可以吸收超过自身体重12倍的水分，帮助身体保存水分。此外，鼠尾草籽也有助于镇静和增强记忆力。

### 促进眼睛健康

鼠尾草籽对眼睛健康极为有利，它是α-亚麻酸（ALA）的绝佳来源。ALA具有强大的抗炎作用，有助于预防与氧化压力及炎症有关的眼部疾病，如干眼综合征（DES）、黄斑变性（AMD）、白内障，以及糖尿病性视网膜病变。此外，美国一项研究指出，局部使用ALA可明显减轻实验动物的干眼综合征。

鼠尾草籽有良好的Omega-3脂肪酸和Omega-6脂肪酸比例，即对健康有益的3∶1，同时也含有高量的抗氧化剂、膳食纤维、钙质和蛋白质，是支持整体健康的绝佳组合。鼠尾草籽对健康的好处数不胜数，归结起来源自其无麸质和无胆固醇的特性。

鼠尾草籽不仅是Omega-3脂肪酸的理想来源，其促进整体健康和提升免疫力的益处更是天然食物中的典范！

## Chinese Wolfberry 枸杞子

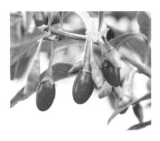

在中国传统医学（TCM）中，很早以前就开始使用枸杞子（也被称为枸杞）来滋养肝脏和肾脏，以及改善视力。

枸杞子含有高量的多糖体、多酚、玉米黄质和叶黄素，研究证实这些物质能够改善视力，并且有助于预防黄斑变性（AMD）和糖尿病性视网膜病变。

美国堪萨斯州立大学（Kansas State University）的一项研究指出，枸杞子具有很高的抗氧化活性，可以降低由2型糖尿病引起的眼睛氧化压力。氧化压力与糖尿病、视力障碍和失明等多种疾病都有关。

枸杞子更是玉米黄质的天然来源。玉米黄质是类胡萝卜素的一种，具有抗氧化的功效；它也是人类视网膜中央黄斑区的重要组成物质。经常食用枸杞子可以帮助保持眼部黄斑色素的浓度，并且可以预防AMD。玉米黄质可以吸收光线中有害的蓝光、降低进入眼球的光线强度，从而保护双眼。

## Chinese Yam 山药

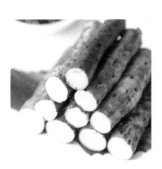

如白色粉笔般的山药不仅味道鲜美，而且对人类健康助益良多。山药也被称作怀山药，原产于中国、日本、韩国。

### 中医用途

在中国传统医学中，山药的主要功效是滋润和强健脾、肺和肾。在古老的中药配方中，山药因其滋养、保湿和镇静功效被用于缓解女性更年期的不适。中医师推荐食用山药作为缓解疲劳、食欲不振、腹泻、气短、尿频、口渴的滋补食品；同时山药也能缓解女性更年前期的不适症状，如夜间盗汗和情绪波动等。

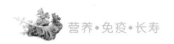

### 保护神经系统

人的认知能力会随着年龄的增长而逐步下降。山药中所含的莲子草素和其他化合物有助于保护神经系统，抵抗氧化作用。研究显示，山药具有保护神经的作用，能够帮助防止记忆力障碍相关的神经退化性疾病。

### 呵护心脏

山药对于降低高血压有很好的效果，而高血压正是引发心脏疾病的重要因素。

### 提升免疫力

山药中的多糖体YP-1能刺激T细胞迅速增加，从而提高人体免疫力。T细胞是人体的免疫细胞，它可以搜寻并摧毁细菌、病毒和其他致病微生物。

### 抗癌

在研究中，山药中的多糖体RDPS-I表现出显著的抗肿瘤活性。

### 抗氧化作用

山药强大的抗氧化能力，有助于延缓衰老。山药中所含的薯蓣碱是一种可溶的黏性蛋白质，它可以防止自由基对人体的伤害。

### 预防糖尿病

山药具有抗糖尿病的功效，也能逆转因服用地塞米松（一种类固醇抗炎药）而引起胰岛素抗性。

### 抑制肥胖

山药根具有抑制脂肪团累积的功效。它有助于人体合成甘油，而甘油可减少体内的脂肪量。

山药对人体益处良多。今天就把山药加入食谱，让植物营养助益健康！

## Chrysanthemum 菊花

菊花是清热消炎的圣品。整株菊花的各个部分都可以食用，它的嫩叶味道香浓，通常可用作蔬菜类菜肴的调味品或配料，茎可切段炒食。

### 多重助益

菊花是一种清热的食品，并能治疗眩晕、腋肿、昏厥、腰痛、风湿病及胃胀气等。用菊花叶子的汁液来涂抹伤口，可以减轻肿胀及疼痛。菊花茶则

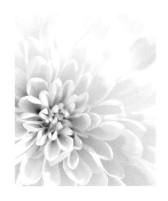

因诸多功效而成为炎热酷暑时的理想饮品，也受到了长时间使用电脑而容易眼睛疲劳者的普遍欢迎。此外，用餐时饮用菊花茶可以帮助消化。

民间传统中，菊花常被用来缓解轻度的发热和头疼，以及舒缓喉咙疼痛。此外，菊花具有抗菌和抗病毒的功效，可以帮助身体排毒和净化血液。菊花也可以明目，对很多眼睛问题，如眼睛疼痛和眼睛疲劳都有帮助。菊花花瓣中含有的类胡萝卜素（一种人体可转化为维生素A的抗氧化剂），则可用于治疗疖、昏眩、发热及结膜炎。

**预防心血管疾病**

研究证实菊花具有保护心脏的作用。菊花中的类黄酮化合物有助于降低高血压和扩张血管。菊花也有助于降低血液中过高的胆固醇。

**抗癌**

菊花含有丰富多样的强效抗炎、抗癌和抗氧化作用的植物营养素，因此对健康非常有益。这些植物营养素包括菊胺（花青素-3-葡萄糖苷）、金合欢素、木犀草素、绿原酸以及二咖啡酰奎宁酸。

木犀草素是菊花中的一种类黄酮，在试管实验中，它能够抑制人类乳腺癌和肝癌细胞的扩散，同时却不会杀死正常的细胞。而在另一项试管实验中，菊花中所含的酸性多糖体则可以促进T细胞和B细胞（对抗入侵者的免疫细胞）的产生。

## *Cordyceps sinensis*/Cordyceps Mycelium 冬虫夏草/冬虫夏草菌丝体

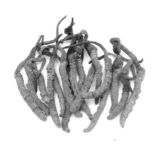

冬虫夏草是生长于中国山区的一种珍贵真菌。严峻的生长环境赋予了冬虫夏草坚毅的品质，食用冬虫夏草，能令人活力十足，精力充沛。

几个世纪以来，中医都把冬虫夏草用作调节呼吸系统和改善肾脏功能的圣品。中国清朝医书《本草从新》记载："冬虫夏草甘平保肺，益肾，补精髓，止血化痰，已劳咳，治膈症皆良。"它是一种延年益寿、滋补健身的养生补品。

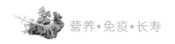
很久很久以前……

据说，居住在古西藏和尼泊尔的喜马拉雅山区的牦牛牧人最早发现冬虫夏草。他们注意到牦牛在食用了一种寄生于毛虫尸体上的奇特真菌后活力大增。

于是牧人们把这种长得像手指的真菌带回了他们的部落。吃了以后，西藏人发现他们精力旺盛，很少发生呼吸系统或其他方面的疾病。冬虫夏草的神奇功效很快传遍了全中国，从此以后，这种珍贵稀有的冬虫夏草只限在宫廷中使用。

冬虫夏草的采收过程异常艰难，所以直至今天，它依然价值不菲。

### 冬天的虫，夏天的草

冬虫夏草神奇的生命周期始于蝙蝠蛾幼虫接触到子囊孢子或是意外吞食了子囊孢子。冬天来临时，蝙蝠蛾幼虫钻入潮湿疏松的土壤里，用丝茧重重包裹自己。趁着蝙蝠蛾幼虫入眠时，子囊孢子开始萌芽。当幼虫死亡后，子囊孢子便吸收其营养，萌发菌丝。

来年春天，真菌从虫子的头部长出来，伸出地面，像一片刀刃或是一根长着圆圆脑袋、长长头颈的小草，散布它的孢子以便让其他蝙蝠蛾幼虫能够发现。这就是为什么中文称其为"冬虫夏草"，简称"虫草"。

丰富的营养价值

冬虫夏草含有多糖体、虫草素、虫草酸、腺苷、氨基酸和麦角固醇等成分，这些有效成分结合在一起使冬虫夏草具有强大的医疗功效。

•多糖体

冬虫夏草富含多糖体。研究显示冬虫夏草具有抗氧化、抗肿瘤和抗炎的功效，可以有效调节免疫功能，从而防止癌症的扩散，降低血脂。科学家还发现冬虫夏草含有的多糖体具有很强的抗氧化作用，可以保护细胞免受自由基的伤害。冬虫夏草的多糖体也对肝纤维化（肝脏纤维结缔组织的过度沉积，会损害肝功能）有益。

•虫草素和虫草酸

虫草素和虫草酸是强化肺功能的活性复合物，可以提升精力。虫草素具有调节免疫系统、抗癌、抗病毒和抗感染的作用。研究证实，虫草素可以促使人体口腔鳞状癌细胞OEC-M1的凋亡，并且可治疗炎症引发的相关疾病。近年来，世界各地对虫草素的应用研究皆非常重视。美国国家癌症研究所（National Cancer Institute）已将虫草素列为18种抗癌新药之一进行开发研究多年。美国《科学报告》（Scientific Reports）期刊的研究亦证实了冬虫夏草优异的抗炎功效。

• 腺苷

腺苷对于冠状动脉和血液循环都非常有利，可以预防心律不齐（心跳不规则），维护神经组织功能。

• 氨基酸

氨基酸是构成人体蛋白质的基本物质。骨骼、组织和细胞的成长、复原及修复都离不开蛋白质。冬虫夏草中的氨基酸含量超过20%，这就解释了为何冬虫夏草具有滋补和强化免疫系统的功能。冬虫夏草还含有L-甘-L-脯环二肽［cyclo-（L-glycyl-L-prolyl）］，内含氨基酸成分，具有抗癌和增强免疫系统的功效。

• 麦角固醇

麦角固醇是真菌含有的一种特殊成分。它具有抗肿瘤、抗病毒和强化免疫系统的功能。

免疫系统

冬虫夏草可以活化羸弱的免疫系统，也可以平抚过度活跃的免疫系统。它可以改善免疫失调和自身免疫紊乱所引起的疾病，包括癌症和狼疮等。

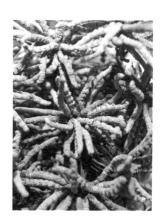

冬虫夏草具有强大的抗癌功能，可以延缓癌细胞的扩散。研究显示，冬虫夏草萃取物可以抑制直肠癌细胞在体内的增殖。冬虫夏草也可以控制癌细胞分裂和增强免疫系统中T细胞和巨噬细胞破坏入侵者的功能。一项实验研究证实，冬虫夏草中的胞外多糖可以明显抑制肿瘤的生长，并能提升免疫细胞的活性。

接受放射疗法、化学治疗或外科手术的患者，以及长期患病的人都可以通过服食冬虫夏草强化免疫系统。研究显示，冬虫夏草可以缓和化疗和

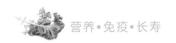

放疗所造成的不良反应，如骨髓及肠受伤、白细胞减少症（白细胞数极低的一种异常现象），以及肺纤维化（肺部受到伤害而引起呼吸困难）。

在一项实验研究中，冬虫夏草中的H1-A可有效地延缓受试对象的狼疮（一种自身免疫病）的生长。而且，食用冬虫夏草与没有食用冬虫夏草的受试对象具有明显的差异，食用冬虫夏草的受试对象分泌的IgG-anti-dsDNA（一种可以破坏细胞的自身抗体）逐渐减少，淋巴结病或淋巴结肿胀减少，蛋白尿病（尿液中含有过量的血清蛋白质，可视为是肾脏出现问题的信号）得到缓解，肾脏功能也得到了改善。

抗氧化作用

自由基的破坏会导致老化和产生某些疾病。抗氧化剂也被认为是自由基清除剂，可以降低自由基对身体的破坏。冬虫夏草可以大量地增加超氧化物歧化酶（SOD）和谷胱甘肽过氧化物酶的数量。它们是人体内两种强大的抗氧化酶，可以有效地抑制肝脏中自由基的损害。科学家们认为多酚、类黄酮和多糖体是让冬虫夏草具有抗氧化功能的部分原因。

能量和活力

《美国临床营养学》的一项研究测试了110名健康但没有运动习惯的人。在实验开始前，每名参与者都测试了骑车能够行驶的最远距离。之后一半测试者每天服食冬虫夏草，而另一半则服食安慰剂。12周后，服食冬虫夏草的人的骑车距离比原先增加了2.8%，而服食安慰剂的人骑车距离比原先更短。

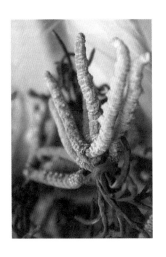

一项研究成果为这个结果提供了解释。研究发现，冬虫夏草可以增加肝脏中三磷腺苷（在肌肉中储存和释放能量的分子）与无机磷酸盐（导致肌肉疲倦的主要原因）的比例，将这个数值提高45%—55%，从而使运动表现得到提升。

冬虫夏草也可以提高氧气利用率，一项由30位健康老年人参与的研究显示，食用冬虫夏草可以使他们每分钟的氧气吸入量从1.88升增加至2升，而服食安慰剂的老年人则没有改进。

科学家表示，长期疲劳者的肾上腺功能不全。冬虫夏草可以提升肾上腺皮质的功能，从而对长期疲劳者有帮助。

冬虫夏草是一种调理素，可增加对抗压力的能力，平衡身体的功能。冬虫夏草能滋养身体的下丘脑—垂体—肾上腺轴（HPA轴）。HPA轴是神经内分泌系统，会产生化学信号调控和应对压力反应。冬虫夏草可通过阻止这类化学信号的传送来舒缓HPA轴，从而让身体平静安宁。

### 心脏

胆固醇堆积在血管壁上形成斑块时，血流量会降低并且可能引发动脉硬化，从而增加罹患心脏病和中风的风险。冬虫夏草可以降低血黏度，从而减少累积在胆固醇中血小板的数量，帮助预防动脉硬化。一项研究显示，冠心病患者每天食用冬虫夏草3个月后，血黏度明显下降，总胆固醇也下降了21%。

临床研究指出，冬虫夏草可以强化心脏，减缓心跳速度，增加对人体有益的胆固醇（HDL），而减低对人体有害的胆固醇（LDL）。在一次冬虫夏草和胆固醇的大型研究活动中，273名患者每天服食冬虫夏草3次，8周后胆固醇指数平均下降了17%。

在广州医科大学的一次临床试验中，38名老年患者持续3个月每天服食3次冬虫夏草。24名患有室上心律不齐的患者，其中20名的情况得到改善。3名心脏右束支完全堵塞的患者病情也有所好转。研究者认为，患者食用冬虫夏草的时间越长，健康状况越能得到改善。

### 肺

中医在治疗呼吸疾病时普遍使用冬虫夏草。北京医学院对超过50名哮喘患者进行的临床研究发现，服食冬虫夏草进行治疗的一组患者在5天内症状缓解了81%；而另一组以传统的抗组胺治疗的患者，在9天后症状减轻了61%。

南昌大学江西医学院对35名慢性支气管炎患者进行了为期1个月的实验，90%食用冬虫夏草的患者情况好转，而没有服食冬虫夏草的患者只有20%病情得到改善。食用冬虫夏草的患者肺功能得到显著提升，支气管痉挛、长期咳嗽的症状和气道阻塞发生的次数明显减少。服食冬虫夏草的患者比没有服食者的肺活量高40%。

### 肾脏

冬虫夏草被中医广泛认为是一种"补肾"圣品。中国研究者发现，冬虫夏草对慢性肾衰竭患者有帮助。在对37名肾衰竭患者的临床研究中，受

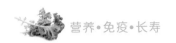

试者每天食用5克冬虫夏草、连续食用30天后，39%的患者肾脏的过滤功能得到改善。在该实验中，受试者的血液尿素氮降低了34%；高含量的血液尿素氮是肾病患者的主要症状。患者体内的强效抗氧化剂SOD的含量也有所增加。更重要的是，受试者尿液中的蛋白质也下降了63%，这正是肾功能得到改善的重要标志。

### 令人赞叹的卓越功效

冬虫夏草对人类健康具有卓越的功效，它能够润肺补肾、强化免疫系统、强身健体、让身体维持在最佳状态。

### 题外话：野生冬虫夏草与人工栽培冬虫夏草菌丝体的差别

#### •野生的冬虫夏草

由于野生的冬虫夏草必须生长在海拔3 000—4 000千米以上的山区，而且只能在雨季期间采收；再者，冬虫夏草很难被发现，只有当眼睛接近地面时才能搜寻到它的踪迹。

严峻的生长条件及环境，使之不易采收且数量非常稀少；加上无法通过人工栽培生成，冬虫夏草远远满足不了市场的需求量。因此野生冬虫夏草的价格相当昂贵，而且品质不一，市场上假虫草充斥，但一般人却很难辨别冬虫夏草的真伪与好坏。

近来，野生冬虫夏草更面临土壤重金属污染及为求提高售价而加入铅粉等危害健康的问题。

#### •人工培育的冬虫夏草菌丝体

冬虫夏草菌丝体可经由人工栽培获取。它是由分离自冬虫夏草的真菌，在特定条件下培养而成的菌丝体，具有相当的营养价值。不过唯有经过特定菌种培育出来的冬虫夏草菌丝体，才具有与冬虫夏草相当的营养价值。

#### •具认证资格的菌丝体菌种

冬虫夏草菌丝体约有400种，实际具有营养价值的却只有约10种，且不同菌种的营养价值差异悬殊！决定菌丝体营养价值的关键在于其中一种多糖体——虫草素含量的多寡，若虫草素含量不足，对健康等同于没有帮助。

因此，唯有经过官方认证其菌种的来源、种类以及其中虫草素含量的特定菌种，所培育出来的冬虫夏草菌丝体，才品质可靠并具高度的营养价值。

• 从培植开始把关的重重官方认证

由于一般人极难辨别冬虫夏草菌丝体的优劣，因此中国农业部特别制定了菌种管理办法，实行许可证制度，禁止自繁自育的菌种私自上市销售。依照管理之下的特定菌种，才具有营养价值丰富的多糖体。

• 培育须经核发许可

为保护及合理利用菌种资源，必须先取得由官方核发的"食用菌菌种生产经营许可证"，才可培植冬虫夏草菌丝体。菌种管理许可证需具备菌种种植的专业知识、技术和设备，不同于一般的生产执照。

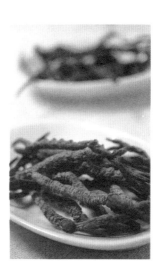

培育方须符合以下条件后才可取得：

1. 须具备菌种的相关知识。
2. 须具有专业的培育技术。
3. 须具有相应的灭菌、接种、培养、储存等设备和场所。
4. 须有相应的品质检验仪器和设施。
5. 培育场地、设备、环境卫生及其他条件须符合"食用菌菌种生产技术规程"。
6. 须主动向主管机关备案，以备查验。

• 菌种须经鉴定合格

培育出来的冬虫夏草菌丝体须通过严谨的菌种品质检验，符合国家规定标准，才能取得"菌种品质合格证"。这些检验对于菌种品质的要求，包括对温度、湿度、酸碱度、光线、氧气等环境条件的符合，以及栽培过程、栽培人员和检验人员的条件皆有严格要求。

• 生产须经认证

若要将冬虫夏草菌丝体进一步制为食品，则须备有菌种来源证明、菌种鉴定证明、菌种品质合格证明、详细加工制造过程、规格标准以及食用安全检测等相关证明文件，方能生产。

由此可知，通过人工培育的冬虫夏草菌丝体对健康确实具有实际的营养效益。然而，必须选择通过国家标准，具备专业知识、技术和设备的培育厂商，才能确保冬虫夏草菌丝体质量稳定且富含高营养价值。

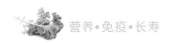

## Dates 枣

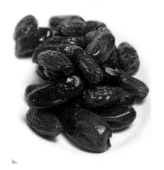

枣是人体的保健珍品，小小一颗，却有大大的营养助益，在中国已有3 000多年的栽种历史。枣为枣树的成熟果实，又称大枣，可分为红枣、黑枣、蜜枣等。

枣的果肉含有蛋白质、脂肪、糖类、胡萝卜素、核黄素、抗坏血酸等营养素，能够帮助增进食欲，极具医药价值。枣树的果实、根、树皮均可入药，果实有养胃、健脾、益血、滋补之效，核仁也可制成滋补品，有安神及利尿作用，嫩叶富含维生素C，可用作饮料。

红枣

枣中的红枣长久以来更是被广泛运用。研究发现，红枣能增加血液中的含氧量，滋养全身细胞；也能帮助增强体力，改善肌肤光泽、避免黯沉、保持肌肤白皙。研究显示，红枣萃取物也具有抗肥胖的功能。

红枣含有多糖体大枣果胶A。红枣也是多种优质营养的来源，维生素C即是其中之一。100克的红枣干和新鲜红枣分别提供人体22%和115%每日所需的维生素C。维生素C对促进男性与女性生殖系统的健康起着关键作用。维生素C能促进女性的生殖能力、改善激素值、维护免疫系统健康，以及帮助身体吸收铁质。维生素C帮助男性生殖系统的功效包括：增加精子数量、增强精子质量和活动性，进而促进生殖能力。

红枣除了含有维生素C之外，也富含具有抗氧化功效的植物营养素，如原儿茶酸、五倍子酸、绿原酸、咖啡酸、生物碱和有机酸，而红枣皮则有高含量的酚类物质、类黄酮和花青素。

此外，红枣也被用于食欲不振和腹泻等消化问题，同时具有抗过敏、抗细菌、抗真菌、抗炎和抗氧化作用，帮助增强免疫力。研究发现，红枣萃取物还能抑制癌细胞，并促使癌细胞死亡。

红枣在中医里则被视为强健肝脏功能的补品。男性和女性的生殖系统主要依赖正常的肝功能来运作。当肝脏无法正常运作时，提供营养到生殖器官细胞的功能将会受到影响，进而损害生殖功能。近期的研究证实，红枣保护肝脏的功能来自它的抗氧化活性。

## Feverfew 小白菊

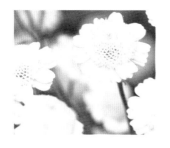

淡雅玲珑的外形，甘甜芬芳的滋味，独特沁心的感觉，原产于欧洲东南部，现已传遍了大洋洲、欧洲、北美洲以及中国杭州的小白菊在传统与现代医学上都具有其独特的疗效，且拥有许多促进健康的功效。

小白菊含有倍半萜内酯、挥发油、除虫菊酯、单宁、小白菊内酯和蒎烯等；在所含的倍半萜内酯中，高达85%的是化合物小白菊内酯。小白菊内酯具有镇痛、抗肿瘤、抗真菌、抗细菌及治疗头痛、偏头痛等功效。

小白菊也能抑制血小板凝聚，并具有抗炎功效，能有效舒缓因关节炎所引起的疼痛以及坐骨神经痛，尤其有助于缓解发炎时所引起的肿胀与疼痛症状。

小白菊通常可泡成茶饮用，口味甘甜的小白菊能经由缓解压力、缓解轻微的焦虑来产生平静的作用，从而促进睡眠。富含于其中的天然褪黑素（Melatonin）是一种能诱导人自然睡眠的激素，也具有调节免疫功能、抗老化等作用。小白菊因为含有天然褪黑素而有助于克服睡眠障碍、调节自然睡眠。

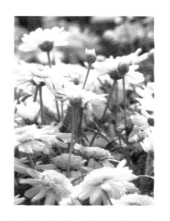

一项研究发现，绿叶小白菊的褪黑素含量高达2 450纳克/克，金叶小白菊的褪黑素含量则高达1 920纳克/克，其褪黑素的含量在植物界中可谓翘楚。而另外几项实验结果显示，以富含褪黑素的植物（如小白菊）喂食动物后，动物血浆中的褪黑素浓度会升高，证明含有褪黑素的食物可补充体内的褪黑素。

小白菊还含有其他丰富的营养成分，使它能有效缓解头痛、感冒、头晕和因焦虑引起的胸闷。小白菊也常被推荐为保护视力的草本植物，对预防与治疗风湿性关节炎、哮喘、肌肉紧张、经期痉挛、花粉热、眩晕、耳鸣、牙痛、蚊虫叮咬及银屑病等同样有效。小白菊通过抑制前列腺素的产量来发挥其功效。前列腺素是体内类似激素的物质，对调节血管紧张度、血压、体温和炎症等具有重要的作用。

311

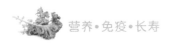
## Ginger 姜

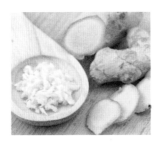

姜是全世界最常用的香料之一，古代人们利用它来保存食物及对抗消化问题。对印度人而言，姜除了当做香料外，还有治愈功效，常用于宗教活动中。中国水手用它来缓解晕船症状，古希腊人把姜包裹在面包内当美食，后来演变成大家所熟知的姜饼。

姜有80多种，虽然它们的特性相似，但不同种类的姜营养价值不尽相同。姜含有各种必需氨基酸、多种维生素和其他重要营养素，能够缓解偏头痛、抗溃疡，还能滋养呼吸系统及消化系统，并能有效控制胆固醇，进一步发挥清肾的功能；它亦含有丰富的维生素A和C。姜可用来预防或减轻许多疾病，如消化不良、癌症和关节炎等，同时也有助于防止慢性内出血。

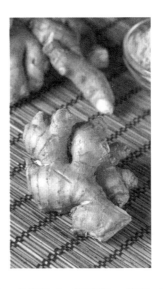

姜更被发现具有抗炎、抗氧化、抗病毒、抗细菌和抗真菌的功能。中国的一篇报道显示，生姜对治疗风湿病非常有效。美国一项由247名骨关节炎患者参与的研究显示，每日服食两次标准剂量和高度浓缩的姜之后，膝盖疼痛的症状比摄取安慰剂的患者有更显著的改善。

科学家也发现姜的抗炎机制。姜能通过预防生产过量的肿瘤坏死因子和白细胞介素-1来减少炎症。当身体组织受伤时，肿瘤坏死因子和白细胞介素-1这两种细胞激素会造成软骨发炎、疼痛和损伤等。姜也能抑制炎性前列腺素类和白细胞三烯酶类的生产，进而减少炎性与抗炎性前列腺素类及白细胞三烯酶类的失衡，减轻疼痛和肿胀。而姜的抗炎功效主要来自于其中的抗氧化特质。

姜的抗炎植物营养素包括6-姜烯酚和姜辣素。尤其是6-姜辣素，更具有抗炎、抗菌和抗肿瘤的功效。

其他存在于姜内的植物营养素包括：柠檬油精、β-胡萝卜素、β-谷甾醇、咖啡酸、辣椒素和绿原酸。姜含有多种矿物质，包括钙、铁、镁、磷和钾。一份100克的姜可以提供一名成人每日所需锰的10%，这使得姜也成为滋养骨骼的理想来源。

## Ginkgo 银杏

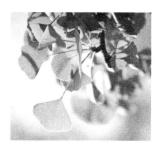

在祖国传统医学中，银杏常被用作增强免疫力的良药。因其强心、健脑、润肺的功效，银杏已被广泛使用了5000多年，它能以多种途径滋养身体健康。

### 降低罹患心血管疾病的风险

银杏中含有的植物性雌激素能够促进体内激素平衡，而含有的萜类化合物则能保护心脏的健康。萜类化合物具有抗氧化的功能，有助于扩张血管和降低血小板（促使血液凝固的血细胞）黏稠度，从而改善血液循环。而改善手脚的血液循环能减轻女性更年期潮热后手脚冰冷的症状。

### 强健记忆力

银杏能改善记忆力，尤其对于更年期的女性及年长者。研究显示，更年后期的女性在服食银杏1周后，注意力、记忆力及头脑灵活性都获得显著提升。科学家们发现，银杏可能有助于治疗神经退化性疾病。也有研究指出，银杏有助于缓解疲劳、抑郁，改善视力问题或认知困难。

### 预防疾病

银杏叶中含有的类黄酮具有抗氧化的功效，能帮助身体对抗自由基造成的损伤。事实上，研究人员认为银杏的抗氧化活性强于维生素C、维生素E或β-胡萝卜素。银杏含有的活性化合物如银杏内酯和白果内酯能够帮助免疫系统对抗疾病。

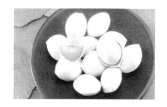

研究显示，银杏萃取物能够增强自然杀伤细胞的活性，提高人体免疫力。银杏茶中含有的槲皮素可以抑制因雌激素引发的癌症，如膀胱癌、乳腺癌和卵巢癌。

另有研究显示，银杏萃取物能帮助预防骨质疏松症。同时银杏也具有抗炎和抗细菌的功效。

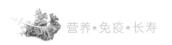

## Ginseng/Ginseng Berry 人参/人参果实

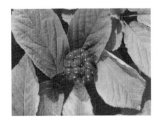

人参是极为稀有且须历经漫长等待才得以采收的植物。例如：人参的果实需要至少3—4年的时间才得以成熟，人参的根部更需要至少6—8年的生长时间才能够采收。古时候的人认为，人参的根是大地精华的结晶，形成人样，因此具有神奇的力量！世界各地都有人参的种植，但只有少数的区域能种出品质精良的人参。

长久以来，人参一直被世界各地的人们视为"本草之王"。人参的地位在古代中国十分崇高，中国第一部全面的药典书籍《神农本草经》将人参列为一种可用来"启迪心智及增长智慧"的草本植物。如，人参中的吉林人参自古即被视为"上品"，以能增强体力、减轻疲劳而闻名。吉林人参的根部还能强化肺部和脾脏的功能，并有助于抑制长期腹泻和贫血。人参更被视为延年益寿的圣品，并可用来治疗各种老年问题，如嗜睡、关节炎、生殖系统问题以及更年期症状等。

根据多项研究显示，人参还能够有效治疗食欲不振、抑郁、气喘、癫痫、咳嗽、发热、肝病、生理痛、头痛、恶心、晕眩、胃炎、脾脏炎、溃疡、发热、肿胀、出血、发炎及贫血等病症。

人参亦能提升内分泌系统、新陈代谢系统、循环系统及消化系统的效率；中国、日本及俄罗斯的研究则指出，人参能增强人体对疾病的抵抗力。

### 珍贵的人参皂苷

人参就像一座营养宝库，富含维生素A、维生素E、维生素B1、维生素B2、维生素B12、烟酸、钙、铁、钾等多种矿物质和一种稀有的植物营养素——人参皂苷。人参皂苷是一种只存在于人参的植物营养素，每种人参含有不同数量和种类的人参皂苷，且人参不同的部位含有不同的人参皂苷，而每种人参皂苷的功能亦各有不同。实验显示，人参皂苷能够强化免疫系统，有效减轻实验鼠的发炎症状。

### 各个部位对健康皆有助益

人参的花、茎、叶子对人体各有帮助。例如，人参的叶子中含有强效的抗氧化剂，益于人体抵抗疾病。中国的草本专书上指出：人参叶属补气，味苦、微甘、性寒。具有去暑邪、生津液的功能。所以人参叶通常被用来镇热止渴，缓解因燥热引起的病症和声音嘶哑；同时也被用来治疗酒精中毒。

人参的果实更是不容小觑！近年来，科学家研究发现，人参果实的营养价值不亚于人参的根部，甚至比人参本身还要稀有珍贵，含有的人参皂苷是人参根部的4倍。人参果实的生长备受温度和气候条件的限制，只有某些符合严苛条件的特定地区才得以种植和收获，且每颗人参果实仅含有几滴稀少的精华，更凸显其珍贵。

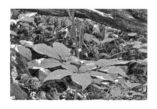

### 预防癌症

实验证实，人参能够有效防止体内癌细胞的形成，人参果实则能预防多种癌症的发生。一项研究发现，食用人参者与没有食用者相比罹患癌症的概率减少60%。

### 助益心血管

人参也被视为是一种补血剂，能使血压降到正常值，甚至能降低胆固醇指数；咀嚼人参根部能减少罹患心血管疾病的风险。

### 治疗糖尿病和肥胖症

研究证实，人参果实的萃取物具有治疗糖尿病和肥胖的功效。

美国芝加哥大学唐氏中心的研究显示，人参果实萃取物能调节血糖并使其维持在正常值，改善身体对胰岛素的敏感性，降低胆固醇，并有助于降低食欲、增强活动力，进而有助于减轻体重。此项研究证实了人参果实可以减缓食物消化过程，降低身体对碳水化合物的吸收率。实验中的老鼠在服食人参果实后，减少了15%的食物摄取量，却增加了35%的体能。

人参果实中的人参皂苷——人参精铼（GinsenosideRe），更是一种全新的具抗糖尿病药效的潜力物质。唐氏中心的研究也发现了人参果实萃取物和人参精铼的抗糖尿病效能。研究人员以患有2型糖尿病和肥胖的老鼠进行实验，结果显示人参果实萃取物能明显地改善葡萄糖水平的稳定性。

而一项针对2型糖尿病患者和无糖尿病者进行的研究发现，食用3克的人参后，这些受试者的血糖值比其他没有食用者的血糖明显降低了20%。这项研究显示了人参能够有效加强身体细胞对胰岛素的敏感度，并增加胰岛素的分泌。

### 增强运动表现

研究发现，人参果实因为能防止运动产生的紧张和体力消耗，因而能显著增强运动员的表现。人参果实不仅有助于人体更有效地使用氧气、平

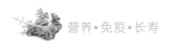

稳运动时的心跳，还能帮助身体在运动后较快恢复正常生理状态。

### 提高脑部神经生长因子的水平

人参所含的人参皂苷，有助于提高大脑中神经生长因子（NGF）的含量。NGF对维持神经系统和大脑正常发育至关重要，它是一种有助于维持神经元的生存、健康以及增长的蛋白质。

如帕金森症等神经退化性疾病，都涉及大脑中成千上万神经元的死亡。在相关实验中，提高实验动物体内的NGF水平可以改善其神经退化性疾病（如阿尔兹海默症）的症状。NGF也有助于"髓鞘形成"——是指在髓磷脂中，神经元被包裹上一层膜的过程。髓磷脂能让电信号在神经元间快速有效地传导。

### 提振精神和专注力

人们还经常利用人参和人参果实来缓解压力、疲劳（尤其是精神上的疲劳），同时也用来改善记忆力和专注力。

### 滋润肌肤

人参和人参果实还能够有效抵抗环境压力和氧化压力。人参果实富含的抗氧化剂能够降低自由基对肌肤造成的损伤，因而具有延缓老化的功效。人参果实萃取物涂抹于肌肤时，能增强肌肤的弹性、柔软度、细致度和保湿度，也可延缓细纹、皱纹等衰老迹象；人参果实含有的优质抗氧化剂，亦有助于提亮肤色，尤其能明显改善因压力和血液循环不佳造成的晦暗肤色。

## Grape/Grape Seed 葡萄/葡萄籽

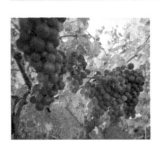

现今在市场上有许多不同品种的葡萄，当中要数无籽葡萄最受欢迎。然而，选择无籽葡萄的人们就会错过了葡萄籽里很重要的植物营养素，那就是有助于维持眼睛健康的原花青素（OPC）。

葡萄属多年生藤本落叶植物。一般多食用果肉，但研究发现，一向被丢弃不用的葡萄籽，其所含的营养价值不容小觑！它所含的OPC的抗氧化活性是维生素C的20倍，更是维生素E的50倍；且葡萄籽的OPC含量远高于果肉。

### 防止DNA氧化损害

一项研究比较了维生素C和葡萄籽萃取物在一定时间内减轻DNA氧化损害的能力，结果显示，当细胞培养于葡萄籽萃取物中时，DNA氧化损害的程度明显下降了62%；相较之下，维生素C则没有明显降低单链DNA受损断裂的程度。实验证实了葡萄籽萃取物能够保护细胞免受DNA氧化伤害，进而保持身体健康。

氧化作用是诱发各种疾病的主要原因之一。而葡萄籽中的OPC能改善人体内DNA的修复功能，有效对抗自由基，保护身体免受氧化损伤，强化血管组织、促进血液循环，进而达到预防过敏、溃疡、静脉曲张、白内障、心血管疾病、中风、癌症及其他多种疾病，并可延缓身体的老化过程。

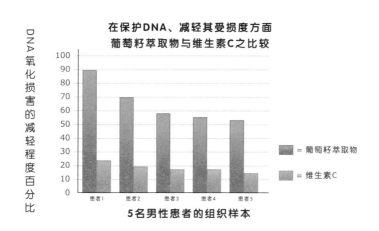

### 预防视力问题

葡萄籽的OPC可通过强化眼部血管、改善血液循环，来延缓糖尿病性视网膜病变的进展。

在一项对照实验中，每天食用150毫克葡萄籽萃取物OPC的糖尿病患者，其中60%的人糖尿病性视网膜病变并无恶化；而在食用安慰剂的对照组中，仅47%的人病情无恶化。

葡萄籽中的OPC具有卓越的抗氧化功效，能防止氧化压力所造成的伤害，并预防白内障的形成。

### 加速伤口愈合

研究表明葡萄籽萃取物也能够加速伤口愈合，同时减少疤痕的产生。科学家们已经发现，当把葡萄籽萃取物涂抹于伤口时，它可以帮助人体清除致病细菌，并且产生有助于血管再生的化合物。加速了血管的生长，血液就能携带更多的营养流向组织，从而修复受损组织、加速伤口愈合。

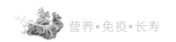
保持肌肤年轻状态

研究显示，葡萄籽中的OPC不仅具高抗氧化活性，更极易为人体吸收。此外，葡萄籽萃取物能支撑胶原蛋白的结构和减少紫外线对肌肤造成的损害，进而预防皱纹提早出现和延缓老化痕迹，让肌肤常保年轻亮丽。

## Green Tea 绿茶

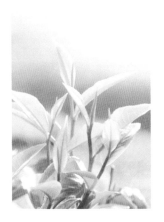

在日本，绿茶被视为是长寿之宝，富含多种营养。绿茶茶叶中含有大量的多酚（Polyphenol）——一种具有抗氧化功能的植物营养素，其抗氧化功效比维生素C高100倍，有助于预防各种疾病。

与其他常见的茶比较，绿茶具有最强大的抗氧化作用。它是最强效的一氧化氮清除剂和最有效的一氧化氮抑制器；过多的一氧化氮会通过攻击细胞使组织受损，导致如癌症、糖尿病和肾脏方面的疾病等。绿茶经过消化后产生的化合物，更具有抗癌的特性。

绿茶可以减少低密度脂蛋白胆固醇，从而降低罹患心脏病的风险。在一项科学实验中，人们在饮用绿茶后，罹患心脏病的风险降低了。而相对的，饮用咖啡或热水，则无此有益功效。

一项针对40 500名日本人的研究发现，每天喝绿茶的人死于心血管疾病和中风的概率最低；研究也发现，绿茶多酚可以保护脑细胞，常喝绿茶可以减少罹患阿尔兹海默症和其他失智症的风险。

虽然绿茶具有很多功效，含有咖啡因的绿茶却可能会有不少副作用，比如失眠和反胃。然而，不同的绿茶品种其中的咖啡因含量不尽相同，即使是同一株绿茶的不同叶子，其咖啡因含量也会有所不同。以低温轻微烘烤绿茶叶，以及用二氧化碳和水来处理绿茶叶，即可有效地去除绿茶中的咖啡因。饮用不含咖啡因的绿茶，尽情享用抗氧化剂和植物营养素带来的助益。

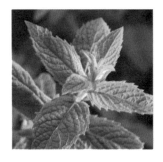

## Hawthorn 山楂

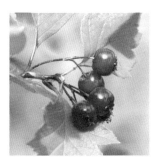

山楂是一种美丽的灌木植物，拥有900多个品种，开花期是4—6月，长久以来，其强健心脏的功效都备受赞赏。

山楂的花和浆果在中药里被广泛运用，治疗如心跳不正常、高血压、胸部疼痛、动脉硬化以及心脏衰竭等。山楂的浆果亦能治疗失眠、神经过敏、消化不良、胃胀气等疾病。山楂也能缓解水肿、肾脏疾病及喉咙疼痛等症状。

山楂富含的植物营养素包括儿茶素、山楂酸、金丝桃苷、异荭草苷、异牧荆苷和皂苷，使它成为具有多种滋养心血管系统功效的草本植物。

### 降低胆固醇指数

胆固醇会在人体内自然产生，是形成细胞膜及激素的成分。然而，血液里过量的胆固醇将导致胆固醇黏附在动脉壁上，进而阻碍血液流动。

肝脏负责调节血液里的胆固醇水平，山楂有助于提高肝脏转换低密度脂蛋白胆固醇（LDL，会导致动脉阻塞）为高密度脂蛋白胆固醇（HDL，可清除动脉阻塞）的速度。

科学家们比较了山楂复合物以及辛伐他汀（一种被认为可以降低整体胆固醇的药物），发现山楂复合物能减少"坏"胆固醇，而辛伐他汀却不能。科学家们总结，山楂复合物可用于治疗高脂血症和预防动脉硬化。

### 对抗动脉硬化

山楂的抗氧化剂包括一种存在于葡萄中的强效抗氧化剂原花青素（OPC）。山楂的抗氧化功能有助于预防细胞受损，以及预防因囤积在血管内的胆固醇所造成的斑块（也就是可能致命的动脉硬化）。斑块的形成会阻碍心脏接收含氧的血液，进而导致心绞痛（胸部疼痛）和心脏病。一旦斑块在动脉形成，便会阻挡血液供应到大脑而导致中风。

山楂含有酚类化合物，其中包括了金丝桃苷、异槲皮苷、表儿茶素、绿原酸、槲皮素、芸香苷以及原儿茶酸。山楂酚类化合物能预防LDL和其中的α–生育酚的氧化作用，帮助预防动脉硬化。

319

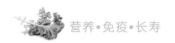

### 维持顺畅血流

心脏通过心血管系统内的一个血管网把血液输送到身体各个部位，为身体提供氧气和所需的营养。一方面，山楂丰富的类黄酮有助于强健血管胶原蛋白的结构、预防斑块的形成以及促进血液的流动；另一方面，山楂酸有助于血管扩张。

山楂也含有原花青素，能放松血管肌肉，预防突发性血管收缩与血流中断。突发性血管收缩与血流中断是因心脏承受心理或生理压力所引起的，此时心脏需要更多的血液和氧气来防止血管收缩。

山楂的原花青素和花青素也有助于维护微血管的健康。虽然微血管薄而脆弱，但对于组织内的氧气与二氧化碳的交换却是必不可少的。

### 调节血压

血压是指血液在动脉流动时，对动脉壁产生的单位面积侧压力。血压在一定的程度上受动脉的大小所影响，健康的血压能将罹患心脏衰竭、中风、肾衰竭和其他健康问题的风险降到最小。山楂不仅能以扩张血管来降低血压，它也有助于降低血管紧张素Ⅱ（一种通过收缩血管而提升血压的激素）的产生。

在一项研究中发现，山楂萃取物有助于接受药物治疗的2型糖尿病患者。受试者在16周内每日服食1200毫克的山楂萃取物或安慰剂，结果证明服食山楂萃取物的参与者，其血压低于服用安慰剂的参与者。

### 滋养心脏

山楂能滋养心脏，提高心脏的运作能力。研究也证实，山楂能有效地改善心脏功能。山楂的成分能与心脏的酶类相互作用，进而改善心脏的泵送（输送）功能，增强心脏肌肉的泵送力以及消除心律不齐的症状。它能降低磷酸二酯酶的活性，提高环腺苷酸的含量。环腺苷酸（AMP）犹如体内的细胞通信员，使钙能更容易进入细胞，从而能够增加心肌层的活性及血管的扩张。血管的扩张促使更多含氧血液进入心脏，进而预防心脏缺氧。心脏缺氧会因胸部压力和紧绷感而引起疼痛与不适。

### 缓解心脏问题

#### •心绞痛

心绞痛是指当心肌无法获得足够的含氧血液时所产生的胸部疼痛或不适。山楂浆果被证明能预防心绞痛。在一项德国的临床研究中，患有稳定型心绞痛的病患每天服食三次60毫克的山楂后，心脏的血流量增加了，心肌层也能更有效地运用氧气。

320

•心脏衰竭

心脏衰竭是由于心脏不能输送足够的血液到身体其他部位所引起的病症。科学家们发现，山楂不只能缓解心脏衰竭，还有助于改善心脏衰竭患者的运动能力。

一项由952名病患参与的大型研究比较了心脏病药物、山楂补充剂，以及两者混合使用的效果。在服用山楂补充剂两年之后，受试者心悸、呼吸困难和疲劳等心脏衰竭的症状已明显减少，使用药物的数量也同样减少了。

当虚弱的心脏无法输送足够的血液时，将导致多余的液体累积在体内组织，从而出现水肿的症状。山楂能发挥温和利尿的功效，排除体内多余的水分。

### 抗癌

山楂含有大量的B族维生素及维生素C，有助于抵抗癌症。山楂中的类黄酮芸香苷，更能加速消灭白血病和伯基特淋巴瘤细胞。山楂还含有抑制血浆酶（一种会导致癌性肿瘤扩散的酶）活化的复合物。测试发现，山楂萃取物能抑制喉癌细胞的滋长。山楂的抗氧化剂能够温和长效地预防由于老化所造成的退化性疾病。除此之外，山楂也具有消除炎症的功效。

## Jasmine 茉莉

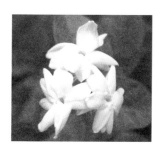

身为一种举世闻名的芳香植物，茉莉在世界各地都备受香味喜好者们的尊崇；在亚洲，人们使用茉莉来为点心调味及为许多种茶增添香气。

### 丰富的植物营养素

美丽的茉莉不仅幽香怡人，更含有多种能促进人体健康的植物营养素。橄榄苦苷是茉莉花中的一种裂环烯醚萜苷，具有强大的抗氧化、抗癌、抗炎、抗微生物、抗病毒和抗老化的特性。此外，它还可以防止动脉内斑块的形成，并且也可用于防治B型肝炎病毒感染。

珊瑚木苷亦是茉莉花中所含的一种环烯醚萜苷。环烯醚萜苷类能够刺激消化系统分泌胃泌素，同时也能促进胃液的分泌。珊瑚木苷也具有抗衰老、抗氧化、抗炎症，以及保护神经和肝脏的功效。

321

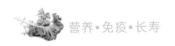

### 缓解各种身体不适

人们使用茉莉来治疗一些常见的疾病已有数百年的历史，日本人以茉莉茶舒缓眼部及皮肤，印度人用茉莉来治疗毒蛇咬伤；此外，茉莉还被用来舒缓神经系统、肌肉痉挛、由痢疾引起的腹痛，以及肝炎。茉莉花也被用来治疗月经紊乱和消化不良。

### 对抗癌症

研究指出，茉莉能有效抑制亚硝胺（一种已知的致癌物质）所引发的癌症。一项实验中，投予实验鼠3种亚硝胺，其中一组同时喂食了茉莉。12周之后，未食用茉莉的实验鼠食管肿瘤发生率约为95%，然而服用过茉莉的实验鼠其肿瘤发生率仅为5%—19%。

### 舒压安神

茉莉具有芳香治疗的作用，能增进记忆力。实验证实在学习与复习过程中，茉莉香气可提升记忆力。茉莉也能有效舒缓压力，助人远离忧郁。它的淡雅清香具有平复心情和放松精神的作用。古中国和古印度的医生把茉莉当做一种治疗多种疾病的镇静剂和肌肉松弛剂。人们常常用茉莉来泡茶或将其加入精油中制成治疗肌肉僵硬和疼痛的按摩油。

沐浴时使用茉莉可以松弛神经，在精油和乳液中加入茉莉可以滋润干燥和敏感的肌肤。用少量揉碎的茉莉花按摩太阳穴则可以减轻紧张悸动性头痛。

---

## Kiwi Fruit Seed 奇异果籽

小巧乌黑、可食用且数量繁多的奇异果籽是富含营养的健康之籽！

### 几维鸟&奇异果

- 奇异果褐色、毛茸茸的外表就像几维鸟的皮毛一样。几维鸟（Kiwi Bird）不会飞行，是新西兰的国鸟。新西兰是奇异果的主要生产国。

- 奇异果原产于中国，酸酸甜甜、味似鹅莓（又名醋栗），因此也被称为"中国鹅莓"。

### 健康之籽

奇异果籽是 α-亚麻酸（ALA）的丰富来源。奇异果籽油含有62%的ALA，高于其他植物性食物的ALA来源（如亚麻籽）。

ALA是重要的Omega-3必需脂肪酸，只能从植物中寻获。ALA有益健康，但身体却不能制造ALA，因此必须通过饮食来获取。

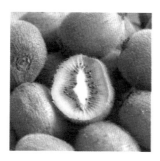

ALA会在体内部分转换为其他Omega-3脂肪酸——二十碳五烯酸（EPA）和二十二碳六烯酸（DHA）。

素食者和纯素食者需要来自植物的Omega-3脂肪酸，而奇异果籽正好能符合他们的需求。且奇异果籽是少数Omega-3脂肪酸含量高于Omega-6脂肪酸含量的植物性食物，可说是非常理想的Omega-3脂肪酸来源！

• 心脏健康

奇异果籽能够有效呵护心脏。近来有研究证实含有Omega-3脂肪酸的饮食能抵御心脏疾病，帮助预防突发性心脏猝死。

Omega-3脂肪酸从各方面保护心脏，如减少心律失常以及不正常的心跳。

奇异果籽含有用来制造前列腺素（调节心率、血压和凝血）的重要脂肪酸。如，系列-3前列腺素能促进血流，减少炎症和血小板凝聚的情况。

身体利用重要脂肪酸（如ALA）来维持细胞膜的柔软和弹性，让氧气和营养更容易进入，同时有效排除二氧化碳和废物。

• 大脑健康

大脑是神经系统的重要部分，含有60%的脂肪，而ALA是其中的重要部分。

研究显示缺乏ALA对大脑健康有害：
• 改变大脑发育，影响大脑细胞膜、脑细胞和神经细胞，进而影响个人的行为和神经系统。
• 降低学习能力和记忆力。
• 通过略微改变感觉器官的效率和影响某些大脑组织，来降低感知快乐的能力。举例来说，缺乏ALA的受试者需要更多的糖分才能感知到所测试的甜度。

• 免疫系统

奇异果籽中的必需脂肪酸是制造前列腺素的必需物质。前列腺素能调节炎症、有助于身体抵抗感染，对免疫功能非常重要。

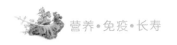
•生殖系统

前列腺素也有助于调控生殖能力和受孕能力。

•发育

儿童需要ALA来帮助他们更好地成长，ALA对神经发育和感官系统的成熟尤其重要。

•抗菌

奇异果籽也具有抗菌功效。

### 奇异果籽或奇异果籽油

奇异果籽也常被萃取成奇异果籽油。奇异果籽油富含ALA、维生素C和维生素E。但是，摄取奇异果籽比摄取奇异果籽油更有营养，因为奇异果籽含有较少热量，而且更容易被人体消化吸收。此外，奇异果籽也含有促进健康的抗氧化剂和纤维。

## Kumazasa 熊笹叶

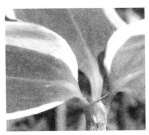

说到竹子，许多人不禁联想起熊猫吃竹子的景象。其实，竹子也可以为人类提供优质的营养。若对熊笹叶（又名山白竹，英文名：Kumazasa，学名：*Sasa veitchii*）稍作了解，必会为这种竹子对健康的助益而惊叹不已。

### 野生的熊笹叶

熊笹叶原产于日本，是生长于本州南部山区的一种野生竹。它属于禾本植物，靠根茎来繁殖，一生只开一次花，是一种用途十分广泛的竹子。

在日本语中，"Kuma"的意思是"熊"，"zasa"的意思是"竹"。此外，有人说因为熊笹叶叶片外沿的一圈白边正像是熊眼睛周围的白色圈，熊笹叶便由此得名；熊笹叶的另一个名字山白竹，则源自于"Kuma"的另一个意思——"周边，边沿"，这也暗示了熊笹叶叶片富有特色的一圈白边。

还有人说，熊冬眠醒来后吃的第一餐就是熊笹叶，所以其名字"Kumazasa"由此而来。其实熊的这一选择正是出于它们的生存需求。熊冬眠前吃大量的食物，在6—7个月的冬眠过程中，食物消化产生的废物会经血液流向全身。而吃熊笹叶可以帮助熊净化血液、排出毒素。

在日本，据观察吃野生熊笹叶长大的牛马比其他同类动物更为健康！

## 用途广泛的熊笹叶

在日本，人们常用熊笹叶来包裹生鱼片等食物，不仅能够保鲜防腐，还能让竹叶的清香渗透到鱼片中。熊笹叶保鲜防腐的功效得益于叶片中所含的挥发油。

可用于包裹和保鲜食物的竹叶有很多种，熊笹叶仅是其中的一种。熊笹叶和箬竹（*Indocalamus tessellatus*）不同，它们的区别在于：箬竹原产于中国，其叶片常用来包裹糯米制成粽子；人们通常说的粽叶也就是指箬竹叶。箬竹叶比熊笹叶大——其实箬竹叶比一般的竹叶都要大；此外，箬竹叶片也没有熊笹叶周边独特的那圈白边。

熊笹叶通常被制成茶叶，具有促进健康的功效；而用熊笹叶制成的衣服和毛巾，能够有效地抗菌和除臭。同时，熊笹叶也能够作为保湿霜、肥皂和其他个人护理用品中的有效护肤成分。

## 具有净化功效的竹子

在传统医学中，熊笹叶具有消毒、杀菌、祛痰等多重功效；也有助于缓解食物中毒等症状。而用熊笹叶作为漱口剂，可治疗口臭。

如今，熊笹叶已经成为一种极具价值的植物性食物，因为其净化人体的功效对于紧张忙碌的现代人来说十分重要。

### • 心血管系统

空气和水源受到污染后，导致人们吸入不洁净的空气，并且摄入的食物也不够干净，进而导致血液受到污染。同时，胆固醇会吸附在血管壁上，导致血管壁失去弹性，不能伸缩自如。

这些因素都会导致体内血液循环不良、增加心脏的负担，从而引发血压升高。而熊笹叶能够净化血液，有助于降低高血压。熊笹叶多糖体可以清除血管中多余的胆固醇，帮助血管恢复活力和弹性。此外，熊笹叶的营养成分也能够强化血管细胞的再生功能，从而预防血管动脉粥样硬化。

### • 肝脏

不规则的生活方式、加工食品、酗酒和吸烟都会导致体内沉积大量的毒素。肝脏是人体的排毒器官，因此承受着巨大的负荷；若肝脏过度疲惫，人体罹患如肝炎等肝脏疾病的风险将增加。熊笹叶可以增强肝脏功能，使肝脏

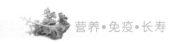

能更有效地发挥过滤的功能。熊笹叶中的木质素，也有助于清洁净化肝脏。

**•胆囊**

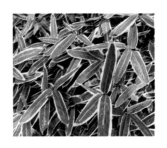

胆汁由肝脏产生，储存在胆囊中，主要的作用是消化脂肪，主要成分为水、胆固醇、胆盐和胆红素。摄入过量的胆固醇会使胆汁中胆固醇含量升高，进而可能形成胆结石；而结石会阻碍胆汁流向小肠。这不仅扰乱了身体消化脂肪，甚至还会引发致命的危险。熊笹叶中的多糖体具有降低胆固醇的功效，有助于预防胆结石的形成。

**•细胞**

竹叶素（也称竹多糖体）是熊笹叶中的一种多糖体，具有抗癌的特性。它能够强化细胞膜，使细胞顺畅地吸收养分和排解毒素；从而让细胞更健康活跃，进而达到无毒素沉积的健康体魄。

**酸碱平衡**

正常的生理功能取决于体内的酸碱平衡。如果身体呈酸性，就会发生酸中毒现象。酸性体质也许是由疾病或者饮食不均衡而引起的。酸中毒的程度分为轻微、症状不明显、严重甚至致命等。熊笹叶所含的维生素K可以帮助身体对抗酸中毒。

**促进伤口愈合**

通过实验研究，科学家们得出一项结论：熊笹叶萃取物是良好的伤口愈合剂。这归功于其中所含的叶绿素，因为叶绿素具有消毒功效，同时可增进细胞活性从而促进组织生长。叶绿素对烫伤以及烫伤留下的疤痕、皮肤异常等都非常有效。

**抗菌**

熊笹叶萃取物对有抗生素耐药性的金黄色葡萄球菌，以及有万古霉素耐药性的肠球菌都表现出了抗菌功效。此外，据报道熊笹叶中的抗菌成分即便在加热时，也十分稳定。

熊笹叶的叶绿素也有抗菌功能，有助于消除引起口臭的细菌，也可缓解口腔炎（由于溃疡或炎症引起的口腔疾病）。

**抗病毒**

在活体实验和试管实验中，研究人员都发现熊笹叶萃取物能够有效地对抗A型流感病毒。熊笹叶萃取物经由干扰病毒复制、刺激身体产生病毒特异性抗体来对抗病毒。

营养成分

熊笹叶所含的氨基酸是大米或牛奶的好几倍；其中所含的必需氨基酸包括色氨酸、赖氨酸、苏氨酸、蛋氨酸、苯丙氨酸、亮氨酸、异亮氨酸和缬氨酸。

维生素K可以调节体质，并且能够促进人体对钙质的吸收以强健骨骼。熊笹叶含有丰富的维生素K，其含量远远高于许多植物性食物。熊笹叶也富含磷、B族维生素、维生素C等其他营养成分。

熊笹叶的笋可以生吃。作为一种营养完整丰富的植物性食物，熊笹叶是补充营养、全面滋养健康的理想食品。

## Lavender 薰衣草

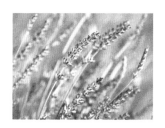

薰衣草被广泛使用于薰香和调味中，其高贵的紫蓝色花朵及浓郁独特的香气，广受世人欢迎，素有"芳香药草之后"的美誉。古罗马人用薰衣草沐浴。事实上，薰衣草的名字即是来自拉丁文的"lavare"，寓意为"洗涤"。

除此之外，薰衣草也是一种能缓解压力、促进睡眠和对免疫系统有益的草本植物。薰衣草的舒缓功能来自薰衣草中的复合物，其功效与人们使用香薰、浸液等相仿。

把薰衣草浸泡在水里，即成了薰衣草茶。薰衣草茶在德国经官方认可具有促进睡眠的功效。在英国，薰衣草酊剂（一种由干薰衣草、水和酒精制成的浸液）已有200多年的使用历史，可用于治疗肌肉痉挛、情绪紧张和头痛等。科学家发现了更多有关薰衣草促进睡眠的功效。

改善睡眠品质

相较于安眠药，薰衣草和薰衣草油更能帮助疗养院的居民睡得安稳。实验研究也显示，薰衣草能加快入睡，并能延长睡眠时间。

促进血液循环

良好的血液循环能使氧气和免疫细胞顺利传递到身体的各个部位。人的心率会在睡眠时下降，因此良好的血液循环在睡眠期间显得尤其重要。

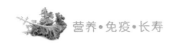
研究人员观察到，薰衣草能使男性的冠状动脉更加扩张，进而促进血液循环。与此同时，他们的皮质醇值（一种压力激素）也减少了。

### 减少紧张

薰衣草被证实是减少忧虑药物的最佳替代品。科学家发现一种口服薰衣草制剂的功效与苯二氮（镇静药物）减轻紧张情绪的功效相仿，但并不像药物的催眠镇静效果，也不用担心食用过量的问题。此外，薰衣草也能够消除与压力有关的症状，如紧张性头痛、偏头痛、心悸和失眠等。薰衣草也能缓和消化道、缓解与紧张和焦虑有关的肠胃问题。

### 缓解疼痛

薰衣草能增加人体对疼痛的忍耐度，进而可以缓解头痛。它也能抑制引起发炎和疼痛的激素反应。

### 抗氧化功能

薰衣草不仅能帮助缓解压力，也能促进体内的抗氧化活动。薰衣草的抗氧化功能来自其所含的抗氧化类黄酮，其中包括迷迭香酸。科学家发现，吸入薰衣草5分钟后，受试者唾液中的皮质醇值下降了，而清除自由基的功能却增加了。

### 帮助身体修复

睡眠对于身体的修复非常重要。薰衣草能通过促进睡眠，来帮助改善身体的修复功能。其抗菌作用能缓解发生在消化和呼吸系统的感染。薰衣草茶也能减少发热，其中富含的紫苏醇则可能具有抗癌功效。

嗅闻薰衣草有益身心，有助于安眠，而优质的睡眠能够强健免疫系统。将薰衣草加入饮食中，享受更多富含其中的天然助益以及香薰功效。

## Licorice 甘草

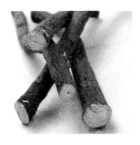

甘草是一剂美味的药草，几千年来一直被用作食品和药物。关于甘草的记载出现在许多本草学著作中，包括《神农本草经》。中医常将甘草用于治疗喉咙痛、咳嗽、疟疾、食物中毒及某些癌症；古希腊人也用甘草来治疗伤风、气喘及肠胃疾病等。甘草能缓解呼吸道、胃肠道及生殖泌尿道的各种问题，它的地位在中医学里仅次于人参。

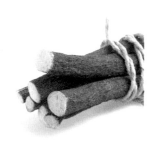

17世纪英国草本植物学家尼古拉斯·库尔（Nicolas Culpeper）就曾表示："人们应该给予甘草根高度的尊崇，它几乎可以加入任何药方中！"甘草的甜度比糖高出50倍，只要加入少量的甘草，便能为草本配方增添甜味。

甘草也被称为"甜根"。其中的主要活性成分为甘草素，同时含有多种具有治疗功效的成分，包括植物性雌激素、植物固醇、类黄酮、异黄酮、查耳酮和皂苷。

## 植物性雌激素

"Phyto"是指植物，因此"Phytoestrogens"是"植物性雌激素"的意思。植物性雌激素是天然的植物化合物，对于人体就如弱的雌激素一样。甘草中含有大豆苷元、大豆苷、染料木黄酮、刺芒柄花素、芒柄花素、香豆雌酚、香豆素和β-谷甾醇等植物性雌激素。甘草的雌激素效应主要来自于其中所含的β-谷甾醇；而β-谷甾醇的雌激素活性是雌二醇（人体内最强的雌激素）的1/400。

## 强健免疫系统

甘草能温和地抑制过度活跃的免疫系统，也能强化孱弱的免疫功能。研究发现，甘草根能刺激人体产生干扰素（一种增强免疫系统的重要物质），从而有助于免疫系统。甘草有强大的抗病毒特性，可对抗流感病毒以及引起单纯疱疹的病毒。甘草用于疮痛部位的清洁可能有助于这类病毒感染的愈合。甘草也具有对抗病原菌的作用，也能有效对抗由严重烧伤所引起的耐药性感染。

## 抗炎症

甘草具有抗炎症和对抗关节炎的功效。它富含多种具有抗炎作用的类黄酮，其中一种是甘草次酸，具有抑菌、止咳和抗肿瘤的特性。甘草素则能减少形成引发炎症的前列腺素。

## 抗氧化功效

类黄酮是一类具有抗氧化活性的植物营养素，它能对抗自由基（与衰老迹象有关）对人体的损害。甘草根含有丰富的类黄酮化合物，如甘草黄酮和光甘草素。

## 对抗压力

甘草是一种补品，可以提高人体应对压力的能力。甘草中的甘草素有助于维持体内皮质醇（主要的对抗压力的肾上腺激素）的正常值。

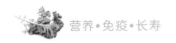

支援肾上腺功能

甘草能使肾上腺产生的激素发挥更持久的功效。更年前期（也称为"更年过渡期"）的女性，卵巢产生的雌激素和黄体激素都会下降，此时人体只能更多地依靠肾上腺来产生激素；而在更年期结束后，肾上腺依然是雌激素的主要来源。

维持激素平衡

甘草含有的异黄酮和甘草次酸（甘草酸分解时释放的一种化合物）能帮助平衡体内雌激素，从而有助于减少女性由于雌激素过高而引起的更年前期不适症状。甘草含有的异黄酮是一类能够平衡雌激素和黄体激素的化合物，这些化合物有助于调节女性体内的雌激素。甘草能阻止黄体激素分解，让人体细胞能够获得更多的黄体激素。

缓解更年期症状

• 潮热

一个采用了双盲法和安慰剂对照法的临床试验，其结果显示甘草能有效地降低更年期女性潮热的次数和强度。

• 疲劳

甘草根有助于恢复肾上腺功能，从而缓解疲劳。

• 烦躁易怒

甘草根可以减轻更年期女性烦躁易怒的症状，也有助于缓解抑郁和焦虑的症状。

• 记忆力问题

在实验研究中，甘草显示出增强记忆力的功效。

治疗眼疾

在法国及中国，人们将甘草的根部用作眼药水配方中的一种重要成分。甘草含有与可的松相仿的化合物，可用于治疗与减轻某些眼部疾病及肿胀症状。

## Lion's Mane Mushroom 狮鬃菇（猴头菇）

狮鬃菇也被称为猴头菇，是一种生长于越南、中国和日本的蘑菇。长期以来，人们都将猴头菇用作改善记忆的食物，而现代科学也证实了它对大脑健康有诸多益处。猴头菇对中枢神经系统也有特别重要的影响。

猴头菇可以间接地刺激身体产生神经生长因子（Nerve growth factor,

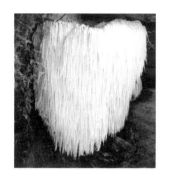

简称为NGF），神经生长因子NGF对神经系统和大脑的发育至关重要。一项由日本学者所执行的研究发现，猴头菇会影响体内某些酶的生产，这些酶会传递信号给身体细胞，让细胞释放出更多的NGF；由此，这些NGF可以维护、修复和改善记忆功能的基础结构。

已有研究发现，猴头菇对髓磷脂中鞘细胞的形成有直接影响。髓磷脂能让神经电信号在神经元间快速有效地传导。可以把神经元想象为电脑的闸门和电线，它们负责传递电化学信号。神经元在大脑中的功能，是处理人体接收到的内部和外部的信息。事实上，大脑含有大约1X10$^{12}$个神经元！在一项试管实验研究中，基辅国家科学院（National Academy of Sciences in Kiev）的研究人员发现，猴头菇萃取物可以正面地影响并促进髓磷脂的增长。

此外，猴头菇也有利于认知功能。日本研究人员发现对于患有轻度认知功能障碍的人，猴头菇可以改善他们的认知功能。研究人员还发现，在受试者停止食用猴头菇后，这种对认知功能有利的影响继续维持了几个星期！

## Lotus 莲子

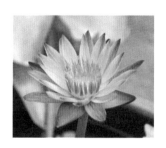

古埃及人在宗教仪式中用莲花，以祈求繁荣和长生不老。莲花因为美丽的外表而备受喜爱，它也具有医疗功效。根据《本草纲目》记载，莲子能滋润脾脏、心脏和肾脏，也对早泄、子宫失血过多和阴道分泌物过多有帮助。

莲的根部莲藕含丰富的钙、磷、铁、碳水化合物及多种维生素，尤其富含维生素C。根据古代中国的草本疗法，莲可以用来延缓老化以及修复人体机能，其整株植物可用来协助减少人体内脂肪，治疗发热、情绪亢奋及腹泻；莲的茎干及根部可用来治疗痤疮、湿疹及恶心，其种子可用来舒缓心脏病、中暑，并能减轻发热症状。

研究显示，莲子具有保护肝脏的功能。科学家认为莲子保护肝脏的功能可能来自莲子的抗氧化功效。此外，莲子也能调节免疫系统，帮助降低血糖值，具有强劲的抗菌功效。莲子富含具有强效抗氧化功能的植物营养素，其中包括生物碱、皂苷、酚类，以及钾、镁、钙等矿物质。

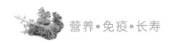

## Luffa 丝瓜

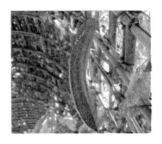

丝瓜又称天丝瓜，为一年生草本植物。果实的大小、长短因品种而异，多为长圆柱形或棒槌形。瓜绿白色，肉质细软；种子扁，表面光滑，无边缘，为黑色或白色。以嫩果供食，炒食或煮汤皆可。

丝瓜内含大量的蛋白质、维生素、矿物质、植物黏液、木聚糖等物质，药用价值很高。丝瓜幼嫩时可食用，老熟时可入药，具有清热、凉血和解毒之功效，可用于治疗热病烦渴、咳嗽痰喘等症状，也有助于减轻疼痛和肌肉僵硬，还有助于减少和清除积痰。此外，丝瓜有时也被用来治疗外伤和乳房肿胀等问题。

### 增强免疫力

丝瓜富含如皂苷类、生物碱和强心苷等植物营养素。皂苷类能保护人体免疫系统，对抗病毒与细菌。研究显示，丝瓜中的皂苷元1和皂苷元2能增加免疫细胞的数量和活性，从而增强免疫力。丝瓜籽蛋白Luffin-a和Luffin-b能帮助调节免疫系统及具有抗肿瘤功效。

### 抗癌

研究显示，丝瓜皂苷类能通过预防癌细胞突变和生长来降低患癌风险，并能促使白血病癌细胞的死亡。丝瓜果实的萃取物、多糖体和蛋白质能显著地减少艾氏腹水瘤的癌细胞数量。

### 降低血胆固醇

皂苷类物质有助于降低血胆固醇，具有控制心血管疾病的功能。

### 抗菌

丝瓜的生物碱具有抗菌功效，能有效对抗革兰氏阳性菌和革兰氏阴性菌，因此能治疗由这些细菌引起的感染。

### 抗病毒

丝瓜藤萃取物具有抗病毒功效。

### 抗过敏

丝瓜泻根酸具有抗过敏功效。

## Maitake Mushroom 舞茸

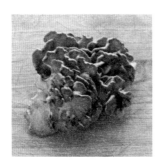

3 000年来，菇类的营养价值和药效一直都受到中国和日本的推崇，舞茸就是其中一种。

### 强化免疫系统

舞茸含有非常高量的β–葡聚糖、磷脂、核甘酸和不饱和脂肪酸，使得舞茸成为最滋养免疫系统的菇类，它能够强化巨噬细胞（识别并吞噬外来入侵物的白细胞）、自然杀伤细胞、T细胞等免疫细胞的活性，也能促进如白细胞介素、淋巴结体等的活性，从而增强免疫系统的功能，防止癌细胞转移，抑制癌细胞成长，而且也可以抑制肿瘤的生长。

### 抗癌抗肿瘤

舞茸的疗效归功于它的多糖体成分。多糖体D馏分（D–Fraction）是一种萃取自舞茸且具有强力抗肿瘤功效的成分。研究显示，单独使用多糖体D馏分，肿瘤的生长被抑制了80％，功效远高于只用化疗药物丝裂霉素（MMC, mitomycin C）的45％；而如果舞茸结合丝裂霉素使用，抑制肿瘤的效果更高达98％。

一项实验更证实了舞茸中的多糖体D馏分能够有效防止正常细胞变异为恶性肿瘤细胞。研究人员每7天就在实验动物的食物中加入3次致癌物，喂食一般食物的对照组患癌率为100％，而喂食舞茸粉末的实验组罹患率为22.2％，口服1毫克／千克多糖体D馏分的实验组患癌率则仅有9.7％。这项实验显示，日常生活中虽无可避免地会摄入致癌物，多摄取含有多糖体D馏分的舞茸可以显著降低患癌的风险。

舞茸具有刺激免疫细胞直接攻击肿瘤细胞的能力。研究已显示出它在抑制乳腺癌、肺癌、肝癌和前列腺癌方面最为有效。另一项美国的研究则显示了舞茸对于子宫肌瘤患者的助益：在服食舞茸之后的6—12个月间，受试者的子宫肌瘤逐渐变小且情况好转至无须再动用外科手术。

### 减轻化疗不适

舞茸可以帮助降低化疗的不良反应，使身体比较容易接受药物，而产生较好的效果。且舞茸直接口服就具有医药疗效，不似有些菇类中的抗肿瘤物质必须使用静脉注射或肌内注射才能达到效果。

333

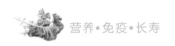

降低血压和血糖

一项发表于《分子与细胞生物化学》(*Molecular and Cellular Biochemistry*)的研究指出，舞茸在实验中显示出其对于抗高血压和抗糖尿病方面皆极具潜力。舞茸有助于稳定血糖值和预防或减少糖尿病对身体带来的影响。

舞茸可谓是高成本药物与外科手术外的另一种选择。它能帮助避免经常发生的药物不良反应，也有助于治疗或预防癌症、艾滋病、高血压、糖尿病、肥胖和高胆固醇等，提供多重医疗功效。

## Mulberry 桑

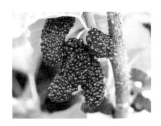

桑树的叶子不只在丝绸生产上有所贡献。桑科植物包含55个属、逾1 000个以上的品种，有些品种的叶部是蚕的主要食物。当丝织品逐渐流传到世界各地，桑树便日渐普遍，不过中国人除了以桑叶养蚕制作丝织品外，对整株树也都加以利用，不论树皮、树叶、枝芽或浆果都能入药。

桑叶含大量蛋白质、维生素A、B族维生素、维生素C、维生素D、维生素E和15种主要氨基酸，桑叶长久以来被用来治疗高血压、极端的血糖值、动脉硬化、充血、头昏、眩晕、疼痛痉挛及抽搐。在一项针对抵抗力孱弱病患的研究中发现，给予桑科植物治疗的受试者，免疫功能皆显著提升，这是因为桑含有的营养能显著增进体内淋巴细胞的生长。

上海中医药大学对桑叶做了研究，发现它对呼吸系统和肝脏有利。桑对内分泌系统、发热、头痛、肺部问题引发的咳嗽、喉咙疼痛、牙疼和视力问题皆有助益。

桑叶也有助于预防糖尿病患者的高血糖症和高脂血症。2014年的一项研究表明，口服萃取自桑叶的多糖体5周，能显著降低受试者的血糖、血清蛋白、血清总胆固醇和三酰甘油。桑叶也可减少糖尿病实验鼠肝脏的脂肪堆积。

早在古代，桑就已经是一种草本奇药。特别是它的叶子和树皮部分，可以用来降低血压、降低糖尿病患者的血糖和减轻宿醉引起的不适。在印尼爪哇岛，桑叶是治疗糖尿病的良药。因为在食用桑叶时，其中大量的纤维被释出，可减缓胃对糖分的吸收，使得进餐后的血糖值降低。

## *Osmanthus fragrans* 桂花

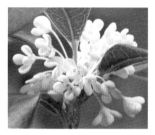

桂花通常在9—10月的秋季盛开，花朵娇小，是生长在中国、日本和喜马拉雅山的常绿灌木。由于桂花的芬芳醇香浓郁，常常被用来泡茶、酿酒和制作蜜饯，女士们也喜欢用桂花让头发和衣服散发优雅气息。而桂花树更被视为是长寿和重生的象征。

### 有效舒缓身心情绪

桂花的诱人芳香可以令人放松心情和提神醒脑，具有舒缓压力、安抚精神的神奇功效。日本科学家发现这是因为桂花的香味可以降低食欲素（一种会造成紧张度和提升食欲的缩氨酸）的缘故。

### 有助控制体重

桂花的香味可以帮助降低食欲，从而协助控制体重。在一项研究中，时常嗅闻桂花的一组人比不闻桂花的一组人减掉更多体重，身心更加舒畅。研究结果显示桂花的香味可以通过减少食欲素来降低食欲。

### 有益身体健康

桂花娇小的花朵含有丰富的营养成分，富含多酚、类黄酮和木脂素类化合物，具有抗癌、抗氧化、抗菌和雌激素作用。研究也显示桂花可以帮助保护神经系统。

## Parsley 香芹

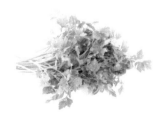

香芹（又称欧芹、荷兰芹等）在料理中常被用作装饰和调味。但是，香芹也因其独特功效而成为一种重要的天然植物性食物。生香芹富含谷氨酰胺、叶绿素、铁、钾、锌、叶酸和维生素A、B族维生素、维生素C和维生素K。一份100克的香芹可以提供2 050%成人每日所需的维生素K以及222%的维生素C——比橙汁的维生素C高出超过2倍。

香芹叶富含容易被生物吸收利用的钙和硼，能够帮助钙代谢。香芹所含的类黄酮包括芹菜苷、芹菜素、金圣草黄素和木犀草素。

除了具有抗炎功效，香芹也有助于维护正常的骨密度和促进免疫系统的功

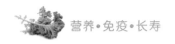
能。此外，香芹也能从人体组织中排除尿酸废物以帮助缓解关节炎和风湿病。

香芹在传统医学中用途广泛，可促进毛发生长、治疗过敏等，还有助于促进骨骼健康。

## Passion Fruit 西番莲（百香果）

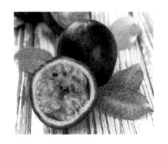

西番莲是一种能促进睡眠的天然植物性食物。西番莲原产于美国热带地区，由于拥有清新滋味，因此常被人作为果汁饮用。一项刊登在《药膳期刊》的研究指出，西番莲能在不干扰记忆过程的情况下发挥镇静功效，其镇静功能有别于会导致失忆的镇静安眠药。

西番莲也能促进睡眠，此功能来自富含其中的类黄酮和生物碱类——一组具有镇静作用却不会使人上瘾的植物营养素。西番莲内的生物碱类包括哈尔满、哈尔酚、骆驼蓬碱、哈马灵和西番莲花碱。西番莲的白杨素类黄酮使其具有镇静功效。西番莲也含有血清素，科学家指出，血清素能改善睡眠品质，若体内缺乏血清素则会导致失眠和沮丧等症状。

西番莲同时富含茄红素这类抗氧化剂。在饮食中摄取茄红素与降低罹患疾病的风险息息相关。此外，相较于香蕉、木瓜和菠萝等其他热带水果，西番莲能够最有效地清除自由基。西番莲也是维生素A、烟酸和钾的优质来源。

## Pearl 珍珠

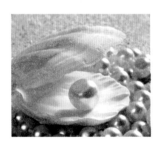

从古至今，珍珠一直是美丽、青春及不朽的象征，人们对其推崇备至。而无论在东方还是西方国家，通过外敷抑或内服的方式，人们更是将珍珠视为美容圣品。然而，珍珠的价值绝不仅限于养颜功效，亦对人体健康有无穷助益。

珍珠含有人体所需的多种微量元素、多糖体、约20种氨基酸、B族维生素、促进细胞新生的蛋白质等，以及钙、铁、镁、锌、硒、硅等矿物质，还有天然复合物，如碳酸钙、碳酸镁、磷酸钙和氧化铁，是修复皮肤、骨骼、指甲和牙齿的重要矿物盐。

珍珠由82%—92%极易被人体吸收的碳酸钙组成，其高钙含量使它成为维护健康的完美补充品。钙有助于减少经期痉挛和肌肉痉挛的症状，也能通过刺激骨髓细胞生成和新骨的形成，来促进骨骼健康，尤其有利于更年期和更年期后的女性预防骨质疏松症。骨质疏松症会造成骨折，甚至导致死亡。此外，摄取珍珠也能舒缓神经。

珍珠的高营养成分也对DNA（脱氧核糖核酸）及RNA（核糖核酸）的新陈代谢很重要，可促进细胞更新。因此传统上，珍珠常被用于柔软和修复肌肤、促进体内平衡以及强化消化系统，并且可以有效延缓老化。研究则显示，珍珠可以借由减缓黑色素的成长来预防黑斑，从而控制皮肤的颜色，且能帮助修复阳光对于肌肤造成的损伤。

上海中医药大学（Shanghai College of Traditional Chinese Medicine）的一项研究指出，珍珠具有抗炎、增进视力、提升身体组织的排毒能力等功效。另有研究显示，珍珠能够增强记忆力，增进食欲和提高神经系统的功能。

珍珠也被人们制成药剂，用来清除因热所引起的汗疹及其他斑疵，也有助于肌肤伤口和溃疡的愈合。

## Peppermint 薄荷

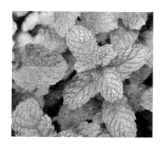

餐后食用薄荷是一种古老的传统，昔日人们会在餐宴结束时嚼食一小片薄荷，借此帮助消化、舒缓胃部。在古希腊及罗马，薄荷常被加入食物中以防止食物腐坏，并当做一种消化促进剂。

### 增进免疫力

由于气候和生长地的不同，薄荷可含有50%—80%的薄荷醇。薄荷也含有绿原酸。这两种成分能促进巨噬细胞产生单核细胞因子，而单核细胞因子能召唤免疫细胞到有入侵物的部位，进行抵抗作用。

薄荷更蕴含强效的抗氧化剂，如圣草次苷、维生素A和维生素C，能够清除体内的自由基，维持免疫系统健康，经研究证实更有助于降低结、直肠癌的患病率。而薄荷中的类黄酮化合物具有抗氧化活性，可以保护身体的正常细胞免受化疗辐射（一种癌症疗法）的伤害。

337

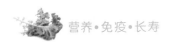

### 缓解呼吸系统问题

中医师利用薄荷治疗伤风、咳嗽、发热已有几百年的历史，薄荷也有助于清除黏液和缓解鼻塞。德国专家已确认薄荷具有减少鼻道炎症的功能。薄荷茶能刺激免疫系统和缓解感冒、流感和上呼吸道感染。此外，薄荷也被使用于治疗哮喘、支气管炎、鼻窦炎、咳嗽及其他一些呼吸系统问题，因为薄荷中的薄荷醇和绿原酸能增加唾液分泌物，增加呼吸道的免疫力，促进吞咽动作以及抑制咳嗽。

### 杀菌抗病毒

薄荷具有显著的抗菌、抗病毒的功效。薄荷的抗病毒功能可以抵抗引起流感、疱疹、酵母菌感染和腮腺炎等的病毒。薄荷精油则具有杀菌功能，有助于对抗口臭、喉咙痛、蛀牙和牙龈疾病。薄荷同时有助于伤口愈合，如虫咬、灼伤、烫伤等。

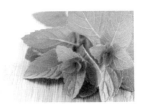

### 助益消化系统

长久以来，中医都利用薄荷来调养胃部。薄荷对于促进消化有十分显著的功效，它能够舒缓胃部平滑肌，并促进胆汁（用于消化脂肪）的流动，因此能够让食物更迅速地通过胃部。薄荷亦能够通过舒缓胃部肌肉、帮助排出胃部胀气来缓解胃部不适症状。研究人员已经证实，薄荷能够启动结肠内的抗疼痛反应，从而减轻肠胃的炎症疼痛；这也表示薄荷具有减轻过敏性肠综合征的功效。薄荷亦有助于溃疡的愈合，许多胃药和溃疡药物中都含有薄荷，以舒缓胃壁及消化道。

薄荷同时也富含膳食纤维，对消化系统和心脏的健康都十分有利。

### 减轻过敏症状

薄荷能有效抵抗某些类型的过敏症状。木犀草素–7–芸香糖苷是薄荷中所含的一种类黄酮苷，能够强效地抑制组胺的释放，可帮助减轻过敏性鼻炎的症状。

### 镇定止痛

清凉的薄荷香味，具有镇定安神的功效。薄荷也能缓解疼痛和预防感染，其中所含的薄荷醇能够刺激神经产生冰凉感，且能够轻度地抑制神经对疼痛的反应。这即是薄荷能够缓解头痛、肌肉酸痛、呼吸困难、咳嗽及伤风感冒的部分原因。一项德国研究显示，含10%薄荷油的乙醇，缓解头痛的功效相当于1 000毫克对乙酰氨基酚（一种解热镇痛药）的功效。除此之外，薄荷也可以缓解失眠、压力、不安及紧张的情绪。

## Perilla 紫苏

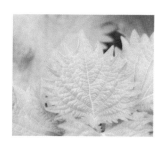

许多地区都会使用紫苏，它是一种文化悠久的种植作物，尤其以日本人为最。在中医里，紫苏被用作祛风药、兴奋剂、止恶心剂等。历史上有关于紫苏入药的记载即首见于中国的医书《本草纲目》。

**缓解感冒**

紫苏中富含维生素A和维生素C，钙、铁、钾、维生素B3、维生素B2、维生素B1及蛋白质等营养，可以用来缓解头痛、去痰、减轻流行性感冒的症状和细菌性感染的症状，并具有发汗解热作用；研究显示紫苏能缓解咳嗽和气喘，并可温和地缓解发热症状。

**抗肿瘤**

紫苏具有抑制肿瘤的作用。研究显示，与使用棕榈油和玉米油的对照组相比，使用紫苏油的实验动物其肿瘤形成率较低。另根据研究，紫苏同样能降低结肠癌和乳房肿瘤的发生。紫苏中的委陵菜酸更具有强大的抗肿瘤功效。

**抗过敏**

紫苏对于免疫球蛋白IgE（一种会引起过敏的物质）的生成具有高度的免疫抑制作用，对于过敏性疾病的IgE抗体可能具有抑制功效。另有研究显示，紫苏叶萃取物中的木犀草素（一种植物营养素）能抑制炎症和过敏反应。科学家测试了萃取自紫苏叶中的9种三萜酸，发现这些三萜酸都具有卓越的抗炎功效。

**降低胆固醇**

一项为期11个月的实验结果显示，摄食紫苏籽油（α–次亚麻油）的实验组其血液中的总胆固醇含量远比摄食亚麻油的另一组来得低。

## Platycodon Root 桔梗根

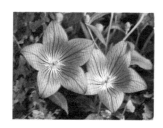

桔梗（学名：Platycodon grandiflorus），植株美丽，根具效用。可作为观赏花卉，漂亮的花朵形如铃铛，多为暗紫色或暗紫白色；其根可入药，已被广泛使用了几个世纪。桔梗主要产于中国的安徽、江苏和山东等省份。

在中国，干燥的桔梗根是一剂多功能的药

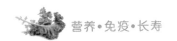

草，其药用历史已有2000多年；它能治疗胸满气胀、胃部溃疡、肠道寄生虫、痢疾腹痛、咳嗽痰多、咽喉肿痛、尿滞留等病症。朝鲜族人也用桔梗根来治疗高血压和糖尿病。

桔梗根也是一种营养丰富的植物性食物，含有维生素B1、维生素B2和维生素B3，以及钙、磷、铁等矿物质。此外，它还富含远志酸，桔梗二酸A、B和C，白桦脂醇，α-菠甾醇苷以及皂苷和桔梗皂苷A，C和D2。

桔梗根含有丰富而独特的植物营养素（尤其是皂苷），能够改善由于高糖分、高胆固醇的饮食引发的健康问题，是现代人的饮食良伴。

### 降低血糖

科学家们发现，桔梗根萃取物有降低血糖的功效。在一项研究中，受试者仅使用一次桔梗根萃取物后，血糖值就得到明显的降低。

#### · 增强葡萄糖的摄取利用

胰岛素是一种激素，参与人体内的糖分代谢，可调控身体使用或储存从食物中获取的糖分，以平衡血糖。2型糖尿病患者体内可产生胰岛素，但他们的身体却对胰岛素没有反应，导致血液中的糖分不受调控进而含量过高。在试管实验中，桔梗根萃取物能够增强肌肉细胞对胰岛素的反应能力、增强葡萄糖的摄取利用率，进而具有预防糖尿病的功能。

科学家们对"桔梗根中的皂苷抗糖尿病的功效"进行鉴定研究，发现其所含的皂苷中，桔梗二酸能最有效地增加脂肪细胞对葡萄糖的摄取利用率。它能改善肝脏和脂肪细胞对胰岛素的敏感度。

### 体重管理

在中国和韩国，人们食用腌制的桔梗根以控制体重、预防肥胖。研究发现，桔梗根液体萃取物能够预防因高脂、高热量的饮食引发的肥胖，并且桔梗根具有多重抗肥胖的功效。

#### · 抑制脂肪吸收

脂肪进入人体肠道后，首先被胰腺产生的脂肪酶分解，然后进一步被肠道消化吸收。桔梗根能够抑制脂肪酶的活性，进而抑制肠道对膳食脂肪的吸收。桔梗根抑制脂肪吸收的功效可能取决于其中所含的桔梗皂苷D。

#### · 对胆固醇和热量摄取量的影响

也有研究发现桔梗根中的桔梗皂苷可以降低血液和肝脏中的总胆固醇浓度，同时增加粪便中的胆固醇浓度。桔梗皂苷也能够降低体内低密度脂蛋白胆固醇（即"坏"胆固醇）的含量，还能大大地减少热量的吸收量，以帮助控制体重。

## 增强免疫力

科学研究证实，桔梗根能以多种方式来增强人体的免疫力。

### •抗氧化活性

体内的氧化压力会导致疾病。桔梗根等植物性食物中所含的抗氧化剂，可以帮助人体对抗氧化压力。实验研究显示，桔梗根萃取物能够保护肝脏免受氧化压力的损害，同时增强人体超氧化物歧化酶和过氧化氢酶的活性。已有研究证实，桔梗根的抗氧化活性与它所含的酚类化合物密切相关。

### •免疫细胞活性

桔梗根可以增强人体免疫细胞的活性。韩国的科学家们对桔梗根液体萃取物进行研究，发现它能够刺激人体产生巨噬细胞，并能够增强免疫细胞的吞噬功能，同时抑制入侵敌细胞的繁殖和生长。桔梗根液体萃取物也能够促进细胞因子的产生。

研究发现桔梗根中所含的多糖体能够活化免疫B细胞。而多数能够活化免疫系统的多糖体（如香菇多糖和裂褶菌多糖），主要是活化巨噬细胞和T细胞。因此研究人员认为桔梗根多糖体的这种活化作用非常独特。

### •抗癌

试管实验显示，含有8种皂苷的桔梗根萃取物能够显著地抑制肺癌、卵巢癌、黑色素瘤、中枢神经系统瘤和结肠癌5种癌细胞的增殖。

### •抗炎症

一项研究结果显示，桔梗根有抗炎症的功效，能够抑制关节发炎、消除肿胀。

## Psyllium Husk 洋车前子

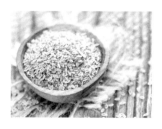

洋车前子含珊瑚木、酶、脂肪、黏胶质，是一种纯天然的膳食纤维来源。每100克的洋车前子就含有71克的可溶性纤维，可吸收比自身重量还重数倍的水分，并形成一种果冻状的黏稠物质，进而增加粪便的含水量与体积。洋车前子比其他纤维吸水性强，因此可软化粪便，避免便秘。

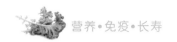
在欧美，洋车前子常被加在高纤早餐中，以增加纤维的摄取量。它能促进肠道蠕动，降低大肠癌、结肠直肠癌的罹患率，并能降低胆固醇、控制血糖，预防心血管疾病和糖尿病。

洋车前子中含有丰富的β-谷甾醇和豆甾醇，两者皆为植物固醇。研究指出，洋车前子可以有效降低胆固醇总量以及低密度脂蛋白胆固醇（即"坏"胆固醇）的含量，有助于降低罹患心脏病的风险。

洋车前子中高量的纤维也有助于控制体重。其在肠胃中吸收水分后会膨胀成胶状物质的特性，除了能占据肠胃内的空间，也会减缓食物离开肠胃的速度，从而使人体的饱足感更持久，进而达到抑制食欲、降低食量的效果。

## Pumpkin/Pumpkin Seed 南瓜/南瓜籽

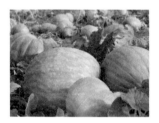

南瓜是葫芦科植物的一种，对于消除疲劳、增强体能皆有助益，能帮助年长者常葆青春活力，有助于病弱者早日康复，是老少咸宜的健康食物。南瓜花粉富含蛋白质、氨基酸、B族维生素和酶类。氨基酸是蛋白质的基本组成单位，而蛋白质是制造和维持肌肉、构成身体大部分组织和器官的重要成分。

研究发现，南瓜含有大量的胡萝卜素，具有抗癌的作用，对头痛、咳嗽、失眠、幼儿贫血、痢疾、便秘、高血压、中风和黄疸都有助益。南瓜花含有一种名为芸香苷的植物营养素，可以预防出血，促进血液循环，强化心脏功能。

南瓜籽营养丰富，也富含铁、锌、磷、镁、铜等，是蛋白质、维生素A、维生素B1、维生素B2和维生素B3的优质来源。南瓜籽含有大量的脂肪酸和植物固醇，对前列腺健康十分有益。

## Raspberry 覆盆莓

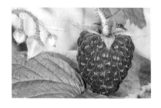

覆盆莓，不仅拥有鲜红浑圆的外形，更是味美爽口而且营养丰富的水果，能为健康增添诸多益处！

覆盆莓中蕴含的丰富营养让身体即使随着年龄的老化依然能够保持灵活运作。100克的覆盆莓可以满足人体每日维生素C需求量的44％、锰需求量的34％、膳食纤维需求量的26％，以及维生素K（促进骨骼健康，帮助预防骨质疏松症）需求量的10％。

### 高含量的抗氧化剂

覆盆莓的抗氧化活性大约比草莓高50％，更是番茄的10倍。覆盆莓中含有的鞣花单宁、花青素和维生素C使覆盆莓具有抗氧化活性。

### 抗癌功效

覆盆莓中丰富的膳食纤维有助于降低人体内导致癌症的激素。研究显示，高纤维、低脂肪的饮食习惯可降低罹患乳腺癌的风险。而覆盆莓种子是抗癌植物营养素鞣花单宁酸的优质来源。研究亦发现覆盆莓萃取物能够抑制子宫颈癌细胞的生成。

### 维持激素平衡

覆盆莓富含植物性雌激素，有助于人体保持激素平衡，能缓解潮热等因激素失调引起的症状。覆盆莓也能舒缓和润滑子宫，减轻阴道干燥症状。可说是更年期女性补充营养的极佳选择。

### 抗菌功效

覆盆莓含有的花青素能够抗微生物，有助于抑制体内细菌和真菌的过度生长。

此外，覆盆莓对于治疗腹泻和便秘也非常有帮助。

## Reishi Mushroom 灵芝

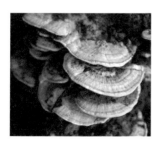

许多个世纪以来，灵芝在东方备受赞誉，中国人对其评价极高，相信其有某种可以治愈疾病的神秘力量，极尽尊崇。灵芝有"天国之草"的美誉。在中国，人们已知它能提振元气及延长寿命，自古以来就是非常珍贵的菇类。

灵芝含有各类碳水化合物、氨基酸、蛋白质、三萜、无机离子、生物碱、糖苷、香豆素糖苷、核黄素及抗坏血酸等，可用来治疗神经问题、失眠、慢性肝炎、高胆固醇、高血压、心脏病、胀气及溃疡等疾病。

研究亦发现了灵芝对于抗过敏、抗发炎、抗病毒、抗细菌和抗氧化方

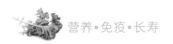
面也具有显著的帮助。而灵芝中的一种分离蛋白质，还可以降低身体排斥移植器官的风险，是接受器官移植患者的福音。

### 有效对抗癌症

灵芝被广泛地运用于治疗及预防癌症。经研究证实，灵芝能预防癌细胞繁殖和扩散。日本的研究指出，自灵芝分离出的多糖体具有优异的抗肿瘤功效。研究显示，灵芝中的多糖体β–葡聚糖，也是一种可以调整生物体反应的物质（BRM），能够帮助延长晚期胃癌、结肠癌、肺癌和妇科癌症患者以及这些癌症复发患者的生命。临床试验和试管实验也证实，β–葡聚糖BRM可有效预防初期及第二期癌症。

灵芝可借由活化巨噬细胞、自然杀伤细胞等免疫细胞来强化免疫功能，从而达到预防癌症复发的效果。在癌症治疗方面，灵芝可用来降低化疗的不良反应、增加患者的存活率、降低癌症转移的可能性、改善患者生活的品质并防止癌症复发。灵芝常在化学及放射疗法中搭配使用，以降低疲劳、食欲不振、脱发、骨髓不足及感染等不良反应。

### 有助改善记忆

中国古代医书《神农本草经》记载了灵芝在增强体力、提升思考能力和防止健忘方面的功效。灵芝也因具有抗氧化的功效，可帮助预防老年人的记忆丧失，而被视为治疗阿尔兹海默症（与炎症有关的老年失智症）的潜力药物。

### 有益呼吸系统

研究显示，灵芝对肺部也具有治疗功效，对治疗哮喘和其他呼吸问题尤其有效。一项中国研究显示，2000多名慢性支气管炎患者在食用灵芝两个星期后，60%—90%患者的健康获得显著的改善。

## Rose 玫瑰

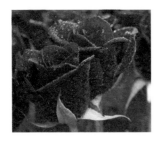

玫瑰娇艳欲滴，芬芳袭人，在其美丽的外表下，更含有丰富且高价值的营养精华。一直以来玫瑰被用来护肤美容，它更能增强胃部功能、缓解女性健康问题。

### 增强免疫系统

玫瑰含有的丰富营养，对人体免疫系统的正常运作和平衡调节起着重要作用。玫瑰更含有极高量的抗氧化剂，能够有效对抗自由基对身体造成的损伤、促进伤口愈合。玫瑰萃取物亦可以增强体内抗氧化酶的活性。

玫瑰同时富含抗坏血酸、烟酸及各种维生素等重要营养和抗氧化剂，能防止DNA的损坏、促进伤口愈合，并增强吞噬细胞活性，提升免疫力。它更具有抗细菌、抗微生物和抗炎症的特性。

### 增进体内胶原蛋白的生产

玫瑰所含的丰富抗氧化剂包括维生素C、类黄酮、鞣酸衍生物和多糖体等，它们能够有效增进人体自行产生胶原蛋白的能力，并改善肌肤的质地和外观，促使肌肤保持紧致和弹性。

### 延缓老化

研究证实，玫瑰萃取物能抑制糖基化终产物（AGE）的形成；AGE是与老化、老化相关的疾病、肌肤皱纹都有关的一种蛋白质。

### 保护、修复与活化肌肤

玫瑰的抗氧化剂还有助于保护人体免受有害紫外线的伤害。玫瑰也可以淡化黑斑，使肌肤更加柔滑亮丽。同时有助于清洁、净化肌肤以及软化肤质。

### 促进血液循环

几个世纪以来，玫瑰都被用作促进血液循环的佳品。

## Royal Jelly 蜂皇浆

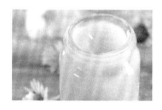

蜂皇浆是由工蜂分泌的一种物质，被喂食蜂皇浆的幼虫长大后会发育成为蜂后，使得蜂后的生命周期高达8年，比工蜂长50倍之久。蜂皇浆含有多种蛋白质、不饱和脂肪酸、酶、核酸、维生素B群以及18种珍贵的氨基酸，其中8种是人体不可或缺却无法自己产生的。

### 提升免疫功能

蜂皇浆含有大量能够强化免疫系统的营养物质，比如10-HDA。据德国和法国学者研究指出，蜂皇浆所含的10-HDA有助于白细胞消灭病毒，如肝炎病毒和单纯疱疹病毒等；也可以有效杀死细菌和微生物。蜂皇浆同时还能帮助人体预防类风湿关节炎、多发性硬化症、硬皮病、系统性红斑狼疮和其他自身免疫病。

蜂皇浆含有乙酰胆碱，乙酰胆碱负责细胞与细胞之间的神经传导。蜂皇浆也是获取丙种球蛋白的最佳来源，丙种球蛋白对于强健免疫系统尤为

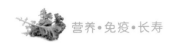

重要。蜂皇浆还含有泛酸等B族维生素，而泛酸对于刺激免疫球蛋白的产生亦至关重要。免疫球蛋白是由白细胞产生的蛋白质，可协助人体对抗病毒、细菌和真菌。

### 有效抑制肿瘤生长

克罗地亚的学者在研究中发现，在实验动物身上同时注射肿瘤细胞和蜂皇浆，蜂皇浆可以显著抑制肿瘤蔓延。虽然学者们并不清楚蜂产品是如何影响癌细胞的，但是他们认为蜂产品可促使癌细胞凋亡、引起癌细胞中毒，或协助免疫系统抑制肿瘤的生长。研究者建议，可以考虑使用蜂产品辅助化疗，而不是替代化疗。

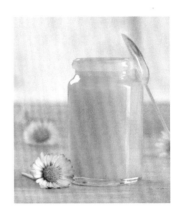

蜂皇浆可以帮助舒缓一些化疗的不良反应，如疲倦和食欲不佳。癌症患者可以在专业医师的指导下适当使用蜂皇浆来辅助化疗。

### 抗炎抗菌

蜂皇浆富含具有抗炎与抗菌功效的物质，对于加速伤口愈合极有帮助。日本的一项研究指出，蜂皇浆中含有一种具抗菌作用的缩氨酸Royalisin。

### 天然安全的激素来源

蜂皇浆也是摄取天然类固醇激素的理想食品。蜂皇浆中的类固醇是安全和天然的。例如，蜂皇浆含有的一种天然类固醇激素DHEA，可以帮助强健老年人的肾上腺功能。

蜂皇浆还含有丰富的黄体激素和雌激素。更年期女性的潮热症状常常是由于缺乏雌激素或者雌激素不平衡引起的。蜂皇浆富含雌二醇——一类安全的雌激素。因此，蜂皇浆可以帮助女性调节月经周期，也有助于缓解更年期女性的潮热症状。

### 增进体力及耐力

研究显示，蜂皇浆具有延长寿命及延缓老化的功效。报告显示，通过饮食摄取蜂皇浆的运动员耐力增加了，且全面表现良好。蜂皇浆也可以帮助老年人增进食欲，恢复体力。

但是若对蜂产品过敏，即不适宜食用蜂皇浆等蜂产品。

## Sage 鼠尾草

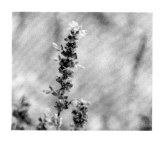

鼠尾草的草本助益近年来愈来愈被广泛重视。鼠尾草不但是一种调味食品，更能提供多种营养，协助维持身体各部位功能的平衡，帮助女性缓解更年期的各种不适症状。

### 丰富多元的营养成分

鼠尾草富含非常多元的营养成分和矿物质。100克鼠尾草能够为人类提供2 143％每天所需的维生素K以及165％所需的钙质。年长者、发育期的儿童以及更年期的女性，特别需要吃一些富含钙质和维生素K的植物性食物，如鼠尾草，以补充身体所需营养从而强健骨骼。更年期女性对钙质的吸收率比青少年低50％，这可能会导致骨质的流失。鼠尾草也富含维生素A、维生素C和铁质等营养成分，皆是人体不可缺少的重要营养。

### 强健免疫系统，助益健康

鼠尾草有助于提高免疫力。它具有抗氧化、抗炎、抗细菌和抗真菌的特性；其中所含的鞣酸有助于提高人体抵抗感染的能力。因此，鼠尾草已被用来治疗发热、感冒、消化不良、风湿痛和其他病症。

### 植物性雌激素促平衡

鼠尾草里含有染料木黄酮、大豆苷元和刺芒柄花素等植物性雌激素，它们都有助于改善女性由于更年期雌激素降低而造成的不适症状；芹菜素是鼠尾草中的一种类黄酮，具有雌激素的作用，并且能够对抗焦虑；此外，迷迭香酸和鼠尾草酸也是鼠尾草中具有植物性雌激素功能的植物营养素。这些植物化合物让鼠尾草成为更年期女性的理想食物。

### 缓解潮热症状

鼠尾草有助于减轻更年期女性的潮热和夜间盗汗等症状。在首次研究鼠尾草对更年期的影响中，71名更年期女性（每天至少经历5次潮热）被选为研究对象。她们在8周内每天食用新鲜的鼠尾草叶。结果显示，轻度、中度、重度和极重度潮热患者的平均人数，分别下降了46％、62％、79％和100％。研究人员还发现，这些女性对新鲜的鼠尾草都有良好的适应性。而鼠尾草中高含量的钾和镁，亦可以及时补充人体潮热排汗后损失的矿物质。

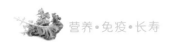
## Seaweed 海藻

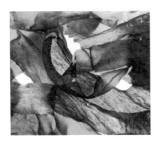

海藻萃集了大海蕴含的营养素，为人体提供均衡完整的营养以及丰富的矿物质、微量元素、氨基酸、抗氧化剂、植物性雌激素、多糖体和酶。海藻还含有珍贵的岩藻依聚糖、杂萜和褐藻多酚，具有抗炎症、抗细菌和抗病毒的特性，实可说是来自海洋深处的瑰宝。

### 卓越的抗氧化功效

海藻具有多种功能，其中以抗老化功能最为显著。此源于其中所含的类胡萝卜素和烟酸。研究发现，岩藻依聚糖可以保护人体免受各种氧化作用的伤害，预防细胞受到导致老化的自由基的侵害。木脂素是海藻含有的一种植物性雌激素，具有抗氧化性能，有助于降低氧化压力。海藻所含的这些物质也具有抗癌功效。

### 助益关节和骨骼健康

研究显示，萃取自褐藻（一种海藻）的一类褐藻多酚衍生物，对关节炎等慢性关节疾病有帮助。岩藻黄质是一种类胡萝卜素，它赋予褐藻颜色，并有助于骨骼健康。科学家们发现，岩藻黄质可诱导破骨细胞（行使骨吸收的功能）的凋亡。骨质疏松症是由于骨吸收量大于骨形成量而造成的，因此抑制破骨细胞就可降低骨吸收量，从而让骨头的吸收和形成达到平衡状态。

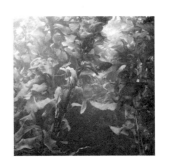

### 促进伤口愈合

研究发现，海藻有助于预防血块形成、促进肌肤血液循环、帮助肌肤排毒等功能，亦能有效加速伤口愈合。

### 刺激胶原蛋白的形成

海藻可促进胶原蛋白合成以及细胞更新。岩藻依聚糖不但能够促进新血管的生长，也能抑制基质金属蛋白酶的活性；而基质金属蛋白酶正是破坏体内胶原蛋白的元凶。

### 修护肌肤

海藻是抗衰老的特级护肤圣品，不但具有修复肌肤的功效，还能使肌肤保持紧致与弹性。

## Shiitake Mushroom 椎茸（香菇）

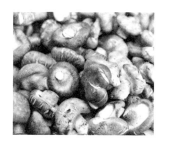

椎茸就是常见的"香菇"，几个世纪以来，香菇在传统的日本及中国料理中扮演着重要的角色。不过这种菇类的用途不只有烹调食用而已，东方民间医学更将其列为草本药材，用来治疗伤风、感冒、血液循环不良、肠胃不适及疲劳等症状。

椎茸中含有香菇嘌呤（帮助降低胆固醇）、麦角硫因（可保护细胞）、多种氨基酸、维生素B群、数种矿物质、胆素以及麦角固醇——一种维生素原，摄入体内再经日光照射后会转化成维生素D2。

### 提高免疫

椎茸中的香菇多糖体（Lentinan）和LEM多糖体，能够刺激人体因老化而变弱的免疫系统。香菇多糖体能够活化体内自然杀伤细胞以及增加γ-干扰素的产生。

LEM则能强化淋巴细胞与巨噬细胞抵抗细菌、病毒、肿瘤和毒素的能力，也可帮助改善慢性疾病（如慢性疲劳综合征）、长期压力、医学治疗（包括放射治疗和化疗）效果，并能增强免疫系统，加速疾病痊愈的过程。日本东京山口大学的研究指出，低浓度的LEM即能控制病毒性疾病的发展，而研究也显示出LEM能促进对抗B型肝炎抗体的产生。

### 抑制肿瘤

椎茸的多糖体（尤其是香菇多糖体Lentinan），可刺激免疫系统制造自然杀伤细胞等免疫细胞来杀灭肿瘤细胞；此外也能活化T-助手细胞（一种免疫细胞），协助巨噬细胞发挥作用。而LEM可在肝癌早期，抑制癌细胞的扩散及转移。一项研究显示，给予实验鼠使用适当剂量的香菇多糖体后，其体内的癌细胞竟完全消失。

研究发现，在接受放射疗法前使用香菇多糖体治疗，可防止白细胞数量的减少，进而防止抗癌药物对身体造成的损伤。日本医学署已在20世纪80年代批准使用香菇多糖体作为抗癌药物。如今，日本的医学界使用去除杂质后的香菇多糖体来治疗肺癌、胃癌、乳腺癌、直肠癌、子宫颈癌等癌症，因为香菇多糖体不但能抑制癌症复发，而且也能延长癌症患者的寿命。

此外，椎茸也能降低血压及血清中的胆固醇含量。

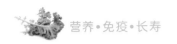

## Soy 大豆

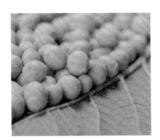

人类食用大豆的历史已有5 000多年，大豆不仅不含胆固醇，其所含的丰富营养对人体更是非常有益，例如蛋白质、必需氨基酸、碳水化合物以及维生素，并且高纤维、低饱和脂肪以及富含钙、铁、磷等矿物质。大豆还含有多样化的植物营养素、抗氧化剂及多糖体等有助于抵抗疾病的营养。自古以来，大豆因为其独特的性质备受推崇，并且被称为"黄宝石"。

### 最丰富的植物性蛋白质来源之一

不同于大多数植物性食物，大豆富含蛋白质。它由36%—56%的蛋白质组成，是最丰富的植物性蛋白质来源之一。而更为独特的是，大豆蛋白质还能如动物蛋白质一般，为人体提供所有必需氨基酸。

根据研究，过量的无法被消化的蛋白质容易沉积在人体内，进而可能引起过敏；过量的动物性蛋白质也会导致人体内的钙从尿液中流失，从而增加罹患骨质疏松症的风险。因此，不妨以大豆蛋白质作为日常饮食中摄取蛋白质的优先选择。

此外，大豆蛋白质所含的氨基酸种类齐全，尤其富含赖氨酸，正好补充了大多数谷物赖氨酸不足的缺陷。因此，无论是对于关注健康的人士，还是素食主义者，抑或是想要通过低热量饮食来控制体重者，大豆都是补充蛋白质的绝好选择。

### 优质的植物性雌激素来源

大豆含有天然的植物性雌激素，主要包括异黄酮以及木酚等。它们集中在一起后，雌激素效用明显。异黄酮对健康非常重要，大豆也是目前为止已知的最重要、最优质的异黄酮来源。

有些人认为，大豆所含有的植物性雌激素可能会导致一些由激素诱发的癌症，如乳腺癌、子宫内膜癌和前列腺癌。然而事实刚好相反，植物性雌激素能够帮助预防癌症。

大豆异黄酮同时肩负着雌激素与抗雌激素的两种职能。一种理论表示，对于体内激素值较高的更年前期女性，大豆中的植物性雌激素会发挥抗雌激素的作用，通过抑制雌激素的某些功能，来预防一些由激素引起的癌症。

大豆中的植物性雌激素能抢先与细胞的雌激素受体结合，阻止容易引发癌症的雌激素与受体结合，从而阻止癌细胞的生长、抑制肿瘤，降低罹患乳腺癌等雌激素依赖型癌症的风险。

新加坡国立大学、美国南加州大学和明尼苏达大学的研究显示，新加坡华裔女性定期食用豆奶等大豆制品，可以降低18％罹患乳腺癌的风险。这项由约35 000名华裔女性参与的为期10年的研究，其研究结果发表于2008年的《英国癌症期刊》上。

2008年10月发表在《国际癌症期刊》上的另一项研究中，日本研究者发现大量食用大豆食品可以显著降低罹患雌激素受体阳性肿瘤和人类表皮生长因子阴性肿瘤的风险。

### 极易被人体吸收的钙质与铁质来源

钙和铁是促进骨骼健康、制造血液中的血红蛋白（运送氧分子的主要物质）不可或缺的重要矿物质。大豆和其他所有的豆类一样，富含钙质和铁质。100克煮熟的大豆含有145毫克的钙和2.5毫克的铁，且极易为人体吸收。大豆也富含铁蛋白，一种能够储存铁同时能控制身体释放铁的蛋白质。根据美国一项针对18名极度缺铁的女性进行的研究发现，食用大豆汤和由大豆粉制成松饼的女性，28天后体内红细胞的铁吸收量增加了27％。

此外，大豆含有一种称为果寡糖（FOS）的物质，能够增加肠道内有益菌的比例。研究证实，FOS能增加比菲德菌的繁殖，这种菌类可促进人体对钙和镁的吸收，进而减低罹患骨质疏松症的风险。

### 提升免疫力

在一项发表于《Tumori期刊》的研究中，研究人员对老鼠投予会抑制细胞及体液免疫力的致癌物二丁胺（Dibutylamine）及硝酸钠（Sodium nitrite），然后再喂食大豆，结果显示并无肿瘤形成，证实大豆能改善细胞及体液的免疫力，从而提升免疫功能。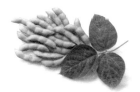

### 强大的抗癌功效

大豆中的肌醇六磷酸（一类植酸盐）具有预防结肠癌的功效。研究指出，大豆所含的大豆皂苷能抑制肿瘤细胞的生长。此外，大豆中所含有的主要异黄酮：染料木黄酮、大豆苷元和黄豆黄素，更是有抗癌功效。异黄酮能作为一种抗氧化剂，在自由基造成DNA突变为癌细胞之前就将之毁灭。

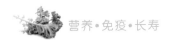

### •染料木黄酮

染料木黄酮（Genistein）可以预防和治疗前列腺癌和乳腺癌。研究证实它能有效抑制癌细胞的成长和扩散，美国的国家癌症研究所即视其为一种抗癌药物来进行测试。

一项为期10年的大型研究显示，血液中含有大量染料木黄酮的女性患上乳腺癌的风险较低。在一项超过24 000名日本中老年女性参与的研究中发现，摄取最多量染料木黄酮的受试者比起摄取最少量染料木黄酮的受试者，罹患乳腺癌的风险低65%。这项研究仅测量了受试女性血液中染料木黄酮的数值，而没有询问她们的饮食。学者们认为染料木黄酮可以和乳房细胞的雌激素受体结合，并抑制雌激素的致癌功能，从而降低罹患乳腺癌的风险。

### •大豆苷元

大豆苷元（Daidzein）能预防激素敏感性的癌症，如乳腺癌、子宫内膜癌以及前列腺癌等；在配合某些预防剂或者疗法使用时，大豆苷元特别能发挥功效。例如，三苯氧胺是有效预防雌激素受体阳性乳腺癌的化学预防剂。然而，长期使用三苯氧胺会明显增加罹患子宫内膜癌（始发于子宫的癌症）的概率。欧洲塞浦路斯大学的实验研究显示，大豆苷元可以降低三苯氧胺诱发子宫内膜癌的风险。

### •黄豆黄素

黄豆黄素（Glycitein）只占大豆异黄酮的5%—10%，具有微弱的雌激素作用。它也具有抗氧化功能，可以预防癌症、骨质疏松症和动脉内斑块的形成。

### 预防心血管疾病

大豆不含胆固醇。大豆异黄酮可以发挥较弱的雌激素功效，有助于降低低密度脂蛋白胆固醇（"坏"胆固醇），同时增加高密度脂蛋白胆固醇（"好"胆固醇），从而促进心脏健康。大豆皂苷有助于降低胆固醇，并促进胆汁的排泄。

美国食品与药物管理局（FDA）的研究即指出，每天以低饱和脂肪、低胆固醇的饮食为主，再配合食用25克大豆蛋白质，能够帮助降低血液中的胆固醇，从而减少罹患心血管疾病的风险。

此外，研究发现，饮食中的钠摄入量过高而钾摄入量过低即可能引发高血压和动脉硬化，从而导致中风。而大豆中含有丰富的钾，能够帮助身体去除多余的钠，进而帮助降低中风的概率。另有研究显示，大豆中的不饱和脂肪酸能降低胆固醇含量，预防动脉硬化、降低脂肪在血管壁上的囤积，从而可以帮助降低中风的风险。

大豆中高量的植物固醇亦具有降低胆固醇的功效。大豆中含量最多的植物固醇是谷甾醇（Sitosterol，占60%），其次是菜油甾醇（Campesterol，占20%）和豆甾醇（Stigmasterol，占20%）。谷甾醇已被用来治疗高胆固醇血症（血液中的胆固醇含量非常高的症状）。临床研究更指出，摄取植物固醇可以降低体内10%的胆固醇总量、15%低密度脂蛋白胆固醇的含量。

植物固醇能够减少身体对胆固醇的吸收。研究显示，每天摄入1.5—1.8克的植物固醇，可将胆固醇的吸收降低30%—40%；若每天摄入2.2克植物固醇，则胆固醇的吸收可降低60%，进而降低罹患心血管疾病的概率。

### 预防糖尿病

大豆的升糖指数非常低（仅10—23），它只会引起血糖和胰岛素的小波动，这意味着它可以帮助稳定血糖值。食物的升糖指数（Glycemic Index）指含碳水化合物的食物在2小时内使血糖升高的能力，用0—100的数值表示。

糖尿病患者罹患心血管疾病的危险是一般人的2—4倍。美国糖尿病协会（American Diabetes Association）即建议糖尿病患者以大豆作为摄取蛋白质的来源。一项英国的研究显示，大豆中的蛋白质和异黄酮有助于控制血糖，对患有2型糖尿病的更年后期女性有帮助，能改善她们的身体对胰岛素的敏感性，降低引发诸如心脏病、肾脏病等糖尿病并发症的概率。

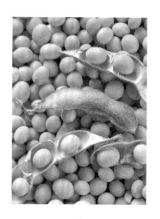

此外，大豆是可溶性纤维很好的来源之一。可溶性纤维有助于控制血糖，因而减缓身体对糖分的吸收。

### 预防肾脏病

大豆富含的植物性蛋白质不会对肾脏造成负担，因此能够降低肾脏受损的风险。研究显示，大豆蛋白质较动物性蛋白质在帮助肾功能方面更有效果。

肾脏病患者也需要限制磷的摄取量。肾脏受损的症状之一是高磷血症，会影响身体的钙质平衡。虽然大豆含有大量的磷，却是以植酸盐的形

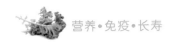

式存在，所以不会被大量吸收。

预防骨质疏松症

中老年女性因为雌激素水平的下降容易患上骨质疏松症。在美国，由骨质疏松症导致的髋部骨折是更年期女性容易罹患的疾病之一。调查发现，更年期的美国女性罹患髋部骨折的人数大约是日本女性的2倍，研究认为这与日本女性经常食用大豆食品有关。

研究指出，大豆所含的植物性雌激素可改善肠内钙质的吸收，同时促进腰脊柱的骨质更新，并且能提高骨细胞的活性，进而减少骨质流失、增加人体对钙的吸收、增加骨质密度，有助于预防骨质疏松症和增进骨骼健康。

控制体重

正在控制体重的人，往往其日常饮食会选择以低热量饮食为主，此时，充足的蛋白质摄取量就显得非常重要，因为充足的蛋白质可以预防肌肉量的减少。由于肌肉消耗的热量比脂肪多，所以肌肉越多，新陈代谢率就越高。而当选择低热量饮食时，若不摄取充足的蛋白质来合成或维持肌肉，会导致肌肉不足而无法继续消耗热量。大豆富含大量的植物性蛋白质，无疑是体重控制者的理想选择。

另外，大豆中的多胜肽（Polypeptide）和其他成分能够帮助减轻体重。科学家认为，大豆中活跃的多胜肽能帮助加速脂肪分解的过程。研究显示，大豆能促进新陈代谢，帮助减轻体重。同时，大豆多胜肽能把饱足的信息传达给大脑，并延长食物离开胃肠道的时间。

此外，大豆中的膳食纤维也可使人体长时间产生饱足感，进而减少对其他食物的摄取。大豆更具有低热量和低脂肪的优点。

维持激素平衡

大豆中的异黄酮和其他植物性雌激素可以模仿女性激素的功能，帮助调节人体内过高或过低的雌激素，使其保持在正常数值。

因此大豆有助于美容护肤、缓解经期不适、延缓更年期和老化、预防因雌激素失调所引起的疾病（如乳腺癌、子宫内膜癌、前列腺癌）等。对于更年后期的女性，大豆中的植物性雌激素则会发挥雌激素的作用，舒缓如发热潮红、燥热等更年期症状。

助益大脑活动

磷脂对大脑健康非常重要。大豆富含磷脂（尤其是卵磷脂），研究指出在饮食中多摄取大豆有助于提高记忆力与学习能力，也有助于增加活力。

抗血栓

　　研究发现，大豆中的大豆皂苷可以调控血小板减少和凝血酶（促进生成血栓的物质）的形成，因而具有抗血栓的作用。

改善肤质

　　研究发现，豆酱中含有一种亚油酸，能够抑制过量黑色素（造成色斑的主要因素）的合成。同时能使皮肤恢复弹性和光滑柔嫩，并具美白功效。

**题外话：别误会大豆了！**

　　近期，坊间有人会因为大豆中所含的植酸与嘌呤对大豆产生担忧与误解，认为食用大豆会带来健康负担。其实不然，众多科学研究早已证实食用大豆是安全有益的。

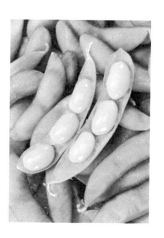

•大豆与植酸

　　大豆含有植酸（或称为肌醇六磷酸）——一种有机酸，广泛存在于谷物的外壳和种子中。由于其独特的结构，植酸容易结合钙、铁、镁、磷等元素，尤其容易结合肠胃道内的锌元素。因此有人认为长期食用豆制品的人体容易缺乏微量元素；并且建议缺锌的人最好不要食用如豆浆等豆制品。

　　其实，大豆本身含有丰富、极易被人体吸收的钙质和铁质，以及果寡糖（FOS）——能够促进人体对钙和镁的吸收，从而能够极大地弥补植酸所结合的微量元素。此外，大豆通过发酵，如制成豆腐乳、豆豉、纳豆等，也能改善植酸问题；发酵过程中，微生物分解了大豆中的植酸，使得其中所含的钙、铁、锌等矿物质更容易被人体吸收。

　　因此只要适量食用，或是选择适合自己的豆制品，再加上均衡的膳食，大豆中的植酸并不会对人体吸收矿物元素造成很大的影响。其实，植酸还因其抗癌功效对健康有利。若对大豆中的植酸心存顾虑，也可将大豆浸泡后去除外皮，以降低其中的植酸含量。

•大豆与嘌呤

　　痛风是困扰很多人的疾病，特别常见于40岁以上的男性和更年期的女性。嘌呤是人体内的一种有机化合物，是构成DNA和RNA的主要成分，对能量供应、代谢调节及辅酶的组成等都十分重要。

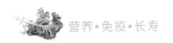
然而由于人体细胞的老化，或是过度食用动物内脏、海鲜等高嘌呤食物，都会导致人体内嘌呤含量过高；这些嘌呤进一步分解生成尿酸，如果过量的尿酸来不及排泄或者尿酸的排泄机制退化，就会使血液中尿酸浓度升高，进而形成晶体沉积在关节、组织和肾脏中；人体的免疫系统会对这些晶体发动攻击，因为它们并不属于人体的关节、组织或肾脏。免疫系统的这种反应会引发炎症，进而诱发痛风。

近期坊间流传，大豆及豆制品中富含嘌呤，尤其豆浆，因嘌呤的亲水性，导致大豆在磨成豆浆后嘌呤含量又多出好几倍；因此，痛风患者应少吃大豆及豆制品。其实不然。大豆的嘌呤含量适中，低于高嘌呤食物（如动物内脏），却高于低嘌呤食物（如水果和蔬菜）。

而许多豆制品，如豆腐，在加工过程中要挤去多余的水分，多数嘌呤会随水分流走。再如豆浆，500克大豆可以做成2 500毫升豆浆，因此每500毫升豆浆的嘌呤含量其实很低。一项日本的研究指出，豆腐对血尿酸浓度的影响很小并且短暂，对痛风患者来说是一种安全的蛋白质补充食物。而一项历经12年超过4.5万名男性参与的研究，结论也显示：大量食用肉类和海鲜容易导致痛风，而适当食用高嘌呤的植物性食物并不会增加罹患痛风的风险。

此外，雌激素对尿酸的形成有抑制作用。大豆异黄酮可以平衡男性由于雄激素的干扰引起的尿酸排泄异常，也可以补充更年期女性体内的雌激素，从而降低痛风的发病率。因此相比起大鱼大肉、鱼贝虾蟹，大豆及豆制品不仅老少咸宜，更是补充身体蛋白质安全理想的来源。

## Sterculia Seed 胖大海

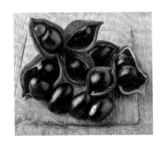

胖大海的采收时间在4—6月份，外观呈棕色、外表有皱褶，味甜、性寒，主要成分是黄蓍胶糖、树胶醛糖、半乳糖等。胖大海常被用来缓解喉咙痛和咳嗽。除此之外，它还可以帮助清肠和改善肠道功能，也有降低血压的效果。

胖大海在药理方面，具有刺激肠蠕动，帮助排便，并有利尿的功效，能治疗喉咙疼痛、咳嗽痰黄、干咳少痰、感冒咳嗽，并对眼、鼻、口腔黏膜炎症具有消炎作用，还有助于消肿、止血等。

一项由100名急性扁桃体炎患者参与胖大海治疗的研究发现，其中68

名患者痊愈，另外21名患者的病情亦有明显的改善。

## Yun Zhi Mushroom 云芝

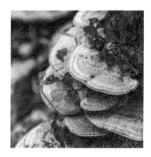

云芝被广泛用于治疗癌症已行之多年，早在1965年，就有报告指出云芝可以有效地对抗胃癌。

研究人员从云芝的菌丝中分离出高分子的多糖体K（PSK，Krestin®），它具有抗微生物、抗病毒和抗肿瘤的特性。而另外一种多糖体缩氨酸（PSP），比PSK更具抗癌及调节免疫系统的功能。研究显示，相比控制组，PSP能促使外围白细胞所生产的α和γ干扰素数量分别增加4倍和8倍。

美国的研究指出，PSK是一种对于治疗慢性疾病而言，既安全又有效的物质，且经由口服即具有疗效，因此可以长期使用以维持治疗效果。再者，使用PSK也不会对肝脏或肾脏造成不良反应，还可以强化免疫系统，使肿瘤缩减并保护身体免于二次感染。PSK还可以降低因化疗、外科手术及放射疗法所产生的不良反应。

研究资料显示，在肿瘤未转移前先使用PSK可抑制肿瘤成长，且当PSK结合化疗药物时，更可增强这些药物的疗效。此外，研究证实，PSK可以恢复罹患癌症的动物身上被抑制住的细胞免疫反应；而对胃癌、结、直肠癌及非小细胞性肺癌也都有改善效果。

在医学期刊《The Lancet》刊登的一项研究中，262名胃癌患者在进行标准化疗时，部分患者被随机给予PSK，结果大约70%给予PSK的患者在5年内未复发癌症。而另一项针对结、直肠癌的研究发现，将病患的初期肿瘤完全除去后再同时施以化疗和服用PSK，亦成功地提高了患者的存活率。此外，也有研究证实，PSK有助于治疗和降低胃癌的复发。

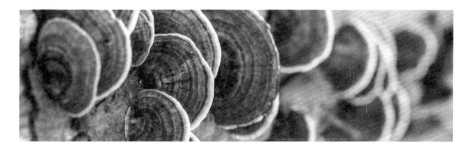

## 第一章 营养免疫学

1. The Japan Times. (2014, September 15). Japan's population of centenarians continues to grow. Retrieved from http://www.japantimes.co.jp/news/2014/09/15/national/japans-population-centenarians-continues-grow/#.VHfi_TGUehC
2. Kincel, B. (2014). The centenarian population: 2007–2011: American community survey briefs. Washington, D.C., USA: United States Census Bureau. Retrieved from http://www.census.gov/prod/2014pubs/acsbr12-18.pdf
3. Guinness World Records. (n.d.). Oldest person. Retrieved from http://www.guinnessworldrecords.com/records-5000/oldest-person/
4. Ogden, C.L., Carroll, M.D., Kit, B.K., and Flegal, K.M. (2014). Prevalence of childhood and adult obesity in the United States, 2011–2012. Journal of the American Medical Association, 311(8), 806–814.
5. World Health Organization. (2012). Are you ready? What you need to know about ageing. Retrieved from http://www.who.int/world-health-day/2012/toolkit/background/en/
6. Kaufmann, T. (2011, September 13.) Scientist believes someone alive today will live to be 150 years old. newsnet5.com. Retrieved from http://www.newsnet5.com/news/local-news/cleveland-metro/scientist-believes-someone-alive-today-will-live-to-be-150-years-old
7. American Cancer Society. (2013). Cancer facts & figures 2013. Atlanta: Author. Retrieved from http://www.cancer.org/acs/groups/content/@epidemiologysurveilance/documents/document/acspc-036845.pdf
8. International Agency for Research on Cancer. (2013, December 12). Press release no. 223. Lyon, France: World Health Organization. Retrieved from http://www.iarc.fr/en/media-centre/pr/2013/pdfs/pr223_E.pdf
9. World Health Organization. (2014, February). Cancer [Fact sheet no.297]. Retrieved from http://www.who.int/mediacentre/factsheets/fs297/en/
10. Medline Plus. (n.d.). Lymph system. Retrieved from U.S. National Library of Medicine website: http://www.nlm.nih.gov/medlineplus/ency/article/002247.htm
11. Asthma UK. (2013, April 16). 2 million people unaware they are at risk of an asthma attack. Retrieved from http://www.asthma.org.uk/News/2-million-people-unaware-they-are-at-risk-of-an-asthma-attack#SAD2
12. Blackwell, D.L., Lucas, J.W., and Clarke, T.C. (2014). Summary health statistics for U.S. adults: National Health Interview Survey, 2012. Vital Health Statistics, 10(260). Retrieved from http://www.cdc.gov/nchs/data/series/sr_10/sr10_260.pdf
13. Autoimmune disorders. (2013, July 16). In A.D.A.M. Medical Encyclopedia. Retrieved from http://www.ncbi.nlm.nih.gov/pubmedhealth/PMH0001819/
14. National Health Service. (2014). Arthritis. Retrieved from http://www.nhs.uk/Conditions/Arthritis/Pages/Introduction.aspx
15. Multiple Sclerosis International Federation. (2013). Atlas of MS 2013. Retrieved from http://www.msif.org/includes/documents/cm_docs/2013/m/msif-atlas-of-ms-2013-report.pdf?f=1

## 第二章 营养免疫学的预防之道

1. Gaynor, M.L. (1998, November 30). Gaynor Oncology. Retrieved from http://gaynoroncology.com/services/nutrition-health/#Nutrition_health
2. Block, G., Patterson, B., and Subar, A. (1992). Fruit, vegetables, and cancer prevention: A review of epidemiological evidence. Nutrition and Cancer, 18(1), 1–9.
3. Pedersen, T.L. (1997). The development of cancer. ExtoxNet. Retrieved from http://extoxnet.orst.edu/faqs/senspop/cancer.htm
4. Begley, S. (1994, April 24). Beyond vitamins. Newsweek. Retrieved from http://www.newsweek.com/beyond-vitamins-186906
5. Boyles, S. (2012, December 6). Fruits, veggies tied to lower breast cancer risk. WebMD. Retrieved from http://www.webmd.com/breast-cancer/news/20121204/carotenoid-breast-cancer
6. Eliassen, A.H., Hendrickson, S.J., Brinton, L.A., Buring, J.E., Campos, H., Dai, Q., ... and Hankinson, S.E. (2012). Circulating carotenoids and risk of breast cancer: Pooled analysis of eight prospective studies. Journal of the National Cancer Institute, 104(24), 1905–1916.
7. Hendricks, M. (n.d.). More reasons to eat those vegetables: Hopkins scientists expand their 20-year mission to understand the disease-deterring benefits of a potent plant compound found in broccoli. Johns Hopkins Medicine. Retrieved from http://www.hopkinsmedicine.org/institute_basic_biomedical_sciences/news_events/articles_and_stories/cancer_disease/2010_08_eat_veggies.html
8. Lobo, V., Patil, A., Phatak, A., and Chandra, N. (2010). Free radicals, antioxidants and functional foods: Impact on human health. Pharmacognosy Review, 4(8), 118–126.
9. Alpha-Tocopherol Beta Carotene Cancer Prevention Study. (1994). The effect of vitamin E and beta carotene on the incidence of lung cancer and other cancers in male smokers. The New England Journal of Medicine, 330:1029–1035. doi:10.1056/NEJM199404143301501
10. Templeton, G. (2013, August 19). Geek answers: How do antioxidants work? Geek.com. Retrieved from http://www.geek.com/science/geek-answers-how-do-antioxidants-work-1567483/
11. American Cancer Society. (2012). American Cancer Society guidelines on nutrition and physical activity for cancer prevention. Retrieved from http://www.cancer.org/acs/groups/cid/documents/webcontent/002577-pdf.pdf
12. Centers for Disease Control and Prevention. (2011). Physical activity and health. Retrieved from http://www.cdc.gov/physicalactivity/everyone/health/
13. American Institute of Stress. (n.d.). America's #1 health problem. Stress.org. Retrieved from http://www.stress.org/americas-1-health-problem/

## 第三章 维护免疫系统健康，从年轻时的每一天做起！

1. Centers for Disease Control and Prevention. (2009). Clinical signs and symptoms of influenza: Influenza prevention & control recommendations. Retrieved from http://www.cdc.gov/flu/professionals/acip/clinical.htm
2. Centers for Disease Control and Prevention. (2013). Chickenpox (Varicella): Clinical overview. Retrieved from http://www.cdc.gov/chickenpox/hcp/clinical-overview.html
3. Centers for Disease Control and Prevention. (2014). Measles (Rubeola): For healthcare professionals. Retrieved from http://www.cdc.gov/measles/hcp/
4. Centers for Disease Control and Prevention. (2012). Frequently asked questions about SARS. Retrieved from http://www.cdc.gov/sars/about/faq.html
5. Centers for Disease Control and Prevention. (2013). Hepatitis A FAQs for health professionals. Retrieved from http://www.cdc.gov/hepatitis/hav/havfaq.htm
6. Centers for Disease Control and Prevention. (2014). Hepatitis B FAQs for health professionals. Retrieved from http://www.cdc.gov/hepatitis/hbv/hbvfaq.htm
7. Watson, R. (2005). Human papillomavirus: Confronting the epidemic—A urologist's perspective. Reviews in Urology, 7(3), 135–144.
8. Institute of Medicine. (2006). Preventing medication errors. Washington, D.C.: Author. Retrieved from http://www.iom.edu/~/media/Files/Report%20Files/2006/Preventing-Medication-Errors-Quality-Chasm-Series/medicationerrorsnew.pdf
9. Mayo Foundation for Medical Education and Research. (n.d.). Fever: First aid. Retrieved from http://www.mayoclinic.org/first-aid/first-aid-fever/basics/art-20056685
10. Johns Hopkins Children's Center. (n.d.). Fever. Retrieved from http://www.hopkinschildrens.org/fever.aspx
11. BMJ. (2002). FDA fails to reduce accessibility of paracetamol despite 450 deaths a year. Retrieved from http://www.bmj.com/content/325/7366/678.1
12. Kohn, L., Corrigan, M., and Donaldson, M., eds. (2000). To err is human: Building a safer health system. Washington, D.C.: National Academy Press. Retrieved from http://www.iom.edu/~/media/Files/Report%20Files/1999/To-Err-is-Human/To%20Err%20is%20Human%201999%20%20report%20brief.pdf
13. Imaginis. (2012). Myths about breast cancer. Retrieved from http://www.imaginis.com/general-information-on-breast-cancer/myths-about-breast-cancer-3
14. Peterson, S., Yuan, J.M., Koh, W.P., Sun, C.L., Wang, R., Turesky, R.J., and Yu, M.C. (2010). Coffee intake and risk of colorectal cancer among Chinese in Singapore: The Singapore Chinese Health Study. Nutrition and Cancer, 62(1), 21–29. doi: 10.1080/01635580903191528.

## 第四章 为何不是人人都能健康长寿？

1. Saul, A. (2001). Maximum Life Span, by Roy L. Waldorf. Retrieved from http://www.doctoryourself.com/lifespan.html
2. American Cancer Society. (2013). Text alternative for rising global cancer epidemic. Retrieved from http://www.cancer.org/research/infographicgallery/rising-global-cancer-epidemic-text-alternative
3. World Health Organization. (n.d.). The atlas of heart disease and stroke. Retrieved from http://www.who.int/cardiovascular_diseases/resources/atlas/en/

参考文献

4.  The Physicians Committee. (n.d.). Foods for cancer prevention. Retrieved from http://www.pcrm.org/search/?cid=128
5.  The Physicians Committee. (n.d.). The protein myth. Retrieved from http://www.pcrm.org/health/diets/vsk/vegetarian-starter-kit-protein
6.  Gallagher, J. (2014, February 4). Cancer 'tidal wave' on horizon, warns WHO. BBC News. Retrieved from http://www.bbc.com/news/health-26014693
7.  World Health Organization. (n.d.). Overview—Preventing chronic diseases: A vital investment. Retrieved from http://www.who.int/chp/chronic_disease_report/part1/en/
8.  Key, T., Appleby, P.N., Crowe, F.L., Bradbury, K.E., Schmidt, J.A., and Travis, R.C. (2014). Cancer in British vegetarians: Updated analyses of 4998 incident cancers in a cohort of 32,491 meat eaters, 8612 fish eaters, 18,298 vegetarians, and 2246 vegans. The American Journal of Clinical Nutrition. doi:10.3945/ajcn.113.071266
9.  Key, T.J., Appleby, P.N., Spencer, E.A., Travis, R.C., Roddam, A., and Allen, N.E. (2009). Cancer incidence in vegetarians: Results from the European Prospective Investigation into Cancer and Nutrition (EPIC-Oxford). The American Journal of Clinical Nutrition, 89:1613S–1619S. doi:10.3945/ajcn.2009.26736M
10. Key, T.J., Fraser, G.E., Thorogood, M., Appleby, P.N., Beral, V., Reeves, G., ... and McPherson, K. (1999). Mortality in vegetarians and nonvegetarians: Detailed findings from a collaborative analysis of 5 prospective studies. The American Journal of Clinical Nutrition, 70:516S–524S.
11. Spencer, E.A., Appleby, P.N., Davey, G.K., and Key, T.J. (2003). Diet and body mass index in 38000 EPIC-Oxford meat-eaters, fish-eaters, vegetarians and vegans. International Journal of Obesity and Related Metabolic Disorders, 27(6), 728–734.
12. Robinson, F., Hackett, A.F., Billington, D., and Stratton, G. (2002). Changing from a mixed to self-selected vegetarian diet—Influence on blood lipids. Journal of Human Nutrition and Dietetics, 15(5), 323–329.
13. Law, M., Wald, N., and Morris, J. (2003). Lowering blood pressure to prevent myocardial infarction and stroke: A new preventive study. Health Technology Assessment, 7(31), 1–94.
14. Appleby, P.N., Davey, G.K., and Key, T.J. (2002). Hypertension and blood pressure among meat eaters, fish eaters, vegetarians and vegans in EPIC-Oxford. Public Health Nutrition, 5(5), 645–654.
15. Campbell, T. (n.d.). Some snippets of information from the China Project. Retrieved from http://www.mcspotlight.org/media/reports/campbell_china1.html
16. Fontana, L., Adelaive, R.M., Rastelli, A.L., Miles, K.M., Ciamporcero, E., Longo, V.D., ... and Pili, R. (2013). Dietary protein restriction inhibits tumor growth in human xenograft models. Oncotarget, 4(12), 2451–2461. http://www.ncbi.nlm.nih.gov/pubmed/24353195
17. Miller, D.N. (2003). Grow youthful: Ancient secrets, modern research. Cottesloe, Australia: Author.
18. Itoh, R., Nishiyama, N., Syama, Y. (1998). Dietary protein intake and urinary excretion of calcium: A cross-sectional study in a healthy Japanese population. The American Journal of Clinical Nutrition, 67(3), 438–444.
19. The Physicians Committee. (n.d.). Meat consumption and cancer risk. Food for Life Cancer Project. Retrieved from http://www.pcrm.org/health/cancer-resources/diet-cancer/facts/meat-consumption-and-cancer-risk
20. Gann, P., Hannekens, C.H., Sacks, F.M., Grodstein, F., Giovannucci, E.L., and Stampfer, M.J. (1994). Prospective study of plasma fatty acids and risk of prostate cancer. Journal of the National Cancer Institute, 86(4), 281–286.
21. Feskanich, D., Willett, W.C., Stampfer, M.J., and Colditz, G.A. (1997). Milk, dietary calcium, and bone fractures in women: A 12-year prospective study. American Journal of Public Health, 87(6), 992–997.
22. Malter, M., Schriever, G., and Eilber, U. (1989). Natural killer cells, vitamins, and other blood components of vegetarian and omnivorous men. Nutrition and Cancer, 12(3), 271–278.
23. Su, L.J., and Arab, L. (2006). Salad and raw vegetable consumption and nutritional status in the adult US population: Results from the Third National Health and Nutrition Examination Survey. Journal of the American Dietetic Association, 106(9), 1394–1404.
24. United States Food and Drug Administration. (2014). Dietary supplements: What you need to know. Retrieved from http://www.fda.gov/Food/ResourcesForYou/Consumers/ucm109760.htm
25. NutraIngredients.com. (2003, May 9). High doses of vitamins are dangerous, UK report. Retrieved from http://www.nutraingredients.com/Research/High-doses-of-vitamins-are-dangerous-UK-report
26. Carroll, L. (2011, November 16). Vitamin D warning: Too much can harm your heart. NBC News. Retrieved from http://www.nbcnews.com/id/45325473/ns/health-diet_and_nutrition/#.U86-efldX9o
27. AFP Relaxnews. (2012, March 5). Osteoporosis linked to vitamin E intake; Supplement found to thin bones in mice. New York Daily News. Retrieved from http://www.nydailynews.com/life-style/health/osteoporosis-linked-vitamin-e-intake-supplement-found-thin-bones-mice-article-1.1033284
28. Downs, M. (2001, June 14). Can vitamin C damage DNA? Science. Retrieved from http://www.nydailynews.com/life-style/health/osteoporosis-linked-vitamin-e-intake-supplement-found-thin-bones-mice-article-1.1033284
29. Ehrlich, S.D. (2012). Vitamin E. University of Maryland Medical Center. Retrieved from http://umm.edu/health/medical/altmed/supplement/vitamin-e
30. The New York Times. (2013). Niacin. Retrieved from http://www.nytimes.com/health/guides/nutrition/niacin/
31. Lee, D.H., Folsom, A.R., Harnack, L., Halliwell, B., and Jacobs, D.R., Jr. (2004). Does supplemental vitamin C increase cardiovascular disease risk in women with diabetes? The American Journal of Clinical Nutrition, 80(5), 1194–1200.
32. Nierenberg, C. (2013, September 17). Some antioxidants linked with shorter life. Live Science. Retrieved from http://www.livescience.com/39722-antioxidant-supplements-shorter-life.html
33. Feskanich, D., Singh, V., Willett, W.C., and Colditz, G.A. (2002). Vitamin A intake and hip fractures among postmenopausal women. Journal of the American Medical Association, 287(1): 47–54.
34. National Cancer Institute. (2003). Alpha-tocopherol, beta-carotene cancer prevention (ATBC) trial. National Cancer Institute Questions and Answers. Retrieved from http://www.cancer.gov/newscenter/qa/2003/atbcfollowupqa
35. National Institutes of Health. (2013). Vitamin A: Fact sheet for health professionals. Retrieved from http://ods.od.nih.gov/factsheets/VitaminA-HealthProfessional/
36. Lenhart, M.K., Lounsbury, D.E., and North, R.B., Jr. (eds.). (2006). Textbooks of military medicine: Recruit medicine. Washington, D.C., USA: U.S. Department of Defense.
37. Center for Science in the Public Interest. (1993, June). Nutrition Action Healthletter.
38. Kerstetter, J.E., O'Brien, K.O., and Insogna, K.L. (2003). Dietary protein, calcium metabolism, and skeletal homeostasis revisited. The American Journal of Clinical Nutrition, 78(3), 584S–592S.
39. White Lies. (n.d.). How does animal protein promote calcium loss? Retrieved from http://www.whitelies.org.uk/health-nutrition/how-does-animal-protein-promote-calcium-loss
40. McDougall, J., (2004). Protein overload. The McDougall Newsletter, 3(1). Retrieved from https://www.drmcdougall.com/misc/2004nl/040100pproteinoverload.htm
41. Sellmeyer, D.E., Stone, K.L., Sebastian, A., Cummings, S.R., and Study of Osteoporotic Fractures Research Group. (2001). A high ratio of dietary animal to vegetable protein increases the rate of bone loss and the risk of fracture in postmenopausal women. The American Journal of Clinical Nutrition, 73(1), 118–122.
42. Heaney, R.P., and Layman, D.K. (2008). Amount and type of protein influences bone health. The American Journal of Clinical Nutrition, 87(5), 1567S–1570S.
43. Bolland, M.J., Avenell, A., Baron, J.A., Grey, A., MacLennan, G.S., Gamble, G.D., and Reid, I.R. (2010). Effect of calcium supplements on risk of myocardial infarction and cardiovascular events: Meta-analysis. BMJ, 341. doi:http://dx.doi.org/10.1136/bmj.c3691
44. Taking calcium supplements? Want to avoid kidney stones? (n.d.). MedicineNet.com. Retrieved from http://www.medicinenet.com/script/main/art.asp?articlekey=1887
45. Cook, J.D., Dassenko, S.A., and Whittaker, P. (1991). Calcium supplementation: Effect on iron absorption. The American Journal of Clinical Nutrition, 53:106–111.
46. Schauss, A.G. (n.d.). Manganese. Trace Minerals Research. Retrieved from http://www.traceminerals.com/research/manganese
47. Higdon, J. (2001). Manganese. Micronutrient Information Center. Retrieved from Linus Pauling Institute website: http://lpi.oregonstate.edu/infocenter/minerals/manganese
48. Higdon, J. (2003). Zinc. Micronutrient Information Center. Retrieved from Linus Pauling Institute website: http://lpi.oregonstate.edu/infocenter/minerals/zinc
49. Harvard Health Publications. (2003, April). What you need to know about calcium. Harvard Health Letter. Retrieved from http://www.health.harvard.edu/newsweek/What_you_need_to_know_about_calcium.htm
50. Shmerling, R.H. (2014). Coffee and calcium loss. MSN Healthy Living. Retrieved from http://healthyliving.msn.com/diseases/osteoporosis/coffee-and-calcium-loss-1
51. Davis, J.L. (2008). The effects of smoking on bone health. WebMD. Retrieved from http://www.webmd.com/osteoporosis/living-with-osteoporosis-7/smoking-cigarettes
52. European Food Safety Authority. (2009). Folic acid: An update on scientific developments. Parma, Italy: Author. Retrieved from http://www.efsa.europa.eu/en/home/publication/efsafolicacid.pdf

53. Wien, T.N., Pike, E., Wisløff, T., Staff, A., Smeland, S., Klemp, M. (2012). Cancer risk with folic acid supplements: A systematic review and meta-analysis. BMJ Open, 2. doi:10.1136/bmjopen-2011-000653

54. Harvard School of Public Health. (n.d.). Keep the multi, skip the heavily fortified foods. The Nutrition Source. Retrieved from http://www.hsph.harvard.edu/nutritionsource/folic-acid/

55. Mason, J.B., Dickstein, A., Jacques, P.F., Haggarty, P., Selhub, J., Dallal, G., and Rosenberg, I.H. (2007). A temporal association between folic acid fortification and an increase in colorectal cancer rates may be illuminating important biological principles: A hypothesis. Cancer Epidemiology, Biomarkers & Prevention, 16:1325–1329.

56. Cole, B.F., Baron, J.A., Sandler, R.S., Haile, R.W., Ahnen, D.J., Bresalier, R.S., ... and Greenberg, E.R. (2007). Folic acid for the prevention of colorectal adenomas: a randomized clinical trial. JAMA, 297(21), 2351–2359.

57. Ebbin, M., Bønaa, K.H., Nygård, O., Arnesen, E., Ueland, P.M., Nordrehaug, J.E., ... Vollset, S.E. (2009). Cancer incidence and mortality after treatment with folic acid and vitamin B12. JAMA, 302(19), 2119–2126.

58. Alliance for Natural Health. (n.d.). Unexpected incidence of cancer from higher dose synthetic folic acid. Retrieved from http://anh-europe.org/news/unexpected-incidence-of-cancer-from-higher-dose-synthetic-folic-acid

59. National Institute of Arthritis and Musculoskeletal and Skin Diseases. (2010). What is gout? Fast facts: An easy-to-read series of publications for the public. Retrieved from the U.S. National Institutes of Health website: http://www.niams.nih.gov/Health_Info/Gout/gout_ff.asp

60. HealthCentral.com. (n.d.). Uric acid. Retrieved from http://www.healthcentral.com/mhc/top/003476.html

61. Mayo Clinic Staff. (2012). Gout diet: What's allowed, what's not. MayoClinic.org. Retrieved from http://www.mayoclinic.org/healthy-living/nutrition-and-healthy-eating/in-depth/gout-diet/art-20048524

62. The World's Healthiest Foods. (n.d.). What are purines and in which foods are they found? Retrieved from http://www.whfoods.com/genpage.php?tname=george&dbid=51

63. Milton S. Hershey Medical Center. (2014). Gout. Retrieved from http://pennstatehershey.adam.com/content.aspx?productId=10&pid=10&gid=000093

64. Soya. (n.d.). Soy and gout. Soy Problems. Retrieved from http://www.soya.be/soy-gout.php

65. Yamakita, J., Yamamoto, T., Moriwaki, Y., Takahashi, S., Tsutsumi, Z., and Higashino, K. (1998). Effect of tofu (bean curd) ingestion on uric acid metabolism in healthy and gouty subjects. Advances in Experimental Medicine and Biology, 431:839–842.

66. Nawrocka-Musiał, D., and Loatocha, M. (2012). Phytic acid—Anticancer nutriceutic. Polski merkuriusz lekarski, 33(193), 43–47.

67. Vucenik, I., and Shamsuddin, A.M. (2006). Protection against cancer by dietary IP6 and inositol. Nutrition and Cancer, 55(2), 109–125.

68. The World's Healthiest Foods. (n.d.). Can you tell me what oxalates are and in which foods they can be found? Retrieved from http://www.whfoods.com/genpage.php?tname=george&dbid=48

## 第五章 素食饮食，更健康

1. Craig, W.J., and Mangels, A.R. (2009). Position of the American Dietetic Association: Vegetarian diets. Journal of the American Dietetic Association, 109(7), 1266–1282.

2. Johnson, A. (2013, June 3). Vegetarians live longer than meat-eaters, study finds. The Wall Street Journal. Retrieved from http://online.wsj.com/news/articles/SB10001424127887324423904578523190441042514

3. Malter, M., Schriever, G., and Eilber, U. (1989). Natural killer cells, vitamins, and other blood components of vegetarian and omnivorous men. Nutrition and Cancer, 12(3), 271–278.

4. Barnard, N.D. (1991, October). The edge against cancer. Vegetarian Times, pp. 18–21.

5. Su, L.J., and Arab, L. (2006). Salad and raw vegetable consumption and nutritional status in the adult US population: Results from the Third National Health and Nutrition Examination Survey. Journal of the American Dietetic Association, 106(9), 1384–1404.

6. Key, T.J., Appleby, P.N., Crowe, F.L., Bradbury, K.E., Schmidt, J.A., and Travis, R.C. (2014). Cancer in British vegetarians: Updated analyses of 4998 incident cancers in a cohort of 32,298 meat eaters, 8615 fish eaters, 18,298 vegetarians and 2246 vegans. The American Journal of Clinical Nutrition, 100(Supplement 1), 378S–385S.

7. Giovannucci, E., Rimm, E.B., Stampfer, M.J., Colditz, G.A., Ascherio, A., and Willett, W.C. (1994). Intake of fat, meat, and fiber in relation to risk of colon cancer in men. Cancer Research, 54(9), 2390–2397.

8. Giovannucci, E., Rimm, E.B., Colditz, G.A., Stampfer, M.J., Chute, C.C., and Willett, W.C. (1993). A prospective study of dietary fat and risk of prostate cancer. Journal of the National Cancer Institute, 85(19), 1571–1579.

9. Key, T.J., Fraser, G.E., Thorogood, M., Appleby, P.N., Beral, V., Reeves, G., ... and McPherson, K. (1999). Mortality in vegetarians and nonvegetarians: Detailed findings from a collaborative analysis of 5 prospective studies. The American Journal of Clinical Nutrition, 70(3 Suppl), 516S–524S.

10. Spencer, E.A., Appleby, P.N., Davey, G.K., and Key, T.J. (2003). Diet and body mass index in 38,000 EPIC-Oxford meat-eaters, fish-eaters, vegetarians and vegans. International Journal of Obesity and Related Metabolic Disorders, 27(6), 728–734.

11. Appleby, P.N., Davey, G.K., and Key, T.J. (2002). Hypertension and blood pressure among meat eaters, fish eaters, vegetarians and vegans in EPIC-Oxford. Public Health Nutrition, 5(5), 645–654.

12. Tofu, fried. (n.d.). In Self.com. Retrieved from http://nutritiondata.self.com/facts/legumes-and-legume-products/4396/2

13. Cancer.org. (2008). Maitake mushroom. Retrieved from http://www.cancer.org/treatment/treatmentsandsideeffectscomplementaryandalternativemedicine/dietandnutrition/maitake-mushrooms

14. Acerola, (west indian cherry), raw. (n.d.). In Self.com. Retrieved from http://nutritiondata.self.com/facts/fruits-and-fruit-juices/1807/2

15. Simopoulos, A.P., and Gopalan, C. (eds). (2003). Plants in human health and nutrition policy. Berlin, Germany: Karger.

16. Mayo Clinic Staff. (2014). Symptoms. Diseases and Conditions: Anemia. Retrieved from http://www.mayoclinic.org/diseases-conditions/anemia/basics/symptoms/con-20026209

17. Thompson, D., Jr. (2014). Are you anemic? Everyday Health. Retrieved from http://www.everydayhealth.com/anemia/anemia-basics.aspx

18. Higdon, J. (2006). Iron. Micronutrient Information Center. Retrieved from Linus Pauling Institute website: http://lpi.oregonstate.edu/infocenter/minerals/iron/

19. Udipi, S., Ghugre, P., and Gokhale, C. (2012). Iron, oxidative stress and health. In V. Lushchak (ed.), Oxidative Stress: Molecular Mechanisms and Biological Effects (pp. 73–106). Shanghai, China: InTech.

20. Chicken, liver, all classes, raw. (n.d.). In Self.com. Retrieved from http://nutritiondata.self.com/facts/poultry-products/666/2

21. Spinach, raw. (n.d.). In Self.com. Retrieved from http://nutritiondata.self.com/facts/vegetables-and-vegetable-products/2626/2

22. Medline Plus. (2012). Iron overdose. Retrieved from U.S. National Library of Medicine website: http://www.nlm.nih.gov/medlineplus/ency/article/002659.htm

23. Nall, R. (2012, June 14). Ferritin level blood test. Healthline. Retrieved from http://www.healthline.com/health/ferritin

24. Yoneda, M., Nozaki, Y., Endo, H., Mamada, H., Iida, H., Fujita, K., ... and Nakajima, A. (2010). Serum ferritin is a clinical biomarker in Japanese patients with nonalcoholic steatohepatitis (NASH) independent of HFE gene mutation. Digestive Diseases and Sciences, 55(3), 808–814.

25. WebMD. (n.d.). Nonalcoholic steatohepatitis (NASH) – Overview. Digestive Disorders Health Center. Retrieved from http://www.webmd.com/digestive-disorders/tc/nonalcoholic-steatohepatitis-nash-overview

26. Natural Standard Research Collaboration. (2013). Vitamin C (ascorbic acid). MayoClinic.org. Retrieved from http://www.mayoclinic.org/drugs-supplements/vitamin-c/background/hrb-20060322

27. Thomas, L.D.K., Elinder, C., Tiselius, H., Wolk, A., and Åkesson, A. (2013). Ascorbic acid supplements and kidney stone incidence among men: A prospective study. JAMA Internal Medicine, 173(5), 386–388. doi:10.1001/jamainternmed.2013.2296

28. Messina M, Messina V. (1996). The dietitian's guide to vegetarian diets. Gaithersburg, MD, USA: Aspen Publishers.

29. Medline Plus. (2013). Vitamin B12. Retrieved from the U.S. National Library of Medicine website: http://www.nlm.nih.gov/medlineplus/ency/article/002403.htm

30. Drake, V.J. (2010, Spring/Summer). Nutrition and immunity, part 1. Linus Pauling Institute Research Newsletter. Retrieved from Linus Pauling Institute website: http://lpi.oregonstate.edu/ss10/nutrition.html

31. McKormick, K. (2014). The vitamin B12 connection. Connections. Retrieved from Women's International Pharmacy website: http://www.womensinternational.com/connections/vitaminb12.html

32. WebMD. (n.d.). Anemia in pregnancy. Health & Pregnancy. Retrieved from http://www.webmd.com/baby/guide/anemia-in-pregnancy

33. Black, M.M. (2008). Effects of vitamin B12 and folate deficiency on brain development in children. Food and Nutrition Bulletin, 29(2 Suppl), S126–S131.

34. Moore, E., Mander, A., Ames, D., Carne, R., Sanders, K., and Watters, D. (2012). Cognitive impairment and vitamin B12: A review. International Psychogeriatrics, 24(4), 541–556.

35. Natural Standard Research Collaboration. (2014). Vitamin B12. MayoClinic.org. Retrieved from http://www.mayoclinic.org/drugs-supplements/vitamin-b12/background/hrb-20060243

## 第六章 素食饮食，环境保护的有利选择

1. UN News. (2006, November 29). Rearing cattle produces more greenhouse gases than driving cars, UN report warns. Retrieved from http://www.un.org/apps/news/story.asp?NewsID=20772&Cr=global&Cr1=environment#.U93BP_ldWeE
2. Cool Australia. (n.d.). Part 2: Challenges and solutions for the Great Barrier Reef. Retrieved from http://coolaustralia.org/part-2-challenges-and-solutions-for-the-great-barrier-reef/
3. Steinfeld, H., Gerber, P., Wassenaar, T., Castel, V., Rosales, M., and de Haan, C. (2006). Livestock's long shadow: Environmental issues and options. Rome: Food and Agriculture Organization of the United Nations.
4. Cornell Chronicle. (1997, August 7). U.S. could feed 800 million people with grain that livestock eat, Cornell ecologist advises animal scientists. Retrieved from http://www.news.cornell.edu/stories/1997/08/us-could-feed-800-million-people-grain-livestock-eat
5. World Population Statistics. (2014). World population 2014. Retrieved from http://www.worldpopulationstatistics.com/world-population-2014/
6. The Economist Online. (2011, July 27). Counting chickens. The Economist. Retrieved from http://www.economist.com/blogs/dailychart/2011/07/global-livestock-counts
7. Durning, A.B. (1986, September 21). Cost of beef for health and habitat. Los Angeles Times. Retrieved from http://articles.latimes.com/1986-09-21/opinion/op-9037_1_meat-consumption
8. Robbins, J. (n.d.). The facts about eating animal products. Edward and Sons. Retrieved from http://edwardandsons.com/veganism.html
9. Environmental Protection Agency. (2013). Major crops grown in the United States. Retrieved from http://www.epa.gov/oecaagct/ag101/cropmajor.html
10. Jacobson, M., et al. (2006). Six arguments for a greener diet. Washington, D.C.: Center for Science in the Public Interest. Retrieved from http://www.cspinet.org/EatingGreen/pdf/arguments4.pdf
11. Kreith, M. (1991). Water inputs in California food production. Sacramento: Water Education Foundation. Retrieved from http://www.vl-irrigation.org/cms/fileadmin/content/irrig/general/kreith_1991_water_inputs_in_ca_food_production-excerpt.pdf
12. Pimentel, D., and Pimentel, M. (2003). Sustainability of meat-based and plant-based diets and the environment. The American Journal of Clinical Nutrition, 78(3), 660S–663S.
13. Soybeans, mature seeds, raw. (n.d.). In Self.com. Retrieved from http://nutritiondata.self.com/facts/legumes-and-legume-products/4375/2
14. Chicken, broilers or fryers, meat and skin, raw. (n.d.). In Self.com. Retrieved from http://nutritiondata.self.com/facts/poultry-products/645/2
15. Lamb, domestic, leg, whole (shank and sirloin), separable lean only, trimmed to ¼" fat, choice, raw, broilers or fryers, meat and skin, raw. (n.d.). In Self.com. Retrieved from http://nutritiondata.self.com/facts/lamb-veal-and-game-products/4486/2
16. Beef, bottom sirloin, tri-tip, separable lean only, trimmed to 0" fat, all grades, raw. (n.d.). In Self.com. Retrieved from http://nutritiondata.self.com/facts/beef-products/7491/2
17. Pork, fresh, enhanced, loin, top loin (chops), boneless, separable lean and fat, raw. (n.d.). In Self.com. Retrieved from http://nutritiondata.self.com/facts/pork-products/10298/2
18. Fish, haddock, fat, raw. (n.d.). In Self.com. Retrieved from http://nutritiondata.self.com/facts/finfish-and-shellfish-products/4059/2
19. Milk, whole, 3.25% milkfat. (n.d.). In Self.com. Retrieved from http://nutritiondata.self.com/facts/dairy-and-egg-products/69/2
20. Supreme Master Ching Hai International Association. (n.d.). Why people must be vegetarian. Retrieved from http://www.godsdirectcontact.org/eng/booklet/vegetarian.html
21. Brooks, A. (2009). Discussion paper: The link between meat production and human rights. Sydney, Australia: Vegan Society NSW. Retrieved from http://www.vegansocietynsw.com/vs/docs/MeatProductionAndHumanRights.pdf
22. Lappé, F.M. (1991). Diet for a small planet. New York, NY, USA: Ballantine Books.
23. Environmental Protection Agency. (2011). Animal waste: What's the problem? EPA.gov. Retrieved from http://www.epa.gov/region9/animalwaste/problem.html
24. Kiratikarnkul, S. (2008). A cost-benefit analysis of alternative pig waste disposal methods used in Thailand. Singapore: Economy and Environment Program for Southeast Asia.
25. Manassaram, D.M., Backer, L.C., and Moll, D.M. (2006). A review of nitrates in drinking water: Maternal exposure and adverse reproductive and developmental outcomes. Environmental Health Perspectives, 114(3), 320–327.
26. Goodland, R., and Anhang, J. (2009). Livestock and climate change: What if the key actors in climate change are cows, pigs, and chickens? Washington, D.C.: Worldwatch Institute. Retrieved from http://www.worldwatch.org/files/pdf/Livestock%20and%20Climate%20Change.pdf
27. Knapton, S. (2013). Fracking chemicals "could cause infertility, cancer and birth defects." The Telegraph. Retrieved from http://www.telegraph.co.uk/science/science-news/10520735/Fracking-chemicals-could-cause-infertility-cancer-and-birth-defects.html
28. Becker, J., and Graves, R.E. (2004). Ammonia emissions and animal agriculture. College Park, Maryland: Mid-Atlantic Water Program. Retrieved from http://www.mawaterquality.org/publications/pubs/AmmoniaEmissionsandAnimalAg.pdf
29. Kelley, M.B. (2012, June 6). More scientists say earth is on the verge of collapse. Business Insider. Retrieved from http://www.businessinsider.com/scientists-environment-verge-of-disaster-2012-6#ixzz2nz87JTaI

## 第七章 癌症•免疫系统•饮食

1. Boyle, P., and Levin, B. (2008). World cancer report 2008. Lyon, France: International Agency for Research on Cancer. Retrieved from http://www.iarc.fr/en/publications/pdfs-online/wcr/2008/wcr_2008.pdf
2. International Agency for Research on Cancer. (2014, February 3). Global battle against cancer won't be won with treatment alone: Effective prevention measures urgently needed to prevent cancer crisis [Press release No. 224]. Lyon, France: Author. Retrieved from http://www.iarc.fr/en/media-centre/pr/2014/pdfs/pr224_E.pdf
3. American Cancer Society. (2014). The history of cancer. Atlanta, Georgia: Author. Retrieved from http://www.cancer.org/acs/groups/cid/documents/webcontent/002048-pdf.pdf
4. Harvard School of Public Health. (2010, April 5). Childhood cancer survivors may face shortened lifespan, study reveals. Retrieved from http://www.hsph.harvard.edu/news/press-releases/childhood-cancer-survivors-may-face-shortened-lifespan-study-reveals/
5. National Cancer Institute. (n.d.). Cancer classification. SEER Training Modules. Retrieved from http://training.seer.cancer.gov/disease/categories/classification.html
6. Mandal, A. (2012, December 10). Cancer classification. News Medical. Retrieved from http://www.news-medical.net/health/Cancer-Classification.aspx
7. Mayo Clinic Staff. (n.d.). Prednisone and other corticosteroids. MayoClinic.org. http://www.mayoclinic.org/steroids/art-20045692
8. Cleveland Clinic. (n.d.). Corticosteroids. Drugs and Supplements. Retrieved from http://my.clevelandclinic.org/health/drugs_devices_supplements/hic_Corticosteroids
9. Mayo Clinic Staff. (n.d.). Hormone therapy: Is it right for you? Diseases and Conditions: Menopause. Retrieved from http://www.mayoclinic.org/diseases-conditions/menopause/in-depth/hormone-therapy/art-20046372
10. World Health Organization. (2002). Hepatitis B. WHO.int. Retrieved from http://www.who.int/csr/disease/hepatitis/whocdscsrlyo20022/en/
11. Della Rovere, G.Q., and Benson, J.R. (2001). Re: prognosis and treatment of patients with breast tumors of one centimeter or less and negative axillary lymph nodes. Journal of the National Cancer Institute, 93(18), 1420–1422.
12. McDougall, J. (2011, November). Why did Steve Jobs die? The McDougall Newsletter. Retrieved from https://www.drmcdougall.com/misc/2011nl/nov/jobs.htm
13. Cancer Research UK. (n.d.). How cells multiply. Retrieved from http://www.cancerresearchuk.org/cancer-info/youthandschools/latestfromthelab/howcellswork/howcellsmultiply/how-cells-multiply
14. Imaginis. (2012). Myths about breast cancer. Retrieved from http://www.imaginis.com/general-information-on-breast-cancer/myths-about-breast-cancer-3
15. Ehrlich, S.D. (2013). Colorectal cancer. University of Maryland Medical Center. Retrieved from http://umm.edu/health/medical/altmed/condition/colorectal-cancer
16. World Cancer Research Fund and American Institute for Cancer Research (AICR). (2007). Food, nutrition, physical activity, and the prevention of cancer: A global perspective. Washington, D.C.: AICR. Retrieved from http://www.dietandcancerreport.org/cancer_resource_center/downloads/Second_Expert_Report_full.pdf
17. Cho, E., Chen, W.Y., Hunter, D.J., Stampfer, M.J., Colditz, G.A., Hankinson, S.E., and Willett, W.C. (2006). Red meat intake and risk of breast cancer among premenopausal women. Archives of Internal Medicine. 166(20), 2253–2259.
18. Campbell, T.C., and Campbell, T.M. (2006). The China study: The most comprehensive study of nutrition ever conducted and the startling implications for diet, weight loss, and long-term health. Dallas, Texas, USA: Benbella Books.
19. Chan, J.M., Stampfer, M.J., Ma, J., Gann, P., Gaziano, J.M., Pollak, M., and Giovannucci, E. (2002). Insulin-like growth factor-I (IGF-I) and IGF

binding protein-3 as predictors of advanced-stage prostate cancer. Journal of the National Cancer Institute, 94(14), 1099–1106.

20. Kain, D. (2008, November 13). How eating red meat can spur cancer progression. UC San Diego News Center. Retrieved from http://ucsdnews.ucsd.edu/archive/newsrel/health/11-08RedMeatCancer.asp

21. Chao, A., Thun, M.J., Connell, C.J., McCullough, M.L., Jacobs, E.J., Flanders, W.D., ... and Calle, E.E. (2005). Meat consumption and risk of colorectal cancer. Journal of the American Medical Association, 293(2), 172–182.

22. Fox, M. (2003, July 16). Too much meat, dairy raises breast cancer risk. ABC Science. Retrieved from http://www.abc.net.au/science/articles/2003/07/16/903406.htm

23. Sindelar, J.J. (2012). What's the deal with nitrates and nitrites used in meat products? Retrieved from http://fyi.uwex.edu/meats/files/2012/02/Nitrate-and-nitrite-in-cured-meat_10-18-2012.pdf

24. Scanlan, R.A. (2000, November). Nitrosamines and cancer. Retrieved from Linus Pauling Institute website: http://lpi.oregonstate.edu/f-w00/nitrosamine.html

25. Santarelli, R.L., Pierre, F., and Corpet, D.E. (2008). Processed meat and colorectal cancer: A review of epidemiologic and experimental evidence. Nutrition and Cancer, 60(2), 131–144.

26. Li, J. (2014, February 7). China the hardest hit by global surge in cancer, says WHO report. South China Morning Post. Retrieved from http://www.scmp.com/news/china/article/1422475/china-hardest-hit-global-surge-cancer-says-who-report

27. Seow, A., Yuan, J., Sun, C., Van Den Berg, D., Lee, H., and Yu, M.C. (2002). Dietary isothiocyanates, glutathione S-transferase polymorphisms and colorectal cancer risk in the Singapore Chinese Health Study. Carcinogenesis, 23(12), 2055–2061.

28. Yuan, J., Stram, D.O., Arakawa, K., Lee, H., and Yu, M.C. (2003). Dietary cryptoxanthin and reduced risk of lung cancer. Cancer Epidemiology, Biomarkers & Prevention, 12:890–898.

29. Nazareno, M.A. (2014). Phytochemicals of nutraceutical importance from cactus and their role in human health. In D. Prakash and G. Sharma, Phytochemicals of Nutraceutical Importance (pp. 103–115). Wallingford, UK: CABI.

30. Balch, P.A. (2003). Prescription for dietary wellness: Using foods to heal (2nd ed.). New York, NY, USA: Avery Trade.

31. Fotsis, T., Pepper, M., Adlercreutz, H., Fleischmann, G., Hase, T., Montesano, R., and Schweigerer, L. (1993). Genistein, a dietary-derived inhibitor of in vitro angiogenesis. Proceedings of the National Academy of Sciences, 90:2690–2694.

32. American Cancer Society. (2008). Broccoli. Retrieved from http://www.cancer.org/treatment/treatmentsandsideeffects/complementaryandalternativemedicine/dietandnutrition/broccoli

33. Brew, C. (2003). Inhibition of breast cancer cell invasion by natural indoles. California Breast Cancer Research Program. Retrieved from http://cbcrp.org.127.seekdotnet.com/research/PageGrant.asp?grant_id=2553

34. World Health Organization. (n.d.). Cancer prevention. WHO.int. Retrieved from http://www.who.int/cancer/prevention/en/

35. National Cancer Institute. (2009). Physical activity and cancer [Fact sheet]. Retrieved from author website: http://www.cancer.gov/cancertopics/factsheet/prevention/physicalactivity

36. Mann, D. (2010). Can better sleep mean catching fewer colds? WebMD. Retrieved from http://www.webmd.com/sleep-disorders/excessive-sleepiness-10/immune-system-lack-of-sleep

37. Bhattacharya, S. (2003, September 2). Brain study links negative emotions and lowered immunity. New Scientists. Retrieved from http://www.newscientist.com/article/dn4116-brain-study-links-negative-emotions-and-lowered-immunity.html#.VCTzj_ldX9p

38. Rosenkranz, M.A., Jackson, D.C., Dalton, K.M., Dolski, I., Ryff, C.D., Singer, B.H., ... and Davidson, R.J. (2003). Affective style and in vivo immune response: Neurobehavioral mechanisms. Proceedings of the National Academy of Science of the United States of America, 100(19), 11,148–11,152.

### 第八章 肥胖・免疫系统・饮食

1. World Health Organization. (2014). Obesity and overweight [fact sheet № 311]. Geneva, Switzerland: Author. Retrieved from http://www.who.int/mediacentre/factsheets/fs311/en/

2. Ng, M., Fleming, T., Robinson, M., Thomson, B., Graetz, N., Margono, C., ... and Gakidou, E. (2014). Global, regional, and national prevalence of overweight and obesity in children and adults during 1980–2013: A systematic analysis for the Global Burden of Disease Study 2013. The Lancet, 384(9945), 766–781.

3. Dunham, W. (2014, May 28). Weight of the world: 2.1 billion people obese or overweight. Reuters. Retrieved from http://www.reuters.com/article/2014/05/28/us-health-obesity-idUSKBN0E82HX20140528

4. Kelly, T., Yang, W., Chen, C-S., Reynolds, K., and He, J. (2008). Global burden of obesity in 2005 and projections to 2030. International Journal of Obesity, 32:1431–1437.

5. The Economist. (2012, December 15). Special report: Obesity. Retrieved from http://www.economist.com/news/special-report/21568065-world-getting-wider-says-charlotte-howard-what-can-be-done-about-it-big

6. Easterbrook, J.D., Dunfee, R.L., Schwartzman, L.M., Jagger, B.W., Sandouk, A., Kash, J.C., ... and Taubenberger, J.K. (2011). Obese mice have increased morbidity and mortality compared to non-obese mice during infection with the 2009 pandemic H1N1 influenza virus. Influenza and Other Respiratory Viruses, 5(6), 418–425.

7. Williamson, D. (2005, April 4). Study: obesity impairs immune response of mice, boosts chances of dying from influenza infection. University of North Carolina Gillings School of Public Health News Briefs. Retrieved from http://sph.unc.edu/study-obesity-impairs-immune-response-of-mice-boosts-chances-of-dying-from-influenza-infection/

8. Uttara, B., Singh, A.V., Zamboni, P., and Mahajan, R.T. (2009). Oxidative stress and neurodegenerative diseases: A review of upstream and downstream antioxidant therapeutic options. Current Neuropharmacology, 7(1), 65–74.

9. U.K. National Health Service. (2009). Obesity increases death risk. NHS Choices. Retrieved from http://www.nhs.uk/news/2009/03March/Pages/Obesityincreasesdeathrisk.aspx

10. Black, M.H., Smith, N., Porter, A.H., Jacobsen, S.J., and Koebnick, C. (2012). Higher prevalence of obesity among children with asthma. Obesity, 20(5), 1041–1047.

11. Singapore Health Promotion Board. (n.d.). Know your BMI. Retrieved from http://www.hpb.gov.sg/HOPPortal/health-article/HPB-039406

12. World Health Organization. (n.d.). BMI classification. Retrieved from http://apps.who.int/bmi/index.jsp?introPage=intro_3.html

13. Prospective Studies Collaboration. (2009). Body-mass index and cause-specific mortality in 900,000 adults: Collaborative analyses of 57 prospective studies. The Lancet, 373:1083–1096.

14. Profenno, L.A., Porsteinsson, A.P., and Farone, S.V. (2009). Meta-analysis of Alzheimer's disease risk with obesity, diabetes, and related disorders. Biological Psychiatry, 67(6), 505–512.

15. Raji, C.A., Ho, A.J., Parikshak, N., Better, J.T., Lopez, O.L., Kuller, L.H., ... and Thompson, P.M. (2010). Brain structure and obesity. Human Brain Mapping, 31(3), 353–364.

16. American Cancer Society. (2014). Diet and physical activity: What's the cancer connection? Cancer.org. Retrieved from http://www.cancer.org/cancer/cancercauses/dietandphysicalactivity/diet-and-physical-activity

17. Clark, R.A., Snedeker, S., and Devine, C. (1998, May). Estrogen & breast cancer risk: The relationship [Fact sheet #09]. Retrieved from Program on Breast Cancer and Environmental Risk Factors website: http://envirocancer.cornell.edu/factsheet/general/fs9.estrogen.cfm

18. Australian Bureau of Statistics. (2011, September 16). Over 800,000 Australians have diabetes [media release]. Retrieved from http://www.upperhumepcp.com.au/documents/PrevalenceofDiabetesAustraliaABS2014.pdf

19. Steneberg, P., Rubins, N., Bartoov-Shifman, R., Walker, M.D., and Edlund, H. (2005). The FFA receptor GPR40 links hyperinsulinemia, hepatic steatosis, and impaired glucose homeostasis in mouse. Cell Metabolism, 1(4), 245–258.

20. U.S. National Heath, Lung, and Blood Institute. (2012, July 13). What are the health risks of overweight and obesity? Overweight and Obesity. Retrieved from http://www.nhlbi.nih.gov/health/health-topics/topics/obe/risks.html

21. American Heart Association. (2014, February 27). Obesity information. Retrieved from http://www.heart.org/HEARTORG/GettingHealthy/WeightManagement/Obesity/Obesity-Information_UCM_307908_Article.jsp

22. WebMD. (n.d.). Health risks linked to obesity. Cholesterol & Triglycerides Health Center. Retrieved from http://www.webmd.com/cholesterol-management/obesity-health-risks

23. Kurth, T., Gaziano, J.M., Berger, K., Kase, C.S., Rexrode, K.M., Cook, N.R., ... and Manson, J.E. (2002). Body mass index and the risk of stroke in men. Archives of Internal Medicine, 162(22), 2557–2562.

24. Calabro, S. (2009). The allergy and obesity link. Everyday Health. Retrieved from http://www.everydayhealth.com/allergies/obesity-and-allergies.aspx

25. Visness, C.M., London, S.J., Daniels, J.L., Kaufman, J.S., Yeatts, K.B., Siega-Riz, A-M., ... and Zeldin, D.C. (2009). Association of obesity with IgE levels and allergy symptoms in children and adolescents: Results from the National Health and Nutrition Examination Survey 2005–2006. Journal of Allergy and Clinical Immunology, 123(5), 1163–1169.

26. Cantrell, E. (2012). 40 days to enlightened eating: Journey to optimal weight, health, energy, and vitality. Bloomington, IN, USA: Balboa Press.

27. American Heart Association. (2014, March 18). High-protein diets. Retrieved from http://www.heart.org/HEARTORG/GettingHealthy/Nutrition

Center/High-Protein-Diets_UCM_305989_Article.jsp

28. McDougall, J. (n.d.). High protein diets. Dr. McDougall's Health & Medical Center. Retrieved from https://www.drmcdougall.com/health/education/health-science/featured-articles/articles/high-protein-diets/

29. Wing, R.R., Vazquez, J.A., and Ryan, C.M. (1995). Cognitive effects of ketogenic weight-reducing diets. International Journal of Obesity and Related Metabolic Disorders, 19(11), 811–816.

30. WebMD. (n.d.). High-protein, low-carb diets explained. WebMD. Retrieved from http://www.webmd.com/diet/high-protein-low-carbohydrate-diets

31. Frey, R.J. (2013, January 1). Scarsdale diet. MSN Health & Fitness. Retrieved from http://xin.msn.com/en-sg/health/other/scarsdale-diet/ar-AAnZjy

32. Harvard School of Public Health. (n.d.). Calcium and milk: What's the best for your bones and health? The Nutrition Source. Retrieved from http://www.hsph.harvard.edu/nutritionsource/calcium-full-story/

33. Patient.co.uk. (n.d.). Gout. Retrieved from http://www.patient.co.uk/health/gout-leaflet#

34. National Kidney Foundation. (2014). 6 easy ways to prevent kidney stones. Retrieved from http://www.kidney.org/atoz/content/kidneystones_prevent

35. Wilson, J. (2013, January 30). What's the danger of an all-fruit diet? CNN.com. Retrieved from http://edition.cnn.com/2013/01/29/health/steve-jobs-all-fruit-diet/

36. Martorano, K. (2013, March 4). The nasty truth about diet pills. The Gleaner. Retrieved from http://gleaner.rutgers.edu/2013/03/the-nasty-truth-about-diet-pills/

37. Rucker, D., Padwal, R., Li, S.K., Curioni, C., and Lau, D.C.W. (2007). Long term pharmacotherapy for obesity and overweight: Updated meta-analysis. BMJ. doi:10.1136/bmj.39385.413113.25

38. Zeratsky, K. (n.d.). Does caffeine help with weight loss? Weight Loss. Retrieved from Mayo Clinic website: http://www.mayoclinic.org/healthy-living/weight-loss/expert-answers/caffeine/faq-20058459

39. Acheson, K.J., Zahorska-Markiewicz, B., Pittet, P., Anantharaman, K., and Jéquier, E. (1980). Caffeine and coffee: Their influence on metabolic rate and substrate utilization in normal weight and obese individuals. The American Journal of Clinical Nutrition, 33(5), 989–997.

40. Thompson Healthcare. (2014, September 1). Caffeine (oral route, parenteral route). Drugs and Supplements. Retrieved from Mayo Clinic website: http://www.mayoclinic.org/drugs-supplements/caffeine-oral-route-parenteral-route/side-effects/drg-20069348

41. Micromedex. (n.d.). Caffeine (oral route, parenteral route). Drugs and Supplements. Retrieved from Mayo Clinic website: http://www.mayoclinic.org/drugs-supplements/caffeine-oral-route-parenteral-route/description/drg-20069348

42. WebMD. (n.d.). Caffeine. Find a Vitamin or Supplement. Retrieved from http://www.webmd.com/vitamins-supplements/ingredientmono-979-caffeine.aspx?activeingredientid=979&activeingredientname=caffeine

43. Mayo Clinic Staff. (2014, April 14). Caffeine: How much is too much? Nutrition and Healthy Eating. Retrieved from http://www.mayoclinic.org/healthy-living/nutrition-and-healthy-eating/in-depth/caffeine/art-20045678

44. Stromberg, J. (2013, August 9). This is how your brain becomes addicted to caffeine. Smithsonian.com. Retrieved from http://www.smithsonianmag.com/science-nature/this-is-how-your-brain-becomes-addicted-to-caffeine-26861017/?no-ist

45. Winter, R. (2009). A consumer's dictionary of food additives. New York, NY, USA: Crown Archetype.

46. Weight-control Information Network. (n.d.). Prescription medications for the treatment of obesity. Bethesda, MD, USA: Author.

47. Ogbru, O. (2014). Phentermine, Adipex-P, Fastin (discontinued), Obenix, Oby-Trim (discontinued), Suprenza. MedicineNet.com. Retrieved from http://www.medicinenet.com/phentermine/article.htm

48. Chandler, B. (2013). How herbal slimming tea works. Livestrong.com. Retrieved from http://www.livestrong.com/article/315153-how-herbal-slimming-tea-works/

49. Chandler, B. (2014). What happens if you drink slimming tea on an empty stomach. Livestrong.com. Retrieved from http://www.livestrong.com/article/494128-what-happens-if-you-drink-slimming-tea-on-an-empty-stomach/

50. Higdon, J., and Drake, V. (2008). Sodium (chloride). Micronutrient Information Center. Retrieved from Linus Pauling Institute website: http://lpi.oregonstate.edu/infocenter/minerals/sodium/

51. Higdon, J., and Drake, V. (2008). Potassium. Micronutrient Information Center. Retrieved from Linus Pauling Institute website: http://lpi.oregonstate.edu/infocenter/minerals/potassium/

52. Ioset, J.R., Raoelison, G.E., and Hostettmann, K. (2003). Detection of aristolochic acid in Chinese phytomedicines and dietary supplements used as slimming regiments. Food and Chemical Toxicology, 41(1), 29–36.

53. LiverTox. (n.d.). Sibutramine. Retrieved from http://livertox.nih.gov/Sibutramine.htm

54. Drugs.com. (n.d.). Guarana. Retrieved from http://www.drugs.com/mtm/guarana.html

55. Lim, T.K. (2013, February 19). Edible medicinal and non-medicinal plants: Volume 6, fruits. New York, NY, USA: Springer.

56. MDidea. (n.d.). Guarana and gurana extract: Phytochemicals, botanical info and history. Retrieved from http://www.mdidea.com/products/proper/proper04808.html

57. Barron, B. (2013, August 16). Why is guarana bad? Livestrong.com. Retrieved from http://www.livestrong.com/article/27433-guarana-bad/

58. WebMD. (n.d.). Guarana. Retrieved from http://www.webmd.com/vitamins-supplements/ingredientmono-935-guarana.aspx?activeingredientid=935&activeingredientname=guarana

59. Kenny, T., and Whitehall, J. (2012). Laxatives. Patient.co.uk. Retrieved from http://www.patient.co.uk/health/laxatives

60. Bagchi, D., and Preuss, H.G. (2012, July 6). Obesity: Epidemiology, pathophysiology, and prevention (2nd ed.). Boca Raton, FL, USA: CRC Press.

61. Powers, M.E. (2001). Ephedra and its application to sport performance: Another concern for the athletic trainer? Journal of Athletic Training, 36(4), 420–424.

62. Federal Institute for Risk Assessment. (n.d.). Scientific assessment of Ephedra species (Ephedra spp.). Retrieved from http://ec.europa.eu/food/food/labellingnutrition/vitamins/sa_ephedra_supp_en.pdf

63. U.S. Food and Drug Administration. (2004, November 23). FDA acts to remove ephedra-containing dietary supplements from market. News & Events. Retrieved from http://www.fda.gov/NewsEvents/Newsroom/PressAnnouncements/2004/ucm108379.htm

64. Sizer, F., and Whitney, E. (2013). Nutrition: Concepts and controversies. Stamford, CT, USA: Cengage Learning.

65. USDA/Agricultural Research Service. (2010, April 29). Less is more when restraining calories boosts immunity. ScienceDaily. Retrieved from http://www.sciencedaily.com/releases/2010/04/100429111015.htm

66. Weindruch, R., and Sohal, R.S. (1997). Caloric intake and aging. The New England Journal of Medicine, 337(14), 986–994.

67. U.S. Department of Agriculture and U.S. Department of Health and Human Services. (2010). Guidelines for Americans, 2010. Washington, D.C., USA: U.S. Government Printing Office.

68. Chandra, A.M. (n.d.). Weight management: Your ultimate guide to healthy weight loss. HealthXchange.com.sg. Retrieved from https://www.healthxchange.com.sg/healthyliving/DietandNutrition/Pages/Weight-Management-Your-Ultimate-Guide-to-Healthy-Weight-Loss.aspx

69. People for the Ethical Treatment of Animals. (2009, January 2). What has 2,310 calories and 66 teaspoons of sugar? PETA Blog. Retrieved from http://www.peta.org/blog/2310-calories-66-teaspoons-sugar/

70. Starbucks. (2011). Nutrition by the cup. Retrieved from http://globalassets.starbucks.com/assets/7cd1d989cd0c4ddba75b22d53f7af8bc.pdf

71. Alcoholic beverage, beer, regular, all. (n.d.). In Self.com. Retrieved from http://nutritiondata.self.com/facts/beverages/3827/2

72. Coca-Cola. (n.d.). How many calories are there in a 330ml can of Coca-Cola? Retrieved from http://www.coca-cola.co.uk/faq/calories-in-330ml-can-of-coca-cola.html

73. The Dairy Council (U.K.). (n.d.). The nutritional composition of dairy products. Retrieved from http://www.milk.co.uk/resources/resource.aspx?intResourceID=55

74. Orange juice, raw. (n.d.). In Self.com. Retrieved from http://nutritiondata.self.com/facts/fruits-and-fruit-juices/1971/2

75. Apple juice, canned or bottled, unsweetened, without added ascorbic acid. (n.d.). In Self.com. Retrieved from http://nutritiondata.self.com/facts/fruits-and-fruit-juices/1822/2

76. McDonald's. (n.d.). Big Breakfast with hotcakes. Retrieved from http://www.mcdonalds.com/us/en/food/product_nutrition.breakfast.1743.big-breakfast-with-hotcakes-regular-size-biscuit.html

77. Wendy's. (n.d.). Baconator®. Retrieved from https://www.wendys.com/en-us/hamburgers/baconator

78. Quiznos. (2014, August 30). Nutrition information. Retrieved from http://www.quiznos.com/Libraries/PDFs/NutritionalInfo.sflb.ashx

79. Pizza Hut. (n.d.). Tuscani pastas. Retrieved from http://www.pizzahut.com/files/pdf/tuscani%20pastas%20nutrition%20facts.pdf

80. Pizza Hut. (n.d.). Nutritional information. Retrieved from https://order.pizzahut.com/nutrition-information

81. KFC. (2014). Nutrition Guide. Retrieved from http://www.kfc.com/nutrition/pdf/kfc_nutrition.pdf

82. McDonald's. (n.d.). McDonald's USA nutrition facts for popular menu items. Retrieved from http://nutrition.mcdonalds.com/getnutrition/nutritionfacts.pdf

83. Panda Express. (n.d.). Nutrition and allergen information. Retrieved from https://s3.amazonaws.com/PandaExpressWebsite/files/pdf/Nutrition.pdf

84. Singapore Health Promotion Board. (n.d.). Food info search. Retrieved from http://www.hpb.gov.sg/HOPPortal/health-article/HPBSUEXTAPP1_4021885

85. Egg, whole, cooked, fried. (n.d.). In Self.com. Retrieved from http://nutritiondata.self.com/facts/dairy-and-egg-products/116/2

86. McDonald's. (n.d.). Premium Caesar salad with grilled chicken. Retrieved from http://www.mcdonalds.com/us/en/food/product_nutrition.salads.10068.premium-caesar-salad-with-grilled-chicken.html

87. Dairy Queen. (n.d.). Chocolate sundae. Retrieved from http://www.dairyqueen.com/us-en/Menu/Treats/Chocolate-Sundae/

88. Cheesecake commercially prepared. (n.d.). In Self.com. Retrieved from http://nutritiondata.self.com/facts/baked-products/4925/2

89. Oil, vegetable, industrial, canola for salads, woks and light frying. (n.d.). In Self.com. Retrieved from http://nutritiondata.self.com/facts/fats-and-oils/7947/2

90. Sugars, granulated [sucrose]. (n.d.). In Self.com. Retrieved from http://nutritiondata.self.com/facts/sweets/5592/2

91. Salt, table. (n.d.). In Self.com. Retrieved from http://nutritiondata.self.com/facts/spices-and-herbs/216/2

92. Spices, pepper, white. (n.d.). In Self.com. Retrieved from http://nutritiondata.self.com/facts/spices-and-herbs/202/2

93. Catsup [ketchup]. (n.d.). In Self.com. Retrieved from http://nutritiondata.self.com/facts/vegetables-and-vegetable-products/3005/2

94. Nestlé. (n.d.). MAGGI chili sauce. Retrieved from http://products.nestle.ca/en/brands/imported-foods/maggi/maggi-chili-sauce.aspx

95. Mayonnaise dressing, no cholesterol. (n.d.). In Self.com. Retrieved from http://nutritiondata.self.com/facts/fats-and-oils/7725/2

96. Mustard, prepared, yellow. (n.d.). In Self.com. Retrieved from http://nutritiondata.self.com/facts/spices-and-herbs/215/2

97. Kikkoman. (n.d.). Soy sauce. Retrieved from http://www.kikkomanusa.com/homecooks/products/products_hc_details.php?pf=10101&fam=101

98. University of Maryland Medical Center. (2013). Heart-healthy diet. Retrieved from http://umm.edu/health/medical/reports/articles/hearthealthy-diet

99. Mayo Clinic Staff. (n.d.). Dietary fiber: Essential for a healthy diet. Nutrition and Healthy Eating. Retrieved from http://www.mayoclinic.org/healthy-living/nutrition-and-healthy-eating/in-depth/fiber/art-20043983

100. Campbell, T.M., and Campbell, T.C. (2004). The China study: The most comprehensive study of nutrition ever conducted and the startling implications for diet, weight loss and long-term health. Dallas, TX, USA: BenBella Books.

101. Önning, G. (2006). Carbohydrates and the risk of cardiovascular disease. In C.G. Biliaberis and M.S. Izydorczyk (eds.), Functional Food Carbohydrates (pp. 291–321). Boca Raton, FL, USA: CRC Press.

102. Psyllium husk powder. (n.d.). In Self.com. Retrieved from http://nutritiondata.self.com/facts/custom/669594/2

103. Oats. (n.d.). In Self.com. Retrieved from http://nutritiondata.self.com/facts/cereal-grains-and-pasta/5708/2

104. Bread, whole-wheat, commercially prepared. (n.d.). In Self.com. Retrieved from http://nutritiondata.self.com/facts/baked-products/4876/2

105. Oranges, raw, all commercial varieties. (n.d.). In Self.com. Retrieved from http://nutritiondata.self.com/facts/fruits-and-fruit-juices/1966/2

106. Apples, raw, with skin. (n.d.). In Self.com. Retrieved from http://nutritiondata.self.com/facts/fruits-and-fruit-juices/1809/2

107. Brussels sprouts, cooked, boiled, drained, without salt. (n.d.). In Self.com. Retrieved from http://nutritiondata.self.com/facts/vegetables-and-vegetable-products/2363/2

108. Broccoli, cooked, boiled, drained, without salt. (n.d.). In Self.com. Retrieved from http://nutritiondata.self.com/facts/vegetables-and-vegetable-products/2357/2

109. Carrots, raw. (n.d.). In Self.com. Retrieved from http://nutritiondata.self.com/facts/vegetables-and-vegetable-products/2383/2

110. Strawberries, raw. (n.d.). In Self.com. Retrieved from http://nutritiondata.self.com/facts/fruits-and-fruit-juices/2064/2

111. Blueberries, raw. (n.d.). In Self.com. Retrieved from http://nutritiondata.self.com/facts/fruits-and-fruit-juices/1851/2

112. Kiwi fruit, (Chinese gooseberries), fresh, raw. (n.d.). In Self.com. Retrieved from http://nutritiondata.self.com/facts/fruits-and-fruit-juices/1934/2

113. Rice, brown, medium-grain, cooked. (n.d.). In Self.com. Retrieved from http://nutritiondata.self.com/facts/cereal-grains-and-pasta/5710/2

114. Rice, white, steamed, Chinese restaurant. (n.d.). In Self.com. Retrieved from http://nutritiondata.self.com/facts/cereal-grains-and-pasta/10641/2

115. Center for the Advancement of Health. (2005, October 23). Exercise improves cardiopulmonary fitness in asthma. ScienceDaily. Retrieved from http://www.sciencedaily.com/releases/2005/10/051023120848.htm

116. Thompson, P.D., Buchner, D., Piña, I.L., Balady, G.J., Williams, M.A., Marcus, B.H., … and Wenger, N.K. (2003). Exercise and physical activity in the prevention and treatment of atherosclerotic cardiovascular disease: A statement from the Council on Clinical Cardiology (Subcommittee on Exercise, Rehabilitation, and Preventions) and the Council on Nutrition, Physical Activity, and Metabolism (Subcommittee on Physical Activity). Circulation, 107:3109–3116.

117. Edlin, G., and Golanty, E. (2012). Health & wellness (11th ed.). Burlington, MA, USA: Jones & Bartlett Learning.

118. NutriStrategy. (2013). Calories burned during exercise, activities, sports, and work. Retrieved from http://www.nutristrategy.com/caloriesburned.htm

119. Harvard Medical School. (2004, July). Calories burned in 30 minutes for people of three different weights. Harvard Heart Letter. Retrieved from http://www.health.harvard.edu/newsweek/Calories-burned-in-30-minutes-of-leisure-and-routine-activities.htm

120. Mayo Clinic Staff. (2012). Dietary fiber: Essential for a healthy diet. MayoClinic.org. Retrieved from http://www.mayoclinic.org/healthy-living/nutrition-and-healthy-eating/in-depth/fiber/art-20043983

121. Mars, B. (2009). The desktop guide to herbal medicine. Laguna Beach, CA, USA: Basic Health Publications.

122. Griffin, R.M. (n.d.). The benefits of fiber: For your heart, weight, and energy. WebMD. Retrieved from http://www.webmd.com/diet/fiber-health-benefits-11/fiber-digestion

123. Mayo Clinic Staff. (n.d.). Prevention. MayoClinic.org. Retrieved from http://www.mayoclinic.org/diseases-conditions/hemorrhoids/basics/prevention/con-20029852

124. American Cancer Society. (2011). Global cancer facts & figures (2nd ed.). Atlanta, GA, USA: Author. Retrieved from http://www.cancer.org/acs/groups/content/@epidemiologysurveilance/documents/document/acspc-027766.pdf

125. American Institute for Cancer Research. (2011, June 1). Major report: Colorectal cancer risk links to diet, activity and weight. Cancer Research Update. Retrieved from http://preventcancer.aicr.org/site/News2?id=20709

126. Rodale Health Books Editors. (2005). The purification plan. Emmaus, PA, USA: Rodale.

127. Page, L. (2008). Healthy Healing's detoxification. Eden Prairie, MN, USA: Healthy Healing.

128. Landis, R., and Khalsa, K.P.S. (1997). Herbal defense: Positioning yourself to triumph over illness and aging. New York, NY, USA: Grand Central Publishing.

129. Bellebuono, H. (2012). The authentic herbal healer: Complete guide to herbal formulary and plant-inspired medicine for every body system. Bloomington, IN, USA: Balboa Press.

130. Thompson, H. (2014). Discover your nutritional style: Your seasonal plan to a healthy, happy and delicious life. North Branch, MN, USA: Sunrise River Press.

131. Kopelman, P.G., Caterson, I.D., and Dietz, W.H. (eds.). (2009). Clinical obesity in adults and children (3rd ed.). Hoboken, NJ, USA: Wiley-Blackwell.

132. Magee, E. (n.d.). 8 ways to burn calories and fight fat. WebMD. Retrieved from http://www.webmd.com/diet/features/8-ways-to-burn-calories-and-fight-fat

133. Singh, B.P., Vij, S., and Hati, S. (2014). Functional significance of bioactive peptides derived from soybean. Peptides, 54:171–179.

134. Makino, S., Nakashima, H., Minami, K., Moriyama, R. and Takao, S. (1988). Bile acid-binding protein from soybean seed: Isolation, partial, characterization and insulin-stimulating activity. Agricultural and Biological Chemistry, 52(3), 803–809.

135. Velasquez, M.T., and Bhathena, S.J. (2007). Role of dietary soy protein in obesity. International Journal of Medical Sciences, 4(2), 72–82.

136. Martínez-Villaluenga, C., and de Mejía, E.G. (2009). Soy peptides and weight management. In S.S. Cho (ed.), Weight Control and Slimming Ingredients in Food Technology (pp. 135–157). Hoboken, NJ, USA: Wiley-Blackwell.

137. Bosello, O., Cominacini, L., Zocca, I., Garbin, U., Compri, R., Davoli, A., and Brunetti, L. (1988). Short- and long-term effects of hypocaloric diets containing proteins of different sources on plasma lipids and apoproteins of obese subjects. Annals of Nutrition & Metabolism, 32(4), 206–214.

138. Foster-Powell, K., Holt, S.H.A., Brand-Miller, J.C. (2002). International table of glycemic index and glycemic load values: 2002. The American Journal of Clinical Nutrition, 76:5–56.

139. Higdon, J. (2006). Soy isoflavones. Micronutrient Information Center. Retrieved from Linus Pauling Institute website: http://lpi.oregonstate.edu/infocenter/phytochemicals/soyiso/

140. Balch, P.A. (2003). Prescription for dietary wellness: Using foods to heal (2nd ed.). New York, NY, USA: Avery Trade.

141. The World's Healthiest Foods. (n.d.). Soybeans: In-depth nutrient analysis. Retrieved from http://www.whfoods.com/genpage.php?tname=nutrientprofile&dbid=17

142. Robinson, K.M. (n.d.). Soy Protein and Cholesterol. WebMD. Retrieved from http://webmd.com/cholesterol-management/features/soy-and-cholesterol

143. Ehrlich, S.D. (2012). American ginseng. University of Maryland Medical Center. Retrieved from http://umm.edu/health/medical/altmed/herb/american-ginseng

144. Predy, G.N., Goel, V., Lovlin, R., Donner, A., Stitt, L., and Basu, T.K. (2005). Efficacy of an extract of North American ginseng containing poly-

参考文献

furanosyl-pyranosul-saccharides for preventing upper respiratory tract infections: A randomized controlled trial. CMAJ, 173(9), 1043–1048.

145. King, M.L., and Murphy, L.L. (2010). Role of cyclin inhibitor protein p21 in the inhibition of HCT116 human colon cancer cell proliferation by American ginseng (Panax quinquefolius) and its constituents. Phytomedicine, 17(3–4), 261–268.
146. Balch, P.A. (2002). Prescription for herbal healing: An easy-to-use A–Z reference to hundreds of common disorders and their herbal remedies. New York, NY, USA: Avery.
147. Kim, D-H. (2012). Chemical diversity of Panax ginseng, Panax quinquifolium, and Panax notoginseng. Journal of Ginseng Research, 36(1), 1–15.

## 第九章　心血管疾病•免疫系统•饮食

1. World Health Organization. (2013). Cardiovascular diseases (CVDs). WHO.int. Retrieved from http://www.who.int/mediacentre/factsheets/fs317/en/
2. World Health Organization. (n.d.). Overview of The Atlas of Heart Disease and Stroke. WHO.int. Retrieved from http://www.who.int/cardiovascular_diseases/resources/atlas/en/
3. World Health Organization. (2013, March 27). Controlling high blood pressure. WHO.int. Retrieved from http://www.who.int/cardiovascular_diseases/en/
4. National Heart, Lung, and Blood Institute. (n.d.). What is atherosclerosis? NIH.gov. Retrieved from National Heart, Lung, and Blood Institute website: https://www.nhlbi.nih.gov/health/health-topics/topics/atherosclerosis/#
5. Frostegård, J. (2013). Immunity, atherosclerosis and cardiovascular disease. BMC Medicine, 11:117
6. Harker, L., Glomset, J., and Ross, R. (1977). Response to injury and atherogenesis. American Journal of Pathology, 86(3), 675–684.
7. Karolinska Institutet. (2010, May 6). New atherosclerosis vaccine gives promising results. KI.se. Retrieved from http://ki.se/en/news/new-atherosclerosis-vaccine-gives-promising-results
8. Udell, J.A., Zawi, R., Bhatt, D.L., Keshtkar-Jahromi, M., Gaughran, F., Phrommintikul, A., ... and Cannon, C.P. (2013). Association between influenza vaccination and cardiovascular outcomes in high-risk patients: A meta-analysis. Journal of the American Medical Association, 310(16), 1711–1720. doi:10.1001/jama.2013.279206
9. Mitka, M. (2013, October 22). Author insights: Vaccination against seasonal influenza may reduce the risk of cardiovascular events. news@JAMA. Retrieved from http://newsatjama.jama.com/2013/10/22/author-insights-vaccination-against-seasonal-influenza-may-reduce-the-risk-of-cardiovascular-events/
10. Targher, G., Bertolini, L., Padovani, R., Rodella, S., Arcaro, G., and Day, C. (2007). Differences and similarities in early atherosclerosis between patients with non-alcoholic steatohepatitis and chronic hepatitis B and C. Journal of Hepatology, 46:1126–1132.
11. Nordqvist, C. (2014, September 8). What is arrhythmia? What causes arrhythmia? Medical News Today. Retrieved from http://www.medicalnewstoday.com/articles/8887.php
12. World Heart Federation. (n.d.). Frequently asked questions. Cardiovascular Health. Retrieved from http://www.world-heart-federation.org/cardiovascular-health/heart-disease/frequently-asked-questions/
13. Winters, W.L., Jr. (2014, September 11). Hypertension. In Encyclopædia Britannica. Retrieved from http://global.britannica.com/EBchecked/topic/279704/hypertension
14. Dzielak, D.J. (1992). The immune system and hypertension. Hypertension, 19(1 Suppl), 136–144.
15. Harrison, D.G., Tomasz, J.G., Goronzy, J., and Weyand, C. (2008). Is hypertension an immunologic disease? Current Cardiology Reports, 10(6), 464–469.
16. Yu, Q., Horak, K., Larson, D.F. (2006). Cardic hypertrophy and remodeling: Role of T. lymphocytes in hypertension-induced cardiac extracellular matrix remodeling. Hypertension, 48:98–104.
17. Freeman, M.W., and Junge, C. (2009, June 9). Understanding cholesterol: The good, the bad, and the necessary. In Lowering Your Cholesterol. Boston, MA, USA: McGraw-Hill. Retrieved from http://www.health.harvard.edu/heart-health/understanding_cholesterol
18. Mayo Clinic Staff. (2012, November 9). High cholesterol. Diseases and Conditions. Retrieved from Mayo Clinic website: http://www.mayoclinic.org/diseases-conditions/high-blood-cholesterol/in-depth/hdl-cholesterol/art-20046388
19. NIH Senior Health. (n.d.). High blood cholesterol. Retrieved from http://nihseniorhealth.gov/highbloodcholesterol/whatishighbloodcholesterol/01.html
20. Gilbert, M.N. (2001). Virtues of soy: A practical health guide and cookbook. USA: Universal Publishers.
21. Braun, L., and Cohen, M. (2010). Herbs and natural supplements: An evidence-based guide. Sydney, Australia: Churchill Livingstone.
22. Kritchevsky, D. (1997). Phytosterols. Advances in Experimental Medicine and Biology, 427:235–243.
23. Higdon, J., and Drake, V.J. (2008). Phytosterols. In Micronutrient Information Center. Retrieved from Linus Pauling Institute website: http://lpi.oregonstate.edu/infocenter/phytochemicals/sterols/
24. Scientific Committee on Food. (2002, September 26). General view of the Scientific Committee on Food on the long-term effects of the intake of elevated levels of phytosterols from multiple dietary sources, with particular attention to the effects on β-carotene. Brussels, Belgium: Health & Consumer Protection Directorate-General of the European Commission.
25. Kumar, V., Rani, A., and Chauhan, G.S. (2010). In G. Singh (ed.), The Soybean: Botany, Production and Uses (pp. 375–403). Wallingford, Oxfordshire, UK: CABI.
26. Ehrlich, S.D. (2013, February 14). Hypercholesterolemia. University of Maryland Medical Center. Retrieved from http://umm.edu/health/medical/altmed/condition/hypercholesterolemia
27. Ostlund, R.E., Jr. (2004). Phytosterols and cholesterol metabolism. Current Opinion in Lipidology, 15(1), 37–41.
28. Clark, J.P. (2008). Commercial phytochemicals from soy. In P.A. LaChance (ed.), Nutraceuticals: Designer Foods III: Garlic, Soy and Licorice (pp. 237–242). Hoboken, NJ, USA: Wiley-Blackwell.
29. Medline Plus. (2012a). Lisinopril. Retrieved from U.S. National Library of Medicine website: http://www.nlm.nih.gov/medlineplus/druginfo/meds/a692051.html
30. Allen, H. (2013). Lisinopril – An ACE inhibitor Patient.co.uk. Retrieved from http://www.patient.co.uk/medicine/lisinopril-an-ace-inhibitor
31. Medline Plus. (2010). Atenolol. Retrieved from U.S. National Library of Medicine website: http://www.nlm.nih.gov/medlineplus/druginfo/meds/a684031.html
32. Ogbru, O. (2014). Atenolol, Tenormin. MedicineNet.com. Retrieved from http://www.medicinenet.com/atenolol/article.htm
33. Harvard Health Publications. (2009, August 1). Medications for treating hypertension. Retrieved from author website: http://www.health.harvard.edu/heart-health/medications-for-treating-hypertension
34. Klabunde, R.E. (2008, April 29). Vasodilator drugs. Cardiovascular Pharmacology Concepts. Retrieved from http://www.cvpharmacology.com/vasodilator/vasodilators.htm
35. Mayo Clinic Staff. (2012, November 17). Dietary fiber: Essential for a healthy diet. Healthy Lifestyle: Nutrition and Healthy Eating. Retrieved from Mayo Clinic website: http://www.mayoclinic.org/healthy-living/nutrition-and-healthy-eating/in-depth/fiber/art-20043983
36. Forman, A. (n.d.). Foods that lower cholesterol. How Stuff Works. Retrieved from http://health.howstuffworks.com/diseases-conditions/cardiovascular/cholesterol/foods-that-lower-cholesterol2.htm
37. Higdon, J., and Drake, V.J. (2012). Fiber. Micronutrient Information Center. Retrieved from Linus Pauling Institute website: http://lpi.oregonstate.edu/infocenter/phytochemicals/fiber/
38. Medline Plus. (2012b). High-fiber foods. Retrieved from U.S. National Library of Medicine website: http://www.nlm.nih.gov/medlineplus/ency/patientinstructions/000193.htm
39. Harvard University Health Services. (2004). Fiber content of foods in common portions. Retrieved from http://huhs.harvard.edu/assets/File/OurServices/Service_Nutrition_Fiber.pdf
40. Slavin, J.L. (2008, October). Position of the American Dietetic Association: Health implications of dietary fiber. Journal of the American Dietetic Assocation, 108(10), 1716–1731.
41. Self.com. (n.d.). Self nutrition data. Retrieved from http://nutritiondata.self.com/
42. Peristalisis. (n.d.). In PubMed Health. Retrieved from http://www.ncbi.nlm.nih.gov/pubmedhealth/PMHT0022449/
43. Anderson, J.W., Allgood, L.D., Lawrence, A., Altringer, L.A., Jerdack, G.R., Hengehold, D.A., and Morel, J.G. (2000). Cholesterol-lowering effects of psyllium intake adjunctive to diet therapy in men and women with hypercholesterolemia: Meta-analysis of 8 controlled trials. The American Journal of Clinical Nutrition, 71(2), 472–479.
44. Wolk, A., Manson, J.E., Stampfer, M.J., Colditz, G.A., Hu, F.B., Speizer, F.E., ... and Willett, W.C. (1999). Long-term intake of dietary fiber and decreased risk of coronary heart disease among women. JAMA, 281(2), 1998–2004.
45. Ben, Q., Sun, Y., Chai, R., Qian, A., Xu, B., and Yuan, Y. (2014). Dietary fiber intake reduces risk for colorectal adenoma: A meta-analysis. Gastroenterology, 146(3), 689–699.
46. Zhang, Z., Xu, G., Ma, M., Yang, J., and Liu, X. (2013). Dietary fiber intake reduces risk for gastric cancer: A meta-analysis. Gastroenterology, 145(1), 113–120.

47. National Cancer Institute. (2011, Spring). Diet & health study news. NIH-AARP Diet and Health Study Newsletter. Retrieved from http://dietandhealth.cancer.gov/newsletter_2011.html
48. American Chemical Society. (1998, October 5). Eating berries can help lower LDL cholesterol. Science Daily. Retrieved from http://www.sciencedaily.com/releases/1998/10/981005074625.htm
49. Higdon, J., and Drake, V.J. (2008). Resveratrol. Micronutrient Information Center. Retrieved from Linus Pauling Institute website: http://lpi.oregonstate.edu/infocenter/phytochemicals/resveratrol/
50. Rodriguez-Mateos, A., Ishisaka, A., Mawatari, K., Vidal-Diez, A., Spencer, J.P., and Terao, J. (2013). Blueberry intervention improves vascular reactivity and lowers blood pressure in high-fat-, high-cholesterol-fed rats. British Journal of Nutrition, 109(10), 1746–1754.
51. Balch, P.A. (2003). Prescription for dietary wellness: Using foods to heal (2nd ed.). New York, NY, USA: Avery Trade.
52. Ehrlich, S.D. (2011, March, 5). Hawthorn. University of Maryland Medical Center. Retrieved from http://umm.edu/health/medical/altmed/herb/hawthorn
53. Zhang, Z., Chang, Q., Zhu, M., Huang, Y., Ho, W.K., and Chen Z. (2001). Characterization of antioxidants present in hawthorn fruits. Journal of Nutritional Biochemistry, 12(3), 144–152.
54. Maleskey, G., and the Editors of Prevention Health Books. (1999). Nature's medicines: From asthma to weight gain, from colds to high cholesterol—The most powerful all-natural cures. Emmaus, PA, USA: Rodale Books.
55. Balch, P.A. (2002). Prescription for herbal healing: An easy-to-use A–Z reference to hundreds of common disorders and their herbal remedies. New York, NY, USA: Avery Trade.
56. WebMD. (n.d.). Chrysanthemum. Vitamins and Supplements. Retrieved from http://www.webmd.com/vitamins-supplements/ingredientmono-904-chrysanthemum.aspx?activeingredientid=904&activeingredientname=chrysanthemum
57. Zhao, Q., Matsumoto, K., Okada, H., Ichiki, H., and Sakakibara, I. (2008). Anti-hypertensive and anti-stroke effects of chrysanthemum extracts in stroke-prone spontaneously hypertensive rats. Journal of Traditional Medicines, 25(5/6), 143–151.
58. Chan, K.C., Yang, M.Y., Lin, M.C., Lee, Y.J., Chang, W.C., and Wang, C.J. (2013). Mulberry leaf extract inhibits the development of atherosclerosis in cholesterol-fed rabbits and in cultured aortic vascular smooth muscle cells. Journal of Agricultural and Food Chemistry, 61(11), 2780–2788.
59. Katsube, T., Imawaka, N., Kawano, Y., Yamazaki, Y., Shiwaku, K., and Yamane, Y. (2006). Antioxidant flavonol glycosides in mulberry (Morus alba L.) leaves isolated based on LDL antioxidant activity. Food Chemistry, 97(1), 25–31.
60. Huang, H.Y., Huang, J.J., Tso, T.K., Tsai, Y.C., and Chang, C.K. (2004). Antioxidant and angiotension-converting enzyme inhibition capacities of various parts of Benincasa hispida (wax gourd). Nahrung, 48(3), 230–233.
61. Stacewicz-Sapuntzakis, M., Bowen, P.E., Hussain, E.A., Damayanti-Wood, B.I., and Farnsworth, N.R. (2001). Chemical composition and potential health effects of prunes: A functional food? Critical Reviews in Food Science and Nutrition, 41(4), 251–286.
62. American Heart Association. (2014, May 6). Striking a balance: Less sodium (salt), more potassium. Retrieved from http://www.heart.org/HEARTORG/GettingHealthy/NutritionCenter/HealthyDietGoals/Striking-a-Balance-Less-Sodium-Salt-More-Potassium_UCM_440429_Article.jsp

## 第十章　动物性Omega–3脂肪酸·植物性Omega–3脂肪酸

1. Harvard School of Public Health. (n.d.). Omega-3 fatty acids: An essential contribution. The Nutrition Source. Retrieved from http://www.hsph.harvard.edu/nutritionsource/omega-3-fats/
2. Sacks, F. (n.d.). Ask the expert: Omega-3 fatty acids. The Nutrition Source. Retrieved from the Harvard School of Public Health website: http://www.hsph.harvard.edu/nutritionsource/omega-3/
3. National Heart, Lung, and Blood Institute. (2011). What is an arrhythmia? Retrieved from http://www.nhlbi.nih.gov/health/health-topics/topics/arr/
4. Inflammation Research Foundation. (n.d.). Anti-inflammatory medicine: Dietary modulation of eicosanoids. Marblehead, MA, USA: Author. Retrieved from http://www.drsears.com/portals/6/documents/inflammation%20medical%20brochure.pdf
5. Roncaglioni, M.C., Tombesi, M., Avanzini, F., Barlera, S., Longoni, P., Marzona, I., ... and Marchioli, R. (2013). n-3 fatty acids in patients with multiple cardiovasular risk factors. The New England Journal of Medicine, 368(19), 1800–1808.
6. Makrides, M., Gibson, R.A., McPhee, A.J., Yelland, L., Quinlivan, J., and Ryan, P. (2010). Effect of DHA supplementation during pregnancy on maternal depression and neurodevelopment of young children: A randomized controlled trial. Journal of the American Medical Association, 304(15), 1675–1683. doi:10.1001/jama.2010.1507
7. Lim, K., Kim, S., Noh, J., Kim, K., Jang, W., Bae, O., ... and Chung, J. (2010). Low-level mercury can enhance procoagulant activity of erythrocytes: A new contributing factor for mercury-related thrombotic disease. Environmental Health Perspectives, 118:928–935.
8. Medline Plus. (2013). Fish oil. Retrieved from U.S. National Library of Medicine website: http://www.nlm.nih.gov/medlineplus/druginfo/natural/993.html
9. Medline Plus. (2013). Flaxseed. Retrieved from U.S. National Library of Medicine website: http://www.nlm.nih.gov/medlineplus/druginfo/natural/991.html
10. Seeds, chia seeds, dried. (n.d.). In Self.com. Retrieved from http://nutritiondata.self.com/facts/nut-and-seed-products/3061/2
11. OSE. (n.d.). Kiwifruit seed oil. Ashburton, New Zealand: Author. Retrieved from http://www.osel.co.nz/content/Product_Flyers/Kiwifruit.pdf
12. Nuts, walnuts, english. (n.d.). In Self.com. Retrieved from http://nutritiondata.self.com/facts/nut-and-seed-products/3138/2
13. Schep, R.A. (2010). Eat right for life: How healthy foods can keep you living longer, stronger and disease-free. Blue Ash, OH, USA: Betterway Books.
14. Wass, B., ed. (2007). Guide to antioxidants, supplements & vitamins. Mainz, Germany: PediaPress.
15. Ayerza, R., and Coates, W. (2009). Ground chia seed and chia oil effects on plasma lipids and fatty acids in the rat. Nutrition Research, 25(11), 995–1003.
16. Bresson, J., Flynn, A., Heinonen, M., Hulshof, K., Korhonen, H., Lagiou, P., ... Verhagen, H. (2009). Opinion on the safety of 'chia seeds (Salvia hispanica L.) and ground whole chia seeds' as a food ingredient. Parma, Italy: European Food Safety Authority.
17. Vuskan, V., Whitham, D., Sievenpiper, J.L., Jenkins, A.L., Rogovik, A.L., Bazinet, R.P., ... and Hanna, A. (2007). Supplementation of conventional therapy with the novel grain Salba (Salvia hispanica L.) improves major and emerging cardiovascular risk factors in type 2 diabetes: Results of a randomized controlled trial. Diabetes Care, 30(11), 2804–2810.
18. Murray, M.T., Pizzorno, J., and Pizzorno, L., eds. (2005). The encyclopedia of healing foods. New York, NY, USA: Atria Publishing.
19. mani GmbH. (n.d.). Kiwi seed oil. Retrieved from http://www.mani-gmbh.com/en/kiwi_seed_oil.367.html
20. How Stuff Works. (n.d.). Kiwi: Natural weight-loss food. Retrieved from http://health.howstuffworks.com/wellness/food-nutrition/natural-foods/natural-weight-loss-food-kiwi-ga.htm
21. DeMeester, F. (2008). Wild-type food in health promotion and disease prevention: The Columbus concept. Totowa, NJ, USA: Humana Press.
22. Wilson, R.F., and Hildebrand, D.F. (2010). Engineering status, challenges and advantages of oil crops. In P.N. Mascia, J. Scheffran, & J.M. Widholm (eds.), Plant biotechnology for sustainable production of energy and co-products (pp. 209–259). New York, NY, USA: Springer.
23. Bourre, J.M. (2004). Roles of unsaturated fatty acids (especially omega-3 fatty acids) in the brain at various ages and during ageing. Journal of Nutrition, Health & Aging, 8(3), 163–174.
24. Belzung, C., Leguisquet, A.M., Barreau, S., Delion-Vancassel, S., Chalon, S., and Durand, G. (1998). Alpha-linolenic acid deficiency modifies distractibility but not anxiety in rats during aging. Journal of Nutrition, 128(9), 1537–1542.
25. Rotella, P. (2006). Healthy fats. Retrieved from http://goodfats.pamrotella.com/
26. Simopoulos, A.P. (2006). Evolutionary aspects of diet, the omega-6/omega-3 ratio and genetic variation: Nutritional implications for chronic diseases. Biomedicine & Pharmacotherapy, 60:502–507.
27. Borg, K. (1975). Physiopathological effects of rapeseed oil: A review. Acta Medica Scandinavica, 585:5–13.
28. Deshpande, S.S. (2002). Handbook of food toxicology. Boca Raton, FL, USA: CRC Press.
29. Sauer, F.D., and Kramer, J.K.G. (1983). The problems associated with the feeding of high erucic acid rapeseed oils and some fish oils to experimental animals. In J.K. Kramer, F.D. Sauer, and W.J. Pigden (eds.), High and Low Erucic Acid Rapeseed Oils: Production, Usage, Chemistry and Toxicological Evaluation (pp. 254–292). New York, NY, USA: Academic Press.
30. Wee, P.H. (2013). Anti-inflammatory diet: How to choose the right cooking oil. The Conscious Life. Retrieved from http://theconsciouslife.com/omega-3-6-9-ratio-cooking-oils.htm
31. Taiwan Food and Drug Administration. (2010, November 24). 食用油使用中不可超过发烟点. Retrieved from https://consumer.fda.gov.tw/Pages/detail.aspx?nodeID=107&pid=432
32. Asif, M. (2013). Nutritional importance of monounsaturated and polyunsaturated fatty acids of perilla oil. International Journal of Phytopharmacy, 2(6), 154–161.
33. Piombo, G., Barouh, N., Barea, B., Boulanger, R., Brat, P., Pina, M., and Villeneuve, P. (2006). Characterization of the seed oils from kiwi (Actinidia chinesis), passion fruit (Passiflora edulis) and guava (Psidium guajava). Fondamental, 13(2–3), 195–199.
34. Xu, W., Li, H., Zhang, Z., and Li, X. (2013). Determination of physiochemical properties and analysis on fatty acid composition of different perilla seed oils. Journal of the Chinese Cereals and Oils Association, 28(12), 106–109.

35. Li, J. (2012). 基于超微细处理的猕猴桃籽油保健功能特性及应用研究 (Doctoral dissertation). Retrieved from CNKI: http://cdmd.cnki.com.cn/Article/CDMD-10538-1012397884.htm

36. Good, J. (2012). Healthiest cooking oil chart with smoke points. Retrieved from Baseline of Health Foundation website: http://jonbarron.org/diet-and-nutrition/healthiest-cooking-oil-chart-smoke-points#.U_zyS_ldWeE

37. Chaicharoenpong, C., and Petsom, A. (2011). Use of tea (Camellia oleifera Abel.) seeds in human health. In V.R. Preedy, R.R. Watson, and V.B. Patel (eds.), Nuts and Seeds in Health and Disease Prevention (pp. 1115–1122). California, USA: Academic Press.

## 第十一章　自身免疫病

1. Medline Plus. (2013). Autoimmune disorders. Retrieved from U.S. National Library of Medicine website: http://www.nlm.nih.gov/medlineplus/ency/article/000816.htm

2. Ray, S., Sonthalia, N., Kundu, S., and Ganguly, S. (2012). Autoimmune disorders: An overview of molecular and cellular basis in today's perspective. Journal of Clinical & Cellular Immunology, 2012, S10(3). doi:10.4172/2155-9899.S10-003

3. Inflammatory bowel disease. (2013). In NHS Health A–Z. Retrieved from the U.K. National Health Service website: http://www.nhs.uk/conditions/inflammatory-bowel-disease/Pages/Introduction.aspx

4. Medline Plus. (2013). Multiple sclerosis. Retrieved from U.S. National Library of Medicine website: http://www.nlm.nih.gov/medlineplus/ency/article/000737.htm

5. Medline Plus. (2012). Psoriasis. Retrieved from U.S. National Library of Medicine website: http://www.nlm.nih.gov/medlineplus/ency/article/000434.htm

6. McCall, R.E., and Tankersley, C.M. (2007). Phlebotomy essentials. Philadelphia, PA, USA: Lippincott Williams & Wilkins.

7. U.S. National Institute of Arthritis and Musculoskeletal and Skin Diseases. (2013). Questions and answers about Sjögren's syndrome. Retrieved from http://www.niams.nih.gov/Health_Info/Sjogrens_Syndrome/

8. Medline Plus. (2014). Systemic lupus erythematosus. Retrieved from U.S. National Library of Medicine website: http://www.nlm.nih.gov/medlineplus/ency/article/000435.htm

9. U.S. Centers for Disease Control and Prevention. (2012). Rheumatoid arthritis. Arthritis. Retrieved from http://www.cdc.gov/arthritis/basics/rheumatoid.htm

10. Pattison, D.J., Symmons, D.P., Lunt, M., Welch, A., Luben, R., Bingham, S.A., ... and Silman, A.J. (2004) Dietary risk factors for the development of inflammatory polyarthritis: Evidence for a role of high level of red meat consumption. Arthritis and Rheumatism, 50(12), 3804–3812.

11. Virtanen, S.M., Räsänen, L., Ylönen, K., Aro, A., Clayton, D., Langholz, B., ... and Åkerblom, H.K. (1993). Diabetes, 42(12), 1786–1790.

12. Wasmuth, H.E., and Kolb H. (2000). Cow's milk and immune-mediated diabetes. The Proceedings of the Nutrition Society, 59(4), 573–579.

13. Kamhi, E., and Zampieron, E.R. (2012). An alternative medicine guide to arthritis: Reverse underlying causes of arthritis with clinically proven alternative therapies. Berkeley, CA, USA: Celestial Arts.

14. Asakura, H., Suzuki, K., Kitahora, T., and Morizane, T. (2008). Is there a link between food and intestinal microbes and the occurrence of Crohn's disease and ulcerative colitis? Journal of Gastroenterology and Hepatology, 23(12), 1794–1801.

15. Hou, J.K., Abraham, B., and El-Serag, H. (2011). Dietary intake and risk of developing inflammatory bowel disease: A systematic review of the literature. American Journal of Gastroenterology, 106(4), 563–573.

16. McDougall, J. (n.d.). Diet: Only hope for arthritis. Dr. McDougall's Health & Medical Center. Retrieved from https://www.drmcdougall.com/health/education/health-science/featured-articles/articles/diet-only-hope-for-arthritis/

17. Nouri, M., Bredberg, A., Weström, B., and Lavasani, S. (2014). Intestinal barrier dysfunction develops at the onset of experimental autoimmune encephalomyelitis, and can be induced by adoptive transfer of auto-reactive T cells. PLoS One, 9(9). doi:10.1371/journal.pone.0106335

18. Yacyshyn, B., Meddings, J., Sadowski, D., and Bowen-Yacyshyn, M.B. (1996). Multiple sclerosis patients have peripheral blood CD45RO+ B cells and increased intestinal permeability. Digestive Diseases and Sciences, 41(12), 2493–2498.

19. Horton, F., Wright, J., Smith, L., Hinton, P.J., and Roberston, M.D. (2014). Increased intestinal permeability to oral chromium (51 Cr) –EDTA in Type 2 diabetes. Diabetic Medicine: A Journal of the British Diabetic Association, 31(5), 559–563.

20. Vaarala, O. (2012). Is the origin of type 1 diabetes in the gut? Immunology and Cell Biology, 90(3), 271–276.

21. Vaarala, O. (2011). The gut as a regulator of early inflammation in type 1 diabetes. Current Opinion in Endocrinology, Diabetes, and Obesity, 18(4), 241–247.

22. De Kort, S., Keszthelvi, D., and Masclee, A.A. (2011). Leaky gut and diabetes mellitus: What is the link? Obesity Reviews, 12(6), 449–458.

23. Visser, J. Rozing, J., Sapone, A., Lammers, K., and Fasano, A. (2009). Tight junctions, intestinal permeability, and autoimmunity: Celiac disease and type 1 diabetes paradigms. Annals of the New York Academy of Sciences. 1165:195–205.

24. Vaarala, O., Atkinson, M.A., and Neu, J. (2008). The "perfect storm" for type 1 diabetes: The complex interplay between intestinal microbiota, gut permeability, and mucosal immunity. Diabetes, 57(10), 2555–2562.

25. Fasano A. (2012). Leaky gut and autoimmune diseases. Clinical Reviews in Allergy & Immunology, 42(1), 71–78.

26. Arrieta, M.C., Bistritz, L., and Meddings, J.B. (2006). Alterations in intestinal permeability. Gut, 55(10), 1512–1520.

27. Jacob, A. (2013). Gut health and autoimmune disease—Research suggests digestive abnormalities may be the underlying cause. Today's Dietitian, 15(2), 38. http://www.todaysdietitian.com/newarchives/021313p38.shtml

28. Sapone, A., de Magistris, L., Pietzak, M., Clemente, M.G., Tirpathi, A., Cucca, F., ... and Fasano, A. (2006). Zonulin upregulation is associated with increased gut permeability in subjects with type 1 diabetes and their relatives. Diabetes, 55(5), 1443–1449.

29. Meddings J.B. (1997). Review article: Intestinal permeability in Crohn's disease. Alimentary Pharmacology and Therapeutics, 11(Supplement 3), 47–56.

30. Cusick, M.F., Libbey, J.E., and Fujinami, R.S. (2012). Molecular mimicry as a mechanism of autoimmune disease. Clinical Reviews in Allergy & Immunology, 42(1), 102–111.

31. Terato, K., DeArmey, D.A., Ye, X.J., Griffiths, M.M., and Cremer, M.A. (1996). The mechanism of autoantibody formation to cartilage in rheumatoid arthritis. Possible cross-reaction of antibodies to dietary collagens with autologous type II collagen. Clinical Immunology and Immunopathology, 79(2), 142–154.

32. Pérez-Maceda, B., López-Bote, J.P., Langa, C., and Bernabeu, C. (1991). Antibodies to dietary antigens in rheumatoid arthritis. Possible molecular mimicry mechanism. Clinica chimica acta [International Journal of Clinical Chemistry], 203(2-3), 153–165.

33. Fujinami, R.S., von Herrath, M.G., Christen, U., and Whitton, J.L. (2006). Molecular mimicry, bystander activation, or viral persistence: Infections and autoimmune disease. Clinical Microbiology Reviews, 19(1), 80–94.

34. Balandraud, N. Roudier, J., and Roudier, C. (2004). Epstein-Barr virus and rheumatoid arthritis. Autoimmunity Reviews, 3(5), 362–367.

35. Álvarez-Lafuente, R., Fernández-Gutiérrez, B., de Miguel, S., Jover, J.A., Rollin, R., Loza, E., ... and Lamas, J.R. (2005). Potential relationship between herpes viruses and rheumatoid arthritis: Analysis with quantitative real time polymerase chain reaction. Annals of the Rheumatic Diseases, 64(9), 1357–1359.

36. Camacho, I.D., Kauffman, C.L., and Fredeking, A.E. (2014). Drug-induced lupus erythematosus. Medscape. Retrieved from http://emedicine.medscape.com/article/1065086-overview

37. Fairweather, D., Frisancho-Kiss, S., and Rose, N.R. (2008). Sex differences in autoimmune disease from a pathological perspective. American Journal of Pathology, 173(3), 600–609.

38. American Autoimmune Related Diseases Association. (n.d.). Autoimmune disease in women. Retrieved from http://www.aarda.org/autoimmune-information/autoimmune-disease-in-women/

39. National Jewish Health. (2011, August 8). B-cell discovery suggests why women suffer more autoimmune disease. ScienceDaily. Retrieved from http://www.sciencedaily.com/releases/2011/08/110804133606.htm

40. Harel-Meir, M., Sherer, Y., and Shoenfeld, Y. (2007). Tobacco smoking and autoimmune rheumatic diseases. Nature Clinical Practice. Rheumatology, 3(12), 707–715.

41. Medline Plus. (n.d.). Autoimmune diseases. Retrieved from U.S. National Library of Medicine website: http://www.nlm.nih.gov/medlineplus/autoimmunediseases.html

42. Tel Aviv University. (2010, January 27). Arthritis: Environmental exposure to hairspray, lipstick, pollution, can trigger autoimmune diseases. ScienceDaily. Retrieved from http://www.sciencedaily.com/releases/2010/01/100125123231.htm

43. Sigthorsson, G., Tibble, J., Hayllar, J., Menzies, I., Macpherson, A., Moots, R., ... and Bjarnason, I. (1998). Intestinal permeability and inflammation in patients on NSAIDs. Gut, 43(4), 506–511.

44. Thakur, S. (2013, February). Autoimmunity expert delivers distinguished lecture. Environmental Factor. Retrieved from U.S. National Institute of Environmental Health Sciences website: http://www.niehs.nih.gov/news/newsletter/2013/2/science-autoimmunity/

45. Bjarnason, I., and Peters, T.J. (1996). Influence of anti-rheumatic drugs on gut permeability and on the gut associated lymphoid tissue. Baillière's Clinical Rheumatology, 10(1), 165–176.

46. Kjeldsen-Kragh, J. (1999). Rheumatoid arthritis treated with vegetarian diets. The American Journal of Clinical Nutrition, 70(Supplement 3), 594S–600S.

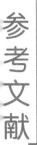

47. Challem, J. (2003). The inflammation syndrome: The complete nutritional program to prevent and reverse heart disease, arthritis, diabetes, allergies, and asthma. Hoboken, NJ, USA: John Wiley & Sons.
48. Rotella, P. (2002). Healthy fats. Retrieved from http://goodfats.pamrotella.com/
49. Wass, B., ed. (2007). Guide to antioxidants, supplements & vitamins. Mainz, Germany: PediaPress.

## 第十二章 过敏

1. Pawankar, R., Canonica, G.W., Holgate, S.T., and Lockey, R.F. (2011). WAO white book on allergy 2011–2012: Executive summary. Milwaukee, WI, USA: World Allergy Organization. Retrieved from http://www.worldallergy.org/publications/wao_white_book.pdf
2. American Academy of Allergy, Asthma & Immunology. (n.d.). Allergies. Conditions & Treatments. Retrieved from http://www.aaaai.org/conditions-and-treatments/allergies.aspx
3. Asthma and Allergy Foundation of America. (n.d.). Non-allergic asthma. Retrieved from http://www.aafa.org/display.cfm?id=8&sub=17
4. MedicineNet.com. (2013, November 26). Allergy/allergies. Retrieved from http://www.medicinenet.com/allergy/article.htm
5. American Academy of Allergy, Asthma & Immunology. (n.d.). Rhinitis. Conditions & Treatments. Retrieved from http://www.aaaai.org/conditions-and-treatments/allergies/rhinitis.aspx
6. American Academy of Allergy, Asthma & Immunology. (n.d.). Food allergy. Conditions & Treatments. Retrieved from http://www.aaaai.org/conditions-and-treatments/allergies/food-allergies.aspx
7. American Academy of Allergy, Asthma & Immunology. (n.d.). Drug allergy. Conditions & Treatments. Retrieved from http://www.aaaai.org/conditions-and-treatments/allergies/drug-allergy.aspx
8. American Academy of Allergy, Asthma & Immunology. (n.d.). Skin allergy. Retrieved from http://www.aaaai.org/conditions-and-treatments/allergies/Skin-Allergy.aspx
9. American Academy of Allergy, Asthma & Immunology. (n.d.). Colds, allergies and sinusitis—How to tell the difference. Retrieved from http://www.aaaai.org/Aaaai/media/MediaLibrary/PDF%20Documents/Libraries/EL-allergies-colds-allergies-sinusitis-patient.pdf
10. Veracity, D. (2005, August 4). Asthma explained by common allergy to milk and dairy products. Natural News. Retrieved from http://www.naturalnews.com/010443.html#
11. Lindahl, O., Lindwall, L., Spångberg, A., Stenram, A., and Ockerman, P.A. (1985). Vegan regimen with reduced medication in the treatment of bronchial asthma. Journal of Asthma. 22(1), 45–55.
12. Chatzi, L., Apostolaki, F., Bibakis, I., Skypala, I., Bibaki-Liakou, V., Tzanakis, N., … and Cullinan, P. (2007). Protective effect of fruits, vegetables and the Mediterranean diet on asthma and allergies among children in Crete. Thorax, 62(8), 677–683.
13. U.S. Food and Drug Administration. (2013). Asthma: The hygiene hypothesis. Vaccines, Blood & Biologics. Retrieved from http://www.fda.gov/biologicsbloodvaccines/resourcesforyou/consumers/ucm167471.htm
14. UCLA Health. (n.d.). Why are allergies increasing? About Allergies. Retrieved from http://fooddrugallergy.ucla.edu/body.cfm?id=40
15. Okada, H., Kuhn, C., Feillet, H., and Bach, J.F. (2010). The "hygiene hypothesis" for autoimmune and allergic diseases: An update. Clinical and Experimental Immunology, 160(1), 1–9. doi:10.1111/j.1365-2249.2010.04139.x.
16. Matricardi, P.M., Rosmini, F., Riondino, S., Fortini, M., Ferrigno, L., Rapicetta, M., and Bonini, S. (2000). Exposure to foodborne and orofecal microbes versus airborne viruses in relation to atopy and allergic asthma: Epidemiological study. BMJ, 320:412–417.
17. University of Michigan Health System. (2007, September 9). The hygiene hypothesis: Are cleanlier lifestyles causing more allergies for kids? ScienceDaily. Retrieved from http://www.sciencedaily.com/releases/2007/09/070905174501.htm
18. University of Cambridge. (2013, September 4). Better hygiene in wealthy nations may increase Alzheimer's risk, study suggests. ScienceDaily. Retrieved from http://www.sciencedaily.com/releases/2013/09/130904105347.htm
19. Penders, J., Gerhold, K., Stobberingh, E.E., Thijs, C., Zimmerman, K., Lau, S., and Hamelmann, E. (2013). Establishment of the intestinal microbiota and its role for atopic dermatitis in early childhood. Journal of Allergy and Clinical Immunology, 132(3), 601–607.
20. Bloomfield, S.F., Stanwell-Smith, R., Crevel, R.W.R., and Pickup, J. (2006). Too clean, or not too clean: The hygiene hypothesis and home hygiene. Clinical and Experimental Allergy, 36(4), 402–425.
21. Mayo Clinic Staff. (2013, January 29). Allergies: Risk factors. Diseases and Conditions. Retrieved from http://www.mayoclinic.org/diseases-conditions/allergies/basics/risk-factors/con-20034030
22. American Council on Science and Health. (2003). Cigarettes: What the warning label doesn't tell you. New York, NY, USA: Author.
23. Wegienka, G., Johnson, C.C., Havstad, S., Ownby, D.R., Nicholas, C., and Zoratti, E.M. (2011). Lifetime dog and cat exposure and dog- and cat-specific sensitization at age 18 years. Clinical and Experimental Allergy, 41(7), 979–986. doi: 10.1111/j.1365-2222.2011.03747.x.
24. Gardner, A. (2011, June 13). Study: Living with pets may protect infants from allergies. Time. http://healthland.time.com/2011/06/13/study-living-with-pets-may-protect-infants-from-allergies/
25. Norris, J. (2013, December 16). Research shows how household dogs protect against asthma, infection. UCSF.com. Retrieved from: http://www.ucsf.edu/news/2013/12/110746/research-shows-how-household-dogs-protect-against-asthma-and-infection
26. Hoskin-Parr, L., Teyhan, A., Blocker, A., and Henderson, A.J. (2013). Antibiotic exposure in the first two years of life and development of asthma and other allergic diseases by 7.5 yr: A dose-dependent relationship. Pediatric Allergy and Immunology, 24(8), 762–771. doi: 10.1111/pai.12153.
27. Thompson, D. (2013, August 7). Obese kids more likely to have asthma, with worse symptoms. HealthDay. Retrieved from http://consumer.healthday.com/respitory-and-allergy-information-2/asthma-news-47/asthma-and-obesity-679009.html
28. Pittman, G. (2013, August 12). Study: Asthma more common, severe for overweight children. MedCity News. Retrieved from http://medcitynews.com/2013/08/study-asthma-more-common-severe-for-overweight-children/#ixzz2rJANX0LW
29. Black, M.H., Zhou, H., Jacobsen, S.J., and Koebnick, C. (2013). Increased asthma risk and asthma-related health care complications associated with childhood obesity. American Journal of Epidemiology, 178(7), 1120–1128. doi: 10.1093/aje/kwt093.
30. Glynn, S. (2013, February 27). C-section babies 5 times more likely to develop allergies. Medical News Today. Retrieved from http://www.medicalnewstoday.com/articles/256915.php
31. Innes, E. (2013, August 8). Babies born by Caesarean section have lower levels of friendly bacteria in their guts. Daily Mail. Retrieved from http://www.dailymail.co.uk/health/article-2386916/Babies-born-Caesarean-section-lower-levels-friendly-bacteria-guts.html#ixzz2ptDC6qjr
32. Jakobsson, H.E., Abrahamsson, T.R., Jenmalm, M.C., Harris, K., Quince, C., Jernberg, C., … and Andersson, A.F. (2014). Decreased gut microbiota diversity, delayed Bacteroidetes colonisation and reduced Th1 responses in infants delivered by Caesarean section. Gut, 63(4), 559–566. doi: 10.1136/gutjnl-2012-303249.
33. Mother Nature Network. (n.d.). 10 common allergy myths. Retrieved from http://www.mnn.com/health/allergies/photos/10-common-allergy-myths/when-allergies-attack
34. Mayo Clinic Staff. (2013, January 29). Allergies: Treatments and drugs. Diseases and Conditions. Retrieved from http://www.mayoclinic.org/diseases-conditions/allergies/basics/treatment/con-20034030
35. American College of Allergy, Asthma & Immunology. (n.d.). Allergy testing. Retrieved from http://www.acaai.org/allergist/allergies/Treatment/diagnosing-allergies/Pages/allergy-testing.aspx
36. Allergy UK. (2013). Allergy medications. Retrieved from http://www.allergyuk.org/the-management-of-allergy/allergy-medications#steroids
37. More, D. (2009). Steroid side effects. About.com. Retrieved from http://allergies.about.com/od/medicationinformation/a/systemicsteroid.htm
38. The Cleveland Clinic Foundation. (2010). Corticosteroids. Retrieved from http://my.clevelandclinic.org/drugs/corticosteroids/hic_corticosteroids.aspx
39. WebMD. (2012). Allergy shots. Retrieved from http://www.webmd.com/allergies/guide/allergy-shots
40. MedlinePlus. (n.d.). Epinephrine injection. Retrieved from U.S. National Library of Medicine website: http://www.nlm.nih.gov/medlineplus/druginfo/meds/a603002.html
41. Chan, A.C., and Carter, P.J. (2010). Therapeutic antibodies for autoimmunity and inflammation. Nature Reviews Immunology, 10(5), 301–316.
42. Cool, L.S. (2013, March 6). To prevent kids' food allergies, start peanuts, eggs sooner. Retrieved from http://health.yahoo.net/experts/dayinhealth/prevent-kids-food-allergies-start-peanuts-eggs-sooner
43. Ellis, M. (2013, December 26). Eating peanuts in pregnancy lowers allergy risk for child. Medical News Today. Retrieved from http://www.medicalnewstoday.com/articles/270605.php
44. Frazier, A.L., Camargo, C.A. Jr., Malspeis, S., Willett, W.C., and Young, M.C. (2014). Prospective study of peripregnancy consumption of peanuts or tree nuts by mothers and the risk of peanut or tree nut allergy in their offspring. JAMA Pediatrics, 168(2): 156–162. doi:10.1001/jamapediatrics.2013.4139.
45. Fleischer, D.M., Spergel, J.M., Assa'ad, A.H., and Pongracic, J.A. (2013). Primary prevention of allergic disease through nutritional interventions. Journal of Allergy and Clinical Immunology in Practice, 1(1), 29–36. doi:10.1016/j.jaip.2012.09.003.
46. European Academy of Allergology and Clinical Immunology. (2011, October 14). Breastfeeding reduces the risk of allergies, study suggests. ScienceDaily. Retrieved from http://www.sciencedaily.com/releases/2011/10/111014104404.htm
47. Alperin, T. (2013, July 11). Does breastfeeding reduce the risk of allergies? InteliHealth. Retrieved from http://www.intelihealth.com/article/does-

breastfeeding-reduce-the-risk-of-allergies?hd=Food

48. Nakata, K., and Baba, K. (2001). Histamine release inhibition activity of Angelica keiskei. Natural Medicines, 55(1), 32–34.
49. Liou, C.J., Huang, W.C., Kuo, M.L., Yang, R.C., and Shen, J.J. (2010). Long-term oral administration of Gynostemma pentaphyllum extract attenuates airway inflammation and Th2 cell activities in ovalbumin-sensitized mice. Food and Chemical Toxicology, 48(10), 2592–2598. doi:10.1016/j.fct.2010.06.020.
50. Planet Botanic Canada. (n.d.). Kumazasa. Retrieved from http://archive.is/tqYub
51. Huang, W.C., Kuo, M.L., Li, M.L., Yang, R.C., Liou, C.J., and Shen, J.J. (2008). Gynostemma pentaphyllum decreases allergic reactions in a murine asthmatic model. American Journal of Chinese Medicine, 36(3), 579–592.

## 第十三章　骨骼关节•免疫系统•饮食

1. Challem, J. (2003). User's guide to nutritional supplements. North Bergen, NJ, USA: Basic Health Publications.
2. UK National Health Services. (2014). Cartilage damage. Retrieved from http://www.nhsdirect.wales.nhs.uk/encyclopaedia/c/article/cartilagedamage/
3. Lytle, L. (2008). Universal healer: Book 1, osteoarthritis. Bloomingdale, IN, USA: AuthorHouse.
4. Theodosakis, J., Adderly, B., and Fox, B. (2004). The arthritis cure. New York, NY, USA: Macmillan.
5. Acton, A. (2013). Osteoarthritis: New insights for the healthcare professional. Atlanta, GA, USA: ScholarlyEditions.
6. U.S. Centers for Disease Control and Prevention. (2014). Arthritis-related statistics. Arthritis. Retrieved from http://www.cdc.gov/arthritis/data_statistics/arthritis_related_stats.htm
7. Altman, R.D., Zinsenheim, J.R., Temple, A.R., and Schweinle, J.E. (2007). Three-month efficacy and safety of acetaminophen extended-release for osteoarthritis pain of the hip or knee: A randomized, double-blind, placebo-controlled study. Osteoarthritis and Cartilage, 15:454–461.
8. Arthritis Research UK. (n.d.). Data and statistics on osteoarthritis. Retrieved from http://www.arthritisresearchuk.org/arthritis-information/data-and-statistics/osteoarthritis.aspx
9. MedlinePlus. (n.d.). Rheumatoid arthritis. Retrieved from U.S. National Library of Medicine website: http://www.nlm.nih.gov/medlineplus/rheumatoidarthritis.html
10. WebMD. (n.d.). N-acetyl glucosamine. Find a Vitamin or Supplement. Retrieved from http://www.webmd.com/vitamins-supplements/ingredientmono-619-n-acetyl%20glucosamine.aspx?activeingredientid=619&activeingredientname=n-acetyl%20glucosamine
11. Melrose, J., and Roughley, P. (2013). Proteoglycans of the intervertebral disc. In I.M. Shapiro and M.V. Risbud (eds.), The Intervertebral Disc: Molecular and Structural Studies of the Disc in Health and Disease (pp. 53–77). New York, NY, USA: Springer.
12. Kralovec, J.A., and Barrow, C.J. (2007). Glucosamine production and health benefits. In C.J. Barrow and F. Shahidi (eds.), Marine Nutraceuticals and Functional Foods (pp. 197–226). Boca Raton, FL, USA: CRC Press.
13. Glucosamine hydrochloride. (n.d.). In RxList. Retrieved from http://www.rxlist.com/glucosamine_hydrochloride/supplements.htm
14. Medline Plus. (n.d.). Glucosamine sulfate. Retrieved from U.S. National Library of Medicine website: http://www.nlm.nih.gov/medlineplus/druginfo/natural/807.html
15. Ehrlich, S.D. (2013). Chondroitin. University of Maryland Medical Center. Retrieved from http://umm.edu/health/medical/altmed/supplement/chondroitin
16. Decker, K.J. (2014, April 14). Glucosamine: Still standing strong? Nutritional Outlook. Retrieved from http://www.nutritionaloutlook.com/1404/Joint
17. Mayo Clinic Staff. (n.d.). Shellfish allergy. Diseases and Conditions. Retrieved from http://www.mayoclinic.org/diseases-conditions/shellfish-allergy/basics/symptoms/con-20032093
18. Natural Standard. (2011). Glucosamine: Bottom line monograph. Natural Medicine Journal, 3(5). Retrieved from http://naturalmedicinejournal.com/journal/2011-05/glucosamine-bottom-line-monograph
19. Northwest Fisheries Science Center. (n.d.). Domoic acid poisoning. Harmful Algal Blooms. Retrieved from author website: http://www.nwfsc.noaa.gov/hab/habs_toxins/marine_biotoxins/da/
20. Sim, J-S., Im, A-R., Cho, S.M., Jang, H.J., Jo, J.H., and Kim, Y.S. (2007). Evaluation of chondroitin sulfate in shark cartilage powder as a dietary supplement: Raw materials and finished products. Food Chemistry, 101(2), 532–539.
21. Ocean Sentry. (2009, August 27). Sharks. Retrieved from http://www.oceansentry.org/en/2556-campaign-for-sharks.html
22. U.S. Geological Survey. (2000, October). Mercury in the environment [fact sheet 146-00]. Retrieved from http://www.usgs.gov/themes/factsheet/146-00/
23. Sea Shepherd. (n.d.). Common uses for shark. Operation Requiem. Retrieved from http://www.seashepherd.org/requiem/common-uses-for-shark.html
24. International Union for Conservation of Nature and Natural Resources. (n.d.). Squalus acanthias. Retrieved from IUCN Red List of Threatened Species website: http://www.iucnredlist.org/details/39326/0
25. International Union for Conservation of Nature and Natural Resources. (n.d.). Prionace glauca. Retrieved from IUCN Red List of Threatened Species website: http://www.iucnredlist.org/details/39381/0
26. O'Malthuna, D., and Larimore, W. (2006). Alternative medicine: The Christian handbook. New York, NY, USA: Zondervan.
27. WebMD. (n.d.). Bovine cartilage. Find a Vitamin or Supplement. Retrieved from http://www.webmd.com/vitamins-supplements/ingredientmono-155-bovine%20cartilage.aspx?activeingredientid=155&activeingredientname=bovine%20cartilage
28. Berardelli, P. (2002, April 16). Diabetes finding also targets health food. UPI. Retrieved from http://www.upi.com/Science_News/2002/04/16/Diabetes-finding-also-targets-health-food/UPI-46201019000935/
29. Downer, J. (2002, April 15). Scientists close in on trigger of insulin resistance. Hopkins Medicine. Retrieved from http://www.hopkinsmedicine.org/press/2002/APRIL/020415.htm
30. Université Laval. (2010, October 27). Too much glucosamine can cause the death of pancreatic cells, increase diabetes risk, researchers find. ScienceDaily. Retrieved from http://www.sciencedaily.com/releases/2010/10/101027111349.htm
31. Clegg, D.O. (n.d.). Glucosamine/chondroitin arthritis intervention trial (GAIT). National Center for Complementary and Alternative Medicine (NCCAM). Retrieved from http://nccam.nih.gov/research/results/gait
32. Wandel, S., Jüni, P., Tendal, B., Nüesch, E., Villiger, P.M., Welton, N.J., … and Trelle, S. (2010). Effects of glucosamine, chondroitin, or placebo in patients with osteoarthritis of hip or knee: Network meta-analysis. BMJ, 341. doi:http://dx.doi.org/10.1136/bmj.c4675
33. Wilkens, P., Scheel, I.B., Grundnes, O., Hellum, C., and Storheim, K. (2010, July 7). Effects of glucosamine on pain-related disability in patients with chronic low back pain and degenerative lumbar osteoarthritis: A randomized controlled trial. JAMA, 304(1), 45–52.
34. Reichenbach, S., Sterchi, R., Scherer, M., Trelle, S., Bürgi, E., Bürgi, U., … Jüni, P. (2007). Meta-analysis: Chondroitin for osteoarthritis of the knee or hip. Annals of Internal Medicine, 146(8), 580–590.
35. Medline Plus. (n.d.). Glucosamine hydrochloride. Retrieved from U.S. National Library of Medicine website: http://www.nlm.nih.gov/medlineplus/druginfo/natural/747.html
36. Medline Plus. (n.d.). Glucosamine sulfate. Retrieved from U.S. National Library of Medicine website: http://www.nlm.nih.gov/medlineplus/druginfo/natural/807.html
37. Knapton, S. (2013, December 17). Fracking chemicals 'could cause infertility, cancer and birth defects.' The Telegraph. Retrieved from http://www.telegraph.co.uk/science/science-news/10520735/Fracking-chemicals-could-cause-infertility-cancer-and-birth-defects.html
38. UN News. (2006, November 29). Rearing cattle produces more greenhouse gases than driving cars, UN report warns. Retrieved from http://www.un.org/apps/news/story.asp?NewsID=20772&Cr=global&Cr1=environment#.U93BP_IdWEE
39. Steinfeld, H., Gerber, P., Wassenaar, T., Castel, V., Rosales, M., and de Haan, C. (2006). Livestock's long shadow: Environmental issues and options. Rome: Food and Agriculture Organization of the United Nations.
40. Cornell Chronicle. (1997, August 7). U.S. could feed 800 million people with grain that livestock eat, Cornell ecologist advises animal scientists. Retrieved from http://www.news.cornell.edu/stories/1997/08/us-could-feed-800-million-people-grain-livestock-eat
41. Kreith, M. (1991). Water inputs in California food production. Sacramento: Water Education Foundation. Retrieved from http://www.vl-irrigation.org/cms/fileadmin/content/irrig/general/kreith_1991_water_inputs_in_ca_food_production-excerpt.pdf
42. Malter, M., Schriever, G., and Eilber, U. (1989). Natural killer cells, vitamins, and other blood components of vegetarian and omnivorous men. Nutrition and Cancer, 12(3), 271–278.
43. Su, L.J., and Arab, L. (2006). Salad and raw vegetable consumption and nutritional status in the adult US population: Results from the Third National Health and Nutrition Examination Survey. Journal of the American Dietetic Association, 106(9), 1394–1404.
44. Nordqvist, C. (2014, September 9). What is glucosamine? Medical News Today. Retrieved from http://www.medicalnewstoday.com/articles/265748.php
45. Ehrlich, S.D. (2013). Glutamine. University of Maryland Medical Center. Retrieved from http://umm.edu/health/medical/altmed/supplement/glutamine

46. Garti, N. (2013). Delivery and controlled release of bioactives in foods and nutraceuticals. In H. Dominguez (ed.), Functional Ingredients from Algae for Foods and Nutraceuticals (pp. 154). New York, NY, USA: Elsevier.
47. Ehrlich, S.D. (2013). Glucosamine. University of Maryland Medical Center. Retrieved from http://umm.edu/health/medical/altmed/supplement/glucosamine
48. Rawlings, D. (2012). Foods that fight fibromyalgia: Nutrient-packed meals that increase energy, ease pain, and move you towards recovery. Minneapolis, MN, USA: Quayside.
49. Pitchford, P. (2003). Healing with whole foods: Asian traditions and modern nutrition. Berkeley, CA, USA: North Atlantic Books.
50. U.S. Office of Dietary Supplements. (2013). Magnesium. Retrieved from National Institutes of Health website: http://ods.od.nih.gov/factsheets/Magnesium-HealthProfessional/
51. Mironidou-Tzouveleki, M., Dokos, C., and Dokou, K. (2008). Effects of extracts of marine algae on osteoporosis. Aristotle University Medical Journal, 35(1), 7–12.
52. Prickly Pear Junction. (n.d.). Vitamin K. Retrieved from http://www.pricklypearjunction.com/vitamins/vitamins/vitamink.htm
53. Brown, S.E. (n.d.). How to speed fracture healing. Retrieved from http://www.betterbones.com/bonefracture/speedhealing.pdf
54. Kim, M.M., Ta, Q.V., Mendis, E., Rajapakse, N., Jung, W.K., Byun, H.G., ... and Kim, S.K. (2006). Phlorotannins in Ecklonia cava extract inhibit matrix metalloproteinase activity. Life Sciences, 79(15), 1436–1443.
55. Byon, Y.Y., Kim, M.H., Yoo, E.S., Hwang, K.K., Jee, Y., Shin, T., and Joo, H.G. (2008). Radioprotective effects of fucoidan on bone marrow cells: Improvement of the cell survival and immunoreactivity. Journal of Veterinary Science, 9(4), 359–365.
56. Taylor, T.N., Taylor, E.L., and Krings, M. (2009). Paleobotany: The biology and evolution of fossil plants. Burlington, MA, USA: Elsevier.
57. Das, S.K., Ren, R., Hashimoto, T., and Kanazawa, K. (2010). Fucoxanthin induces apoptosis in osteoclast-like cells differentiated from RAW264.7 cells. Journal of Agriculture and Food Chemistry, 58(10), 6090–6095.
58. Ginger. (n.d.). In Herbal Encyclopedia: Common Medicinal Herbs for Natural Health. Retrieved from Cloverleaf Farm Herbs website: http://www.cloverleaffarmherbs.com/ginger/
59. Altman, R.D., and Marcussen, K.D. (2001). Effects of a ginger extract on knee pain in patients with osteoarthritis. Arthritis and Rheumatism, 44(11), 2531–2538.
60. Justo, O.R., Gabriel, D.L., Simioni, P.U., Tamashiro, W.S.C., Rosa, P.T.V., and Moraes, A.M. (2008). Anti-inflammatory effects of ginger and rosemary extracts obtained by supercritical fluid technology. Retrieved from International Society for Advancement of Supercritical Fluids website: http://www.isasf.net/fileadmin/files/Docs/Barcelona/ISASF%202008/PDF/Posters/Natural%20Products/P_NP_29.pdf
61. Ginger root, raw. (n.d.). In Self.com. Retrieved from http://nutritiondata.self.com/facts/vegetables-and-vegetable-products/2447/2
62. Null, G. (2002). Get healthy now! with Gary Null: A complete guide to prevention treatment, and healthy living. New York, NY, USA: Seven Stories Press.
63. Alfalfa seeds, sprouted, raw. (n.d.). In Self.com. Retrieved from http://nutritiondata.self.com/facts/vegetables-and-vegetable-products/2302/2
64. Balch, P.A. (2006). Prescription for nutritional healing (4th ed.). New York, NY, USA: Penguin.
65. Hong, Y.-H., Chao, W-W., Chen, M-L., and Lin, B-F. (2009). Ethyl acetate extracts of alfalfa (Medicago sativa L.) sprouts inhibit lipopolysaccharide-induced inflammation in vitro and in vivo. Journal of Biomedical Science, 16:64.
66. Parsley, raw. (n.d.). In Self.com. Retrieved from http://nutritiondata.self.com/facts/vegetables-and-vegetable-products/2513/2
67. Orange juice, raw. (n.d.). In Self.com. Retrieved from http://nutritiondata.self.com/facts/fruits-and-fruit-juices/1971/2
68. Murray, M.T., Pizzorno, J., and Pizzorno, L. (2005). The encyclopedia of healing foods. New York, NY, USA: Atria.
69. Elshazly, A.H., Elsebaey, F.M.M., and Ahmed, N.S. (2014). The potential beneficial role of parsley (apigenin rich herb) on prednisolone-induced osteoporosis in rats. Medical Journal of Cairo University, 82(1), 387–393.
70. Mars, B. (2004). Rawsome! Maximizing health, energy, and culinary delight with the raw foods diet. Laguna Beach, CA, USA: Basic Health.
71. Acerola, (west indian cherry), raw. (n.d.). In Self.com. Retrieved from http://nutritiondata.self.com/facts/fruits-and-fruit-juices/1807/2
72. Johnson, P.D. (2003). Acerola (Malpighia glabra L., M. punicifolia L., M. emarginata D.C.): Agriculture, production and nutrition. In A.P. Simopoulos and C. Gopalan (eds.), Plants in Human Health and Nutrition Policy (vol. 9; pp. 67–75). Basel, Switzerland: Karger.
73. Pattison, D.J., Silman, A.J., Goodson, N.J., Lunt, M., Bunn, D., Luben, R., ... and Symmons, D.P.M. (2004). Vitamin C and the risk of developing inflammatory polyarthritis: Prospective nested case-control study. Annals of the Rheumatic Diseases, 63:843–847.
74. Spinach, raw. (n.d.). In Self.com. Retrieved from http://nutritiondata.self.com/facts/vegetables-and-vegetable-products/2626/2
75. Balch, P.A. (2003). Prescription for dietary wellness (2nd ed.). New York, NY, USA: Penguin.
76. Booth, S.L., Broe, K.E., Gagnon, D.R., Tucker, K.L., Hannan, M.T., McLean, R.R., ... and Kiel, D.P. (2003). Vitamin K intake and bone mineral density in women and men. The American Journal of Clinical Nutrition, 77(2), 512–516.
77. Nazareno, M.A., and González, E. (2007, December). Antioxidant properties of cactus products. CACTUSNET Newsletter, 11:18–28. Retrieved from http://www.cactusnet.org/documents/issue11version3final.pdf
78. Galati, E.M., Mondello, M.R., Monforte, M.T., Galluzzo, M., Miceli, N., and Tripodo, M.M. (2003). Effect of Opuntia ficus-indica (L.) mill. cladodes in the wound-healing process. Journal of the Professional Association for Cactus Development. Retrieved from http://opuntia.it/files/Opuntia_cicatrizant.pdf

## 第十四章 骨质疏松症

1. Mayo Clinic Staff. (2013, June 21). Osteoporosis. http://www.mayoclinic.org/diseases-conditions/osteoporosis/basics/definition/con-20019924
2. Gourlay, M.L., Fine, J.P., Preisser, J.S., May, R.C., Li, C., Lui, L., ... and Ensrud, K.E. (2012). Bone-density testing interval and transition to osteoporosis in older women. The New England Journal of Medicine, 366(3), 225–233.
3. Centers for Disease Control and Prevention. (n.d.). Selected preventative screening recommendations. http://www.cdc.gov/nccdphp/dnpao/hwi/resources/preventative_screening.htm#Osteoporosis
4. Kotecki, J.E. (2010). Physical activity & health: An interactive approach. Boston, MA, USA: Jones & Bartlett Learning.
5. Whitney, E., and Rolfes, S.R. (2008). Understanding nutrition. Independence, KY, USA: Cengage Learning.
6. Challem, J. (2003). User's guide to nutritional supplements. North Bergen, NJ, USA: Basic Health Publications.
7. Cummings, S.R. Black, D.M., Thomston, D.E. Applegate, W.B., Barrett-Connor, E., Musliner, T.A., ... and LaCroix, A.Z. (1998). Effect of alendronate on risk of fracture in women with low bone density but without vertebral fractures: results from the Fracture Intervention Trial. Journal of the American Medical Association, 280(24), 2077–2082.
8. Winzenberg, T., Shaw, K., Fryer, J., and Jones, G. (2006). Effects of calcium supplementation on bone density in healthy children: meta-analysis of randomised controlled trials. BMJ, 333:775.
9. Reid, I.R., Bolland, M.J., and Grey, A. (2008). Effect of calcium supplementation on hip fractures. Osteoporosis International, 19(8), 1119–1123.
10. Bolland, M.J., Avenell, A., Baron, J.A., Grey, A., MacLennan, G.S., Gamble, G.D., and Reid, I.R. (2010). Effect of calcium supplements on risk of myocardial infarction and cardiovascular events: Meta-analysis. BMJ, 341:c3691. doi:http://cx.doi.org/10.1136/bmj.c3691
11. Lanou, A.J., Berkow, S.E., and Barnard, N.D. (2005). Calcium, dairy products, and bone health in children and young adults: A reevaluation of the evidence. Pediatrics, 115(3), 736–743.
12. Weinsier, R.L., and Krumdieck, C.L. (2000). Dairy foods and bone health: Examination of the evidence. The American Journal of Clinical Nutrition, 72(3), 681–689.
13. Harvard School of Public Health. (n.d.). Calcium and milk: What's best for your bones and health? Retrieved from http://www.hsph.harvard.edu/nutritionsource/calcium-full-story/
14. Abelow, B.J., Holford, T.R., and Insogna, K.L. Cross-cultural association between dietary animal protein and hip fracture: A hypothesis. Calcified Tissue International, 50(1), 14–18.
15. The Physicians Committee. (n.d.). Calcium in plant-based diets. Retrieved from http://www.pcrm.org/health/diets/vsk/vegetarian-starter-kit-calcium
16. Chunming, C., Gopalan, C., Hallberg, L., Jones, G., McCormick, D.B., Thurnham, D., ... and Zandi, P. (1998). Human vitamin and mineral requirements. Rome, Italy: Food and Agriculture Organization of the United Nations.
17. Barzel, U.S., and Massey, L.K. (1998). Excess dietary protein can adversely affect bone. Journal of Nutrition, 128(6), 1051–1053.
18. Allen, C., and Harper, V. (2011). Laboratory manual for anatomy and physiology. Hoboken, NJ, USA: John Wiley & Sons.
19. White, T.D., and Folkens, P.A. (2005). The human bone manual. Burlington, MA, USA: Elsevier.
20. Harvard Health Publications. (2003, October). Osteopenia: When you have weak bones, but not osteoporosis. Harvard Health Letter. Retrieved from http://www.health.harvard.edu/newsweek/Osteopenia_When_you_have_weak_bones.htm
21. Lloyd, T., Beck, T.J., Lin, H.M., Tulchinsky, M., Eggli, D.F., Oreskovic, T.L., ... and Seeman, E. (2002). Modifiable determinants of bone status in young women. Bone, 30(2), 416–421.
22. Ho-Pham, L.T., Nguyen, P.L., Le. T.T., Doan, T.A., Tran, N.T., Le, T.A., and Nguyen, T.V. (2009). Veganism, bone mineral density, and body composition: A study in Buddhist nuns. Osteoporosis International, 20(12), 2087–2093.

23. Shurtleff, W., and Aoyagi, A. (2013). History of soymilk and other non-dairy milks (1226 to 2013). Lafayette, CA, USA: Soyinfo Center.
24. Feskanich, D., Willett, W.C., Stampfer, M.J., and Colditz, G.A. (1997). Milk, dietary calcium, and bone fractures in women: A 12-year prospective study. American Journal of Public Health, 87(6), 992–997.
25. Phillip, A. (2014, October 31). Study: Milk may not be very good for bones or the body. The Washington Post. Retrieved from http://www.washingtonpost.com/news/to-your-health/wp/2014/10/31/study-milk-may-not-be-very-good-for-bones-or-the-body/
26. Genetics Home Reference. (2010). Lactose intolerance. Retrieved from U.S. National Library of Medicine website: http://ghr.nlm.nih.gov/condition/lactose-intolerance
27. Lanou A.J. (2006). Bone health in children. BMJ, 333:763–764.
28. Ludwig, D.S., and Willett, W.C. (2013). Three daily servings of reduced-fat milk: An evidence-based recommendation? JAMA Pediatrics, 167(9), 788–789.
29. Rolfes, S.R., Pinna, K., and Whitney, E. (2009). Understanding normal and clinical nutrition. Independence, KY, USA: Cengage Learning.
30. Rapuri, P.B., Gallagher, J.C., Kinyamu, H.K., and Ryschon, K.L. (2001). Caffeine intake increases the rate of bone loss in elderly women and interacts with vitamin D receptor genotypes. The American Journal of Clinical Nutrition, 74(5), 694–700.
31. Goodman, W.G., Goldin, J., Kuizon, B.D., Yoon, C., Gales, B., Sider, D., ... and Salusky, I.B. (2000). Coronary-artery calcification in young adults with end-stage renal disease who are undergoing dialysis. The New England Journal of Medicine, 342(20), 1478–1483.
32. Block, G.A., Raggi, P., Bellasi, A., Kooienga, L., and Spiegel, D.M. (2007). Mortality effect of coronary calcification and phosphate binder choice in incident hemodialysis patients. Kidney International, 71(5), 438–441.
33. Soybeans, mature seeds, raw. (n.d.). In Self.com. Retrieved from http://nutritiondata.self.com/facts/legumes-and-legume-products/4375/2
34. Eunice Kennedy Shriver National Institute of Child Health and Human Development. (2014). How does physical activity help build healthy bones? Retrieved from https://www.nichd.nih.gov/health/topics/bonehealth/conditioninfo/Pages/activity.aspx
35. MedlinePlus. (2013). Vitamin D. Retrieved from U.S. National Library of Medicine website: http://www.nlm.nih.gov/medlineplus/ency/article/002405.htm
36. Haas, J., and Bellows, L. (2014). Osteoporosis [fact sheet no. 9.359]. Retrieved from Colorado State University Extension website: http://www.ext.colostate.edu/pubs/foodnut/09359.html

## 第十五章 皮肤·免疫系统·饮食

1. Nagoba, B.S. (2007). Microbiology for nurses (2nd ed.). New Delhi, India: BI Publications.
2. A.D.A.M. (2001). Skin (integumentary system). PennMedicine.org. Retrieved from http://www.pennmedicine.org/health_info/body_guide/reftext/html/skin_sys_fin.html
3. Schinarakis, K. (2012). Why sweat has an antimicrobial effect. Retrieved from Karlsruhe Institute of Technology website: http://www.kit.edu/kit/english/pi_2012_9041.php
4. Nakatsuji, T., Kao, M.C., Zhang, L., Zouboulis, C.C., Gallo, R.L., and Huang, C.M. (2010). Sebum free fatty acids enhance the innate immune defense of human sebocytes by upregulating beta-defensin-2 expression. Journal of Investigative Dermatology, 130(4), 985–994.
5. Sherwood, C. (n.d.). How the skin functions as a defense against disease. eHow. Retrieved from http://www.ehow.com/how-does_4962891_functions-as-defense-against-disease.html
6. Modi, P. (2011). The effectiveness and economical benefits of cosmetic treatments and procedures versus natural treatments and life style changes. In R.R. Watson, J.K. Gerald, and V.R. Preedy (eds.), Nutrients, Dietary Supplements, and Nutriceuticals (pp. 227–255). New York, NY, USA: Springer Healthcare.
7. Hobson, E. (n.d.). Keep your nose clean! Dermal Institute. Retrieved from International Dermal Institute website: http://www.dermalinstitute.com/us/library/89_article_Keep_Your_Nose_Clean_.html
8. University of Michigan University Health Service. (n.d.). Acne. Health & Wellness. Retrieved from http://www.uhs.umich.edu/acne
9. Vinakems, K. (2009). Myths and truths about your pores. Best Health Magazine. Retrieved from http://www.besthealthmag.ca/look-great/skin/myths-and-truths-about-your-pores
10. The Science of Acne. (2014). What is Propionibacterium acnes? TheScienceofAcne.com. Retrieved from http://thescienceofacne.com/what-is-propionibacterium-acnes/
11. The Science of Acne. (2014). What is acne? TheScienceofAcne.com. Retrieved from http://thescienceofacne.com/what-is-acne/
12. American Academy of Dermatology. (n.d.). Causes of aging skin. AgingSkinNet. Retrieved from http://www.skincarephysicians.com/agingskinnet/basicfacts.html
13. Science Museum. (n.d.). Who am I? ScienceMuseum.org.uk. Retrieved from http://www.sciencemuseum.org.uk/whoami/findoutmore/yourbody/whatisageing/whathappensasyouage.aspx
14. Agin, B., and Perkins, S. (2011). Healthy aging for dummies. Hoboken, NJ, USA: Wiley.
15. Taylor, T. (n.d.). Liver. Inner Body. Retrieved from http://www.innerbody.com/image_digeov/card10-new2.html
16. WebMD. (2014). Liver conditions. Digestive Disorders Health Center. Retrieved from http://www.webmd.com/digestive-disorders/picture-of-the-liver
17. Liver Doctor. (n.d.). Your skin reflects your liver health. Retrieved from http://www.liverdoctor.com/your-skin-reflects-your-liver/
18. Mayo Clinic. (2007, September 13). Antioxidants: Preventing diseases, naturally. ScienceDaily. Retrieved from http://www.sciencedaily.com/releases/2007/09/070908001613.htm
19. Cleveland Clinic. (n.d.). Skin care. Retrieved from https://my.clevelandclinic.org/health/healthy_living/hic_An_Overview_ofYour_Skin
20. Cicero, S. (n.d.). How to naturally boost collagen. How Stuff Works. Retrieved from http://health.howstuffworks.com/skin-care/problems/treating/naturally-boost-collagen.htm
21. Todorov, G. (n.d.). How to replenish lost collagen? SmartSkinCare.com. Retrieved from http://www.smartskincare.com/bestpractices/collagen.html
22. Begoun, P. (2011). The complete beauty bible: The ultimate guide to smart beauty. New York, NY, USA: Rodale.
23. Macrae, F. (2011, January 17). Wrinkle reducing collagen creams 'are a waste of money', say scientists. Daily Mail. Retrieved from http://www.dailymail.co.uk/femail/beauty/article-1317670/Wrinkle-reducing-collagen-creams-waste-money-say-scientists.html
24. Shamah, D. (2014, June 17). Plant-based wound repair tech set for human trials. Times of Israel. Retrieved from http://www.timesofisrael.com/plant-based-wound-repair-tech-set-for-human-trials/
25. Lafaille, P., and Benedetto, A. (2010). Fillers: Contraindications, side effects and precautions. Journal of Cutaneous and Aesthetic Surgery, 3(1), 16–19.
26. Zheng, F. (2006). Experimental evaluation of the host immune response to xenogenic bio-derived collagen grafts in rodent models. Leuven, Belgium: Leuven University Press.
27. Decker, K.J. (2014). Are collagen nutricosmetics more effective than topical collagen? Nutritional Outlook. Retrieved from http://www.nutritionaloutlook.com/article/does-collagen-work-better-inside-out-nutricosmetics-4-20298
28. Deters, A.M., Meyer, U., and Stintzing, F.C. (2012). Time-dependent bioactivity of preparations from cactus pear (Opuntia ficus indica) and ice plant (Mesembryanthemum crystallinum) on human skin fibroblasts and keratinocytes. Journal of Ethnopharmacology, 142(2), 439–444.
29. Kim, J.H. (2012). Cardiovascular diseases and Panax ginseng: A review on molecular mechanisms and medical applications. Journal of Ginseng Research, 36(1), 16–26.
30. Lee, S.H., Jung, B.H., Kim, S.Y., Lee. E.H., and Chung, B.C. (2006). The antistress effect of ginseng total saponin and ginsenoside Rg3 and Rb1 evaluated by brain polyamine level under immobilization stress. Pharmacology Research, 54(1), 46–49.
31. Kim, S.K., Vo, T.S., and Ngo D.H. (2013). Fucoidan: A potential ingredient of marine nutraceuticals. In S.K. Kim (ed.), Marine Nutraceuticals: Prospects and Perspectives (pp. 131–150). Boca Raton, FL, USA: CRC Press.
32. Thomas, N.V., and Kim, S.K. (2013). Beneficial effects of marine algal compounds in cosmeceuticals. Marine Drugs, 11(1), 146–164.
33. Kim, S.K., and Wijesekara, I. (2011). Cosmeceuticals from marine resources: Prospects and commercial trends. In S.K. Kim (ed.), Marine Cosmeceuticals: Trends and Prospects (pp. 1–10). Boca Raton, FL, USA: CRC Press.
34. O'Leary, R., Rerek, M., and Wood, E.J. (2004). Fucoidan modulates the effect of transforming growth factor (TGF)-beta1 on fibroblast proliferation and wound repopulation in in vitro models of dermal wound repair. Biological & Pharmaceutical Bulletin, 27(2), 266–270.
35. MedlinePlus. (n.d.). Bladderwrack. Retrieved from U.S. National Library of Medicine website: http://www.nlm.nih.gov/medlineplus/druginfo/natural/726.html
36. Thring, T.S.A., Hili, P., and Naughton, D.P. (2009). Anti-collagenase, anti-elastase and anti-oxidant activities of extracts from 21 plants. BMC Complementary and Alternative Medicine, 9:27.
37. Hori, M., Yagi, M., Nomoto, K., Shimode, A., Ogura, M., and Yonei, Y. (2012). Inhibition of advanced glycation end product formation by herbal teas and its relation to anti-skin aging. Anti-Aging Medicine, 9(6), 135–148.
38. Ng, T.B., Gao, W., Li, L., Niu, S.M., Zhao, L., Liu, J., ... and Liu, F. (2005). Rose (Rosa rugosa)-flower extract increases the activities of antioxidant enzymes and their gene expression and reduces lipid peroxidation. Biochemistry and Cell Biology, 83(1), 78–85.

39. Armstrong, D. (2001). Herbs that work: The scientific evidence of their healing powers. New Delhi, India: B. Jain.
40. Hirulkar, N.B., and Agrawal, M. (2010). Antimicrobial activity of rose petals extract against some pathogenic bacteria. International Journal of Pharmaceutical & Biological Archives, 1(5), 478–484.
41. Zi, S.X., Ma, H.J., Li, Y., Liu, W., Yang, Q.Q., Zhao, G., and Lian, S. (2009). Oligomeric proanthocyanidins from grape seeds effectively inhibit ultraviolet-induced melanogenesis of human melanocytes in vitro. International Journal of Molecular Medicine, 23(2), 197–204.
42. Maffei Facino, R., Carini, M., Aldini, G., Bombardelli, E., Morazzoni, P., and Morelli, R. (1994). Free radicals scavenging action and anti-enzyme activites of procyanidines from Vitis vinifera. A mechanism for their capillary protective action. Arzneimiffelforschung, 44(5), 592–601.
43. Thorne Research. (2003). Oligomeric proanthocyanidins (OPCs). Alternative Medicine Review, 8(4), 442–450.
44. Bhasin, K., de la Cruz, N. (2012). Here's what you need to know about the ground-up insects Starbucks puts in your Frappuccino. Business Insider. Retrieved from http://www.businessinsider.com/how-cochineal-insects-color-your-food-and-drinks-2012-3?op=1#ixzz282Kl7qdZ
45. Cosmetics Info. (n.d.). Guanine. Retrieved from http://www.cosmeticsinfo.org/ingredient/guanine
46. Oh, J. (2011, July 4). Snail cream: Korea's newest skin-care phenomenon. CNN Travel. Retrieved from http://travel.cnn.com/seoul/shop/snail-cream-821956
47. Foulke, J.E. (1992). FDA—Cosmetic ingredients: Understanding the puffery. Organic Consumers Association. Retrieved from http://www.organicconsumers.org/bodycare/fda_cosmetics.cfm
48. Cosmetics Info. (n.d.). Preservative information. Retrieved from http://www.cosmeticsinfo.org/HBI/6
49. EWG's Skin Deep. (n.d.). Why this matters—Cosmetics and your health. EWG Research. Retrieved from http://www.ewg.org/skindeep/2011/04/12/why-this-matters/
50. Schlumpf, M., Kypke, K., Wittassek, M., Angerer, J., Mascher, H., Mascher, D., … and Lichtensteiger, W. (2010). Exposure patterns of UV filters, fragrances, parabens, phthalates, organochlor pesticides, PBDEs, and PCBs in human milk: Correlation of UV filters with use of cosmetics. Chemosphere, 81:1171–1183.
51. Hepp, N.M., Mindak, W.R., Gasper, J.W., Thompson, C.B., and Barrows, J.N. (2014). Survey of cosmetics for arsenic, cadmium, chromium, cobalt, lead, mercury, and nickel content. Journal of Cosmetic Science, 65(3), 125–145.
52. U.S. Food and Drug Administration. (2012, March 6). Mercury poisoning linked to skin products. Retrieved from http://www.fda.gov/ForConsumers/ConsumerUpdates/ucm294849.htm
53. U.S. Food and Drug Administration. (2014). Talc. Cosmetics: Products & Ingredients. Retrieved from http://www.fda.gov/Cosmetics/ProductsIngredients/Ingredients/ucm293184.htm
54. El Safoury, O.S., El Fatah, D.S., and Ibrahim, M. (2009). Treatment of periocular hyperpigmentation due to lead of kohl (surma) by penicillamine: A single group non-randomized clinical trial. Indian Journal of Dermatology, 54(4), 361–363.
55. Johns Hopkins Medicine. (n.d.). Contact dermatitis. Health Library. Retrieved from http://www.hopkinsmedicine.org/healthlibrary/conditions/dermatology/contact_dermatitis_85,P00270/
56. American Cancer Society. (2014). Skin cancer: Basal and squamous cell overview. Retrieved from http://www.cancer.org/cancer/skincancer-basalandsquamouscell/overviewguide/skin-cancer-basal-and-squamous-cell-overview-risk-factors
57. Chudler, E.H. (n.d.). Get the mercury out! The effects of mercury on the nervous system. Retrieved from https://faculty.washington.edu/chudler/merc.html
58. International Cooperation on Cosmetic Regulation Working Group on Traces. (2011, June 23). Principles for the handling of traces of impurities and/or contaminants in cosmetic products [report draft]. Retrieved from http://www.personalcarecouncil.org/sites/default/files/iccr5_contaminants_en.pdf
59. Health Canada. (2012). Guidance on heavy metal impurities in cosmetics. Consumer Product Safety. Retrieved from http://www.hc-sc.gc.ca/cps-spc/pubs/indust/heavy_metals-metaux_lourds/index-eng.php
60. Regulation (EC) No. 1223/2009 of the European Parliament and of the Council of the European Union on Cosmetic Products, 22.12.2009 (30 November 2009). Retrieved from http://eur-lex.europa.eu/legal-content/EN/TXT/HTML/?uri=CELEX:32009R1223&from=EN
61. Ministry of Health and Welfare Notification No. 331 of 2000: Standards for Cosmetics. Translation from the original Japanese retrieved from http://www.mhlw.go.jp/english/dl/cosmetics.pdf
62. U.S. Food and Drug Administration. (2014, September 19). Lipstick & lead: Questions & answers. Retrieved from http://www.fda.gov/Cosmetics/ProductsIngredients/Products/ucm137224.htm
63. Antczak, S., and Antczak, G. (2001). Cosmetics unmasked: Your family guide to safe cosmetics and allergy-free toiletries. New York, NY, USA: Thorsons.
64. Rodrigues, M.M., and Barrans, R. (2006). Manufacturing isopropyl alcohol. Ask a Scientist!. Retrieved from U.S. Department of Energy website: http://www.newton.dep.anl.gov/askasci/chem03/chem03832.htm
65. Garcia-Gavin, J., Lissens, R., Timmermans, A., and Goossens, A. (2011). Allergic contact dermatitis caused by isopropyl alcohol: A missed allergen? Contact Dermatitis, 65(2), 101–106.
66. U.S. National Institute for Occupational Safety and Health. (1976, March). Biologic effects of exposure. In Criteria for a Recommended Standard: Occupational Exposure to Isopropyl Alcohol (pp. 20–65). Washington, D.C., USA: U.S. Department of Health and Human Services. Retrieved from http://www.cdc.gov/niosh/pdfs/76-142b.pdf
67. Cosmetics Info. (n.d.). Cocamide DEA, lauramide DEA, linoleamide DEA and oleamide DEA. Retrieved from http://cosmeticsinfo.org/ingredient/cocamide-dea-lauramide-dea-linoleamide-dea-and-oleamide-dea
68. Cosmetics Info. (n.d.). Sodium laureth sulfate and related salts of ethoxylated alcohols. Retrieved from http://www.cosmeticsinfo.org/ingredient/sodium-laureth-sulfate-and-related-salts-ethoxylated-alcohols
69. Tricalcium phosphate. (n.d.). In EWG.org. Retrieved from http://www.ewg.org/skindeep/ingredient/706612/TRICALCIUM_PHOSPHATE/
70. Sudeep Pharma LTD. (n.d.). Material safety data sheet: Tri calcium phosphate BP/EP/USP. Retrieved from http://www.sudeepgroup.com/msds_tri%20calcium%20phosphate.pdf
71. Food & Water Watch and Beyond Pesticides. (n.d.). Triclosan: What the research shows. Retrieved from http://www.beyondpesticides.org/antibacterial/triclosan-research-3-09.pdf
72. U.S. Environmental Protection Agency. (2000). Chloroform [Hazard summary 67-66-3]. Retrieved from http://www.epa.gov/ttnatw01/hlthef/chlorofo.html
73. U.K. Meteorological Office. (2014, August 4). Weather and your health: UV and sun health. Retrieved from http://www.metoffice.gov.uk/health/yourhealth/uv-and-sun-health
74. Skin Cancer Foundation. (n.d.). Shining light on ultraviolet radiation. Retrieved from http://www.skincancer.org/prevention/uva-and-uvb/shining-light-on-ultraviolet-radiation
75. American Skin Association. (n.d.). Dry skin. Retrieved from http://www.americanskin.org/resource/dryskin.php
76. Hoffman, M. (n.d.). Aging skin: Do you look older than you should? WebMD. Retrieved from http://www.webmd.com/beauty/wrinkles/aging-skin-do-you-look-older-than-you-should

## 第十六章 视力·免疫系统·饮食

1. World Health Organization. (2014, August). Visual impairment and blindness [Fact sheet 282]. Retrieved from author website: http://www.who.int/mediacentre/factsheets/fs282/en/
2. McCabe, K.L., and Lanza, R. (2011). Corneal replacement tissue. In R. Lanza, R. Langer, and J.P. Vacanti (eds.), Principles of Tissue Engineering (pp. 1413–1440). Amsterdam, Netherlands: Academic Press.
3. World Health Organization. (n.d.). Global trends in the magnitude of blindness and visual impairment. Retrieved from author website: http://www.who.int/blindness/causes/trends/en/
4. Giogi, A. (n.d.). Foreign object in the eye. Healthline.com. Retrieved from http://www.healthline.com/health/eye-foreign-object-in
5. Dodds, J. (2013). Biology at a glance (4th ed.). Boca Raton, FL, USA: CRC Press.
6. Carroil-Koch, L. (2014). Bioengineering and the immune system: Engineering super cells [Curriculum unit 14.04.06]. Retrieved from Yale-New Haven Teachers Institute website: http://www.yale.edu/ynhti/curriculum/units/2014/4/14.04.06.x.html
7. Herndon, J. (2012, August 15). Sjogren's syndrome. Healthline.com. Retrieved from http://www.healthline.com/health/sjogrens-syndrome
8. Harvard Health Guide. (n.d.). Keratitis. Drugs.com. Retrieved from http://www.drugs.com/health-guide/keratitis.html
9. Jones, D.L., and Rankin, K.V. (2007). Oral cancer and associated risk factors. In D. Cappelli and C.C. Mobley (eds.), Prevention in Clinical Oral Health Care (pp. 68–77). St. Louis, MO, USA: Mosby Elsevier.
10. U.K. National Health Service. (n.d.). Stye – Causes. Retrieved from author website: http://www.nhs.uk/Conditions/stye/Pages/causes.aspx
11. MedicalEcology.org. (2004). Trachoma. Retrieved from author website: http://www.medicalecology.org/water/trachoma/trachoma.htm
12. World Health Organization. (n.d.). Trachoma. Prevention of Blindness and Visual Impairment. Retrieved from author website: http://www.who.int/blindness/causes/trachoma/en/

13. Harvard School of Public Health. (n.d.). Carbohydrates and blood sugar. The Nutrition Source. Retrieved from author website: http://www.hsph.harvard.edu/nutritionsource/carbohydrates/carbohydrates-and-blood-sugar/

14. Dunford, M., and Doyle, J.A. (2012). Nutrition for sport and exercise. Belmont, CA, USA: Wadsworth.

15. Diabetes.co.uk. (n.d.). Insulin sensitivity. Retrieved from author website: http://www.diabetes.co.uk/insulin/insulin-sensitivity.html

16. Riccardi, G., Giacco, R., and Rivellese, A.A. (2004). Dietary fat, insulin sensitivity and metabolic syndrome. Clinical Nutrition, 23(4), 447–456.

17. Feldkaemper, M.P., Neascu, I., and Schaeffel, F. (2008). Insulin acts as a powerful stimulator of axial myopia in chicks. Investigative Ophthalmology & Visual Science, 50(1), 13–23.

18. Lim, L.S., Gazzard, G., Low, Y.L., Choo, R., Tan, D.T., Tong, L., ... and Saw, S.M. (2010). Dietary factors, myopia, and axial dimensions in children. Ophthalmology, 117(5), 993–997.

19. Tandon, R. (ed.). (2012). Structured oral examination practice for the final FRCA. New York, NY, USA: Oxford University Press.

20. Alappatt, J., and Edwards, A. (2000). Glaucoma associated with vitreoretinal disorders. In T. Zimmerman and K. Kooner (eds.), Clinical Pathways in Glaucoma (pp. 227–246). New York, NY, USA: Thieme.

21. Lu, M., Cho, E., Taylor, A., Hankinson, S.E., Willett, W.C., and Jacques, P.F. (2005). Prospective study of dietary fat and risk of cataract extraction among US women. The American Journal of Epidemiology, 161(10), 948–959.

22. Lu, M., Taylor, A., Chylack, L.T., Jr., Rogers G., Hankinson, S.E., Willett, W.C., and Jacques, P.F. (2005). Dietary fat intake and early age-related lens opacities. The American Journal of Clinical Nutrition, 81(4), 773–779.

23. Whitney, E., DeBruyne, L.K., Pinna, K., and Rolfes, S.R. (2011). Nutrition for health and health care (4th ed.). Belmont, CA, USA: Wadsworth.

24. Simoons, F.J. (1982). A geographic approach to senile cataracts: Possible links with milk consumption, lactase activity, and galactose metabolism. Digestive Diseases and Sciences, 27(3), 257–264.

25. Christen, W.G., Liu, S., Schaumberg, D.A., and Buring, J.E. (2005). Fruit and vegetable intake and the risk of cataract in women. The American Journal of Clinical Nutrition, 81:1417–1422.

26. Pastor-Valero, M. (2013). Fruit and vegetable intake and vitamins C and E are associated with a reduced prevalence of cataract in a Spanish Mediterranean population. BMC Ophthalmology, 13:52.

27. Cui, Y., Jing, C., and Pan, H. (2013). Association of blood antioxidants and vitamins with risk of age-related cataract: A meta-analysis of observational studies. The American Journal of Clinical Nutrition, 98(3), 778–786.

28. Jalal, D., Koorosh, F., and Fereidoun, H. (2009). Comparative study of plasma ascorbic acid levels in senile cataract patients and in normal individuals. Current Eye Research, 34(2), 118–122.

29. U.K. National Health Service. (2014). Diabetic retinopathy – Causes. Retrieved from author website: http://www.nhs.uk/Conditions/Diabetic-retinopathy/Pages/Causes.aspx

30. Cundiff, D.K., and Nigg, C.R. (2005). Diet and diabetic retinopathy: Insights from the Diabetes Control and Complications Trial (DCCT). Medscape General Medicine, 7(1), 3.

31. Brooker, C., and Nicol, M. (2013). Alexander's nursing practice (4th ed.). London, UK: Churchill Livingstone.

32. Rydall, A.C., Rodin, G.M., Olmsted, M.P., Devenyi, R.G., and Daneman, D. (1997). Disordered eating behavior and microvascular complications in young women with insulin-dependent diabetes mellitus. The New England Journal of Medicine, 336: 1849–1854.

33. U.K. National Health Service. (2014). Type 2 diabetes – Causes. Retrieved from author website: http://www.nhs.uk/Conditions/Diabetes-type2/Pages/Causes.aspx

34. American Optometric Association. (n.d.). Adult vision: 41 to 60 years of age. Retrieved from author website

35. Yang, S. (2013). New eye clinic to target youth amid epidemic of nearsightedness. UC Berkeley News Center. Retrieved from http://newscenter.berkeley.edu/2013/08/28/myopia-control-clinic/

36. Atmodjo, W. (2011, March 18). Eye problems rise among youth. Expert. The Jakarta Post. Retrieved from http://www.thejakartapost.com/news/2011/03/18/eye-problems-rise-among-youth-expert.html

37. Borta, K. (2014, February 10). Younger kids reporting more eye problems. CBS Dallas–Fort Worth. Retrieved from http://dfw.cbslocal.com/2014/02/10/younger-kids-reporting-more-eye-problems/

38. Nearsightedness. (2012). In A.D.A.M. Medical Encyclopedia. Retrieved from PubMed Health website: http://www.ncbi.nlm.nih.gov/pubmedhealth/PMH0002018/

39. Lang, G.K. (2007). Optics and refractive errors. In Ophthalmology: A pocket textbook atlas (ch. 16). New York, NY, USA: Thieme.

40. Myopia and hypermetropia. (2008). In W. Horobin, Diseases and Disorders, vol. 2. Tarrytown, NY, USA: Marshall Cavendish.

41. Singapore Health Promotion Board. (n.d.). What are the complications that can arise from myopia? Retrieved from author website: http://www.hpb.gov.sg/HOPPortal/health-article/822

42. Dahl, A.A. (2014, December 22). Eye floaters. MedicineNet.com. Retrieved from http://www.medicinenet.com/eye_floaters/article.htm

43. Pacella, R., McLellan, J., Grice, K., Del Bono, E.A., Wiggs, J.L., and Gwiazda, J.E. (1999). Role of genetic factors in the etiology of juvenile-onset myopia based on a longitudinal study of refractive error. Optometry and Vision Science, 76(6), 381–386.

44. Williams, K.M., Hysi, P.G., Nag, A., Yonova-Doing, E., Venturini, C., and Hammond, C.J. (2013). Age of myopia onset in a British population-based twin cohort. Ophthalmic & Physiological Optics, 33(3), 339–345.

45. Williams, K.M. (2014). Prevalence of myopia and association with education in Europe. The Lancet, 383(S109), 26.

46. Bernsten, D.A., Sinnott, L.T., Mutti, D.O., and Zadnik, K. (2012). A randomized trial using progressive addition lenses to evaluate theories of myopia progression in children with a high lag of accommodation. Investigative Ophthalmology & Visual Science, 53(2), 640–649.

47. Morgan, I.G., Ohno-Matsui, K., and Saw, S.M. (2012). Myopia. The Lancet, 379(9827), 1739–1748.

48. Chan, J. (2012, May 8). Nearly 90% of Asian kids suffer from myopia, study. Asian Scientist. Retrieved from http://www.asianscientist.com/2012/05/health/asia-myopia-short-sightedness-lancet-study-2012/

49. Grosvenor, R. (2007). Primary care optometry (5th ed.). St. Louis, MO, USA: Butterworth Heinemann.

50. Rose, K.A., Morgan, I.G., Ip, J., Kifley, A., Huynh, S., Smith, W., and Mitchell, P. (2008). Outdoor activity reduces the prevalence of myopia in children. Ophthalmology, 115(8), 1279–1285.

51. U.S. National Eye Institute. (2009). Facts about cataract. Retrieved from author website: https://www.nei.nih.gov/health/cataract/cataract_facts

52. Congdon, N.G. (2001). Prevention strategies for age related cataract: Present limitations and future possibilities. British Journal of Ophthalmology, 85:516–520.

53. Beebe, D.C., and Shui, Y.B. (2008). Progress in preventing age-related cataract. In T. Yorio, A.F. Clark, and M.B. Wax (eds.), Ocular Therapeutics (pp. 143–165). New York, NY, USA: Academic Press.

54. U.K. National Health Service. (2014). Age-related cataracts. Retrieved from author website: http://www.nhs.uk/conditions/Cataracts-age-related/Pages/Introduction.aspx

55. American Optometric Association. (n.d.). The relationship of computer vision syndrome to musculoskeletal disorders. Retrieved from author website: http://www.aoa.org/optometrists/tools-and-resources/clinical-care-publications/environmentaloccupational-vision/computer-use-needs/relationship-of-computer-vision-syndrome-to-musculoskeletal-disorders?sso=y

56. American Optometric Association. (n.d.). Computer vision syndrome. Retrieved from author website: http://www.aoa.org/patients-and-public/caring-for-your-vision/protecting-your-vision/computer-vision-syndrome?sso=y

57. Family Health Team. (2013, September 3). 5 fixes for computer vision syndrome. HealthHub. Retrieved from http://health.clevelandclinic.org/2013/09/5-fixes-computer-vision-syndrome/

58. WebMD. (2012). Computer vision syndrome. Eye Health Center. Retrieved from author website: http://www.webmd.com/eye-health/computer-vision-syndrome

59. Rosenfarb, A. (2007). Healing your eyes with Chinese medicine: Acupuncture, acupressure, & Chinese herbs. Berkeley, CA, USA: North Atlantic Books.

60. Eliopoulos, C. (2009). Invitation to holistic health: A guide to living a balanced life. Sudbury, MA, USA: Jones & Bartlett Learning.

61. Yeager, S. (2007). Apricots. In The Doctors Book of Food Remedies, (pp. 34–38). New York, NY, USA: Rodale.

62. Privett, B., and Mahajan, V.B. (2011, February 22). Vitamin A deficiency and nyctalopia: 55-year-old male with gradual onset of night blindness. EyeRounds.org. Retrieved from University of Iowa Health Care website: http://webeye.ophth.uiowa.edu/eyeforum/cases/130-vitamin-a-deficiency.htm

63. Goss-Sampson, M., Vivian, A.J., and Kelly, F.J. (1995). Free radicals, inflammation and eye diseases. In D. Blake and P.G. Winyard (eds.), Immunopharmacology of Free Radical Species (pp. 127–142). San Diego, CA, USA: Academic Press.

64. Anderson, J.J.B., Root, M.M., and Garner, S.C. (2015). Human nutrition: Healthy options for life. Burlington, MA, USA: Jones & Bartlett Learning.

65. World Health Organization. (n.d.). Priority eye diseases. Prevention of Blindness and Visual Impairment. Retrieved from author website: http://www.who.int/blindness/causes/priority/en/index9.html

66. BMJ Specialty Journals. (2006, July 13). Eye blood vessel width may indicate coronary heart death risk. ScienceDaily. Retrieved from http://www.sciencedaily.com/releases/2006/07/060713091208.htm

67. Liew, G., Wong, T.Y., Mitchell, P., Cheung, N., and Wang, J.J. (2009). Retinopathy predicts coronary heart disease mortality. Heart, 95(5), 391–394.

68. RelayHealth. (2014). Optic nerve stroke (anterior ischemic optic neuropathy). Summit Medical Group. Retrieved from http://

summitmedicalgroup.com/library/adult_health/oph_optic_nerve_stroke/

69. U.K. National Health Service. (2013). Macular degeneration – Causes. Retrieved from author website: http://www.nhs.uk/Conditions/Macular-degeneration/Pages/Causes.aspx

70. U.S. National Eye Institute. (2012). Facts about diabetic eye disease. Retrieved from author website: https://www.nei.nih.gov/health/diabetic/retinopathy

71. Better Health Channel. (2012). Antioxidants. Retrieved from author website: http://www.betterhealth.vic.gov.au/bhcv2/bhcarticles.nsf/pages/Antioxidants

72. Bordonaba, J.G., and Terry, L.A. (2011). Ribes and Rubus. In L. Terry (ed.), Health-promoting properties of fruit and vegetables (pp. 260–290). Wallingford, U.K.: CABI.

73. Singapore Health Promotion Board. (n.d.). Good eye care habits. Retrieved from author website: http://www.hpb.gov.sg/HOPPortal/health-article/194

74. Xie, Q., Guo, F.F., and Zhou, W. (2012). Protective effects of cassia seed ethanol extract against carbon tetrachloride-induced liver injury in mice. Acta biochimica Polonica, 59(2), 265–270.

75. Jang, D.S., Lee, G.Y., Kim, Y.S., Lee, Y.M., Kim, C.S., Yoo, J.L., and Kim, J.S. (2007). Anthraquinones from the seeds of Cassia tora with inhibitory activity on protein glycation and aldose reductase. Biological & Pharmaceutical Bulletin, 30(11), 2207–2210.

76. Gul, A., Rahman, M.A., Salim, A., and Simjee, S.U. (2009). Advanced glycation end products in senile diabetic and nondiabetic patients with cataract. Journal of Diabetes and Its Complications, 23(5), 343–348.

77. Brand, E., and Wiseman, N. (2008). Jué ming zi Cassiae semen. In Concise Chinese Materia Medica. Brookline, MA, USA: Paradigm Publications.

78. Nam, J., and Choi, H. (2008). Effect of butanol fraction from Cassia tora L. seeds on glycemic control and insulin secretion in diabetic rats. Nutrition Research and Practice, 2(4), 240–246.

79. Goldstein, R.S., Broadfoot, P.J., Palmquist, R., Johnston, K., and Wen, J.J. (2009). Disease of the eye and ear. In R. Goldstein (ed.), Integrating Complementary Medicine into Veterinary Practice (pp. 389–422). Hoboken, NJ, USA: Wiley-Blackwell.

80. Sicklepod. (1992). In S. Foster and Y. Chongxi, Herbal Emissaries: Bringing Chinese herbs to the west (pp. 311–317). Rochester, VT, USA: Healing Arts Press.

81. Xie, Q., Guo, F.F., and Zhou, W. (2012). Protective effects of cassia seed ethanol extract against carbon tetrachloride-induced liver injury in mice. Acta Biochimica Polonica, 59(2), 265–270.

82. Chia seeds. (2013). In L. Boone, Powerful plant-based superfoods: The best way to eat for maximum health, energy, and weight loss (p. 148). London, UK: Quayside.

83. Erdinest, N., Shmueli, O., Grossman, Y., Ovadia, H., and Solomon, A. (2012). Anti-inflammatory effects of alpha linolenic acid on human corneal epithelial cells. Investigative Ophthalmology & Visual Science,53(8), 4396–4406.

84. Shen, J.H., Ma, Q., Shen, S.R., Xu, G.T., and Das, U.N. (2013). Effect of α-linolenic acid on streptozotocin-induced diabetic retinopathy indices in vivo. Archives of Medical Research, 44(7), 514–520.

85. Rashid, S., Jin, Y., Ecoiffier, T., Barabino, S., Schaumberg, D.A., and Dana, M.R. (2008). Topical omega-3 and omega-6 fatty acids for treatment of dry eye. Archives of Ophthalmology, 126(2), 219–225.

86. Meleth, A.D., Raiji, V.R., Krishnadev, N., and Chew, E.Y. (2012). Nutritional supplementation in AMD. In F.G. Holz, D. Pauleikhoff, R.F. Spaide, and A.C. Bird (eds.), Age-related macular degeneration (pp. 191–202). New York, NY, USA: Springer.

87. Modjtahedi, B.S., Kishan, A.U., Mathew, S., and Morse, L.S. (2014). The role of lipids and lipid metabolism in age-related macular degeneration. In V.R. Preedy (ed.), Handbook of Nutrition, Diet, and the Eye (pp. 65–76). Waltham, MA, USA: Elsevier.

88. Yazawa, K. (n.d.). EPA and DHA in blue-skinned fish are effective in dementia and allergies. Healthy Interview. Retrieved from http://www.jafra.gr.jp/eng/yazawa.html

89. Nguyen, C.T., Bui, B.V., Sinclair, A.J., and Vingrys, A.J. (2007). Dietary omega 3 fatty acids decrease intraocular pressure with age by increasing aqueous outflow. Investigative Ophthalmology & Visual Science, 48(2), 756–762.

90. Ren, H., Magulike, N., Ghebremeskel, K., and Crawford, M. (2006). Primary open-angle glaucoma patients have reduced levels of blood docosahexaenoic and eicosapentaenoic acids. Prostaglandins, Leukotrienes, and Essential Fatty Acids, 74(3), 157–163.

91. Bucheli, P., Gao, Q., Redgwell, R., Vidal, K., Wang, J., and Zhang, W. (2011). Biomolecular and clinical aspects of Chinese wolfberry. In I.F.F. Benzie and S. Wachtel-Galor (eds.), Herbal Medicine: Biomolecular and Clinical Aspects (2nd ed.). Boca Raton, FL, USA: CRC Press.

92. Mares, J.A., and Millen, A.E. (2008). Diet and supplements in the prevention and treatment of eye disease. In A.M. Coulston and C.J. Boushey, Nutrition in the Prevention and Treatment of Disease (pp. 289–316). Burlington, MA, USA: Elsevier Academic Press.

93. Gnanavinthan, A. (2013). Introduction to the major classes of bioactives present in fruit. In M. Skinner and D. Hunter (eds.), Bioactives in fruit: Health benefits and functional foods (pp. 1–17). Hoboken, NJ, USA: Wiley-Blackwell.

94. Tang, L., Zhang, Y., Jiang, Y., Willard, L., Ortiz, E., Wark, L., ... and Lin, D. (2011). Dietary wolfberry ameliorates retinal structure abnormalities in db/db mice at the early stage of diabetes. Experimental Biology and Medicine, 236(9), 1051–1063.

95. Ji, H., He, H., and Lin, D. (2014). Dietary wolfberry and retinal degeneration. In V.R. Preedy (ed.), Handbook of Nutrition, Diet, and the Eye (pp. 465–472). Waltham, MA, USA: Elsevier.

96. Seddon, J.M., Ajani, U.A., Sperduto, R.D., Hiller, R., Blair, N., Buton, T.C., ... and Miller, D.T. (1994). Dietary carotenoids, vitamins A, C, and E, and advanced age-related macular degeneration. Eye Disease Case-Control Study Group. JAMA, 272(18), 1413–1420.

97. Pihlanto, A. (2011). Potato and other root crops. In L.A. Terry (ed.), Health-promoting Properties of Fruits and Vegetables (pp. 218–237). Wallingford, Oxfordshire, UK: CABI.

98. Vitamin A and the carotenoids. (2006). In P.A. Balch, Prescription for Nutritional Healing (4th ed.; pp. 66). London, UK: Avery.

99. Sizer, F.S., Whitney, E., and Piché, L.A. (2012). Nutrition: Concepts and controversies (2nd Canadian ed.). Toronto, ON, Canada: Nelson Education.

100. Insel, P., Turner, R.E., and Ross, D. (2004). Nutrition (2nd ed.). Sudbury, MA, USA: Jones and Barlett.

101. Kadam, S.S., Mahadik, K.R., and Bothara, K.G. (2010). Principles of medicinal chemistry, vol. 1. Pune, India: Nirali Prakashan.

102. Insel, P., Ross, D., McMahon, K., and Bernstein, M. (2013). Discovering nutrition (4th ed.). Burlington, MA, USA: Jones & Bartlett Learning.

103. Hammond, B.R., Jr., Johnson, E.J., Russell, R.M., Krinsky, N.I., Yeum, K.J., Edwards, R.B., and Snodderly, D.M. (1997). Dietary modification of human macular pigment density. Investigative Ophthalmology & Visual Science, 38(9), 1795–1801.

104. Mares-Perlman, J.A., Millen, A.E., Ficek, T.L., and Hankinson, S.E. (2002). The body of evidence to support a protective role for lutein and zeaxanthin in delaying chronic disease. The Journal of Nutrition, 132(3), 518S–524S.

105. Coleman, A.L., Stone, K.L., Kodjebacheva, G., Yu, F., Pedula, K.L., Ensrud, K.E., ... and Mangione, C.M. (2008). Glaucoma risk and the consumption of fruits and vegetables among older women in the study of osteoporotic fractures. American Journal of Ophthalmology, 145(6), 1081–1089.

106. Sizer, F., and Whitney, E. (2006). Nutrition concepts and controversies (10th ed.). Belmont, CA, USA: Thomson Wadsworth.

107. MedlinePlus. (n.d.). Vitamin A. Retrieved from U.S. National Library of Medicine website: http://www.nlm.nih.gov/medlineplus/druginfo/natural/964.html

108. U.S. National Institutes of Health. (2013, June 5). Vitamin A [Fact sheet]. Retrieved from author website: http://ods.od.nih.gov/factsheets/VitaminA-HealthProfessional/

109. Gibney, M.J., Margetts, B.M., Kearney, J.M., and Arab, L. (eds.). (2013). Public health nutrition. Hoboken, NJ, USA: Wiley-Blackwell.

110. Balch, P.A. (2003). Prescription for dietary wellness: Using foods to heal (2nd ed.). New York, NY, USA: Avery.

111. Rolfes, S.R., Pinna, K., and Whitney, E. (2011). Understanding normal and clinical nutrition. Boston, MA, USA: Cengage Learning.

112. Oligomeric proanthocyanidins. (2006). In P.A. Balch, Prescription for Nutritional Healing (4th ed.; pp. 66). London, UK: Avery.

113. Sharma, R. (2013). Herbal supplements or herbs in heart disease: History, herbal foods, coronary heart disease. In R.R. Watson and V.R. Preedy (eds.), Bioactive Food as Dietary Interventions for Cardiovascular Disease (pp. 29–62). Waltham, MA, USA: Academic Press.

114. Brown, D.J.N.D. (2003). Herbal prescriptions for health & healing: Your everyday guide to using herbs safely and effectively. Twin Lakes, WI, USA: Lotus Press.

115. Said, U.Z., Soliman, S.M., Azab, Kh.Sh., and El-Tahawy, N.A. (2005). Oligomeric proanthocyanidins (OPCs) modulating radiation-induced oxidative stress on functional and structural performance of eye in male rats. Isotope and Radiation Research, 37(2), 395–412.

116. Zhang, X., and Hu, Y. (2012). Inhibitory effects of grape seed proanthocyanidin extract on selenite-induced cataract formation and possible mechanism. Journal of Huazhong University of Science and Technology, 32(4), 613–619.

117. Macular Society. (n.d.). Bilberry, blueberry, blackberry. Retrieved from author website: http://www.macularsociety.org/about-macular-conditions/Nutrition/Bilberry-blueberry-blackberry

118. Dutot, M., Rambaux, L., Warnet, J.M., and Rat, P. (2008). Oxidative stress modulation using polyphenol-rich blueberries: Application on a human retinal cell model [article in French]. Journal francais d'ophtalmologie, 31(10), 975–980.

119. Rose, K.A., Morgan, I.G., Ip, J., Kifley, A., Huynh, S., Smith, W., and Mitchell, P. (2008). Outdoor activity reduces the prevalence of myopia in children. Ophthalmology, 115(8), 1279–1285.

120. Stanford University Department of Environmental Health & Safety. (n.d.). Ergonomics: Work breaks, exercises and stretches. Retrieved from author website: http://web.stanford.edu/dept/EHS/prod/general/ergo/microbreaks.html

121. Murube, E., Murube, J., Garcia-Perez, M., and Garzo, D. (2013). Dry eye and refractive surgery. In S. Boyd and B.F. Boyd, New Trends in

Ophthalmology: Medical and Surgical Management (pp. 61–80). Clayton, Panama: Jaypee-Highlights Medical.
122. New Zealand Accident Compensation Corporation. (2014). Fatigue in the workplace. Retrieved from author website: http://www.acc.co.nz/preventing-injuries/at-work/workplace-health-issues/PI00083
123. Eye care. (2004). In K.J. Carlson, S.A. Eisenstat, and T. Ziporyn, The New Harvard Guide to Women's Health (pp. 233–235). Cambridge, MA, USA: Harvard University Press.
124. Seliger. S. (2007). Massage therapy for stress relief and much more. WebMD. Retrieved from http://www.webmd.com/balance/stress-management/features/massage-therapy-stress-relief-much-more
125. WebMD. (2014). Eye fatigue. Eye Health Center. Retrieved from author website: http://www.webmd.com/eye-health/eye-fatigue-causes-symptoms-treatment
126. American Optometric Association. (n.d.). Dry eye. Retrieved from author website: http://www.aoa.org/patients-and-public/eye-and-vision-problems/glossary-of-eye-and-vision-conditions/dry-eye?sso=y
127. Singapore Health Promotion Board. (n.d.). Eye care for your child. Retrieved from author website: http://www.hpb.gov.sg/HOPPortal/health-article/524
128. Singapore National Eye Centre. (2013). Importance of eye examination. Retrieved from author website: http://www.snec.com.sg/eye-conditions-and-treatments/Pages/importance-of-eye-examination.aspx
129. Watson, R.R., Preedy, V.R., and Zibadi, S. (2014). Polyphenols in human health and disease. San Diego, CA, USA: Elsevier.

# 第十七章　睡眠·免疫系统·饮食

1. U.S. National Institutes of Health. (n.d.). Teacher's guide: Information about sleep. Sleep, Sleep Disorders, and Biological Rhythms. Retrieved from author website: https://science.education.nih.gov/supplements/nih3/sleep/guide/info-sleep.htm
2. Everson, C.A. (1997). Clinical manifestation of prolonged sleep deprivation. In W.J. Schwartz (ed.), Sleep Science: Integrating Basic Research and Clinical Practice (pp. 34–59). Basel, Switzerland: Karger.
3. Hakim, F., Wang, Y., Zhang, S.X., Zheng, J., Yolcu, E.S., Carreras, A., ... and Gozal, D. (2014). Fragmented sleep accelerates tumor growth and progression through recruitment of tumor-associated macrophages and TLR4 signaling. Cancer Research, 74(5), 1329–1337.
4. Division of Sleep Medicine at Harvard Medical School. (n.d.). Consequences of insufficient sleep. Healthy Sleep. Retrieved from author website: http://healthysleep.med.harvard.edu/healthy/matters/consequences
5. U.S. National Institute of Neurological Disorders and Stroke. (2014). Brain basics: Understanding sleep [NIH Pub. No. 06-3440]. Retrieved from U.S. National Institutes of Health website: http://www.ninds.nih.gov/disorders/brain_basics/understanding_sleep.htm
6. Vasudevan, D.M., Sreekumari, S., Vaidyanathan, K. (2013). Textbook of biochemistry for medical students (7th ed.). New Delhi, India: Jaypee Brothers Medical.
7. Solomon, E.P., Berg, L.R., and Martin, D.W. (2011). Biology (9th ed.). Belmont, CA, USA: Brooks/Cole.
8. Ruz, M.E.A., and Lennie, T.A. (2007). Inflammation. In D.K. Moser and B. Riegel (ed.), Cardiac Nursing: A Companion to Braunwald's Heart Disease (pp. 118–130). St. Louis, MO, USA: Saunders Elsevier.
9. Balto, K., Sasaki, H., and Stashenko, P. (2001). Interleukin-6 deficiency increases inflammatory bone destruction. Infection and Immunity, 69(2), 744–750.
10. Hotamisligil, G.S., Arner, P., Caro, J.F., Atkinson, R.L., and Spiegelman, B.M. (1995). Increase adipose tissue expression of tumor necrosis factor-alpha in human obesity and insulin resistance. Journal of Clinical Investigation, 95(5), 2409–2415.
11. Vgontzas, A.N., Soumakis, E., Bixler, E.O., Lin, H.M., Follett, H., Kales, A., and Chrousos, G.P. (2004). Adverse effects of modest sleep restriction on sleepiness, performance, and inflammatory cytokines. Journal of Clinical Endocrinology and Metabolism, 89(5), 2119–2126.
12. Brown, A.C.N., Oddos, S., Dobbie, I.M., Alakoskela, J.M., Parton, R.M., Eissman, P., ... and Davis, D.M. (2011). Remodeling of cortical actin where lytic granules dock at natural killer cell immune synapses revealed by super-resolution microscopy. PLOS Biology, 9(9), e1001152. doi:10.1371/journal.pbio.1001152
13. Wisneski, L.A., and Anderson, L. (2009). The scientific basis of integrative medicine (2nd ed.). Boca Raton, FL, USA: CRC Press.
14. Oztürk, L., Pelin, Z., Karadeniz, D., Kaynak, H., Cakar, L., and Gözükirmizi, E. (1999). Effects of 48 hours sleep deprivation on human immune profiles. Sleep Research Online, 2(4), 107–111.
15. Lange, T., Perras, B., Fehm, H.L., and Born, J. (2003). Sleep enhances the human antibody response to hepatitis A vaccination. Psychosomatic Medicine, 65(5), 831–835.
16. U.S. National Heart, Lung, and Blood Institute. (2012, February 22). How much sleep is enough? Retrieved from author website: http://www.nhlbi.nih.gov/health/health-topics/topics/sdd/howmuch
17. Shaw, G. (2012, March 4). Why am I so tired? 10 possible causes of fatigue. Women's Health. Retrieved from http://www.webmd.com/women/guide/why-so-tired-10-causes-fatigue
18. Division of Sleep Medicine at Harvard Medical School. (2008, December 16). Sleep and memory. Healthy Sleep. Retrieved from author website: http://healthysleep.med.harvard.edu/need-sleep/whats-in-it-for-you/memory
19. Nevid, J.S. (2013). Psychology: Concepts and applications (4th ed.). Belmont, CA, USA: Wadsworth.
20. Tasali, E., Leproult, R., Ehrmann, D.A., and van Cauter, E. (2008). Slow-wave sleep and the risk of type 2 diabetes in humans. PNAS, 105(3), 1044–1049.
21. Ikehara, S., Iso, H., Date, C., Kikuchi, S., Watanabe, Y., Wada, Y., ... and Tamakoshi, A., the JACC Study Group. (2009). Association of sleep duration with mortality from cardiovascular disease and other causes for Japanese men and women: The JACC study. Sleep, 32(3), 295–301.
22. Kotsirilos, V., Vitetta, L., and Sali, A. (2011). A guide to evidence-based integrative and complementary medicine. Chatswood, Australia: Churchill Livingstone.
23. Easton, J. (2008, December 24). Skipping sleep may signal problems for coronary arteries. Newsroom. Retrieved from University of Chicago Hospitals website: http://www.uchospitals.edu/news/2008/20081224-sleep.html
24. U.S. Department of Health and Human Services and National Heart, Lung, and Blood Institute. (2005). Your guide to healthy sleep. Retrieved from http://www.nhlbi.nih.gov/files/docs/public/sleep/healthy_sleep.pdf
25. Morris, A., Coverson, D., Fike, L, Ahmed, Y., Stoyanova, N., Hooper, W.C., ... and Quyyumi, A. (2010). Sleep quality and duration are associated with higher levels of inflammatory biomarkers: The META-health study. Circulation, 122:A17806.
26. Johnson, J. (2010, November 15). Poor sleep quality increases inflammation, community study finds. Retrieved from Emory Woodruff Health Sciences Center website: http://shared.web.emory.edu/whsc/news/releases/2010/11/poor-sleep-quality-increases-inflammation-study-finds.html
27. Taheri, S., Lin, L., Austin, D., Young, T., and Mignot, E. (2004). Short sleep duration is associated with reduced leptin, elevated ghrelin, and increased body mass index. PLoS Medicine, 1(3), e62.
28. Oztürk, A., Mazicioglu, M., Poyrazoglu, S., Cicek, B., Gunay, O., and Kurtoglu, S. (2009). The relationship between sleep duration and obesity in Turkish children and adolescents. Acta Paediatrica, 98(4), 699–702.
29. WebMD Medical Reference. (2014, October 28). The sleep and weight connection. Fit WebMD. Retrieved from http://fit.webmd.com/teen/recharge/article/sleep-weight-connection
30. Cooperberg, J. (2011, April). The causes of insomnia. PAH Outpatient Behavioral Health Clinic. Retrieved from University of Pennsylvania website: http://www.med.upenn.edu/psychotherapy/user_documents/CausesofInsomnia
31. Akerstedt, T. (2006). Psychosocial stress and impaired sleep. Scandinavian Journal of Work, Environment & Health, 32(6), 493–501.
32. White, L., Duncan, G., and Baumle, W. (2010). Foundations of nursing (3rd ed.). Clifton Park, NY, USA: Delmar.
33. National Sleep Foundation. (n.d.). Hear. Listen. Are noises keeping you awake? Retrieved from author website: http://sleepfoundation.org/bedroom/hear.php
34. National Sleep Foundation. (n.d.). See. A great night's sleep can depend on the visual conditions in your bedroom environment. Retrieved from author website: http://sleepfoundation.org/bedroom/see.php
35. National Sleep Foundation. (n.d.). Touch. A great night's sleep can depend on the comfort you feel in your bedroom environment. Retrieved from author website: http://sleepfoundation.org/bedroom/touch.php
36. Doheny, K. (2008). Can't sleep? Adjust the temperature. Sleep Disorders Health Center. Retrieved from http://www.webmd.com/sleep-disorders/features/cant-sleep-adjust-the-temperature
37. National Sleep Foundation. (2005). Partners and sleep. sleepmatters, Spring. Retrieved from http://sleepfoundation.org/sleep-topics/partners-and-sleep
38. Alice. (1994, October 1). Gastric reflux. Go Ask Alice. Retrieved from http://goaskalice.columbia.edu/gastric-reflux
39. Heartburn. (2014, December 3). In MedlinePlus. Retrieved from U.S. National Library of Medicine website: http://www.nlm.nih.gov/medlineplus/heartburn.html
40. Yawei, O. (n.d.). Eat right, sleep tight. Retrieved from Tan Tock Seng Hospital website: http://www.ttsh.com.sg/articles/eat_right_sleep_right/
41. WebMD. (n.d.). Caffeine. In Find a Vitamin or Supplement. Retrieved from http://www.webmd.com/vitamins-supplements/ingredientmono-979-

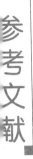

caffeine.aspx?activeingredientid=979&activeingredientname=caffeine

42. Carlson, J., Armstrong, B., Switzer, R.C. 3rd, and Ellison, G. (2000). Selective neurotoxic effects of nicotine on axons in fasciculus retroflexus further support evidence that this is a weak link in brain across multiple drugs of abuse. Neuropharmacology, 39(13), 2792–2798.

43. Valjakka, A., Vartiainen, J., Tuomisto, L., Tuomisto, J.T., Olkkonen, H., and Airaksinen, M.M. (1998). The fasciculus retroflexus controls the integrity of REM sleep by supporting the generation of hippocampal theta rhythm and rapid eye movements in rats. Brain Research Bulletin, 47(2), 171–184.

44. U.S. National Institute on Alcohol Abuse and Alcoholism. (1998). Alcohol and sleep. Alcohol Alert, July. Retrieved from http://pubs.niaaa.nih.gov/publications/aa41.htm

45. A.D.A.M. (2013). Restless legs syndrome and related disorders. University of Maryland Medical Center. Retrieved from http://umm.edu/health/medical/reports/articles/restless-legs-syndrome-and-related-disorders

46. U.S. National Heart, Lung, and Blood Institute. (2012, July 10). What is sleep apnea? Retrieved from author website: http://www.nhlbi.nih.gov/health/health-topics/topics/sleepapnea/

47. Mayo Clinic Staff. (2014, November 25). Antidepressants: Selecting one that's right for you. Diseases and Conditions: Depression (Major Depressive Disorder). Retrieved from http://www.mayoclinic.org/diseases-conditions/depression/in-depth/antidepressants/art-20046273

48. Cipram review. (n.d.). In Medicalook.com. Retrieved from http://www.medicalook.com/reviews/Cipram.html

49. Better Health Channel. (2011, February 14). Zactin®. Retrieved from author website: http://www.betterhealth.vic.gov.au/bhcv2/bhcmed.nsf/pages/afczacti/$File/afczacti.pdf

50. electronic Medicines Compendium. (2014, April 21). Faverin 50mg film-coated tablets. Retrieved from author website: http://www.medicines.org.uk/emc/medicine/2074

51. Turkington, C., and Harris, J.R. (2009). Antidepressant drugs. In The Encyclopedia of the Brain and Brain Disorders. New York, NY, USA: Facts On File.

52. U.S. Food and Drug Administration. (2014). Drugs to treat major depressive disorder. Safety. Retrieved from http://fda.gov/Safety/MedWatch/SafetyInformation/ucm409855.htm

53. Center for Substance Abuse Treatment. (2005). Appendix F: Common medications for disorders. Substance Abuse Treatment for Persons with Co-occurring Disorders. Rockville, MD, USA: U.S. Substance Abuse and Mental Health Services Administration. Retrieved from http://www.ncbi.nlm.nih.gov/books/NBK64180/

54. Record, B.R., and Arribas, A.R. (2012). Sedation in dentistry. In R.D. Urman and A.D. Kaye, Moderate and Deep Sedation in Clinical Practice (pp. 254–280). New York, NY, USA: Cambridge University Press.

55. Ambien. (n.d.). In Drugs.com. Retrieved from http://www.drugs.com/ambien.html

56. Canadian Centre on Substance Abuse. (2013). Prescription sedatives and tranquilizers. Retrieved from author website: http://www.ccsa.ca/Resource%20Library/CCSA-Prescription-Sedatives-and-Tranquilizers-2013-en.pdf

57. Rozensky, R.H., Sweet, J.J., Tovian, S.M., and Caserta, M.T. (1997). General clinical considerations. In R.H. Rozensky, J.J. Sweet, and S.M. Tovian (eds.), Psychological Assessment in Medical Settings (pp. 29–40). New York, NY, USA: Plenum Press.

58. Better Health Channel. (2012, February). Lithicarb®. Retrieved from author website: http://www.betterhealth.vic.gov.au/bhcv2/bhcmed.nsf/pages/asclithi/$file/asclithi.pdf

59. Better Health Channel. (2014, May). Lexotan®. Retrieved from author website: http://www.betterhealth.vic.gov.au/bhcv2/bhcmed.nsf/pages/roclexot/$File/roclexot.pdf

60. Abadinsky, H. (2011). Drug use and abuse: A comprehensive introduction (7th ed.). Belmont, CA, USA: Wadsworth.

61. National Sleep Foundation. (n.d.). Healthy sleep tips. Retrieved from author website: http://sleepfoundation.org/sleep-tools-tips/healthy-sleep-tips

62. Sue, D., Sue, D.W., Sue, D., and Sue, S. (2012). Understanding abnormal behaviour (10th ed.). Boston, MA, USA: Cengage Learning.

63. Liu, W., Zhang, G., and Dai, Y. (2003). Detection and quantification of melatonin in leaves, flowers and seeds of Baikal skullcap (Scutellaria baicalensis) by HPLC. Chinese Bulletin of Botany, 20(1), 75–79. http://www.paper.edu.cn/selfs/downpaper/zhangguiyou501472-self-200911-11

64. Bajwa, V., Murch, S.J., and Saxena, P.K. (2014). Melatonin rich plants: Production, significance in agriculture and human health. In K.Y. Paek, N.M. Hosakatte, and J.J. Zhong (eds.), Production of Biomass and Bioactive Compounds Using Bioreactor Technology (pp. 445–468). New York, NY, USA: Springer.

65. Chowdhury, I., and Maitra, S.K. (2012). Melatonin time line: From discovery to therapy. In R.R. Watson (ed.), Melatonin in the Promotion of Health (pp. 1–60). Boca Raton, FL, USA: CRC Press.

66. Burkhardt, S., Tan, D.X., Manchester, L.C., Hardeland, R., and Reiter, R.J. (2001). Detection and quantification of the antioxidant melatonin in Montmorency and Balaton tart cherries (Prunus cerasus). Journal of Agricultural and Food Chemistry, 49(10), 4898–4902.

67. Balch, P.A. (2006). Prescription for nutritional healing (4th ed.). New York, NY, USA: Avery.

68. 星洲日报. (2007, December 11). "自然饮食法" 讲座会・500民众向萧顺惠师师. Retrieved from MCIL Multimedia Sdn Bhd website: http://mykampung.sinchew.com.my/node/22027

69. De la Fuente, M., and Díaz, B. (2007). Melatonin role as antioxidant in the aging process. In P. Montilla and I. Túnez (eds.), Melatonin: Present and Future (pp. 143–174). New York, NY, USA: Nova Science.

70. Raghavendra, V., and Kilkarni, S.K. (2001). Possible antioxidant mechanism in melatonin reversal of aging and chronic ethanol-induced amnesia in plus-maze and passive avoidance memory tasks. Free Radical Biology and Medicine, 30(6), 595–602.

71. Ehrlich, S.D. (2012, January 20). Melatonin. University of Maryland Medical Center. Retrieved from http://umm.edu/health/medical/altmed/supplement/melatonin

72. DerMarderosian, A., and Briggs, M. (2006). Supplements and herbs. In E.R. Mackenzie and B. Rakel (eds.), Complementary and Alternative Medicine for Older Adults (pp. 31–78). New York, NY, USA: Springer.

73. American Cancer Society. (2008). Melatonin. Cancer.org. Retrieved from author website: http://www.cancer.org/treatment/treatmentsandsideeffects/complementaryandalternativemedicine/pharmacologicalandbiologicaltreatment/melatonin

74. U.S. National Center for Complementary and Alternative Medicine. (2014). Melatonin: What you need to know. Retrieved from author website: http://nccam.nih.gov/health/melatonin

75. National Sleep Foundation. (n.d.). Melatonin and sleep. Retrieved from author website: http://sleepfoundation.org/sleep-topics/melatonin-and-sleep

76. Thomson, E.A. (2005, March 1). Rest easy: MIT study confirms melatonin's value as sleep aid. MIT News. Retrieved from http://newsoffice.mit.edu/2005/melatonin

77. Mayo Clinic Staff. (n.d.). Melatonin (N-acetyl-5-methoxytryptamine): Safety. Drugs and Supplements. Retrieved from http://www.mayoclinic.org/drugs-supplements/melatonin/safety/hrb-20059770

78. Mayo Clinic Staff. (n.d.). Melatonin (N-acetyl-5-methoxytryptamine): Interactions. Drugs and Supplements. Retrieved from http://www.mayoclinic.org/drugs-supplements/melatonin/interactions/hrb-20059770

79. Rubio-Sastre, P., Scheer, F.A., Gómez-Abellán, P., Madrid, J.A., and Garaulet, M. (2014). Acute melatonin administration in humans impairs glucose tolerance in both the morning and evening. Sleep, 37(10), 1715–1719.

80. Buhner, S.H. (2013). Herbal antivirals: Natural remedies for emerging & resistant viral infections. North Adams, MA, USA: Storey.

81. Balch, P.A. (2003). Prescription for dietary wellness: Using foods to heal (2nd ed.). New York, NY, USA: Avery.

82. Arnao, M.B., and Hernández-Ruiz, J. (2006). The physiological function of melatonin in plants. Plant Signaling & Behavior, 1(3), 89–95.

83. Manchester, L.C., Tan, D.X., Reiter, R.J., Park, W., Monis, K., and Qi, W. (2000). High levels of melatonin in the seeds of edible plants: Possible function in germ tissue protection. Life Sciences, 67(25), 3023–3029.

84. Tan, D.X., Manchester, L.C., Reiter, R.J., Qi, W.B., Karbownik, M., and Calvo, J.R. (2000). Significance of melatonin in antioxidative defense system: Reactions and products. Biological Signals and Receptors, 9(3–4), 137–159.

85. Hattori, A., Migitaka, H., Iigo, M., Itoh, M., Yamamoto, K., Ohtani-Kaneko, R., ... and Reiter, R.J. (1995). Identification of melatonin in plants and its effects on plasma melatonin levels and binding to melatonin receptors in vertebrates. Biochemistry and Molecular Biology International, 35(3), 627–634.

86. Menzel, C.M., and Simpson, D.R. (1994). Passionfruit. In B. Schaffer and P.C. Andersen (eds.), Handbook of Environmental Physiology of Fruit Crops: Volume II sub-tropical and tropical crops (pp. 225–239). Boca Raton, FL, USA: CRC Press.

87. Barbosa, P.R., Valvassori, S.S., Bordignon, C.L. Jr., Krappel, V.D., Martins, M.R., Gavioli, E.C., ... and Reginatto, F.H. (2008). The aqueous extracts of Passiflora alata and Passiflora edulis reduce anxiety-related behaviors without affecting memory process in rats. Journal of Medicinal Food, 11(2), 282–288.

88. Evans, W.C. (2009). Trease and Evans: Pharmacognosy (16th ed.). New York, NY, USA: Saunders.

89. Duke, J.A., and duCellier, J.L. (1993). Pachyrhizus tuberosus (Lam.) Spreng. (Fabaceae)—Yam bean, Jicama. In CRC Handbook of Alternative Cash Crops (pp. 351–355). Boca Raton, FL, USA: CRC Press.

90. Willson, K.C. (2012). Passion fruit and giant passion fruit. In R.E. Paull and O. Duarte (eds.), Tropical Fruits, vol. 2 (pp. 159–190). Wallingford, UK: CABI.

91. Somboonkaew, N., and Terry, L.A. (2011). Exotics [Litchi, longan, rambutan, pomegranate, mangosteen kiwifruit, passion fruit, persimmon, carambola]. In L. Terry (ed.), Health-promoting Properties of Fruit and Vegetables (pp. 135–153). Wallingford, UK: CABI.

376

92. Pineapple Research Station. (n.d.) Passion fruit. Retrieved from Kerala Agricultural University website: http://www.kau.edu/prsvkm/Html/PassionFruit.htm

93. Cell Press. (2006, June 6). Serotonin, acting in a specific brain region, promotes sleep in fruit flies. ScienceDaily. Retrieved from http://www.sciencedaily.com/releases/2006/06/060605200708.htm

94. Hemat, R.A.S. (2004). Principles of orthomolecularism. N.L.: Urotext.

95. Hou, J.P., and Jin, Y. (2005). The healing power of Chinese herbs and medicinal recipes. New York, NY, USA: Routledge.

96. Hempen, C.H., and Fischer, T. (2009). Chysanthemi flos. In A Materia Medica for Chinese Medicine: Plants, Minerals and Animal Products (pp. 52–53). London, UK: Churchill Livingstone.

97. Tanaka, Y., and Brugliera, F. (2008). Flower colour. In C. Ainsworth (ed.), Annual Plant Reviews, vol. 20, Flowering and Its Manipulation (pp. 201–239). Oxford, UK: Blackwell.

98. Hu, B.B., Jiang, H.D., Yang, J., and Zeng, S. (2004). Determination of luteolin and luteolin-7-beta-D-glucoside in Chrysanthemum morfolium Ramat. From different collection time by RP-HPLC. Zhejiang Da Xue Xue Bao Yi Xue Ban, 33(1), 29–32.

99. Shi, R., Nam Ong, C., and Zhang, A.C.Y. (2001). Pharmacological and chemopreventive studies of chrysanthemum. In L. Packer, C. Nam Ong, and B. Halliwell (eds.), Herbal and Traditional Medicine: Molecular Aspects of Health (pp. 351–380). New York, NY, USA: Marcel Dekker.

100. Spinella, M. (2012). Concise handbook of psychoactive herbs: Medicinal herbs for treating psychological and neurological problems. New York, NY, USA: Routledge.

101. Ehrlich, S.D. (2011, March 5). Lavender. University of Maryland Medical Center. Retrieved from http://umm.edu/health/medical/altmed/herb/lavender

102. The New York Times. (2995, September 13). Elderly and can't sleep? Try scent of lavender. The New York Times. Retrieved from http://www.nytimes.com/1995/09/13/us/elderly-and-can-t-sleep-try-scent-of-lavender.html

103. Balch, P.A., and Bell, S. (2012). Prescription for herbal healing: An easy-to-use A-to-Z reference to hundreds of common disorders and their herbal remedies. New York, NY, USA: Avery.

104. Hardy, M., Kirk-Smith, M.D., and Stretch, D.D. (1995). Replacement of drug treatment for insomnia by ambient odour. The Lancet, 346(8976), 701.

105. Shiina, Y., Funabashi, N., Lee, K., Toyoda, T. Sekine, T., Honjo, S., ... Komuro, I. (2008). Relaxation effects of lavender aromatherapy improve coronary flow velocity reserve in healthy men evaluated by transthoracic Doppler echocardiography. International Journal of Cardiology, 129(2), 193–197.

106. Kleitman, N. (1987). Sleep and wakefulness. Chicago, IL, USA: University of Chicago Press.

107. Woelk, H., and Schläfke, S. (2010). A multi-center, double-blind, randomised study of the lavender oil preparation Silexan in comparison to Lorazepam for generalized anxiety disorder. Phytomedicine: International Journal of Phytotherapy and Phytopharmacology, 17(2), 94–99.

## 第十八章　细菌奇事

1. American Society for Microbiology. (2008, June 3). Scientists study bacterial communities inside us to better understand health and disease. Retrieved from http://www.eurekalert.org/pub_releases/2008-06/asfm-ssb052908.php

2. Cani, P.D., Delzenne, N.M., Amar, J., and Burcelin, R. (2008). Role of gut microflora in the development of obesity and insulin resistance following high-fat diet feeding. Pathologie-biologie, 56(5), 305–309. doi: 10.1016/j.patbio.2007.09.008.

3. Gut Microbiota World Watch. (n.d.). Everything you always wanted to know about the Gut microbiota. Retrieved from http://www.gutmicrobiotawatch.org/gut-microbiota-info/

4. Hehemann, J., Correc, G., Barbeyron, T., Helbert, W., Czjzek, M., and Michel, G. (2010). Transfer of carbohydrate-active enzymes from marine bacteria to Japanese gut microbiota. Nature, 464:908–912. doi:10.1038/nature08937

5. Den Besten, G., van Eunen, K., Groen, A.K., Venema, K., Reijngoud, D.J., and Bakker, B.M. (2013). The role of short-chain fatty acids in the interplay between diet, gut microbiota, and host energy metabolism. Journal of Lipid Research, 54(9), 2325–2340. doi:10.1194/jlr.R036012

6. Cummings, J.H., and Macfarlane, G.T. (1997). Role of intestinal bacteria in nutrient metabolism. JPEN: Journal of Parenteral and Enteral Nutrition, 21(6), 357–365.

7. Guarner, F., and Malagelada, J.R. (2003). Gut flora in health and disease. The Lancet, 361:512–519.

8. Albert-Ludwigs-Universität Freiburg. (2012, July 2). Natural intestinal flora strengthen immune system. ScienceDaily. Retrieved from http://www.sciencedaily.com/releases/2012/07/120702152940.htm

9. Furusawa, Y., Obata, Y., Fukuda, S., Endo, T.A., Nakato, G., Takahashi, D., ... and Ohno, H. (2013). Commensal microbe-derived butyrate induces the differentiation of colonic regulatory T cells. Nature, 504:446–450. doi: 10.1038/nature12721

10. Oregon State University. (2013, September 16). Gut microbes closely linked to range of health issues. News & Research Communications. Retrieved from http://oregonstate.edu/ua/ncs/archives/2013/sep/gut-microbes-closely-linked-proper-immune-function-other-health-issues%20

11. O'Hara, A.M., and Shanahan, F. (2006). The gut flora as a forgotten organ. EMBO Report, 7(7), 688–693.

12. Sanders, M.E. (2008). Probiotics: definition, sources, selection, and uses. Clinical Infectious Diseases, 46(Suppl 2), S58–S61. doi:10.1086/523341.

13. Food and Agriculture Organization of the United Nations and World Health Organization. (2002). Guidelines for the evaluation of probiotics in food. London, Ontario, Canada: Authors. Retrieved from ftp://ftp.fao.org/es/esn/food/wgreport2.pdf

14. National Center for Complementary and Alternative Medicine. (2012). Oral probiotics: An introduction. Retrieved from http://nccam.nih.gov/health/probiotics/introduction.htm

15. Farnworth, E.R. (2008). The evidence to support health claims for probiotics. Journal of Nutrition, 138(6), 1250S–1254S.

16. Ehrlich, S.D. (2011). Lactobacillus acidophilus. University of Maryland Medical Center. Retrieved from http://umm.edu/health/medical/altmed/supplement/lactobacillus-acidophilus

17. Cashin-Garbutt, A. (2012, September 19). Friendly bacteria: Do we really need to eat probiotic yogurts? News Medical. Retrieved from http://www.news-medical.net/news/20120919/Friendly-bacteria-do-we-really-need-to-eat-probiotic-yogurts.aspx

18. Sanders, M.E. (2011). Impact of probiotics on colonizing microbiota of the gut. Journal of Clinical Gastroenterology, 45(Suppl), S115–S119.

19. Sartor, R.B. (2011). Efficacy of probiotics for the management of inflammatory bowel disease. Gastroenterology & Hepatology, 7(9), 606–608.

20. Bezkorovainy A. (2001). Probiotics: Determinants of survival and growth in the gut. The American Journal of Clinical Nutrition, 73(2 Suppl), 399S–405S.

21. Blynn, D. (2013, July 22). Probiotic advertising class actions: Claims challenged & lessons learned. Nutraceuticals World. Retrieved from http://www.nutraceuticalsworld.com/contents/view_online-exclusives/2013-07-22/probiotic-advertising-class-actions-claims-challenged-lessons-learned/#_edn4

22. Brignall, M. (2002). Good news and bad about probiotics. Retrieved from Bastyr Center for Natural Health website: http://www.bastyrcenter.org/content/view/656/

23. Crislip, M. (2009, January 16). Probiotics. Science-Based Medicine. Retrieved from http://www.sciencebasedmedicine.org/probiotics/

24. Boyle, R.J., Robins-Browne, R.M., and Tang, M.L. (2006). Probiotic use in clinical practice: What are the risks? The American Journal of Clinical Nutrition, 83(6), 1256–1264.

25. Cusack, S., and O'Toole, P. (2013). Diet, the gut microbiota and healthy ageing: How dietary modulation of the gut microbiota could transform the health of older populations. AgroFOOD Industry Hi Tech, 24(2), 54–57. Retrieved from http://www.teknoscienze.com/Articles/Agro-FOOD-INDUSTRY-hi-tech-Diet-the-gut-microbiota-and-healthy-ageing-How-dietary-modulation.aspx#.Urj_5NIW1vk

26. Cleveland Clinic. (2013, April 24). Cleveland Clinic research shows gut bacteria byproduct predicts heart attack and stroke. Retrieved from http://my.clevelandclinic.org/media_relations/library/2013/2013-04-24-cleveland-clinic-research-shows-gut-bacteria-byproduct-predicts-heart-attack-and-stroke.aspx

27. Tang, W.H., Wang, Z., Levison, B.S., Koeth, R.A., Britt, E.B., ... and Hazen, S.L. (2013). Intestinal microbial metabolism of phosphatidylcholine and cardiovascular risk. The New England Journal of Medicine, 368(17), 1575–1584.

28. Cleveland Clinic. (2013, April 7). Cleveland Clinic researchers discover link between heart disease and compound found in red meat, energy drinks. Retrieved from http://my.clevelandclinic.org/media_relations/library/2013/2013-04-07-cleveland-clinic-researchers-discover-link-between-heart-disease-and-compound-found-in-red-meat-energy-drinks.aspx

29. Koeth, R.A., Wang, Z., Levison, B.S., Buffa, J.A., Org, E., Sheehy, B.T., ... and Hazen, S.L.(2013). Intestinal microbiota metabolism of L-carnitine, a nutrient in red meat, promotes atherosclerosis. Nature, 19(5), 576–585. doi: 10.1038/nm.3145

30. U.S. Office of Dietary Supplements. (n.d.). Carnitine. Retrieved from National Institutes of Health website: http://ods.od.nih.gov/factsheets/Carnitine-HealthProfessional/

31. Wong, J.M., Esfahani, A., Sing, N., Villa, C.R., Mirrahimi, A., Jenkins, D.J., and Kendall, C.W. (2012). Gut microbiota, diet, and heart disease. Journal of AOAC International, 95(1), 24–30.

32. Chen, H.M., Yu, Y.N., Wang, J.L., Lin, Y.W., Kong, X., Yang, C.Q., ... and Fang, J.Y. (2013). Decreased dietary fiber intake and structural alteration of gut microbiota in patients with advanced colorectal adenoma. The American Journal of Clinical Nutrition, 97(5), 1044–1052. doi:10.3945/ajcn.112.046607

33. Jeffery, I.B., and O'Toole, P.W. (2013). Diet-microbiota interactions and their implications for healthy living. Nutrients, 5(1), 234–252. doi:10.3390/nu5010234

34. Bijkerk, C.J., de Wit, N.J., Muris, J.W., Whorwell, P.J., Knottnerus, J.A., and Hoes, A.W. (2009). Soluble or insoluble fibre in irritable bowel syndrome in primary care? Randomised placebo controlled trial. BMJ, 339. doi:http://dx.doi.org/10.1136/bmj.b3154

35. Velasquez-Manoff, M. (2013, April 22). Are happy gut bacteria key to weight loss? Mother Jones. http://www.motherjones.com/environment/2013/04/gut-microbiome-bacteria-weight-loss

36. Ghanim, H., Sia, C.L., Upadhyay, M., Korzeniewski, K., Viswanathan, P., Abuaysheh, S., … and Dandona, P. (2010). Orange juice neutralizes the proinflammatory effect of a high-fat, high-carbohydrate meal and prevents endotoxin increase and Toll-like receptor expression. The American Journal of Clinical Nutrition, 91(4), 940–949. doi:10.3945/ajcn.2009.28584

37. The George Mateljan Foundation. (n.d.). Oranges. The World's Healthiest Foods. Retrieved from http://www.whfoods.com/genpage.php?tname=foodspice&dbid=37

38. Shen, R.L., Dang, X.Y., Dong, J.L., and Hu, X.Z. (2012). Effects of oat β-glucan and barley β-glucan on fecal characteristics, intestinal microflora, and intestinal bacterial metabolites in rats. Journal of Agricultural and Food Chemistry, 60(45), 11301–11308. doi:10.1021/jf302824h

39. Inoguchi, S., Ohashi, Y., Narai-Kanayama, A., Aso, K., Nakagaki, T., and Fujisawa, T. (2012). Effects of non-fermented and fermented soybean milk intake on faecal microbiota and faecal metabolites in humans. International Journal of Food Sciences and Nutrition, 63(4), 402–410. doi:10.3109/09637486.2011.630992

40. The Harvard Medical School Family Health Guide. (n.d.). 11 foods that lower cholesterol. Retrieved from http://www.health.harvard.edu/fhg/updates/11-foods-that-lower-cholesterol.shtml

41. Doucleff, M. (2013, December 11). Chowing down on meat, dairy alters gut bacteria a lot, and quickly. The Salt. Retrieved from http://www.npr.org/blogs/thesalt/2013/12/10/250007042/chowing-down-on-meat-and-dairy-alters-gut-bacteria-a-lot-and-quickly

42. David, L.A., Maurice, C.F., Carmody, R.N., Gootenberg, D.B., Button, J.E., Wolfe, B.E., … and Turnbaugh, P.J. (2014). Diet rapidly and reproducibly alters the human gut microbiome. Nature, 505(7484), 559–563. doi: 10.1038/nature12820

43. Begley, S. (2013, April 4). Gut bacteria implicated in heart attacks, stroke. Huffington Post. Retrieved from http://www.huffingtonpost.com/2013/04/24/gut-bacteria-heart-attack-stroke-tmao-lecithin_n_3149663.html

44. Reinberg, S. (2013, April 24). 'Gut reaction' may predict heart risk. HealthDay. Retrieved from http://consumer.healthday.com/circulatory-system-information-7/blood-disorder-news-68/gut-reaction-may-predict-cardiovascular-risk-675752.html

45. Besselink, M.G., van Santvoort, H.C., Buskens, E., Boermeester, M.A., van Goor, H., Timmerman, H.M., … and Dutch Acute Pancreatitis Study Group. (2008). Probiotic prophylaxis in predicted severe acute pancreatitis: A randomised, double-blind, placebo-controlled trial. Lancet, 371(9613), 651–659. doi: 10.1016/S0140-6736(08)60207-X

46. Marks, D. (2013, 16 August). Probiotics side effects: Allergies. Livestrong.com. Retrieved from http://www.livestrong.com/article/496991-probiotics-side-effects-allergies/

47. Pandey, K.B., and Rizvi, S.I. (2009). Plant polyphenols as dietary antioxidants in human health and disease. Oxidative Medicine and Cellular Longevity, 2(5), 270–278. doi:10.4161/oxim.2.5.9498

48. Parkar, S.G., Trower, T.M., and Stevenson, D.E. (2013). Fecal microbial metabolism of polyphenols and its effects on human gut microbiota. Anaerobe, 23:12–19. doi:10.1016/j.anaerobe.2013.07.009

49. Bolen, B,B. (2014, 13 February). How to have healthy gut flora. About Health. Retrieved from http://ibs.about.com/od/treatmentofibs/a/How-To-Have-Healthy-Gut-Flora.htm

50. Campbell, T.C. (2014, April 18). A fallacious, faulty and foolish discussion about saturated fat. T. Colin Campbell Center for Nutrition Studies. Retrieved from http://nutritionstudies.org/fallacious-faulty-foolish-discussion-about-saturated-fat/

## 第十九章　更年期·免疫系统·饮食

1. Medical News Today. (2013, September 29). What is male menopause. Medical News Today. Retrieved from http://www.medicalnewstoday.com/articles/266749.php

2. Hill, K. (1996). The demography of menopause. Maturitas, 23(3), 113–127.

3. World Health Organization. (1996). Research on the menopause in the 1990s. Geneva, Switzerland: Author. Retrieved from http://whqlibdoc.who.int/trs/WHO_TRS_866.pdf

4. Mayo Clinic Staff. (2013, April 20). Perimenopause: Definition. Diseases and Conditions. Retrieved from http://www.mayoclinic.org/diseases-conditions/perimenopause/basics/definition/con-20029473

5. Mayo Clinic Staff. (2013, April 20). Perimenopause: Causes. Diseases and Conditions. Retrieved from: http://www.mayoclinic.org/diseases-conditions/perimenopause/basics/causes/con-20029473

6. Cleveland Clinic. (2013). Menopause. Diseases and Conditions. Retrieved from author website: http://my.clevelandclinic.org/health/diseases_conditions/hic-what-is-perimenopause-menopause-postmenopause

7. U.S. National Institute on Aging. (2012). Hormones and menopause: Tips from the National Institute on Aging [NIH Pub. No. 09-7482]. Retrieved from author website: http://www.nia.nih.gov/sites/default/files/hormones_and_menopause_0.pdf

8. Clarkson, T.B., Utian, W.H., Barnes, S., Gold, E.B., Basaria, S.S., Aso, T., … and Kim, H. (2011). The role of soy isoflavones in menopausal health. Menopause. 18(7), 732–753.

9. Black, A. (2006, June 7). Good news for menopausal women: You can avoid hot flashes by changing your diet. Natural News. Retrieved from http://www.naturalnews.com/019412_hot_flashes_womens_health.html#

10. Nagata, C., Takatsuka, N., Kawakami, N., and Shimizu, H. (2001). Soy product intake and hot flashes in Japanese women: Results from a community-based prospective study. American Journal of Epidemiology, 153(8), 790–793.

11. Danby, F.W. (2015). Acne: Causes and practical management. Oxford, UK: Wiley.

12. World Heart Federation. (2012). Cardiovascular disease risk factors. Retrieved from http://www.world-heart-federation.org/press/fact-sheets/cardiovascular-disease-risk-factors/

13. U.S. National Cancer Institute. (2012, September 24). Breast cancer risk in American women. Cancer.gov. Retrieved from http://www.cancer.gov/cancertopics/factsheet/detection/probability-breast-cancer

14. Moore, H. (2012). Eat vegan to beat breast cancer—Doctor's orders. PETA Prime. Retrieved from http://prime.peta.org/2012/10/breast-cancer

15. Boggs, D.A., Palmer, J.R., Wise, L.A., Spiegelman, D., Stampfer, M.J., Adams-Campbell, L.L., and Rosenberg, L. (2010). Fruit and vegetable intake in relation to risk of breast cancer in the Black Women's Health Study. American Journal of Epidemiology, 172(11), 1268–1279.

16. Physicians Committee for Responsible Medicine. (n.d.). Fat and hormonal effects. Food for Life Cancer Project. Retrieved from http://pcrm.org/health/cancer-resources/diet-cancer/nutrition/fat-and-hormonal-effects

17. Mayo, J.L. (1997). A natural approach to menopause. Applied Nutritional Science Reports, 5(7), 1–8.

18. Hoffman, R. (n.d.). Estrogen dominance syndrome. DrHoffman.com. Retrieved from http://drhoffman.com/article/estrogen-dominance-syndrome-2/

19. Michelfelder, A.J. (2009). Soy: A complete source of protein. American Family Physician, 79(1), 43–47.

20. Wright, J. (2010). Take control of your menopause: Teach yourself. London, UK: Hodder & Stoughton.

21. Glenville, M. (2011). Natural solutions to menopause: How to stay healthy before, during and beyond the menopause. Emmaus, PA, USA: Rodale.

22. Horton, T. (2011, December 11). The drinks that can ruin your workout: Alcohol and caffeine. Huffpost Healthy Living. Retrieved from http://www.huffingtonpost.com/tony-horton/drinks-ruin-workout-alcohol-and-caffiene_b_921356.html

23. Cancer.net. (n.d.). Menopause and cancer risk. Retrieved from http://www.cancer.net/navigating-cancer-care/prevention-and-healthy-living/menopause-and-cancer-risk

24. NYU Langone Medical Center. (n.d.). Phytoestrogens. Retrieved from author website: http://www.med.nyu.edu/content?ChunkIID=108298

25. Hedelin, M., Löf, M., Andersson, T.M., Adlercreutz, H., and Weiderpass, E. (2011). Dietary phytoestrogens and the risk of ovarian cancer in the women's lifestyle and health cohort study. Cancer Epidemiology, Biomarkers & Prevention, 20(2), 308–317.

26. Suzuki, R., Rylander-Rudqvist, T., Saji, S., Bergkvist, L., Adlercreutz, H., and Wolk, A. (2008). Dietary lignans and postmenopausal breast cancer risk by oestrogen receptor status: A prospective cohort study of Swedish women. British Journal of Cancer, 98(3), 636–640.

27. Verheus, M., van Gils, C.H., Keinan-Boker, L., Grace, P.B., Bingham, S.A., and Peeters, P.H. (2007). Plasma phytoestrogens and subsequent breast cancer risk. Journal of Clinical Oncology, 25(6), 648–655.

28. Chiyomaru, T., Yamamura, S., Fukuhara, S., Yoshino, H., Kinoshita, T., Majid, S., … and Dahiya, R. (2013). Genistein inhibits prostate cancer cell growth by targeting miR-34a and oncogenic HOTAIR. PLoS One, 8(8), e70372. doi:10.137/journal.pone.0070372

29. Hamilton-Reeves, J.M., Vazquez, G., Duval, S.J., Phipps, W.R., Kurzer, M.S., and Messina, M.J. (2010). Clinical studies show no effects of soy protein or isoflavones on reproductive hormones in men: Results of a meta-analysis. Fertility and Sterility, 94(3), 997–1007.

30. Beaton, L.K., McVeigh, B.L. Dillingham, B.L., Lampe, J.W., and Duncan, A.M. (2010). Soy protein isolates of varying isoflavone content do not adversely affect semen quality in healthy young men. Fertility and Sterility, 94(5), 1717–1722.

31. Fara, G.M., Del Corvo, G., Bernuzzi, S., Bigatello, A., Di Pietro, C., Scaglioni, S., and Chiumello, G. (1979). Epidemic of breast enlargement in an Italian school. The Lancet, 2(8137), 295–297.
32. Guetta, V., and Cannon, R.O. 3rd. (1996). Cardiovascular effects of estrogen and lipid-lowering therapies in postmenopausal women. Circulation, 93:1928–1937.
33. Cleveland Clinic. (2011). Menopause & osteoporosis. Diseases and Conditions. Retrieved from http://my.clevelandclinic.org/health/diseases_conditions/hic-what-is-perimenopause-menopause-postmenopause/hic_Menopause_and_Osteoporosis
34. PDR Health. (n.d.). Osteoporosis symptoms. Physicians' Desk Reference. Retrieved from http://www.pdrhealth.com/diseases/osteoporosis/symptoms
35. Harvard Medical School. (2004, August). Update on osteoporosis drugs. Harvard Women's Health Watch. Retrieved from http://www.health.harvard.edu/newsweek/Update_on_osteoporosis_drugs.htm
36. Nicolle, L., and Bailey, C. (2014). Eat to get younger. London, UK: Singing Dragon.
37. Gladstar, R. (1993). Herbal healing for women. New York, NY, USA: Simon & Schuster.
38. American Cancer Society. (2014). Breast cancer prevention and early detection. Cancer.org. Retrieved from http://www.cancer.org/acs/groups/cid/documents/webcontent/003165-pdf.pdf
39. Mayo Clinic Staff. (2012). Hormone replacement therapy and your heart. Diseases and Conditions: Menopause. Retrieved from http://www.mayoclinic.org/diseases-conditions/menopause/in-depth/hormone-replacement-therapy/art-20047550
40. Reynolds, R.K. (n.d.). What every woman should know about gynecologic cancer. Ann Arbor, MI, USA: University of Michigan Comprehensive Cancer Center. Retrieved from http://www.mcancer.org/files/gynecologic-cancers/what-every-woman-should-know.pdf
41. Hormone replacement therapy. (n.d.). In NCI Dictionary of Cancer Terms. Retrieved from U.S. National Cancer Institute website: http://www.cancer.gov/dictionary?CdrID=46127
42. U.S. National Cancer Institute. (2011). Menopausal hormone therapy and cancer. Cancer.gov. Retrieved from http://www.cancer.gov/cancertopics/factsheet/Risk/menopausal-hormones
43. Moyer, V.A., and U.S. Preventative Services Task Force. (2013). Menopausal hormone therapy for the primary prevention of chronic conditions: U.S. Preventative Services Task Force recommendation statement. Annals of Internal Medicine, 158(1), 47–54.
44. Shumaker, S.A., Legault, C., Rapp, S.R., Thal, L., Wallace, R.B., Ockene, J.K., ... and Wactawski-Wende, J., WHIMS Investigators. (2003). Estrogen plus progestin and the incidence of dementia and mild cognitive impairment in postmenopausal women: The Women's Health Initiative Memory Study: A randomized controlled trial. JAMA, 289(20), 2651–2662.
45. Rossouw, J.E., Anderson, G.L., Prentice, R.L., LaCroix, A.Z., Kooperber, C., Stefanick, M.L., ... and Ockene, J., Writing Group for the Women's Health Initiative Investigators. (2002). Risks and benefits of estrogen plus progestin in healthy postmenopausal women: Principal results from the Women's Health Initiative randomized controlled trial.
46. Nick, G.L. (2004, July). Therapeutic nutrition. Townsend Letter for Doctors & Patients. Retrieved from http://www.townsendletter.com/July2004/therapeuticnut0704.htm
47. Persson, I., Yuen, J., Bergkvist, L, and Schairer, C. (1996). Cancer incidence and mortality in women receiving estrogen and estrogen-progestin replacement therapy—Long-term follow-up of a Swedish cohort. International Journal of Cancer, 67(3), 327–332.
48. International Agency for Research on Cancer. (2007). Combined estrogen-progestogen contraceptives and combined estrogen-progestogen menopausal therapy. Lyon, France: Author. Retrieved from http://monographs.iarc.fr/ENG/Monographs/vol91/
49. Li, L., Lv, Y., Xu, L., and Zheng, Q. (2014). Quantitative efficacy of soy isoflavones on menopausal hot flashes. British Journal of Clinical Pharmacology, October. doi:10.1111.bcp/12533
50. Enderlin, C.A., Coleman, E.A., Stewart, C.B., and Hakkak, R. (2009). Dietary soy intake and breast cancer risk. Oncology Nursing Forum, 36(5), 531–539.
51. Casini, A.R. (2012, April 4). Soy and menopause. UDaily. Retrieved from University of Delaware website: http://www.udel.edu/udaily/2012/apr/melby-soy-menopause-040412.html
52. Taku, K., Melby, M.K., Kronenberg, F., Kurzer, M.S., and Messina, M. (2012). Extracted or synthesized soybean isoflavones reduce menopausal hot flash frequency and severity: Systematic review and meta-analysis of randomized controlled trials. Menopause, 19(7), 776–790.
53. Hou, J.P., and Jin, Y. (2005). The healing power of Chinese herbs and medicinal recipes. Binghamton, NY, USA: Haworth Integrative Healing Press.
54. Dharmananda, S. (2005, December). Dioscorea used in Chinese medicine with the example of Qianjin Zhidai Wan. Retrieved from Institute for Traditional Medicine website: http://www.itmonline.org/arts/dioscorea.htm
55. Zhao, G., Kan, J., Li, Z., and Chen, Z. (2005). Structural features and immunological activity of a polysaccharide from Dioscorea opposita Thunb roots. Carbohydrate Polymers, 61(2), 125–131.
56. Nagai, T., Suzuki, N., Kai, N., and Tanoue, Y. (2014). Functional properties of autolysate and enzymatic hydrolysates from yam tsukuneimo (Dioscorea opposita Thunb.) tuber mucilage tororo: Antioxidative activity and antihypertensive activity. Journal of Food Science and Technology, 51(12), 3838–3845.
57. Nagai, T., and Nagashima, T. (2006). Functional properties of dioscorin, a soluble viscous protein from Japanese yam (Dioscorea opposita Thunb.) tuber mucilage Tororo. Zeitschrift für Naturforschung, 61(11–12), 792–798.
58. Bommer, S., Klein, P., and Suter, A. (2011). First time proof of sage's tolerability and efficacy in menopausal women with hot flushes. Advances in Therapy, 28(6), 490–500.
59. Lieberman, S. (2000). Get off the menopause roller coaster: Natural solutions. New York, NY, USA: Avery.
60. Spices, sage, ground. (n.d.). In Self.com. Retrieved from http://nutritiondata.self.com/facts/spices-and-herbs/208/2
61. Adaay, M.H., Al-Dujaily, S.S., and Khazzal, F.K. (2013). Effect of aqueous extract of Medicago sativa and Salvia officinalis mixture on hormonal, ovarian and uterine parameters in mature female mice. Journal of Materials and Environmental Science, 4(4), 424–433.
62. Đorđević, S., Cakić, M., and Amr, S. (2000). The extraction of apigenin and luteolin from the sage Salvia officinalis L. from Jordan. Facta Universitatis, 1(5), 87–93.
63. Balch, P.A. (2006). Prescription for nutritional healing (4th ed.). New York, NY, USA: Avery.
64. Jones, T., Mahady, G., Locklear, T., Parker, C., and Duncan, S. (2011, July). Pharmacological activities of extracts of Salvia officinalis L. leaves used by the Lumbee Tribe of North Carolina for the treatment of menopause. Poster session presented at the Botanical Society of America meeting, St. Louis, MO, USA.
65. Oh, S.M., and Chung, K.H. (2004). Estrogenic activities of Gingko biloba extracts. Life Sciences, 74(11), 1325–1335.
66. Ehrlich, S.D. (2010). Ginkgo biloba. University of Maryland Medical Center. Retrieved from http://umm.edu/health/medical/altmed/herb/ginkgo-biloba
67. Hartley, D.E., Heinze, L., Elsabagh, S., and File, S.E. (2003). Effects on cognition and mood in postmenopausal women of 1-week treatment with Ginkgo biloba. Pharmacology, Biochemistry, and Behavior, 75(3), 711–720.
68. Shi, H., Liu, J., Wu, F., and Yew, D.T. (2010). Ginkgo biloba extract in Alzheimer's disease: From action mechanisms to medical practice. International Journal of Molecular Sciences, 11:107–123
69. Whiting, S. (2007). Healthy living made easy: The only things you need to know about diet, exercise and supplements. New York, NY, USA: Morgan James.
70. Raspberries, raw. (n.d.). In Self.com. Retrieved from http://nutritiondata.self.com/facts/fruits-and-fruit-juices/2053/2
71. Gonzales, J., and Levin, S. (2012). The news you need. PCRM.org. Retrieved from Physicians Committee for Responsible Medicine website: http://pcrm.org/good-medicine/2012/winter2012/the-news-you-need
72. Aubertin-Leheudre, M., Hämäläinen, E., and Adlercreutz, H. (2011). Diets and hormonal levels in postmenopausal women with or without breast cancer. Nutrition and Cancer, 63(4), 514–524.
73. Ross, H.A., McDougall, G.J., and Stewart, D. (2007). Antiproliferative activity is predominantly associated with ellagitannins in raspberry extracts. Phytochemistry, 68(2), 218–228.
74. Khalaf, I., Vlase, L., Lazăr, D., Corciovă, A., Ivănescu, B., and Lazăr, M.I. (2010). HPLC-MS study of phytoestrogens from Glycyrrhiza glabra. Farmacia, 58(1), 89–94.
75. Stengler, A., and Stengler, M. (2002). Your menopause, your menotype: Find your type and free yourself from the symptoms of menopause. New York, NY, USA: Avery.
76. Siple, M., and Gordon, D. (2001). Menopause the natural way. Hoboken, NJ, USA: Wiley.
77. Cass, H., and Holford, P. (2003). Natural highs: Supplements, nutrition, and mind-body techniques that help you feel good all the time. New York, NY, USA: Avery.
78. Nahidi, F., Zare, E., Mojab, F., and Alavi-Majd, H. (2012). Effects of licorice on relief and recurrence of menopausal hot flashes. Iranian Journal of Pharmaceutical Research, 11(2), 541–548.
79. Kimes, J., and Abrose, E. (2008). Menopause sucks: What to do when hot flashes and hormones make you and everyone else miserable. Avon, MA, USA: Adams Media.
80. McAllister, R. (2007). Riding for life: A horsewoman's guide to lifetime health & fitness. Lexington, KY, USA: Eclipse Press.

81. Chakravarthi, K.K., and Avadhani, R. (2013). Beneficial effect of aqueous root extract of Glycyrrhiza glabra on learning and memory using different behavioral models: An experimental study. Journal of Natural Science, Biology, and Medicine, 4(2), 420–425.

82. Simons, R., Vincken, J.P., Mol, L.A., The, S.A., Bovee, T.F., Luijendijk, T.J., ... and Gruppen, H. (2011). Agonistic and antagonistic estrogens in licorice root (Glycyrrhiza glabra). Analytical and Bioanalytical Chemistry, 401(1), 305–313.

83. Burghardt, M. (1999). Exercise at menopause: A critical difference. Medscape General Medicine, 1(3). Retrieved from http://www.medscape.com/viewarticle/715521_3

84. North American Menopause Society. (2014). Treating hot flashes. MenoNote. Retrieved from author website: http://www.menopause.org/docs/for-women/mnflashes.pdf

85. Li, L., Chen, X., Lv, S., Dong, M., Zhang, L., Tu, J., ... and Zou, J. (2014). Influence of exercise on bone remodeling-related hormones and cytokines in ovariectomized rats: A model of postmenopausal osteoporosis. PLoS One, 9(11), e112845. doi:10.1371/journal.pone.0112845

86. National Osteoporosis Foundation. (n.d.). Exercise for strong bones. Retrieved from author website: http://nof.org/exercise

87. MedlinePlus. (2013). Vitamin D. Retrieved from U.S. National Library of Medicine website: http://www.nlm.nih.gov/medlineplus/ency/article/002405.htm

88. American Heart Association. (2013, October 1). Menopause and heart disease. Retrieved from author website: http://www.heart.org/HEARTORG/Conditions/More/MyHeartandStrokeNews/Menopause-and-Heart-Disease_UCM_448432_Article.jsp#

89. Kroenke, C.H., Caan, B.J., Stefanick, M.L., Anderson, G., Brzyski, R., Johnson, K.C., ... and Wallace, R. (2012). Effects of a dietary intervention and weight change on vasomotor symptoms in the Women's Health Initiative. Menopause, 19(9), 980–986.

90. U.S. National Heart, Lung, and Blood Institute. (2012). What are the health risks of overweight and obesity? Retrieved from author website: http://www.nhlbi.nih.gov/health/health-topics/topics/obe/risks

91. American Cancer Society. (2015). What are the risk factors for cancer of the cervix? Cancer.org. Retrieved from http://www.cancer.org/cancer/cervicalcancer/overviewguide/cervical-cancer-overview-what-causes

92. World Cancer Research Fund International. (2014). Diet, nutrition, physical activity and prostate cancer. London, UK: Author. Retrieved from http://www.wcrf-uk.org/sites/default/files/Prostate-Cancer-2014-Report.pdf

93. Subrat, P., Santa, S.A., and Vandana, J. (2013). The concepts and consequences of early ovarian ageing: A caveat to women's health. Journal of Reproduction & Infertility, 14(1), 3–7.

94. Massachusetts General Hospital. (2001, July 16). New study tightens the link between smoking and early menopause. ScienceDaily. Retrieved from http://www.sciencedaily.com/releases/2001/07/010716112326.htm

95. Cancer.net. (n.d.). Menopause and cancer risk. Retrieved from http://www.cancer.net/navigating-cancer-care/prevention-and-healthy-living/menopause-and-cancer-risk

## 第二十章 营养免疫学的长寿秘诀

1. World Health Organization. (2014, November 6). "Ageing well" must be a global priority. WHO.int. Retrieved from http://www.who.int/ageing/en/

2. World Health Organization. (2012). Are you ready? What you need to know about ageing. WHO.int. Retrieved from http://www.who.int/world-health-day/2012/toolkit/background/en/

3. New WHO Report Citation: World Health Organization. (2014). World health statistics 2014: Large gains in life expectancy. WHO. Retrieved from http://www.who.int/mediacentre/news/releases/2014/world-health-statistics-2014/en/

4. World Health Organization. (2014). World health statistics 2014. Geneva, Switzerland: Author. Retrieved from http://www.who.int/gho/publications/world_health_statistics/2014/en/

5. Ljungquist, B., Berg, S., Lanke, J., McClearn, G.E., and Pedersen, N.L. (1998). The effect of genetic factors for longevity: A comparison of identical and fraternal twins in the Swedish Twin Registry. Journals of Gerontology: Biological Sciences and Medical Sciences, 53(6), M441–M446.

6. Fraser, G.E., and Shavlik, D.J. (2001). Ten years of life: Is it a matter of choice? Archive of Internai Medicine, 161(13), 1645–1652.

7. Jiang, X., Ma, H., Wang, Y., and Liu, Y. (2013). Early life factors and type 2 diabetes mellitus. Journal of Diabetes Research. doi:10.1155/2013/485082

8. American Cancer Society. (2013). Body weight and cancer risk. Retrieved from author website: http://www.cancer.org/acs/groups/cid/documents/webcontent/002578-pdf.pdf

9. The Global Generations Policy Institute. (n.d.). Oxford baby boom longevity initiative. Retrieved from author website: http://genpolicy.com/impact/oxford-baby-boom-longevity-initiative

10. Gerontology Research Group. (2014, September 15). Current validated living supercentenarians. Retrieved from author website: http://www.grg.org/Adams/E.htm

11. Glenday, C. (2013, June 12). Saying goodbye to Kimura—The oldest man who ever lived. Guinness World Records. Retrieved from http://www.guinnessworldrecords.com/news/2013/6/saying-goodbye-to-kimura-%E2%80%93-the-oldest-man-who-ever-lived-49086/

12. Guinness World Records. (1997, August 4). Oldest person ever. Retrieved from http://www.guinnessworldrecords.com/world-records/oldest-person/

13. MedlinePlus. (2012). Aging changes immunity. Retrieved from U.S. National Library of Medicine website: http://www.nlm.nih.gov/medlineplus/ency/article/004008.htm

14. Ehrlich, A., and Schroeder, C.L. (2014). Introduction to medical terminology (3rd ed.). Stamford, CT, USA: Cengage Learning.

15. Krishna, V. (2004). Textbook of pathology. Hyderabad, India: Orient Longman.

16. NobelPrize.org. (n.d.). The immune system—In more detail. Retrieved from http://www.nobelprize.org/educational/medicine/immunity/immune-detail.html

17. Bodey, B., Siegel, S.E., and Kaiser, H.E. (2004). Involution of the mammalian thymus and its role in the overall aging process. In Immunological Aspects of Neoplasia—The Role of the Thymus (pp. 147–165). New York, NY, USA: Springer.

18. Waite, G.N. (2012). Immunology, organ interaction, and homeostasis. In R.A. Rhoades and D.R. Bell (eds.), Medical Physiology: Principles for Clinical Medicine (pp. 188–211). Baltimore, MD, USA: Lippincott Williams & Wilkins.

19. Ehrlich, A., and Schroeder, C.L. (2008). Medical terminology for health professionals (6th ed.). Clifton Park, NY, USA: Delmar Cengage Learning.

20. Pitman, V. (2004). Aromatherapy: A practical approach. Cheltenham, UK: Nelson Thornes.

21. Richards, B.J. (2012, April 16). Why toxins and waste products impede weight loss—The leptin diet weight loss challenge #3. Wellness Resources. Retrieved from http://www.wellnessresources.com/weight/articles/why_toxins_and_waste_products_impede_weight_loss_-_the_leptin_diet_weight_l/

22. National Kidney Center. (n.d.). Chronic kidney disease: Symptoms. Retrieved from http://www.nationalkidneycenter.org/chronic-kidney-disease/symptoms/

23. Marohn, S. (2001). Swollen glands. In Natural Medicine First Aid Remedies: Self-care Treatments for 100+ Common Conditions (pp. 316–320). Charlottesville, VA, USA: Hampton Roads.

24. Colbert, D. (2012). Toxic relief. Lake Mary, FL, USA: Charisma House.

25. Mitrea, L.S. (2007). Basis of herbal therapy: The science of holistic allergology, pharmacology for the holistic practitioner. Canada: Natural Medicine Books.

26. Epstein, S.S., and Fitzgerald, R. (2009). Toxic beauty: How cosmetics and personal-care products endanger your health ... and what you can do about it. Dallas, TX, USA: Benbella Books.

27. UN News Centre. (2012, June 12). UN health agency re-classifies diesel engine exhaust as 'carcinogenic to humans.' UN News Centre. Retrieved from http://www.un.org/apps/news/story.asp?NewsID=42204&Cr=cancer&Cr1#.VLX71CvF_9o

28. American Cancer Society. (2013). Diesel exhaust. Retrieved from author website: http://www.cancer.org/cancer/cancercauses/othercarcinogens/pollution/diesel-exhaust

29. Kinsella, A.R. (1993). Colorectal cancer: A scientific perspective. New York, NY, USA: Cambridge University Press.

30. American Cancer Society. (2011). American Cancer Society guidelines on nutrition and physical activity for cancer prevention. Retrieved from http://www.cancer.org/healthy/eathealthygetactive/acsguidelinesonnutritionphysicalactivityforcancerprevention/acs-guidelines-on-nutrition-and-physical-activity-for-cancer-prevention-diet-cancer-questions

31. Mayo Clinic Staff. (2012, November 17). Dietary fiber: Essential for a healthy diet. Nutrition and Healthy Eating. Retrieved from http://www.mayoclinic.org/healthy-lifestyle/nutrition-and-healthy-eating/in-depth/fiber/art-20043983

32. Zelman, K.M., and Nazario, B. (2010, October 29). Dietary fiber: Insoluble vs. soluble. The Benefits of Fiber: For Your Heart, Weight, and Energy. Retrieved from WebMD website: http://www.webmd.com/diet/fiber-health-benefits-11/insoluble-soluble-fiber

33. Ilavarasi, K., Chermakani, P., Arif Nisha, S., Sheeja Malar, D., and Pandima Devi, K. (2014). Antioxidant compounds in the seaweed Gelidiella acerosa protects human Peripheral Blood Mononuclear Cells against TCDD induced toxicity. Drug and Chemical Toxicology, 21:1–12.

34. Germano, C. (2011). The misled athlete: Effective nutritional and training strategies without the need for steroids, stimulants and banned substances. Bloomington, IN, USA: iUniverse.

35. Msagati, T.A.M. (2012). The chemistry of food additives and preservatives. Hoboken, NJ, USA: Wiley-Blackwell.

36. Bengmark, S. (2002). Aggressive perioperative and intra operative enteral nutrition, strategy for the future. In American Society for Parenteral and Enteral Nutrition, Nutritional Considerations in the Intensive Care Unit (pp. 365–380). Dubuque, IA, USA: Kendall Hunt.

37. Willcox, B.J., Willcox, C.D., and Suzuki, M. (2013). The Okinawa way: How to improve your health and longevity dramatically. New York, NY, USA: Penguin.

38. Okada, Y., Okajima, H., Takeshita, K., and Kanamori, M. (2012). Kinetic study of Sasa veitchii extract as a radical scavenger and an antioxidant. Journal of Food Science, 77(11), C1211–C1217.

39. Shirotake, S., Nakamura, J., Kaneko, A., Anabuki, E., and Shimizu, N. (2009). Screening bactericidal action of cytoplasm extract from Kumazasa bamboo (Sasa veitchii) leaf against antibiotics-resistant pathogens such as MRSA and VRE strains. Journal of Bioequivalence & Bioavailability, 1(3), 80–85.

40. Iwata, K., Naito, E., Yamashita, K., Kakino, K., Taharaguchi, S., Kimachi, Y., ... and Takase, K. (2010). Anti pseudorabies virus activity of kumazasa extract. Biocontrol Science, 15(4), 123–128.

41. Tsuboi, M., Takeshita, K., Kanamori, M., Umemura, K., Ogawa, K., Akachi, N., ... and Ohno, N. (2013). Chemical and immunochemical characterization of polysaccharides of Sasa veitchii leaves. The Open Plant Science Journal, 7:1–9.

42. Akihisa, T., Tokuda, H., Ukiya, M., Iizuka, M., Schneider, S., Ogasawara, K., Mukainaka, T., ... and Nishino, H. (2003). Chalcones, coumarins, and flavanones from the exudate of Angelica keiskei and their chemopreventive effects. Cancer Letters, 201(2), 133–137.

43. Kwon, D., Yoon, S., Carter, O., Bailey, G.S., and Dashwood, R.H. (2006). Antioxidant and antigenotoxic activities of Angelica keiskei, Oenanthe javanica and Brassica oleracea in the Salmonella mutagenicity assay and in HCT116 human colon cancer cells. BioFactors, 26(4), 231–244.

44. Tabata, K., Motani, K., Takayanagi, N., Nishimura, R., Asami, S., Kimura, Y., ... and Suzuki, T. (2005). Xanthoangelol, a major chalcone constituent of Angelica keiskei, induces apoptosis in neuroblastoma and leukemia cells. Biological & Pharmaceutical Bulletin, 28(8), 1404–1407.

45. Kimura, Y., and Baba, K. (2003). Antitumor and antimetastatic activities of Angelica keiskei roots, part 1: Isolation of an active substance, xanthoangelol. International Journal of Cancer, 106(3), 429–437.

46. Nagata, J., Morino, T., and Saito, M. (2007). Effects of dietary Angelica keiskei on serum and liver lipid profiles and body fat accumulations in rats. Journal of Nutritional Science and Vitaminology, 53:133–137.

47. Enoki, T., Ohnogi, H., Nagamine, K., Kudo, Y., Sugiyama, K., Tanabe, M., Kobayashi, E., ... and Kato, I. (2007). Antidiabetic activities of chalcones isolated from a Japanese herb, Angelica keiskei. Journal of Agricultural and Food Chemistry, 55(15), 6013–6017.

48. Son, H., Nam, D., Kim, M., Cha, Y., Kim, J., Shin, Y., and Lee, S. (2011). Inhibitory effect of Angelica keiskei extracts on melanogensis. Korean Journal of Food Preservation, 6:998–1001.

49. Park, J.Y., Jeong, H.J., Kim, Y.M., Park, S.J., Rho, M.C., Park, K.H., ... and Lee, W.S. (2011). Characteristic of alkylated chalcones from Angelica keiskei on influenza virus neuraminidase inhibition. Bioorganic & Medicinal Chemistry Letters, 21(18), 5602–5604.

50. Akihisa, T., Tokuda, H., Hasegawa, D., Ukiya, M., Kimura, Y., Enjo, F., ... and Nishino, H. (2006). Chalcones and other compounds from the exudates of Angelica keiskei and their cancer chemopreventive effects. Journal of Natural Products, 69(1), 38–42.

51. Inamori, Y., Baba, K., Tsujibo, H., Taniguchi, M., Nakata, K., and Kozara, M. (1991). Antibacterial activity of two chalcones, xanthoangelol and 4-hydroxyderricin, isolated from the root of Angelica keiskei Koidzumi. Chemical and Pharmaceutical Bulletin, 39(6), 1604–1605.

52. Shimizu, E., Hayashi, A., Takahashi, R., Aoyagi, Y., Murakami, T., and Kimoto, K. (1999). Effects of angiotensin I-converting enzyme inhibitor from Ashitaba (Angelica keiskei) on blood pressure of spontaneously hypertensive rats. Journal of Nutritional Science and Vitaminology, 45(3), 375–383.

53. Nagata, J., Morino, T., and Saito, M. (2007). Effects of dietary Angelica keiskei on serum and liver lipid profiles, and body fat accumulation in rats. Journal of Nutritional Science and Vitaminology, 53(2), 133–137.

54. Lee, K.J., Choi, C.Y., Chung, Y.C., Kim, Y.S., Ryu, S.Y., Roh, S.H., and Jeong, H.G. (2004). Protective effect of saponins derived from roots of Platycodon grandiflorum on tert-butyl hydroperoxide-induced oxidative hepatotoxicity. Toxicology Letters, 147(3), 271–282.

55. Hou, J., and Jin, Y. (2005). Platycodon root. In The Healing Power of Chinese Herbs and Medicinal Recipes (pp. 358–360). Binghamton, NY, USA: Haworth Integrative Healing Press.

56. Xu, C., Sun, G., Yuan, G., Wang, R., and Sun, X. (2014). Effects of platycodin D on proliferation, apoptosis and PI3K/Akt signal pathway of human glioma U251 cells. Molecules, 19(12), 21411–21423.

57. Choi, C.Y., Kim, J.Y., Kim, Y.S., Chung, Y.C., Hahm, K.S., and Jeong, H.G. (2001). Augmentation of macrophage functions by an aqueous extract isolated from Platycodon grandiflorum. Cancer Letters, 166(1), 17–25.

58. Choi, C.Y., Kim, J.Y., Kim, Y.S., Chung, Y.C., Seo, J.K., and Jeong, H.G. (2001). Aqueous extract isolated from Platycodon grandiflorum elicits the release of nitric oxide and tumor necrosis factor-alpha from murine macrophages. International Immunopharmacology, 1(6), 1141–1151.

59. Choi, Y.H., Yoo, D.S., Cha, M.R., Choi, C.W., Kim, Y.S., Choi, S.U., ... and Ryu, S.Y. (2010). Antiproliferative effects of saponins from the roots of Platycodon grandiflorum on cultured human tumor cells. Journal of Natural Products, 73(11), 1863–1867.

60. Nyakudya, E., Jeong, J.H., Lee, N.K., and Jeong, Y. (2014). Platycosides from the roots of Platycodon grandiflorum and their health benefits. Preventitive Nutrition and Food Science, 19(2), 59–68.

61. Hempen, C., and Fischer, T. (2009). Chrysanthemi flos. In A Materia Medica for Chinese Medicine: Plants, Minerals and Animal Products (pp. 52–53). London, UK: Churchill Livingstone.

62. Schafer, P. (2011). Chrysanthemum morifolium (Ramat.). In The Chinese Medicinal Herb Farm: A Cultivator's Guide to Small-scale Organic Herb Production (pp. 138–140). White River Junction, VT, USA: Chelsea Green Publishing Company.

63. Zhu, Y. (1998). Ju hua. In Chinese Materia Medica: Chemistry, Pharmacology and Applications (pp. 90–92). Boca Raton, FL, USA: CRC Press.

64. Lim, T.K. (2014). Chrysanthemum morifolium. In Edible Medicinal and Non-medicinal Plants: Volume 7, Flowers (pp. 250–269). New York, NY, USA: Springer.

65. Shi, R., Nam Ong, C., and Shen, H. (2001). Pharmacological and chemopreventive studies of chrysanthemum. In L. Packer, C. Nam Ong, and B. Halliwell (eds.), Herbal and Traditional Medicine: Molecular Aspects of Health (pp. 351–379). New York, NY, USA: Marcel Dekker.

66. Ford, E.S., Zhao, G., Tsai, J., and Li, C. (2011). Low-risk lifestyle behaviors and all-cause mortality: Finding from the National Health and Nutrition Examination Survey III Mortality Study. American Journal of Public Health, 101(10), 1922–1929.

67. Yates, L.B., Djoussé, L., Kurth, T., Buring, J.E., and Gaziano, J.M. (2008). Exceptional longevity in men: Modifiable factors associated with survival and function to age 90 years. Archives of Internal Medicine, 168(3), 284–290.

68. Van Dam, R.M., Li, T., Spiegelman, D., Franco, O.H., and Hu, F.B. (2008). Combined impact of lifestyle factors on mortality: Prospective cohort study in US women. BMJ, 337:a1440. doi:10.1136/bmj.a1440

69. Ford, E.S., Bergmann, M.M., Kröger, J., Schienkiewitz, A., Weikert, C., and Boeing, H. (2009). Healthy living is the best revenge: Findings from the European Prospective Investigation into Cancer and Nutrition—Potsdam study. Archives of Internal Medicine, 169(15), 1355–1362.

70. NIH Senior Health. (n.d.). Eating well as you get older. NIHSeniorHealth.gov. Retrieved from http://nihseniorhealth.gov/eatingwellasyougetolder/knowhowmuchtoeat/01.html

71. Sprenger, M. (1999). Learning & memory: The brain in action. Alexandria, VA, USA: Association for Supervision and Curriculum Development.

72. Viña, J., Gomez-Cabrera, M.C., Lloret, A., Marquez, R., Miñana, J.B., Pallardó, F.V., and Sastre, J. (2000). Free radicals in exhaustive physical exercise: Mechanism of production, and protection by antioxidants. IUBMB Life, 50(4–5), 271–277.

## 附录：大自然的营养宝库

1. Health Sciences Institute. (n.d.). Eat mushrooms and live longer. Retrieved from author website: http://hsionline.com/2005/11/07/eat-mushrooms-and-live-longer/

2. Firenzuoli, F., Gori, L., and Lombardo, G. (2008). The medicinal mushroom Agaricus blazei Murrill: Review of literature and pharmaco-toxicological problems. Evidence-based Complementary and Alternative Medicine, 5(1), 3–15.

3. Bakken, B. (2007). Chaga and himematsutake. In S. Birch, M. McCarthy, C. Dhaenens, C. Leonard, J. Lyttleton, F. Moir, ... and Y. Grant (eds.), Thieme Almanac 2008: Acupuncture and Chinese Medicine (pp. 93–100). New York, NY, USA: Thieme.

4. Wu, M.R., Chen, Y.L., Lee, M.H., Shih, Y.L., Hsu, Y.M., Tang, M.C., ... Chung, J.G. (2011). Effect of Agaricus blazei Murrill extract on HT-29 human colon cancer cells. In Vivo, 25(4), 673–677.

5. Biedron, R., Tangen, J.M., Maresz, K., and Hetland, G. (2012). Agaricus blazei Murill—Immunomodulatory properties and health benefits. Functional Foods in Health and Disease, 2(11), 428–447.

6. Rajesekar, S., Selvakumar, P., Periasamy, K., and Raaman, N. (2008). Polysaccharides from basidiomycetes: A promising source for immunostimulating and anticancerous activity. In R.V. Ravishankar and B. Rajeev (eds.), Biotechnology: Concepts and Applications (pp. 232–269). New Delhi, India: Narosa.

7. Osaki, Y., Kato, T., Yamamoto, K., Okubo, J., and Miyazaki, T. (1994). Antimutagenic and bactericidal substances in the fruit body of a Basidiomycete Agaricus blazei. Yakugaku Zasshi, 114(5), 342–350.

8. Northway, M.C. (2001). Agaricus blazei mushroom providing support for a healthy immune system. Nutraceuticals Now, Winter. Retrieved from http://www.nutraceuticalsnow.com/issues/back/2001winter/mushrooms.php

9. Yuminamochi, E., Koike, T., Takeda, K., Horiuchi, I., and Okumura, K. (2007). Interleukin-12- and interferon-γ-mediated natural killer cell activation by Agaricus blazei Murill. Immunology, 121(2), 197–206.

10. Zhang, H., Li, C.B., and Liu, C.J. (2004). Studies on anti-oxidation activity of exopolysaccharide AbEXP-1a extracted from Agaricus blazei Murrill in vitro. Edible Fungi of China, 24:48–49.

11. Huang, Y.Y., and Ye, Z.Q. (2000). 巴西蘑菇的营养成分分析. CQVIP.com. Retrieved from http://www.cqvip.com/QK/95983X/200002/4562811.html

12. Takaku, T., Kimura, Y., and Okuda, H. (2001). Isolation of an antitumor compound from Agaricus blazei Murill and its mechanism of action. Journal of Nutrition, 131(5), 1409–1413.

13. MedicalMushrooms.net. (n.d.). Agaricus blazei, Agaricus brasiliensis, himematsutake. Retrieved from http://www.medicalmushrooms.net/agaricus-blazei/

14. Khan, I.A., and Abourashed, E.A. (2011). Leung's encyclopedia of common natural ingredients: Used in food, drugs and cosmetics (3rd ed.). Hoboken, NJ, USA: Wiley.

15. MedlinePlus. (2013). Vitamin C. Retrieved from U.S. National Library of Medicine website: http://www.nlm.nih.gov/medlineplus/ency/article/002404.htm

16. Hoeger, W.W.K., and Hoeger, S.A. (2012). Principles and labs for fitness & wellness (11th ed.). Belmont, CA, USA: Wadsworth.

17. Bjelakovic, G., Nikolova, D., Gluud, L.L., Simonetti, R.G., and Gluud, C. (2007). Mortality in randomized trials of antioxidant supplements for primary and secondary prevention: Systematic review and meta-analysis. JAMA, 297(8), 842–857.

18. Satia, J.A., Littman, A., Slatore, C.G., Galanko, J.A., and White, E. (2009). Long-term use of β-carotene, retinol, lycopene, and lutein supplements and lung cancer risk: Results from the VITamins and Lifestyle (VITAL) study. American Journal of Epidemiology, 169(7), 815–828.

19. Johnson, P.D. (2003). Acerola (Malpighia glabra L., M. punicifolia L., M. emarginata D.C.): Agriculture, production and nutrition. In A.P. Simopoulos and C. Gopalan (eds.), Plants in Human Health and Nutrition Policy (pp. 67–75). Basel, Switzerland: Karger.

20. Reis, I.A.O., Santos, S.B., Pereira, F.D.S., Sobral, C.R.S., Freire, M.G., Freitas, L.S., ... and Lima, Á.S. (2014). Extraction and recovery of rutin from acerola waste using alcohol-salt-based aqueous two-phase systems. Separation Science and Technology, 49(5), 656–663.

21. Balch, P.A. (2006). Prescription for nutritional healing (4th ed.). New York, NY, USA: Avery.

22. New York University Langone Medical Center. (2014). Acerola. Retrieved from author website: http://www.med.nyu.edu/content?ChunkIID=40001

23. Sherwood, L. (2006). Fundamentals of physiology: A human perspective (3rd ed.). Belmont, CA, USA: Thomson Higher Education.

24. Montecinos, V., Guzmán, P., Barra, V., Villagrán, M., Muñoz-Montesino, C., Sotomayor, K., ... and Vera, J.C. (2007). Vitamin C is an essential antioxidant that enhances survival of oxidatively stressed human vascular endothelial cells in the presence of vast molar excess of glutathione. The Journal of Biological Chemistry, 282(21), 15506–15515.

25. Acerola, (west indian cherry), raw. (n.d.). In Self.com. Retrieved from http://nutritiondata.self.com/facts/fruits-and-fruit-juices/1807/2

26. Foods highest in vitamin C. (n.d.). In Self.com. Retrieved from http://nutritiondata.self.com/foods-009101000000000000000-w.html?maxCount=122

27. Clein, N.W. (1956). Acerola juice—The richest known source of vitamin C. The Journal of Pediatrics, 48(2), 140–145.

28. Pattison, D.J., Silman, A.J., Goodson, N.J., Lunt, M., Bunn, D., Luben, R., ... and Symmons, D.P.M. (2004). Vitamin C and the risk of developing inflammatory polyarthritis: Prospective nested case-control study. Annals of Rheumatic Diseases, 63(7). doi:10.1136/ard.2003.016097

29. U.S. Centers for Disease Control and Prevention. (2014). Rheumatoid arthritis. Retrieved from author website: http://www.cdc.gov/arthritis/basics/rheumatoid.htm

30. Balch, P.A. (2012). Prescription for nutritional healing. New York, NY, USA: Avery.

31. Alfalfa seeds, sprouted, raw. (n.d.). In Self.com. Retrieved from http://nutritiondata.self.com/facts/vegetables-and-vegetable-products/2302/2

32. Vitamin K. (n.d.). In University of Michigan Health Library. Retrieved from http://www.uofmhealth.org/health-library/hn-2932003

33. Bora, K.S., and Sharma, A. (2011). Phytochemical and pharmacological potential of Medicago sativa: A review. Pharmaceutical Biology, 49(2), 211–220.

34. Balch, P.A., and Bell, S. (2012). Prescription for herbal healing (2nd ed.). New York, NY, USA: Avery.

35. Hong, Y., Chao, W., Chen, M., and Lin, B. (2009). Ethyl acetate extracts of alfalfa (Medicago sativa L.) sprouts inhibit lipopolysaccharide-induced inflammation in vitro and in vivo. Journal of Biomedical Science, 16(1), 64.

36. Rana, M.G., Katbamna, A.A., Padhya, A.D., Dudhrejiya, A.D., Jivani, N.P., and Sheth, N.R. (2010). In vitro antioxidant and free radical scavenging studies of alcoholic extract of Medicago stavia L. Romanian Journal of Biology—Plant Biology, 55(1), 15–22.

37. Chillemi, S., and Chillemi, M. (2013). Alfalfa leaf. In The Complete Herbal Guide: A Natural Approach to Healing the Body (pp. 269–270). N.L.: Author.

38. Mitrea, L.S. (2008). Appendix G: Herbal sources of nutrients. In Food Therapy (pp. 96–99). Brantford, ON, Canada: Natural Medicine Books.

39. QA International. (1995). The visual food encyclopedia (p. 162). Québec, Canada: Québec/Amérique Inc.

40. Gatouillat, G., Magid, A.A., Bertin, E., Okiemy-Akeli, M.G., Morjani, H., Lavaud, C., and Madoulet, C. (2014). Cytotoxicity and apoptosis induced by alfalfa (Medicago sativa) leaf extracts in sensitive and multidrug-resistant tumor cells. Nutrition and Cancer, 66(3), 483–491.

41. Castleman, M. (2011). Alfalfa. In The New Healing Herbs: The Essential Guide to More Than 125 of Nature's Most Potent Herbal Remedies (pp. 56–58). Emmaus, PA, USA: Rodale Books.

42. Castleman, M. (2001). Ginseng. In The New Healing Herbs: The Classic Guide to Nature's Best Medicines Featuring the Top 100 Time-tested Herbs (pp. 216–224). Emmaus, PA, USA: Rodale Books.

43. Chillemi, S., and Chillemi, M. (2013). American ginseng. In The Complete Herbal Guide: A Natural Approach to Healing the Body (pp. 279–280). N.L.: Author.

44. Qi, L., Wang, C., and Yuan, C. (2011). Ginsenosides from American ginseng: Chemical and pharmacological diversity. Phytochemistry, 72(8), 689–699.

45. Li, T.S.C., Mazza, G., Cottrell, A.C., and Gao, L. (1996). Ginsenosides in roots and leaves of American ginseng. Journal of Agricultural and Food Chemistry, 44(3), 717–720.

46. Lü, J. Yao, Q., and Chen, C. (2010). Ginsenoside Rb1 exerts antioxidant functions by scavenging hydroxyl radical and hypochlorous acid in the cell free system and endothelial cultures. Journal of Surgical Research, 158(2), 222.

47. Awaad, A.S., El-Meligy, R.M., and Soliman, G.A. (2013). Natural products in treatment of ulcerative colitis and peptic ulcer. Journal of Saudi Chemical Society, 17(1), 101–124.

48. Lee, S.H., Jung, B.H., Choi, S.Y., Kim, S.Y., Lee, E.H., and Chung, B.C. (2006). Influence of ginsenoside Rb1 on brain neurosteroid during acute immobilization stress. Archives of Pharmacal Research, 29(7), 566–569.

49. Zhang, J.T., Qu, Z.W., Liu, Y., and Deng, H.L. (1990). Preliminary study on antiamnestic mechanism of ginsenoside Rg1 and Rb1. Chinese Medical Journal, 103(11), 932–938.

50. Chen, Y.S., Wu, C.H., Yao, C.H., and Chen, C.T. (2002). Ginsenoside Rb1 enhances peripheral nerve regeneration across wide gaps in silicone rubber chambers. The International Journal of Artificial Organs, 25(11), 1103–1108.

51. Lee, Y.J., Jin, Y.R., Lim, W.C., Park, W.K., Cho, J.Y., Jang, S., and Lee, S.K. (2003). Ginsenoside-Rb1 acts as a weak phytoestrogen in MCF-7 human breast cancer cells. Archives of Pharmacal Research, 26(1), 58–63.

52. Chan, R.Y., Chen, W.F., Dong, A., Guo, D., and Wong, M.S. (2002). Estrogen-like activity of ginsenoside Rg1 derived from Panax notoginseng. The Journal of Clinical Endocrinology and Metabolism, 87(8), 3691–3695.

53. Lee, Y., Jin, Y., Lim, W., Ji, S., Choi, S., Jang, S., and Lee, S. (2003). A ginsenoside-Rh1, a component of ginseng saponin, activates estrogen receptor in human breast carcinoma MCF-7 cells. The Journal of Steroid Biochemistry and Molecular Biology, 84(4), 463–468.

54. Watson, C.M. (2003). User's guide to easing menopause symptoms naturally: Learn how to prevent hot flashes and other symptoms safely. North Bergen, NJ, USA: Basic Health Publications.

55. Sun, L. (2004). Information on research and application of ginseng, the king of traditional and herbal medicines. Asian Journal of Drug Metabolism and Pharmacokinetics, 4(4), 261–284.

56. Watcher, K. (2007, August). Ginseng relieved cancer-related fatigue in trial. Skin and Allergy News. Retrieved from http://www.jfponline.com/fileadmin/content_pdf/archive_pdf/vol38iss8/70658_main.pdf

57. Assinewe, V.A., Amason, J.T., Aubry, A., Mullin, J., and Lemaire, I. (2002). Extractable polysaccharides of Panax quinquefolius L. (North American ginseng) root stimulate TNF-alpha production by alveolar macrophages. Phytomedicine, 9(5), 398–404.

58. Kaye, A.D., Baluch, A., and Hoover, J.M. (2012). Supplements and anesthesiology. In K.A. Meckling, Nutrient–Drug Interactions (pp. 209–237). Boca Raton, FL, USA: CRC Press.

59. Predy, G.N., Goel, V., Lovlin, R., Donner, A., Stitt, L., and Basu, T.K. (2005). Efficacy of an extract of North American ginseng containing poly-furanosyl-pyranosyl-saccharides for preventing upper respiratory tract infections: A randomized controlled trial. Canadian Medical Association Journal, 173(9), 1043–1048.

60. Krueger, S.K., and Williams, D.E. (2000, May). Ginseng and breast cancer. The Linus Pauling Institute. Retrieved from http://lpi.oregonstate.edu/s-s00/ginseng.html

61. Winston, D., and Maimes, S. (2007). Adaptogens: Herbs for strength, stamina, and stress relief. Rochester, VT, USA: Healing Arts Press.

62. Christopher, L.P. (2012). Integrated forest biorefineries: Current state and development potential. In L. Christopher, J.H. Clark, and G.A. Kraus

参考文献

(eds.), Integrated Forest Biorefineries: Challenges and Opportunities (pp. 1–66). Cambridge, UK: Royal Society of Chemistry.

63. Akihisa, T., Tokuda, H., Ukiya, M., Iizuka, M., Scheider, S., Ogasawara, K., ... and Nishino, H. (2003). Chalcones, coumarins, and flavanones from the exudate of Angelica keiskei and their chemopreventive effects. Cancer Letters, 201:133–137.

64. Lei, L., Aldini, G., Carini, M., Chen, C.-Y.O., Chun, H.-K., Cho, S.-M., ... and Yeum, K.-J. (2009). Characterisation, extraction efficiency, stability and antioxidant activity of phytonutrients in Angelica keiskei. Food Chemistry, 115:227–232.

65. Enoki, T., Ohnogi, H., Nagamine, K., Kudo, Y., Sugiyama, K., Tanabe, M., ... and Kato, I. (2007). Antidiabetic activities of chalcones isolated from a Japanese herb, Angelica keiskei. Journal of Agricultural and Food Chemistry, 55(15), 6013–6017.

66. American Cancer Society. (2013, January 17). Phytochemicals. Cancer.org. Retrieved from http://www.cancer.org/treatment/treatmentsandside effects/complementaryandalternativemedicine/herbsvitaminsandminerals/phytochemicals

67. Orlikova, B., Tasdemir, D., Golais, F., Dicato, M., and Diederich, M. (2011). Dietary chalcones with chemopreventive and chemotherapeutic potential. Genes & Nutrition, 6(2), 125–147.

68. Nishimura, R., Tabata, K., Arakawa, M., Ito, Y., Kimura, Y., Akihisa, T., ... and Suzuki, T. (2007). Isobavachalcone, a chalcone constituent of Angelica keiskei, induces apoptosis in neuroblastoma. Biological & Pharmaceutical Bulletin, 30(10), 1878–1883.

69. Kimura, Y. (2005). New anticancer agents: In vitro and in vivo evaluation of the antitumor and antimetastatic actions of various compounds isolated from medicinal plants. in vivo, 19:37–60.

70. Akihisa, T., Kikuchi, T., Nagai, H., Ishii, K., Tabata, K., and Suzuki, T. (2011). 4-hydroxyderricin from Angelica keiskei roots induces caspase-dependent apoptotic cell death in HL60 human leukemia cells. Journal of Oleo Science, 60(2), 71–77.

71. Kimura, Y., and Baba, K. (2003). Antitumor and antimetastatic activities of Angelica keiskei roots, part 1: Isolation of an active substance, xanthoangelol. International Journal of Cancer, 106(3), 429–437.

72. Orliokva, B., Tasdemir, D., Golais, F., Dicato, M., and Diederich, M. (2011). Dietary chalcones with chemopreventive and chemotherapeutic potential. Genes & Nutrition, 6(2), 125–147.

73. Aoki, N., and Ohta, S. (2010). Ashitabaol A, a new antioxidative sesquiterpenoid from seeds of Angelica keiskei. Tetrahedron Letters, 51(26), 3449–3450.

74. Nakata, K., and Baba, K. (2001). Histamine release inhibition activity of Angelica keiskei. Natural Medicines, 55(1), 32–34.

75. Kawabata, K., Sawada, K., Ikeda, K., Fukuda, I., Kawasaki, K., Yamamoto, N., and Ashida, H. (2011). Prenylated chalcones 4-hydroxyderricin and xanthoangelol stimulate glucose uptake in skeletal muscle cells by inducing GLUT4 translocation. Molecular Nutrition & Food Research, 55(3), 467–475.

76. Ohnogi, H., Enoki, T., Hino, F., and Kato, I. (2007). Antidiabetic effect and safety of long-term ingestion of "Ashitaba" (Angelica keiskei) powder containing chalcone (4HD) on borderline mild hyperglycemia. Japan Pharmacological Therapy, 35:647–660.

77. Hara, T., Hanada, S., Shimazu, C., Kurozumi, A., and Minagi, S. (2006). Angelica keiskei prevents osteophenia in ovariectomized rat. ADEA/AADR/CADR Meeting & Exhibition. Presented at Orlando, FL, USA.

78. Ogawa, H., Okada, Y., Kamisako, T., and Baba, K. (2007). Beneficial effect of xanthoangelol, a chalcone compound from Angelica keiskei, on lipid metabolism in stroke-prone spontaneously hypertensive rats. Clinical and Experimental Pharmacology & Physiology, 34(3), 238–243.

79. Ogawa, H., Nakamura, R., and Baba, K. (2005). Beneficial effect of laserpitin, a coumarin compound from Angelica keiskei, on lipid metabolism in stroke-prone spontaneously hypertensive rats. Clinical and Experimental Pharmacology & Physiology, 32(12), 1104–1109.

80. Ogawa, H., Ohno, M., and Baba, K. (2005). Hypotensive and lipid regulatory actions of 4-hydroxyderricin, a chalcone from Angelica keiskei, in stroke-prone spontaneously hypertensive rats. Clinical and Experimental Pharmacology & Physiology, 32(1–2), 19–23.

81. Matsuura, M., Kimura, Y., Nakata, K., Baba, K., and Okuda, H. (2001). Artery relaxation by chalcones isolated from the roots of Angelica keiskei. Planta Medica, 67(3), 230–235.

82. Sugii, M., Ohkita, M., Taniguchi, M., Baba, K., Kawai, Y., Tahara, C., ... Matsumura, Y. (2005). Xanthoangelol D isolated from the roots of Angelica keiskei inhibits endothelin-1 production through the suppression of nuclear factor-kappaB. Biological & Pharmaceutical Bulletin, 28(4), 607–610.

83. Murakami, S., Kijima, H., Isobe, Y., Muramatsu, M., Aihara, H., Otomo, S., ... and Kozawa, M. (1990). Inhibition of gastric H+, K(+)-ATPase by chalcone derivatives, xanthoangelol and 4-hydroxyderricin, from Angelica keiskei Koidzumi. Journal of Pharmacy and Pharmacology, 42(1), 723–726.

84. Oh, S.R., Kim, S.J., Kim, D.H., Ryu, J.H., Ahn, E.M., and Jung, J.W. (2013). Angelica keiskei ameliorates scopolamine-induced memory impairments in mice. Biological & Pharmaceutical Bulletin, 36(1), 82–88.

85. Inamori, Y., Baba, K., Tsujibo, H., Taniguchi, M., Nakata, K., and Kozawa, M. (1991). Antibacterial activity of two chalcones, xanthoangelol and 4-hydroxyderricin, isolated from the root of Angelica keiskei Koidzumi. Chemical & Pharmaceutical Bulletin, 39(6), 1604–1605.

86. Akihisa, T., Tokuda, H., Hasegawa, D., Ukiya, M., Kimura, Y., Enjo, F., ... and Nishino, H. (2006). Chalcones and other compounds from the exudates of Angelica keiskei and their cancer chemopreventive effects. Journal of Natural Products, 69(1), 38–42.

87. Takara Bio. (2001, July 17). Takara's scientists discover compounds enhancing in vivo production of nerve growth factor [Press release]. EvaluateGroup.com. Retrieved from http://www.evaluategroup.com/Universal/View.aspx?type=Story&id=133111

88. Ohnogi, H., Hayami, S., Kudo, Y., and Enoki, T. (2012). Efficacy and safety of Ashitaba (Angelica keiskei) on the patients and candidates with metabolic syndrome: A pilot study. Japanese Journal of Complementary and Alternative Medicine, 9(1), 49–55.

89. Zhang, T., Yamashita, Y., Yasuda, M., Yamamoto, N., and Ashida, H. (2015). Ashitaba (Angelica keiskei) extract prevents adiposity in high-fat diet-fed C57BL/6 mice. Food & Function, 6(1), 134–144.

90. Gupta, M., Abu-Ghannam, N., and Gallaghar, E. (2010). Barley for brewing: Characteristic changes during malting, brewing and applications of its by-products. Comprehensive Reviews in Food Science and Food Safety, 9(3), 318–328.

91. Pazoia, Z. (1987). The chemistry of cereal-based beverages. In R.J. Clarke and R. Macrae (eds.), Coffee: Related Beverages. Barking, Essex, UK: Elsevier Applied Science.

92. Yang, K., Wu, D. Ye, X., Liu, D., Chen, J., and Sun, P. (2013). Characterization of chemical composition of bee pollen in China. Journal of Agriculture and Food Chemistry, 61(3), 708–718.

93. Bracker, L. (2009). High frequency food: A superfood super approach to spiritual balance. Bedford, NY, USA: Fourth Dimensional Recovery.

94. Kriankya, D., Şentürk, H., Tüylü, A.Ö., Hayretdağ, S., Selmanoğlu, and Sorkun, K. (2006). The effect of Trifolium, Raphanus, and Cistus pollen grains on some blood and immunoregulatory mast cells. Verlag der Zeitschrift für Naturforschung Tübingen—Mainz. Retrieved from http://znaturforsch.com/ac/v61c/s61c0421.pdf

95. Kolesarova, A., Bakova, Z., Capcarova, M., Galik, B., Juracek, M., Simko, M., ... and Sirotkin, A.V. (2013). Consumption of bee pollen affects the ovarian functions. Journal of Animal Physiology and Animal Nutrition, 97(6), 1059–1065.

96. Hamamoto, R., Ishikawa, H., and Yamaguchi, M. (2006). Inhibitory effects of bee pollen Cistus ladaniferus extract on bone resorption in femoral tissues and osteoclast-like cell formation in bone marrow cells in vitro. Journal of Health Science, 52(3), 268–275.

97. Wójcicki, J., and Samochowiec, L. (1984). Further studies on cernitins: Screening of the hypolipidemic activity in rats. Lipid Support: GRAMINEX Flower Pollen Extract. Retrieved from http://www.graminex.com/graminex/file/101_further_studies_on_cernitins_screening_of_the_hypolipidemic_activity_in_rats.pdf

98. Trivedi, H. (n.d.). Bitter melon—Natural remedies for diabetes: A review. Retrieved from http://www.academia.edu/739562/Bitter_Melon_-_Natural_Remedies_for_Diabetes_a_review

99. Balsam-pear (bitter gourd), pods, raw. (n.d.). In Self.com. Retrieved from http://nutritiondata.self.com/facts/vegetables-and-vegetable-products/2319/2

100. Kumar, D.S., Sharathnath, K.V., Yogeswaran, P., Harani, A., Sudhakar, K., Sudha, P., and Banji, D. (2010). A medicinal potency of Momordica charantia. International Journal of Pharmaceutical Sciences Review and Research, 1(2), 95–100.

101. Fuangchan, A., Sonthisombat, P., Seubnukarn, T., Chanouan, R., Chotchaisuwat, P., Sirigulsatien, V., ... and Haines, S.T. (2011). Hypoglycemic effect of bitter melon compared with metformin in newly diagnosed type 2 diabetes patients. Journal of Ethnopharmacology, 134(2), 422–428.

102. Krawinkel, M.B., and Keding, G.B. (2006). Bitter gourd (Momordica charantia): A dietary approach to hyperglycemia. Nutrition Reviews, 64(7 Pt 1), 331–337.

103. Altinterim, B. (2012). Bitter melon (Momordica charantia) and the effects of diabetes disease. Journal of Agricultural Faculty of Uludag University, 26(2), 65–69. Retrieved from http://ucmaz.home.uludag.edu.tr/PDF/ziraat/2012-26%282%29/M7.pdf

104. Sleet, W.C. (2011). Scaleless dieting: The essential survival kit for the overweight, obese and diabetics. Bloomington, IN: Author House.

105. Joseph, B., and Jini, D. (2013). Antidiabetic effects of Momordica charantia (bitter melon) and its medicinal potency. Asian Pacific Journal of Tropical Disease, 3(2), 93–102.

106. Dipaolo, B.J. (2013). Alternative cures: The world's most effective practices to boost your immune system, benefits of garlic, benefits of ginkgo biloba, world-class treatment for carpal tunnel syndrome and the healing power of alternative health. Tru Divine Publishing.

107. Hechtman, L. (2012). Clinical naturopathic medicine. Chatswood, NSW, Australia: Churchill Livingstone.

108. Garvan Institute. (2008, March 23). A tonne of bitter melon produces sweet results for diabetes. Retrieved from author website: http://www.garvan.org.au/news-events/news/a-tonne-of-bitter-melon-produces-sweet-results-for-diabetes

109. Tan, M.J., Ye, J.M., Turner, N., Hohnen-Behrens, C., Ke, C.Q., Tang, C.P., ... and Ye, Y. (2008). Antidiabetic activities of triterpenoids isolated from bitter melon associated with activation of the AMPK pathway. Chemistry & Biology, 15(3), 263–273.

383

110. Gaochao, Z., Myers, R., Li, Y., Chen, Y., Shen, X., Fenyk-Melody, J., ... and Moller, D.E. (2001). Role of AMP-activated protein kinase in mechanism of metformin action. The Journal of Clinical Investigation, 108(8), 1167–1174.
111. Diabetes.co.uk. (n.d.). Meformin side effects. Retrieved from http://www.diabetes.co.uk/diabetes-medication/metformin-side-effects.html
112. Hudson, T. (2012). Nutrient profile: Bitter melon (Momordica charantia). Natural Medicine Journal, 4(10). Retrieved from http://naturalmedicinejournal.com/journal/2012-10/nutrient-profile-bitter-melon-momordica-charantia
113. Sampath Kumar, K.P., Bhowmilk, D. (2010). Traditional medicinal uses and therapeutic benefits of Momordica charantia linn. International Journal of Pharmaceutical Sciences Review and Research, 4(3), 23–28.
114. Ray, R.B., Raychoudhuri, A., Steele, R., and Nerurkar, P. (2010). Bitter melon (Momordica charantia) extract inhibits breast cancer cell proliferation by modulating cell cycle regulatory genes and promotes apoptosis. Cancer Research, 70(5), 1925–1931.
115. US Highbush Blueberry Council. (2010). Blueberries & antioxidants. In K. Fish and Q. Fish (eds.), Down syndrome: What you CAN do (pp. 287–290). Moodys, OK, USA: Qadoshyah Fish.
116. DeFelice, E.A. (2003). Nutrition and health: Web resource guide for consumers, healthcare providers, patients and physicians. Lincoln, NE, USA: iUniverse.
117. Food-info.net. (n.d.). Anthocyanins and anthocyanidins. Retrieved from author website: http://www.food-info.net/uk/colour/anthocyanin.htm
118. Gogus, U. (2011). A fundamental guide for a healthy lifestyle and nutrition. Bloomington, IN, USA: Author House.
119. Sorgen, C. (2006, June 1). Five superfoods for your heart. Health Center Today News Archive. Retrieved from University of Connecticut Health Center website: http://today.uchc.edu/headlines/2006/jun06/superfoods.html
120. United States Department of Agriculture Agricultural Research Service. (2011, April 20). Pterostilbene's healthy potential. Retrieved from author website: http://www.ars.usda.gov/is/ar/archive/nov06/health1106.htm
121. Shaughnessy, K.S., Boswall, I.A., Scanlan, A.P., Gottschall-Pass, K.T., and Sweeney, M.I. (2009). Diets containing blueberry extract lower blood pressure in spontaneously hypertensive stroke-prone rats. Nutrition Research, 29(2), 130–138.
122. Balch, P.A. (2003). Prescription for dietary wellness: Using foods to heal (2nd ed.). New York, NY, USA: Avery.
123. Yi, W., Akoh, C.C., Fischer, J., and Krewer, G. (2006). Effects of phenolic compounds in blueberries and muxcadine grapes on HepG2 cell viability and apoptosis. Food Research International, 39(5), 628–638. doi:dx.doi.org/10.1016/j.foodres.2006.01.001
124. Krikorian, R., Shidler, M.D., Nash, T.A., Kalt, W., Vingvist-Tymchuk, M.R., Shukitt-Hale, B., and Joseph, J.A. (2010). Blueberry supplementation improves memory in older adults. Journal of Agricultural and Food Chemistry, 58(7), 3996–4000.
125. American Chemical Society. (2004, November 16). Compound in apples may help fight Alzheimer's disease. EurekAlert! Retrieved from http://www.eurekalert.org/pub_releases/2004-11/acs-ia111604.php
126. Youdim, K.A., and Joseph, J.A. (2001). A possible emerging role of phytochemicals in improving age-related neurological dysfunctions: A multiplicity of effects. Free Radical Biology and Medicine, 30(6), 583–594.
127. Sterling, M. (2001, December). Anthocyanins. Nutrition Science News. Retrieved from http://www.chiro.org/nutrition/FULL/Anthocyanins.shtml
128. Tremblay, F., Waterhouse, J., Nason, J., and Kalt, W. (2013). Prophylactic neuroprotection by blueberry-enriched diet in a rat model of light-induced retinopathy. The Journal of Nutritional Biochemistry, 24(4), 647–655.
129. US Highbush Blueberry Council. (n.d.). Eye and vision effects of blueberry. Retrieved from author website: http://www.blueberry.org/research1/eye/Eye_Annotated_06_18_12.htm
130. Skrede, G., and Wrolstad, R.E. (2002). Flavonoids from berries and grapes. In J. Shi, G., Mazza, and M. Le Maguer (eds.), Functional Foods: Biochemical and Processing Aspects (pp. 71–134). Boca Raton, FL, USA: CRC Press.
131. Agin, B., and Jegtvig, S. (2009). Superfoods for dummies. New York, NY, USA: Wiley.
132. Hurst, R.D., Wells, R.W., Hurst, S.M., McGhie, T.K., Cooney, J.M., and Jensen, D.J. (2010). Blueberry fruit polyphenolics suppress oxidative stress-induced skeletal muscle cell damage in vitro. Molecular Nutrition and Food Research, 54(3), 353–363.
133. Torri, E., Lemos, M., Caliari, V., Kassuya, C.A., Bastos, J.K., and Andrade, S.F. (2007). Anti-inflammatory and antinociceptive properties of blueberry extract (Vaccinium corymbosum). Journal of Pharmacy and Pharmacology, 59(4), 591–596.
134. Williams, C.M., El Mohsen, M.A., Vauzour, D., Rendeiro, C., Butler, L.T., Ellis, J.A., ... and Spencer, J.P. (2008). Blueberry-induced changes in spatial working memory correlate with changes in hippocampal CREB phosphorylation and brain-derived neurotrophic factor (BDNF) levels. Free Radical Biology & Medicine, 45(3), 295–305.
135. American Cancer Society. (2008). Broccoli. Retrieved from website: http://www.cancer.org/treatment/treatmentsandsideeffects/complementaryandalternativemedicine/dietandnutrition/broccoli
136. Broccoli, stalks, raw. (n.d.). In Self.com. Retrieved from http://nutritiondata.self.com/facts/vegetables-and-vegetable-products/2817/2
137. Turner, L. (2002). Power of the plate: The 10 top antioxidant foods. Better Nutrition, January:43–47.
138. Michnovicz, J.J., and Bradlow, H.L. (1991). Altered estrogen metabolism and excretion in humans following consumption of indole-3-carbinol. Nutrition and Cancer, 16(1), 59–66.
139. Li, Y., Zhang, T., Korkaya, H., Liu, S., Lee, H.-F., Newman, B., ... and Sun, D. (2010). Sulforaphane, a dietary component of broccoli/broccoli sprouts, inhibits breast cancer stem cells. Clinical Cancer Research: An Official Journal of the American Association for Cancer Research, 16(9), 2580–2590.
140. Johns Hopkins Medicine. (2007, October 22). Broccoli sprout–derived extract protects against ultraviolet radiation. News and Publications. Retrieved from author website: http://www.hopkinsmedicine.org/news/media/releases/Broccoli_SproutDerived_Extract_Protects_Against_Ultraviolet_Radiation
141. Nestle, M. (1997). Broccoli sprouts as inducers of carcinogen-detoxifying enzyme systems: Clinical, dietary, and policy implications. Proceedings of the National Academy of Sciences of the United States of America, 94(21), 11149–11151.
142. American Optometric Association. (n.d.). Lutein & zeaxanthin. Retrieved from author website: http://www.aoa.org/patients-and-public/caring-for-your-vision/lutein?sso=y
143. Moeller, S.M., Jacques, P.F., and Blumberg, J.B. (2000). The potential role of dietary xanthophylls in cataract and age-related macular degeneration. Journal of the American College of Nutrition, 1(5 Suppl), 522S–527S.
144. Brown, L., Rimm, E.B., Seddon, J.M., Giovannucci, E.L., Chasan-Taber, L., Spiegelman, D., ... and Hankinson, S.E. (1999). A prospective study of carotenoid intake and risk of cataract extraction in US men. The American Journal of Clinical Nutrition, 70(4), 517–524.
145. Cano, M.D.V., Reyes, J.M., Park, C.Y., Gao, X., Mori, K., Chuck, R.S., and Gehlbach, P.L. (2008). Demonstration by redox fluorometry that sulforaphane protects retinal pigment epithelial cells against oxidative stress. Investigative Ophthalmology & Visual Science, 49(6), 2606–2612.
146. Yahia, E.M. (2012). Prickly pear fruit and cladodes. In D. Rees and G. Farrell (eds.), Crop Post-Harvest: Science and Technology, Perishables (pp. 264–285). Hoboken, NJ, USA: Wiley-Blackwell.
147. Gibson, A.C., and Nobel, P.S. (1986). The cactus primer. Cambridge, MA, USA: Harvard University Press.
148. Savio, Y. (2012). Prickly pear cactus production. University of California Small Farm Program. Retrieved from http://sfp.ucdavis.edu/pubs/brochures/Pricklypear/
149. Knishinsky, R. (2004). Prickly pear cactus medicine: Treatments for diabetes, cholesterol, and the immune system. Rochester, VT, USA: Healing Arts Press.
150. Stintzing, F.C., Schieber, A., and Carle, R. (2001). Phytochemical and nutritional significance of cactus pear. European Food Research and Technology, 212(4), 396–407.
151. El-Mostafa, K., El Kharrassi, Y., Badreddine, A., Andreoletti, P., Vamecq, J., El Kebbaj, M.S., ... Cherkaoui-Malki, M. (2014). Nopal cactus (Opuntia ficus-indica) as a source of bioactive compounds for nutrition, health and disease. Molecules, 19(9), 14879–14901.
152. Nefzaoui, A., Nazareno, M., and El Mourid, M. (2007). Review of medicinal uses of cactus. Cactusnet Newsletter, 11:3–17.
153. Park, E.H., Kahng, J.H., Lee, S.H., and Shin, K.H. (2001). An anti-inflammatory principle from cactus. Fitoterapia, 72(3), 288–290.
154. Stintzing, F.C., Schieber, A., and Carle, R. (2002). Identification of betalains from yellow beet (Beta vulgaris L.) and cactus pear (Opuntia ficus-indica [L.] Mill.) by high-performance liquid chromatography-electrospray ionization mass spectrometry. Journal of Agricultural and Food Chemistry, 50(8), 2302–2307.
155. Alimi, H., Hfaeidh, N., Bouoni, Z., Sakly, M., and Ben Rhouma, K. (2012). Protective effect of Opuntia ficus-indica f. inermis prickly pear juice upon ethanol-induced damages in rat erythrocytes. Alcohol, 46(3), 235–243.
156. Fernández-López, J.A., Almela, L., Obón, J.M., and Castellar, R. (2010). Determination of antioxidant constituents in cactus pear fruits. Plant Foods for Human Nutrition, 65(3), 253–259.
157. Tesoriere, L., Fazzari, M., Allegra, M., and Livrea, M.A. (2005). Biothiols, taurine, and lipid-soluble antioxidants in the edible pulp of Sicilian cactus pear (Opuntia ficus-indica) fruits and changes of bioactive juice components upon industrial processing. Journal of Agricultural and Food Chemistry, 53(20), 7851–7855.
158. El-Moghazy, A.M., El-Sayyad, S.M., Abdel-Baky, A.M., and Bechalt, E.Y. (1982). A phytochemical study of Opuntia ficus indica (L.) Mill. Cultivated in Egypt. Egypt Journal of Pharmacological Science, 23(1–4), 247–254.
159. Habibi, Y., Heyraud, A., Mahrouz, M., and Vignon, M.R. (2004). Structural features of pectic polysaccharides from the skin of Opuntia ficus-indica prickly pear fruits. Carbohydrate Research, 339(6), 1119–1127.
160. Nam Han, Y., Choo, Y., Lee, Y., Moon, Y., Kim, S., and Choi, J. (2001). Monoamine oxidase B inhibitors from the fruits of Opuntia ficus-indica var. saboten. Archives of Pharmacal Research, 24(1), 51–54.

161. Livrea, M.A., and Tesoriere, L. (2006). Health benefits and bioactive components of the fruits from Opuntia ficus-indica [L.] Mill. Journal of the Professional Association for Cactus Development, 8:73–90.
162. Dok-Go, H., Lee, K.H., Kim, H.J., Lee, E.H., Lee, J., Song, Y.S., ... and Cho, J. (2003). Neuroprotective effects of antioxidative flavonols, quercetin, (+)-dihydroquercetin and quercetin 3-methyl ether, isolated from Opuntia ficus-indica var. saboten. Brain Research, 965(1–2), 130–136.
163. Galati, E.M., Mondello, M.R., Lauriano, E.R., Taviano, M.F., Galluzzo, M., and Miceli, N. (2005). Opuntia ficus-indica (L.) Mill. fruit juice protects liver from carbon tetrachloride-induced injury. Phytotherapy Research, 19(9), 796–800.
164. Siriwardhana, N., Shahidi, F., Jeon, Y.-J. (2006). Potential antioxidative effects of cactus pear fruit (Opuntia ficus-indica) extract on radical scavenging and DNA damage reduction in human peripheral lymphocytes. Journal of Food Lipids, 13(4), 445–458.
165. Jorge, A.J., Heliodoro, D.L.G.T., Alejandro, Z.C., Ruth, B.C., and Noé, A.C. (2013). The optimization of phenolic compounds extraction from cactus pear (Opuntia ficus-indica) skin in a reflux system using response surface methodology. Asian Pacific Journal of Tropical Biomedicine, 3(6), 436–442.
166. Zourgui, L., Golli, E.E., Bouaziz, C., Bacha, H., and Hassen, W. (2008). Cactus (Opuntia ficus-indica) cladodes prevent oxidative damage induced by the mycotoxin zearalenone in Balb/C mice. Food and Chemical Toxicology, 46(5), 1817–1824.
167. Lawley, R., Curtis, L., and Davis, J. (2012). The food safety hazard guidebook. Cambridge, UK: Royal Society of Chemistry Publishing.
168. Simões, M., Lemos, M., and Simões, L.C. (2012). Phytochemicals against drug-resistant microbes. In A.K. Patra (ed.), Dietary Phytochemicals and Microbes (pp. 185–206). New York, NY, USA: Springer.
169. Pratheeshkumar, P., Sreekala, C., Zhang, Z., Budhraja, A., Ding, S., Son, Y.O., ... and Shi, X. (2012). Cancer prevention with promising natural products: Mechanisms of action and molecular targets. Anti-cancer Agents in Medicinal Chemistry, 12(10), 1159–1184.
170. Schepetkin, I.A., Xie, G., Kirpotina, L.N., Klein, R.A., Jutila, M.A., and Quinn, M. (2008). Macrophage immunomodulatory activity of polysaccharides isolated from Opuntia polyacantha. International Immunopharmacology, 8(10), 1455–1466.
171. Yoshida, T. (2012). Synthetic and natural polysaccharides having specific biological activities. In S. Dumitriu (ed.), Polysaccharides: Structural Diversity and Functional Versatility (pp. 839–852). New York, NY, USA: Marcel Dekker.
172. Buhler, D.R., and Miranda, C. (2000). Antioxidant activities of flavonoids. The Linus Pauling Institute. Retrieved from http://lpi.oregeonstate.edu/f-w00/flavonoid.html
173. Ji, Y.B., Ji, C.F., Zou, X., and Gao, S.Y. (2005). Study on the effects of two kinds of cactus polysaccharide on erythrocyte immune function of S180 mice [article in Chinese]. Zhongguo Zhong Yao Za Zhi, 30(9), 690–693.
174. Challem, J. (2003). User's guide to nutritional supplements: Become an expert on what nutritional supplements can do for your health. North Bergen, NJ, USA: Basic Health Publications.
175. Wu, G. (2013). Amino acids: Biochemistry and nutrition. Boca Raton, FL, USA: CRC Press.
176. Ito, T., Schaffer, S.W., and Azuma, J. (2012). The potential usefulness of taurine on diabetes mellitus and its complications. Amino Acids, 42(5), 1529–1539.
177. Galati, E.M., Tripodo, M.M., Trovato, A., d'Aquino, A., and Monforte, M.T. (2003). Biological activity of Opuntia ficus indica cladodes II: Effect on experimental hypercholesterolemia in rats. Pharmaceutical Biology, 41(3), 175–179.
178. López-Romero, P., Pichardo-Ontiveros, E., Avila-Nava, A., Vázquez-Manjarrez, N., Tovar, A.R., Pedraza-Chaverri, J., and Torres, N. (2014). The effect of nopal (Opuntia ficus indica) on postprandial blood glucose, incretins, and antioxidant activity in Mexican patients with type 2 diabetes after consumption of two different composition breakfasts. Journal of the Academy of Nutrition and Dietetics, 114(11), 1811–1818.
179. Han, S.-G., Kang, M.-S., Ryou, S.-H., Hwang, S.-W., and Kang, J.-S. (2012). Effect of prickly pear cactus (Opuntina ficus-indica) intake on blood lipids, platelet aggregation, antioxidant and liver parameters in volunteer drinking woman. Korean Journal of Nutrition, 45(5), 462–469.
180. Frati-Munari, A.C., Gordillo, B.E., Altamirano, P., and Ariza, C.R. (1988). Hypoglycemic effect of Opuntia streptacantha Lemaire in NIDDM. Diabetes Care, 11(1), 63–66.
181. Trejo-González, A., Gabriel-Ortiz, G., Puebla-Pérez, A.M., Huízar-Contreras, M.D., Munquía-Mazariegos, M.R., Mejía-Arrequín, S., and Calva, E. (1996). A purified extract from prickly pear cactus (Opuntia fuliginosa) controls experimentally induced diabetes in rats. Journal of Ethnopharmacology, 55(1), 27–33.
182. Galati, E.M., Mondello, M.R., Monforte, M.T., Galluzzo, M., Miceli, N., and Tripodo, M.M. (2003). Effect of Opuntia ficus-indica (L.) Mill. cladodes in the wound-healing process. Journal of the Professional Association for Cactus Development, 5:1–16.
183. Gupta, R.C. (2011). A wonder plant; Cactus pear: Emerging nutraceutical and functional food. In L.D. Khemani, M.M., Srivastava, and S. Srivastava (eds.), Chemistry of Phytopotentials: Health, Energy and Environmental Perspectives (pp. 183–189). New York, NY, USA: Springer.
184. Janick, J., and Paull, R.E. (2008). Cactaceae. In The Encyclopedia of Fruits and Nuts (pp. 215–226). Wallingford, UK: CABI.
185. Foster, S., and Chongxi, Y. (1992). Herbal emissaries: Bringing Chinese herbs to the West: A guide to gardening, herbal wisdom, and well-being. Rochester, VT, USA: Healing Arts Press.
186. Wiseman, E., and Brand, N. (2008). Concise Chinese material medica. Taos, NM, USA: Paradigm Publications.
187. Wagner, H., Bauer, R., Melchart, D., Xiao, P.-G., and Staudinger, A. (eds.). (2011). Chromatographic fingerprint analysis of herbal medicines: Thin-layer and high performance liquid chromatography of Chinese drugs. New York, NY, USA: Springer.
188. Park, J.-H., Kim, S.B. (2011). Isolation and identification of antitumor promoters from the seeds of Cassia tora. Journal of Microbiology and Biotechnology, 21(10), 1043–1048.
189. Nam, J., and Choi, H. (2008). Effect of butanol fraction from Cassia tora L. seeds on glycemic control and insulin secretion in diabetic rats. Nutrition Research and Practice, 2(4), 240–246.
190. Rosenfarb, A. (2007). Healing your eyes with Chinese medicine. Berkeley, CA, USA: North Atlantic Books.
191. Smit, A., O'Byrne, A., van Brandt, B., Bianchi, I., and Kuestermann, K. (2009). Introduction to bioregulatory medicine. Stuttgart, Germany: Georg Thieme Verlag.
192. Eliopoulos, C. (2010). Invitation to holistic health: A guide to living a balanced life. Sudbury, MA, USA: Jones & Bartlett.
193. U.S. National Cancer Institute. (2014, January 16). Antioxidants and cancer prevention. Cancer.gov. Retrieved from http://www.cancer.gov/cancertopics/factsheet/prevention/antioxidants
194. Yeager, S., and Prevention editors. (2007). The doctors book of food remedies. New York, NY, USA: Rodale.
195. Xie, Q., Guo, F., and Zhou, W. (2012). Protective effects of cassia seed ethanol extract against carbon tetrachloride-induced liver injury in mice. Acta Biochimica Polonica, 59(2), 265–270.
196. Choi, J.S., Lee, H.J., and Kang, S.S. (1994). Alaternin, cassiaside and rubrofusarin gentiobioside, radical scavenging principle from the seeds of Cassia tora on 1,1-diphenyl-2-picrylhydrazyl (DPPH) radical. Archives of Pharmacal Research, 17(6), 462–466.
197. Jang, D.S., Lee, G.Y., Kim, Y.S., Lee, Y.M., Kim, C.S., Yoo, J.L., Kim, J.S. (2007). Anthraquinones from the seeds of Cassia tora with inhibitory activity on protein glycation and aldose reductase. Biological & Pharmaceutical Bulletin, 30(11), 2207–2210.
198. Seeds, chia seeds, dried. (n.d.). In Self.com. Retrieved from http://nutritiondata.self.com/facts/nut-and-seed-products/3061/2
199. Schep, R.A. (2010). Eat right for life: How healthy foods can keep you living longer, stronger disease-free. Cincinnati, OH, USA: Betterway Home.
200. U.S. Department of Agriculture National Agricultural Library. (2005). Dietary reference intakes: Macronutrients. Retrieved from http://www.nal.usda.gov/fnic/DRI/DRI_Tables/macronutrients.pdf
201. Ayerza, R., and Coates, W. (2005). Ground chia seed and chia oil effects on plasma lipids and fatty acids in the rat. Nutrition Research, 25(11), 995–1003.
202. Vuksan, V., Whitham, D., Sievenpiper, J.L, Jenkins, A.L., Rogovik, A.L., Bazinet, R.P., ... and Hanna, A. (2007). Supplementation of conventional therapy with the novel grain Salba (Salvia hispanica L.) improves major and emerging cardiovascular risk factors in type 2 diabetes: Result of randomized controlled trial. Diabetes Care, 30(11), 2804–2810.
203. Ayerza, R. (2008). Chia as a new source of ω-3 fatty acids: Nutritional comparison with other raw materials and its advantages when producing ω-3 enriched eggs. In F. DeMeester and R.R. Watson (eds.), Wild-type Food in Health Promotion and Disease Prevention: The Columbus Concept (pp. 179–194). Totowa, NJ, USA: Humana Press.
204. Baliga, M.S., Saxena, A., Kaur, K., Kalekhan, F., Chacko, A., Venkatesh, P., and Fayad, R. (2014). Polyphenols in the prevention of ulcerative colitis: Past, present and future. In R.R. Watson, V.R. Preedy, and S. Zibadi (eds.), Polyphenols in Human Health and Disease (pp. 655–663). San Diego, CA, USA: Academic Press.
205. Espada, C.E., Berra, M.A., Martinez, M.J., Eynard, A.R., and Pasqualini, M.E. (2007). Effect of chia oil (Salvia hispanica) rich in omega-3 fatty acids on the eicosanoid release, apoptosis and T-lymphocyte tumor infiltration in a murine mammary gland adenocarcinoma. Prostaglandins, Leukotrienes, and Essential Fatty Acids, 77(1), 21–28.
206. Wittenberg, M.M. (2013). The essential good food guide: The complete resource for buying and using whole grains and specialty flours, heirloom fruits and vegetables, meat and poultry, seafood, and more. New York, NY, USA: Ten Speed Press.
207. Youdim, A. (2014). Fiber. Merck Manual. Retrieved from http://www.merckmanuals.com/home/disorders_of_nutrition/overview_of_nutrition/fiber.html
208. Monroy-Torres, R., Mancilla-Escobar, M.L., Gallaga-Solórzano, J.C., Medina-Godoy, S., and Santiago-Garcia, E.J. (2008). Protein digestibility of chia seed (Salvia hispanica L.). RESPYN, 9(1). Retrieved from http://www.respyn.uanl.mx/ix/1/articulos/protein_didestibity.htm

385

209. Kreoke, E.D., and Porterfield, K.M. (2003). Encyclopedia of American Indian contributions to the world: 15,000 years of inventions and innovations. New York, NY, USA: Checkmark Books.

210. Pitchford, P. (2002). Healing with whole foods: Asian traditions and modern nutrition. Berkeley, CA, USA: North Atlantic Books.

211. Rashid, S., Jin, Y., Ecoiffier, T., Barabino, S., Schaumberg, D.A., and Dana, M.R. (2008). Topical omega-3 and omega-6 fatty acids for treatment of dry eye. Archives of Ophthalmology, 126(2), 219–225.

212. Ratio of fatty acids in different foods. (n.d.). In Wikipedia. Retrieved from http://en.wikipedia.org/wiki/Ratio_of_fatty_acids_in_different_foods

213. Gunnars, K. (n.d.). 11 proven health benefits of chia seeds (no. 3 is best). Authority Nutrition. Retrieved from http://authoritynutrition.com/11-proven-health-benefits-of-chia-seeds/

214. Ji, H., He, H., and Lin, D. (2014). Dietary wolfberry and retinal degeneration. In V.R. Preedy (ed.), Handbook of Nutrition, Diet, and the Eye (pp. 465–472). Oxford, UK: Academic Press.

215. Kansas State University College of Human Ecology. (2010, April 9). Lin links wolfberries to vision improvement. Retrieved from author website: http://www.he.k-state.edu/news/2010/04/09/lin-links-wolfberries-to-vision-improvement/

216. Bucheli, P., Gao, Q., Redgwell, R., Vidal, K., Wang, J., and Zhang, W. (2011). Biomolecular and clinical aspects of Chinese wolfberry. In I.F.F. Benzie and S. Wachtel-Galor (eds.), Herbal Medicine: Biomolecular and Clinical Aspects (2nd ed.). Boca Raton, FL, USA: CRC Press. Retrieved from http://www.ncbi.nlm.nih.gov/books/NBK92756/

217. American Optometric Association. (n.d.). Lutein & zeaxanthin. Retrieved from author website: http://www.aoa.org/patients-and-public/caring-for-your-vision/lutein?sso=y

218. Ma, C., Wang, W., Chen, Y.Y., Liu, R.N., Wang, R.F., and Du, L.J. (2005). Neuroprotective and antioxidant activity of compounds from the aerial parts of Dioscorea opposita. Journal of Natural Products, 68(8), 1259–1261.

219. Yang, M.H., Yoon, K.D., Chin, Y.W., Park, J.H., Kim, S.H., Kim, Y.C., and Kim, J. (2009). Neuroprotective effects of Dioscorea opposita and scopolamine-induced memory impairments in in vivo behavioral tests and in vitro assays. Journal of Ethnopharmacology, 121(1), 130–134.

220. Zhao, G., Kan, J., Li, Z., and Chen, Z. (2005). Structural features and immunological activity of a polysaccharide from Thunb. roots. Carbohydrate Polymers, 61(2), 125–131.

221. Zhao, G., Li, Z., and Chen, Z. (2003). Structural analysis and antitumor activity of RDPS-I polysaccharide from Chinese yam. Acta Pharmaceutica Sinica, 38(1), 37–41.

222. 360doc 个人图书馆. (n.d.). 淮山/山药. Retrieved from http://www.360doc.com/content/14/0828/17/13064495_405396771.shtml

223. MDidea Extracts Professional. (2014, February 14). Chrysanthemum flower constituents and phytochemicals. MDidea. Retrieved from http://www.mdidea.com/products/new/new09005.html

224. Lim, T.K. (2013). Edible medicinal and non-medicinal plants: Volume 7, flowers. New York, NY, USA: Springer.

225. Lin, Y., Shi, R., Want, X., and Shen, H.-M. (2008). Luteolin, a flavonoid with potentials for cancer prevention and therapy. Current Cancer Drug Targets, 8(7), 634–646.

226. Hwang, Y.J., Lee, E.J., Kim, H.T., and Hwang, K.A. (2013). Molecular mechanisms of luteolin-7-O-glucoside-induced growth inhibition on human liver cancer cells: G2/M cell cycle arrest and caspase-independent apoptotic signaling pathways. BMB Reports, 46(12), 611–616.

227. MDidea Extracts Professional. (2014, February 14). Chrysanthemum flower, ju hua or Flos chrysanthemi, apply and modern researches. MDidea. Retrieved from http://www.mdidea.com/products/new/new090research.html

228. Helmholtz Zentrum Muechen – German Research Centre for Environmental Health. (2010, August 24). Lipid peroxides: More sophisticated than their reputation. ScienceDaily. Retrieved from http://www.sciencedaily.com/releases/2010/08/100824082220.htm

229. Kishimoto, S., Maoka, T., Nakayama, M., and Ohmiya, A. (2004). Carotenoid composition in petals of chrysanthemum (Dendrathema grandiflorum [Ramat.] Kitamura). Phytochemistry, 65(20), 2781–2787.

230. Smith, D. (2012, June 17). Chrysanthemum flower Chinese tea helps clear the head and strengthen the lungs. Classical Chinese Herbal Therapy. Retrieved from http://www.traditionalchinesetherapy.com/?p=58

231. Euser, B.J. (2006). Jujube dates. In B. Euser (ed.), Gardening among Friends: Practical Essays by Master Gardeners (pp. 120–122). Palo Alto, CA, USA: Solas House.

232. Preeti, K., Singh, S., and Chaudhary, N. (2014). Ziziphus jujuba: A phytopharmacological review. International Journal for Pharmaceutical Research Scholars, 3(1), 514–523.

233. Wolters Kluwer Health. (2009). Jujube. In Drugs.com. Retrieved from http://www.drugs.com/npp/jujube.html

234. Zaurov, D.E., Belolipov, I.V., Kurmukov, A.G., Sodombekov, I.S., Akimaliev, A.A., and Eisenman, S.W. (2012). The medicinal plants of Uzbekistan and Kyrgyzstan. In S.W. Eisenman, D.E. Zaurov, and L. Struwe (eds.), Medicinal Plants of Central Asia: Uzbekistan and Kyrgyzstan (pp. 15–274). New York, NY, USA: Springer.

235. Li, T.S.C. (2012). Vegetables and fruits: Nutritional and therapeutic values. Boca Raton, FL, USA: CRC Press.

236. Kubota, H., Morii, R., Kojima-Yuasa, A., Huang, X., Yano, Y., and Matsui-Yuasa, I. (2009). Effect of Zizyphus jujuba extract on the inhibition of adipogenesis in 3T3-L1 preadipocytes. The American Journal of Chinese Medicine, 37(3), 597–608.

237. Klingaman, G. (2013). Plant of the week: Jujube, Chinese date. Retrieved from University of Arkansas Cooperative Extension Service website: http://www.uaex.edu/yard-garden/resource-library/plant-week/jujube.aspx

238. Dole Food Company, The Mayo Clinic, and UCLA Center for Health. (2002). Jujube. In Encyclopedia of Foods: A Guide to Healthy Nutrition (pp. 180). Waltham, MA, USA: Academic Press.

239. Jujube dried, 100 grams. In HealthAliciousNess.com. Retrieved from http://www.healthaliciousness.com/nutritionfacts/nutrition-comparison.php?o=09147&t=&h=&s=100&e=&r=

240. Hallberg, L., Brune, M., and Rossander, L. (1989). The role of vitamin C in iron absorption. International Journal for Vitamin and Nutrition Research, 30:103–108.

241. Akmal, M., Qadri, J.Q., Al-Waili, N.S., Thangal, S., Hag, A., and Saloom, K.Y. (2006). Improvement in human semen quality after oral supplementation of vitamin C. Journal of Medicinal Food, 9(3), 440–442.

242. Gao, Q.H., Wu, C.S., Wang, M., Xu, B.N., and Du, L.J. (2012). Effect of drying of jujubes (Ziziphus jujuba Mill.) on the contents of sugars, organic acids, α-tocopherol, β-carotene, and phenolic compounds. Journal of Agricultural and Food Chemistry, 60(38), 9642–9648.

243. Zhang, H., Jiang, L., Ye, S., Ye, Y., and Ren, F. (2010). Systematic evaluation of antioxidant capacities of the ethanolic extract of different tissues of jujube (Ziziphus jujuba Mill.) from China. Food and Chemical Toxicology, 48(6), 1461–1465.

244. Khan, I.A., and Abourashed, E.A. (2011). Leung's encyclopedia of common natural ingredients: Used in food, drugs and cosmetics (3rd ed.). Hoboken, NJ, USA: Wiley.

245. WebMD. (n.d.). Zizyphus. Find a Vitamin or Supplement. Retrieved from author website: http://www.webmd.com/vitamins-supplements/ingredientmono-62-jujube.aspx?activeingredientid=62&activeingredientname=jujube

246. Ahmad, B., Khan, I., Bashir, S., Azam, S., and Ali, N. (2011). The antifungal, cytotoxic, antitermite and insecticidal activities of Zizyphus jujube. Pakistan journal of pharmaceutical sciences, 24(4), 489–493.

247. Ahmad, B., Khan, I., Bashir, S., Azam, S., and Hussain, F. (2011). Screening of Zizyphus jujuba for antibacterial, phytotoxic and haemagglutination activities. African Journal of Biotechnology, 10(13), 2514–2519.

248. Flaws, B. (1997). Curing hay fever naturally with Chinese medicine. Boulder, CO, USA: Blue Poppy Press.

249. Vahedi, F., Fathi Najafi, M., and Bozari, K. (2008). Evaluation of inhibitory effect and apoptosis induction of Zyzyphus jujube on tumor cell lines, an in vitro preliminary study. Cytotechnology, 56(2), 105–111.

250. Mars, B. (2009). The desktop guide to herbal medicine: The ultimate multidisciplinary reference to the amazing realm of healing plants. Laguna Beach, CA, USA: Basic Health Publications.

251. Prasanna Kumar, S., Basheeruddin Asdaq, S., Prem Kumar, N., Asad, M., and Khajuria, D. (2008). Protective effect of Zizyphus jujuba fruit extract against paracetamol and thioacetamide induced hepatic damage in rats. The Internet Journal of Pharmacology, 7(1). Retrieved from https://ispub.com/IJPHARM/7/1/13667

252. Ehrlich, S.D. (2013). Feverfew. University of Maryland Medical Center. Retrieved from https://umm.edu/health/medical/altmed/herb/feverfew

253. Hewlett, M.J., Begley, M.J., Groenewgen, W.A., Heptinstall, S., Knight, D.W., May, J., ... and Toplis, D. (1996). Sesquiterpene lactones from feverfew, Tanacetum parthenium: Isolation, structural revision, activity against human blood platelet function and implications for migraine therapy. Journal of the Chemical Society, Perkin Transactions 1, 24. doi:10.1039/P19960001979

254. Nemecz, G., and Combest, W.L. (n.d.). Feverfew. U.S. Pharmacist. Retrieved from Campbell University website: http://web.campbell.edu/faculty/nemecz/George_home/references/Feverfew.html

255. Capasso, F., Gaginella, T.S., Grandolini, G., and Izzo, A.A. (2003). Phytotherapy: A quick reference to herbal medicine. New York, NY, USA: Springer.

256. Gale Cengage Learning. (2008). Feverfew. Retrieved from http://www.altmd.com/Articles/Feverfew---Encyclopedia-of-Alternative-Medicine

257. Kingston, R.L. (2000). Feverfew. In T.S. Tracy and R.L. Kingston (eds.), Herbal Products: Toxicology and Clinical Pharmacology (pp. 111–122). Humana Press.

258. Materazzil, S., Fusil, C., Gualdani, R., Moncelli, M.R., Appendino, G., Geppettil, P., and Nassinil, R. (n.d.). The antimigraine compound parthenolide, contained in the feverfew herb, selectively activates and desensitizes the Transient Receptor Potential Ankyrin 1 (TRPA1) channel. pA2. Retrieved from http://www.pa2online.org/abstract/abstract.jsp?abid=30761

259. D'Anneo, A., Carlisi, D., Lauricella, M., Puleio, R., Martinez, R., Di Marco, P., ... Tesoriere, G. (2013). Parthenolide generates reactive oxygen species and autophagy in MDA-MB231 cells. A soluble parthenolide analogue inhibits tumor growth and metastasis in a xenograft model of breast cancer. Cell Death and Disease, 4:e891.

260. Fugh-Berman, A.. (2003). Feverfew. In A. Fugh-Berman (ed.), The 5-minute Herb and Dietary Supplement Consult (pp. 130–131). Philadelphia, PA, USA: Lippincott Williams & Wilkins.

261. Jones, F. (1999). Medicinal herb handbook. Twin Lakes, WI, USA: Lotus Press.

262. Beneficial Botanicals. (n.d.). Feverfew (Tanacetum parthenium). Retrieved from https://www.beneficialbotanicals.com/tincture-information/feverfew.html

263. Hershoff, A., and Rotelli, A. (2001). Herbal remedies: A quick and easy guide to common disorders and their herbal treatments. New York, NY, USA: Avery.

264. Schiller, C., and Schiller, D. (2008). The aromatherapy encyclopedia: A concise guide to over 385 plant oils. Laguna Beach, CA, USA: Basic Health Publications.

265. Murch, S.J., Simmons, C.B., and Saxena, P.K. (1997). Melatonin in feverfew and other medicinal plants. Lancet, 350(9091), 1598–1599.

266. Padumanonda, T., Johns, J., Sangkasat, A., and Tiyaworanant, S. (2014). Determination of melatonin content in traditional Thai herbal remedies used as sleeping aids. DARU Journal of Pharmaceutical Sciences, 22:6. doi:10.1186/2008-2231-22-6

267. Hattori, A., Migitaka, H., Iigo, M., Itoh, M., Yamamoto, K., Ohtani-Kaneko, R., ... and Reiter, R.J. (1995). Identification of melatonin in plants and its effect on plasma melatonin levels and binding to melatonin receptors in vertebrates. Biochemistry and Molecular Biology International, 35(3), 627–634.

268. Zak, V. (2009). 20,000 secrets of tea: The most effective ways to benefit from nature's healing herbs. New York, NY, USA: Random House.

269. Committee on Herbal Medicinal Products. (2010, November 25). Assessment report on Tanacetum parthenium (L.) Schulz Bip., herba. London, UK: European Medicines Agency. Retrieved from http://www.ema.europa.eu/docs/en_GB/document_library/Herbal_-_HMPC_assessment_report/2011/06/WC500107719.pdf

270. Green, J. (2007). The male herbal: The definitive health care book for men & boys (2nd ed.). Berkeley, CA, USA: Crossing Press.

271. Zak, V. (2006). The magic teaspoon. New York, NY, USA: Berkeley Books.

272. Von Bingen, Hildegard. (1998). Hildegard von Bingen's Physica: The complete English translation of her classic work on health and healing. (P. Throop, Trans.). Rochester, VT, USA: Healing Arts Press. (Original written c. 1150.)

273. Stengler, M. (2010). The natural physician's healing therapies: Proven remedies medical doctors don't know. Upper Saddle River, NJ, USA: Prentice Hall.

274. University of Utah Health Library. (n.d.). Feverfew. Retrieved from author website: http://healthcare.utah.edu/healthlibrary/related/doc.php?type=19&id=Feverfew

275. Karafokas, B. (2012). The med diet. N.L.: Author.

276. Mustafa, T., and Srivastava, K.C. (1990). Ginger (Zingiber officinale) in migraine headaches. Journal of Ethnopharmacology, 29(3), 267–273.

277. Castro, B. (n.d.). Ginger: An ancient panacea for modern times. Ayurveda Articles. Retrieved from http://www.ayurvedacollege.com/book/export/html/2

278. Bhandari, U., Sharma, J.N., and Zafar, R. (1998). The protection action of ethanolic ginger (Zingiber officinale) extract in cholesterol fed rabbits. Journal of Ethnopharmacology, 61(2), 167–171.

279. Auta, K.I., Galadima, A.A., Bassey, J.U., Olowoniyi, O.D., Moses, O.O., and Yako, A.B. (2011). Antimicrobial properties of the ethanolic extracts of Zingiber officinale (ginger) on Escherichia coli and Pseudomonas aeruginosa. Annals of Biological Research, 2(3), 307–311.

280. Habib, S.H.M., Makpol, S., Hamid, N.A.A., Das, S., Ngah, W.Z.W., and Yusof, Y.A.M. (2008). Ginger extract (Zingiber officinale) has anti-cancer and anti-inflammatory effects on ehtionine-induced hepatoma rats. Clinics (Sao Paulo, Brazil), 63(6), 807–813.

281. De Gezelle, J. (2014). Q'eqchi' Maya reproductive ethnomedicine. New York, NY, USA: Springer.

282. Chang, J.S., Wang, K.C., Yeh, C.F., Shieh, D.E., and Chiang, L.C. (2013). Fresh ginger (Zingiber officinale) has anti-viral activity against respiratory syncytial virus in human respiratory tract cell lines. Journal of Ethnopharmacology, 145(1), 146–151.

283. Karuppiah, P., and Rajaram, S. (2012). Antibacterial effect of Allium sativum cloves and Zingiber officinale rhizomes against multiple-drug resistant clinical pathogens. Asian Pacific Journal of Tropical Biomedicine, 2(8), 597–601.

284. Ghosh, A.K., Banerjee, S., Mullick, H.I., and Banerjee, J. (2011). Zingiber officinale: A natural gold. International Journal of Pharma and Bio Sciences, 2(1), 283–294.

285. Altman, R.D., and Marcussen, K.C. (2001). Effects of ginger extract on knee pain in patients with osteoarthritis. Arthritis & Rheumatology, 44(11), 2531–2538.

286. Han, Y.A., Song, C.W., Koh, W.S., Yon, G.H., Kim, Y.S., Ryu, S.Y., ... and Lee, K.H. (2013). Anti-inflammatory effects of the Zingiber officinale roscoe constituent 12-dehydrogingerdione in lipopolysaccharide-stimulated Raw 264.7 cells. Phytotherapy Research, 27(8), 1200–1205.

287. Hershoff, A., and Rotelli, A. (2001). Herbal remedies: A quick and easy guide to common disorders and their herbal treatments. New York, NY, USA: Avery.

288. Asami, A., Shimada, T., Mizuhara, Y., Asano, T., Takeda, S., Aburada, T., ... and Aburada, M. (2010). Pharmacokinetics of [6]-shogaol, a pungent ingredient of Zingiber officinale Roscoe (Part I). Journal of Natural Medicines, 64(3), 281–287.

289. Ahui, M.L.B., Konan, A.B., Zannou-Tchoko, V.J., Amonkan, A.K., Kati-Coulibaly, S., and Offoumou, M.A. (2013). Identification of gingerols in ginger (Zingiber officinale Roscoe) by high performance liquid chromatography-tandem mass spectrometry and pharmacologic studies of its aqueous extract on the rabbit isolated duodenum contractility. Journal of Physiology and Pharmacology Advances, 3(2), 16–26.

290. Ginger (Zingiber officinale). (n.d.). In CrystalYouth.co.za. Retrieved from http://www.crystalyouth.co.za/Documents/Healing%20herbs4.htm

291. MDidea Extracts Professional. (2014, April 16). Botanical description of Zingiber officinale and phytochemical constituents of ginger. Retrieved from http://www.mdidea.com/products/new/new02102.html

292. Ginger root nutrition facts. (n.d.). In nutrition-and-you. Retrieved from http://www.nutrition-and-you.com/ginger-root.html

293. Zuess, J. (1998). Ginkgo: The smart herb. New York, NY, USA: Three Rivers Press.

294. Oh, S.M., and Chung, K.H. (2004). Estrogenic activities of Ginkgo biloba extracts. Life Sciences, 30(11), 1325–1335.

295. Pietri, S., Maurelli, E., Drieu, K., and Culcasi, M. (1997). Cardioprotective and anti-oxidant effects of the terpenoid constituents of Ginkgo biloba extract (EGb 761). Journal of Molecular and Cellular Cardiology, 29(2), 733–742.

296. Ehrlich, S.D. (2010). Ginkgo biloba. University of Maryland Medical Center. Retrieved from http://umm.edu/health/medical/altmed/herb/ginkgo-biloba

297. Barceloux, D.G. (2012). Medical toxicology of natural substances: Foods, fungi, medicinal herbs, plants, and venomous animals. Hoboken, NJ, USA: Wiley.

298. Liberman, S. (2000). Get off the menopause roller coaster: Natural solutions for mood swings, hot flashes, fatigue, anxiety, depression & other symptoms. New York, NY, USA: Avery.

299. Demetre, D. (2009). Change your habits, change your life. Grand Rapids, MI, USA: Revell.

300. Ronzio, R. (2003). Ginkgo (Ginkgo biloba). In The Encyclopedia of Nutrition and Good Health (pp. 310–311). New York, NY, USA: Facts On File.

301. Matsushima, H., and Morimoto, K. (2009). The modulation of immunological activities in human NK cells by extracts of ginkgo. Environmental Health and Preventive Medicine, 14(6), 361–365.

302. Challem, J. (2003). User's guide to nutritional supplements. North Bergen, NJ, USA: Basic Health Publications.

303. Oh, S.M., Kim, H.R., and Chung, K.H. (2008). Effects of ginkgo biloba on in vitro osteoblast cells and ovariectomized rat osteoclast cells. Archives of Pharmacal Research, 31(2), 216–224.

304. Mayo Clinic. (2013). Ginkgo (Ginkgo biloba). Drugs and Supplements. Retrieved from http://www.mayoclinic.org/drugs-supplements/ginkgo/evidence/hrb-20059541

305. Sati, S.C., and Joshi, S. (2011). Antibacterial activities of Ginkgo biloba L. leaf extracts. Scientific World Journal, 11: 2237–2242.

306. Pritts, K.D. (2010). Ginseng: How to find, grow, and use America's forest gold (2nd ed). Mechanicsburg, PA, USA: Stackpole Books.

307. Carroll, C., and Apsley, D. (2013). Growing American ginseng in Ohio [Fact sheet F-56-13]. Columbus, OH, USA: Ohio State University. Retrieved from http://ohioline.osu.edu/for-fact/pdf/0056.pdf

308. Castlemann, M. (2001). The new healing herbs: The classic guide to nature's best medicines featuring the top 100 time-tested herbs. Emmaus, PA, USA: Rodale.

309. Lee, J., Cho, J.Y., and Kim, W.K. (2014). Anti-inflammation effect of exercise and Korean red ginseng in aging model rats with diet-induced atherosclerosis. Nutrition Research and Practice, 8(3), 284–291.

310. Yun, T.K., and Choi, S.Y. (1998). Non-organ specific cancer prevention of ginseng: A prospective study in Korea. International Journal of Epidemiology, 27(3), 359–374.

311. Attele, A.S., Zhoi, Y.P., Xie, J.T., Wu, J.A., Dey, L., Pugh, W., ... and Yuan, C.S. (2002). Antidiabetic effects of Panax ginseng berry extract and the identification of an effective component. Diabetes, 51(6), 1851–1858.

312. Xie, J.T., Wang, C.Z., Ni, M., Wu, J.A., Mehendale, S.R., Aung, H.H., ... and Yuan, C.S. (2007). American ginseng berry juice intake reduces blood glucose and body weight in ob/ob mice. Journal of Food Science, 72(8), S590–S594.

313. Vuksan, V., Sievenpiper, J.L., Koo, V.Y., Francis, T., Beljian-Zdravkovic, U., Xu, Z., and Vidgen, E. (2000). American ginseng (Panax quinquefolius L.) reduces postprandial glycemia in nondiabetic subjects and subjects with type 2 diabetes. Archives of Internal Medicine, 160(7), 1009–1013.

314. Hu, B.Y., Liu, X.J., Qiang, R., Jiang, Z.L., Xu, L.H., Wang, G.H., … and Peng, B. (2014). Treatment with ginseng total saponins improves the neurorestoration of rat after traumatic brain injury. Journal of Ethnopharmacology, 155(2), 1243–1255.

315. Tuszynski, M.H., and Blesch, A. (2004). Nerve growth factor: From animal models of cholinergic neuronal degeneration to gene therapy in Alzheimer's disease. Progress in Brain Research, 146:439–449.

316. Beyfuss, R.L. (n.d.). Ginseng growing. New York State Department of Environmental Conservation. Retrieved from http://www.dec.ny.gov/animals/7472.html

317. Williams, L. (2001). Growing ginseng. Richters. Retrieved from https://www.richters.com/show.cgi?page=InfoSheets/d2863.html

318. Kim, Y.-J., Jeon, J.-N., Jang, M.-G., Oh, J.Y., Kwon, W.-S., Jung, S.-K., and Yang, D.-C. (2014). Ginsenoside profiles and related gene expression during foliation in Panax ginseng Meyer. Journal of Ginseng Research, 38(1), 66–72.

319. Wang, H., Zhang, C., Lu, D., Shu, X., Zhu, L., Qi, R., … Xu, Y. (2013). Oligomeric proanthocyanidin protects retinal ganglion cells against oxidative stress-induced apoptosis. Neural Regeneration Research, 8(25), 2317–2326.

320. Cram101 Textbook Reviews. (2015). Essential plant pathology (1st ed.). N.L.: Just the Facts 101.

321. Murdock, K.A., and Schauss, A.G. (2003). Jucara and acai fruit based dietary supplements [Patent application US 20130095196 A1]. Washington, D.C.: United States Patent Office. Retrieved from http://www.google.com/patents/US20130095195

322. Duke, J.A. (2000). The green pharmacy herbal handbook: Your comprehensive reference to the best herbs for healing. New York, NY, USA: Rodale.

323. Praphasawat, R., Klungsupya, P., Muangman, T., Laovitthayanggoon, S., Arunpairojana, V., and Himakoun, L. (2011). Antimutagenicity and antioxidative DNA damage properties of oligomeric proanthocyanidins from Thai grape seeds in TK6 cells. Asian Pacific Journal of Cancer Prevention, 12(5), 1317–1321.

324. Ray, S.D., and Bagchi, D. (2005). Roles of polyphenols, flavonoids, and oligomeric proanthocyanidins in cancer chemoprevention. In D. Bagchi and H.G. Preuss (eds.), Phytopharmaceuticals in Cancer Chemoprevention (pp. 311–345). Boca Raton, FL, USA: CRC Press.

325. Aisle7. (2014). Retinopathy (holistic). MaineHealth. Retrieved from http://www.mmc.org/hlc_body.cfm?xyzpdqabc=0&id=2872&action=detail&AE ProductID=HW_CAM&AEArticleID=hn-1256005

326. Smart Publications. (n.d.). Fight cataracts, cancer, and improve heart function: Grape seed extract OPCs do it all! Retrieved from http://www.smart-publications.com/articles/fight-cataracts-cancer-improve-heart-function-grape-seed-extract-OPCs-

327. MDidea Extracts Professional. (2014). Grape seed extract? Muscat, red wine extract, vitis vinefera seed extract? A powerful antioxidant and more. Retrieved from http://www.mdidea.com/products/herbextract/grapeseed/data06.html

328. Wagner, H. (n.d.). Grape seed extract helps speed up wound recovery, study suggests. Ohio State Research News. Retrieved from http://researchnews.osu.edu/archive/gdgrapes.htm

329. Hoffman, R. (n.d.). EGCG: Potent extract of green tea. Dr. Hoffman. Retrieved from http://drhoffman.com/article/egcg-potent-extract-of-green-tea-2/

330. Newcastle University. (2011, January 6). Protective properties of green tea still present after digestion. BBSRC. Retrieved from http://www.bbsrc.com/news/health/2011/110106-pr-green-tea.aspx

331. Gordon, S. (2008, November). Surprising signs you'll live longer than you think. Prevention, 47–53.

332. Euromed. (n.d.). Hawthorn extract. Nevillewood, PA, USA: Author.

333. Ehrlich, S.D. (2011). Hawthorne. University of Maryland Medical Center. Retrieved from http://umm.edu/health/medical/altmed/herb/hawthorn

334. Konno, S. (2009). Synergistic potentiation of D-fraction with vitamin C as possible alternative approach for cancer therapy. International Journal of General Medicine, 2:91–108.

335. Ehrlich, S.D. (2011). Angina. University of Maryland Medical Center. Retrieved from http://umm.edu/health/medical/altmed/condition/angina

336. Chen, J. (1992). The effects of Chinese tea on the occurrence of esophageal tumors induced by N-nitrosomethylbenzylamine in rats. Preventive Medicine, 21(3), 385–391.

337. Wass, B. (n.d.). Guide to antioxidants: Supplements & vitamins. N.L.: Author.

338. Chang, C.Y., Ke, D.S., and Chen, J.Y. (2009). Essential fatty acids and human brain. Acta Neurologica Taiwanica, 18(4), 231–241.

339. Willcox, B.J., Willcox, C.D., and Suzuki, M. (2013). The Okinawa way: How to improve your health and longevity dramatically. New York, NY, USA: Penguin.

340. Okada, Y., Okajima, H., Takeshita, K., and Kanamori, M. (2012). Kinetic study of Sasa veitchii extract as a radical scavenger and an antioxidant. Journal of Food Science, 77(11), C1211–C1217.

341. Shirotake, S., Nakamura, J., Kaneko, A., Anabuki, E., and Shimizu, N. (2009). Screening bactericidal action of cytoplasm extract from Kumazasa bamboo (Sasa veitchii) leaf against antibiotics-resistant pathogens such as MRSA and VRE strains. Journal of Bioequivalence & Bioavailability, 1(3), 80–85.

342. Iwata, K., Naito, E., Yamashita, K., Kakino, K., Taharaguchi, S., Kimachi, Y., … and Takase, K. (2010). Anti pseudorabies virus activity of kumazasa extract. Biocontrol Science, 15(4), 123–128.

343. Tsuboi, M., Takeshita, K., Kanamori, M., Umemura, K., Ogawa, K., Akachi, N., … and Ohno, N. (2013). Chemical and immunochemical characterization of polysaccharides of Sasa veitchii leaves. The Open Plant Science Journal, 7:1–9.

344. Naturallyhealthy. (2014, April 7). Kumazasa–Plant based cleansing. Naturally Healthy for Life. Retrieved from http://www.naturallyhealthyforlife.com/plant-based-cleansing-effect/

345. Hirose, K., Onishi, H., Sasatsu, M., Takeshita, K., Kouzuma, K., Isowa, K., and Machida, Y. (2007). In vivo evaluation of Kumazasa extract and chitosan films containing the extract against deep skin ulcer model in rats. Biological & Pharmaceutical Bulletin, 30(12), 2406–2411.

346. Shirotake, S., Nakamura, J., Kaneko, A., Anabuki, E., and Shimizu, N. (2009). Screening bactericidal action of cytoplasm extract of Kumazasa bamboo (Sasa veitchii) leaf against antibiotics-resistant pathogens such as MRSA and VRE strains. Journal of Bioequivalence & Bioavailability, 1(3), 80.

347. Doctor Schar. (n.d.). Common name: Sasa grass. Doctor Schar. Retrieved from http://doctorschar.com/archives/sasa-grass-sasa-senansis/

348. Hoshi. (n.d.). Company profile. Retrieved from http://www.hoshi-ph.com/english/index.html

349. Balch, P.A. (2003). Prescription for herbal healing. New York, NY, USA: Avery.

350. Shiina, Y., Funabashi, N., Lee, K., Toyoda, T., Sekine, T., Honjo, S., … and Komuro, I. (2008). Relaxation effects of lavender aromatherapy improve coronary flow velocity reserve in healthy men evaluated by transthoracic Doppler echocardiography. International Journal of Cardiology, 129(2), 193–197.

351. MaineHealth. (2014, April 15). Anxiety (holistic). Retrieved from http://www.mainehealth.org/hlc_body.cfm?xyzpdqabc=0&id=2872&action=detail&AEProductID=HW_CAM&AEArticleID=hn-1010008

352. Atsumi, T., and Tonosaki, K. (2007). Smelling lavender and rosemary increases free radical scavenging activity and decreases cortisol level in saliva. Psychiatry Research, 150(1), 89–96.

353. Culpeper, N. (1880). Culpeper's complete herbal: Consisting of a comprehensive description of nearly all herbs with their medicinal properties and directions for compounding the medicines extracted from them. London, UK: Foulsham. Retrieved from https://archive.org/stream/culpeperscomplet00culpuoft/culpeperscomplet00culpuoft_djvu.txt

354. Dharmananda, S. (2010, October). Taste and action of Chinese herbs: Traditional and modern viewpoints. Retrieved from http://www.itmonline.org/articles/taste_action/taste_action_herbs.htm

355. Sayed, S.M.A.D., Hassan, A., and Elghamry, M.I. (2010). Estrogenic substances from Egyptian Glycyrrhiza glabra. Journal of Veterinary Medicine Series A, 11(5), 476–482.

356. ANR. (n.d.). Licorice root. Retrieved from http://anrvitamins.com/glossary/licorice.html

357. Challem, J. (2011, May). Stressed out and tired all the time. Better Nutrition. Retrieved from http://www.betternutrition.com/adrenal-support-recovery/

358. Hunter, A. (1998). What do natural therapies have to offer the debate? In J. Shelley and L. Dennerstein (eds.), A Woman's Guide to Menopause and Hormone Replacement Therapy (pp. 111–120). Arlington, VA, USA: American Psychiatric Press.

359. Stengler, A., and Stengler, M. (2003). Your menopause, your menotype: Find your type and free yourself from the symptoms of menopause. New York, NY, USA: Avery.

360. Dhingra, D., Parle, M., and Kulkarni, S.K. (2004). Memory enhancing activity of Glycyrrhiza glabra in mice. Journal of Ethnopharmacology, 91(2–3), 361–365.

361. Mori, K., Obara, Y., Hirota, M., Azumi, Y., Kinugasa, S., Inatomi, S., and Nakahata, N. (2008). Nerve growth factor-inducing activity of Hericium erinaceus in 1321N1 human astrocytoma cells. Biological and Pharmaceutical Bulletin, 31(9), 1727–1732.

362. Mori, K., Inatomi, S., Ouchi, K., Azumi, Y., and Tuchida, T. (2009). Improving effects of the mushroom Yamabushitake (Hericium erinaceus) on mild cognitive impairment: A double-blind placebo-controlled clinical trial. Phytotherapy Research, 23(3), 367–372.

363. Kolotushkina, E.V., Moldavan, M.G., Voronin, K.Y., and Skibo, G.G. (2003). The influence of Hericium erinaceus extract on myelination process in vitro. Fiziolohichny ī zhurnal, 49(1), 38–45.

364. Xie, Y., Zhang, Y., Zhang, L.-T., Zeng, S.-X., Guo, Z.-B., and Zheng, B.-D. (2013). Protective effects of alkaloid compounds from Nelumbinis plumula on tert-butyl hydroperoxide-induced oxidative stress. Molecules, 18:10286–10300.

365. Rai, S., Wahile, A., Mukherjee, K., Saha, B.P., and Mukherjee, P.K. (2006). Antioxidant activity of Nelumbo nucifera (sacred lotus) seeds. Journal of Ethnopharmacology, 104(3), 322–327.

366. Khajuria, A., Gupta, A., Garai, S., and Wakhloo, B.P. (2007). Immunomodulatory effects of two sapogenins 1 and 2 isolated from Luffa cylindrica in Balb/c mice. Bioorganic & Medicinal Chemistry Letters, 17(6), 1608–1612.

367. Ibrahim, N., Shalaby, A.S., El-Gengaihi, S., and Rizk, M. (1999). Antitumor activity of proteins and polysaccharides of certain cucurbitaceous plants. Acta Horticulturae, 501:37–44.

368. Xu, Z.X., Li, L.Q., and Qu, F.Z. (1987). Antiviral effects of extracts of the Luffa cylindrica vine. In vivo and in vitro studies [article in Chinese]. Zhong Xi Yi Jie He Za Zhi, 7(7), 421–422.

369. Tanaka, S., Uno, C., Akimoto, M., Tabata, M., Honda, C., and Kamisako, W. (1991). Anti-allergic effect of bryonolic acid from Luffa cylindrica cell suspension cultures. Planta Medica, 57(6), 527–530.

370. Konno, S. (2009). Synergistic potentiation of D-fraction with vitamin C as possible alternative approach for cancer therapy. International Journal of General Medicine, 2:91–108.

371. Nanba, H. (1993). Antitumor activity of orally administered 'D'-fraction from maitake mushroom (Grifola fronds). Journal of Natural Medicines, 1(4), 10–15.

372. Whole Foods Magazine. (2012, February). Diabetes: Drastic times call for preventative measures: How preventative care can help fix a multibillion-dollar problem. Whole Foods Magazine. Retrieved from http://www.wholefoodsmagazine.com/supplements/features/diabetes-drastic-times-call-preventative-measures

373. Biology Boom. (n.d.). Short questions of angiospermic families. Retrieved from http://biologyboom.com/short-questions-of-angiospermic-families/

374. Zhang, Y., Ren, C., Lu, G., Cui, W., My. Z., Gao, H., and Wang, Y. (2014). Purification, characterization and anti-diabetic activity of polysaccharide from mulberry leaf. Regulatory Toxicology and Pharmacology, S0273-2300(14)00239-6. doi:10.1016/j.yrtph.2014.10.006

375. Yamamoto, T., Inui, T., and Tsuji, T. (2013). The odor of Osmanthus fragrans attenuates food intake. Scientific Reports, 3:1518.

376. Parsley, raw. (n.d.). In Self.com. Retrieved from http://nutritiondata.self.com/facts/vegetables-and-vegetable-products/2513/2

377. Barbosa, P.R., Valvassori, S.S., Bordignon, C.L. Jr., Kappel, V.D., Martins, M.R., Gavioli, E.C., ... and Reginatto, F.H. (2008). The aqueous extracts of Passiflora alata and Passiflora edulis reduce anxiety-related behaviors without affecting memory process in rats. Journal of Medicinal Food, 11(2), 282–288.

378. Murcia, M.A., Jiménez, A.M., and Martínez-Tomé, M. (2001). Evaluation of the antioxidant properties of Mediterranean and tropical fruits compared with common food additives. Journal of Food Protection, 64(12), 2037–2046.

379. Argo Nautrals. (2014, July 24). The power of pearl powder. Retrieved from http://www.argonaturals.com/the-power-of-pearl-powder/

380. Genisi, A. Pearl glossary: A. Genisi. Retrieved from http://blog.genisi.com/en/pearl-glossary/

381. Menthol – Its chemistry and many uses…. (n.d.). In goodhealth.freeservers.com. Retrieved from http://goodhealth.freeservers.com/MenthUseThis One.htm

382. University of Adelaide. (2011, April 19). Peppermint earns respect in mainstream medicine. News & Events. Retrieved from http://www.adelaide. edu.au/news/news44321.html

383. Inoue, T., Sugimoto, Y., Masuda, H., and Kamei, C. (2002). Antiallergic effect of flavonoid glycosides obtained from Mentha piperita L. Biological & Pharmaceutical Bulletin, 25(2), 256–259.

384. Göbel, H., Fresenius, J., Heinze, A., Dworschak, M., and Soyka, D. (1996). Effectiveness of Oleum menthae piperitae and paracetamol in therapy of headache of the tension type [article in German]. Der Nervenazt, 67(8), 672–681.

385. Narisawa, T., Takahashi, M., Kotanagi, H., Kusaka, H., Yamazaki, Y., Koyama, H., ... Tanida, N. (1991). Inhibitory effect of dietary perilla oil rich in the n-3 polyunsaturated fatty acid α-linolenic acid on colon carcinogenesis in rats. Japanese Journal of Cancer Research, 82(10), 1089–1096.

386. Hirose, M., Masuda, A., Ito, N., Kamano, K., and Okuyama, H. (1990). Effects of dietary perilla oil, soybean oil and safflower oil on 7,12-dimethylbenz[a] anthracene (DMBA) and 1,2-dimethylhydrazine (DMH)-induced mammary gland and colon carcinogenesis in female SD rats. Carcinogenesis, 11(5), 731–735.

387. Banno, N., Akihisa, T., Tokuda, H., Yasukawa, K., Higashihara, H., Ukiya, M., ... and Nishino, H. (2004). Triterpene acids from the leaves of Perilla frutescens and their anti-inflammatory and antitumor-promoting effects. Bioscience, Biotechnology, and Biochemistry, 68(1), 85–90.

388. Imaoka, K., Inouye, S., Takahashi, T., and Kojima, Y. (1993). Effects of Perilla frutescens extract on anti-DNP IgE antibody production in mice [article Japanese]. Arerugī, 42(1), 74–80.

389. Ueda, H., Yamazaki, C., and Yamazaki, M. (2002). Luteolin as anti-inflammatory and anti-allergic constituent of Perilla frutescens. Biological & Pharmaceutical Bulletin, 25(9), 1197–1202.

390. Ishihara, A., Ito, A., Sakai, K., Watanabe, S., Kobayashi, T., and Okuyama, H. (1995). Dietary high-linoleate safflower oil is not hypocholesterolemic in aged mice after a long-term feeding—Comparison with lard, perilla oil and fish oil. Biological & Pharmaceutical Bulletin, 18(4), 485–490.

391. MDidea Extracts Professional. (2014). Platycodon root pharmacological effects. MDidea.com. Retrieved from http://www.mdidea.com/products/ new/new05704.html

392. Ahn, Y.-M., Kim, S.K., Kang, J.-S. and Lee, B.-C. (2012). Platycodon grandiflorum modifies adipokines and the glucose uptake in high-fat diet in mice and L6 muscle cells. Journal of Pharmacy and Pharmacology, 64(5), 697–704.

393. Kwon, D.Y., Kim, Y.S., Ryu, S.Y., Choi, Y.H., Cha, M.R., Yang, H.J., and Park, S. (2012). Platyconic acid, a saponin from Platycodi radix, improves glucose homeostasis by enhancing insulin sensitivity in vitro and in vivo. European Journal of Nutrition, 51(5), 529–540.

394. Zhao, H.L., Harding, S.V., Marinangeli, C.P., Kim, Y.S., and Jones, P.J. (2008). Hypocholesterolemic and anti-obesity effects of saponins from Platycodon grandiflorum in hamsters fed atherogenic effects. Journal of Food Science, 73(8), H195–200.

395. Nyakudya, E., Jeong, J.H., Lee, N.K., and Jeong, Y.-S. (2014). Platycosides from the roots of Platycodon grandiflorum and their health benefits. Preventive Nutrition and Food Science, 19(2), 59–68.

396. Huo, H.Z., Wang, B., Liang, Y.K., Bao, Y.Y., and Gu, Y. (2011). Hepatoprotective and antioxidant effects of licorice extract against CCl4-induced oxidative damage in rats. International Journal of Molecular Sciences, 12(10), 6529–6543.

397. Han, S.B., Park, S.H., Lee, K.H., Lee, C.W., Lee, S.H., Kim, H.C., ... and Kim, H.M. (2001). Polysaccharide isolated from the radix of Platycodon grandiflorum selectively activates B cells and macrophages but not T cells. International Immunopharmacology, 1(11), 1969–1978.

398. Jang, K.J., Kim, H.K., Han, M.H., Oh, Y.N., Yoon, H.M., Chung, Y.H., ... and Choi, Y.H. (2013). Anti-inflammatory effects of saponins derived from the roots of Platycodon grandifloras in lipopolysaccharide-stimulated BV2 microglial cells. International Journal of Molecular Medicine, 31(6), 1357–1366.

399. Urvesh Psyllium Industries Limited. (n.d.). About psyllium. Retrieved from author website: http://urvesh.com/about_psyllium.html

400. Tierra, M. (1998). The way of herbs. New York, NY, USA: Pocket Books.

401. Farnworth, E. (2000, April). Why we should know more about psyllium. Medicinal Food News, 99. Retrieved from http://www.medicinalfoodnews. com/vol04/issue3/psyllium.htm

402. Anderson, J.W., Davidson, M.H., Blonde, L., Brown, W.V., Howard, W.J., Ginsberg, H., ... and Weingand, K.W. (2000). Long-term cholesterol-lowering effects of psyllium as an adjunct to diet therapy in the treatment of hypercholesterolemia. The American Journal of Clinical Nutrition, 71(6), 1433–1438.

403. Ehrlich, S.D., (2011). Psyllium. University of Maryland Medical Center. Retrieved from http://umm.edu/health/medical/altmed/supplement/psyllium

404. Murray, M.T., Pizzorno, J., and Pizzorno, L. (2005). The encyclopedia of healing foods. New York, NY, USA: Atria Books.

405. Bhat, R. (2011). The disease-preventive potential of some popular and underutilized seeds. In G. Paliyath, M. Bakovic, and K. Shetty (eds.), Functional Foods, Nutraceuticals and Degenerative Disease Prevention. Chichester, UK: Wiley-Blackwell.

406. Sahelian, R. (2014, February 6). Rutin supplement health benefit. Retrieved from author website: http://www.raysahelian.com/rutin.html

407. Raspberries, raw. (n.d.). In Self.com. Retrieved from http://nutritiondata.self.com/facts/fruits-and-fruit-juices/2053/2

408. Magee, E. (2006, May 12). Berry-licious tips and recipes. WebMD. Retrieved from http://www.webmd.com/diet/features/berry-licious-tips-and-recipes

409. American Cancer Society. (2008). Ellagic acid. Cancer.org. Retrieved from http://www.cancer.org/treatment/treatmentsandsideeffects/complementaryandalternativemedicine/dietandnutrition/ellagic-acid

410. U.S. Agricultural Research Service. (2014, March 13). Anticancer activity found in berry extracts. Retrieved from U.S. Department of Agriculture website: http://www.ars.usda.gov/is/ar/archive/may01/berry0501.htm

411. Lieberman, S. (2000). Get off the menopause roller coaster: Natural solutions for mood swings, hot flashes, fatigue, anxiety, depression & other symptoms. New York, NY, USA: Avery.

412. Bobinaité, R., Viškelis, P., Šarkinas, A., and Venskutonis, P.R. (2013). Phytochemical composition, antioxidant and antimicrobial properties of raspberry fruit, pulp, and marc extracts. CyTA: Journal of Food, 11(4), 334–342.

413. U.S. National Institute of Diabetes and Digestive Kidney Disease. (2013, September). Diverticular disease [NIH Publication No. 13–1163]. Retrieved from http://www.niddk.nih.gov/health-information/health-topics/digestive-diseases/diverticular-disease/Pages/facts.aspx

414. Chang, R.Y. (n.d.). Role of ganoderma supplementation in cancer management. Canited. Retrieved from http://www.canited.com/reishi97d-3.htm
415. Beare, S. (2006). 50 secrets of the world's longest living people. New York, NY, USA: Marlowe & Company.
416. Veracity, D. (2007). Studies show reishi mushrooms benefit people stricken with a variety of ailments, from high blood pressure to AIDS. Natural News. Retrieved from http://www.naturalnews.com/021498_reishi_mushrooms.html
417. Pitot, H. (2013, August 16). Reishi mushroom & cancer. Livestrong.com. Retrieved from http://www.livestrong.com/article/463002-reishi-mushroom-cancer/
418. NB R&D Enterprise. (n.d.). The benefits of Ganoderma lucidum. NanoBiotechResearch.com. Retrieved from http://www.nanobiotechresearch.com/the-benefits-of-ganaderma-lucidum
419. ION Archivse. (2001). Reishi. Institute for Optimum Nutrition. Retrieved from http://www.ion.ac.uk/information/onarchives/medicinalmushrooms
420. Ng, T.B., Gao, W., Li, L., Niu, S.M., Zhao, L., Liu, J., ... and Liu, F. (2005). Rose (Rosa rugose)-flower extract increases the activities of antioxidant enzymes and their gene expression and reduces lipid peroxidation. Biochemistry and Cell Biology, 83(1), 78–85.
421. Joo, S.S., Kim, Y.-B., and Lee, D.I. (2010). Antimicrobial and antioxidant properties of secondary metabolites from white rose flower. Plant Pathology Journal, 26(1), 57–62.
422. Ng, T.B., He, J.S., Niu, S.M., Zhao, L., Pi, Z.F., Shao, W., and Liu, F. (2004). A gallic acid derivative and polysaccharides with antioxidative activity from rose (Rosa rugose) flowers. Journal of Pharmacy and Pharmacology, 56(4), 537–545.
423. Masake, P.P., Lokapure, S.G., Nimbalkar, D., Malavi, S., and D'souza, J.I. (2013). In vitro determination of sun protection factor and chemical stability of Rosa kordesii extract gel. Journal of Pharmacy Research, 7(6), 520–524.
424. Hori, M., Yagi, M., Nomoto, K., Shimode, A., Ogura, M., and Yonei, Y. (2012). Inhibition of advanced glycation end product formation by herbal teas and its relation to anti-skin aging. Anti-Aging Medicine, 9(6), 135–148.
425. Xie, Y., and Zhang, W. (2012). Antihypertensive activity of Rosa rugose Thunb. Flowers: Angiotensin I converting enzyme inhibitor. Journal of Ethnopharmacology, 144(3), 562–566.
426. BBC News. (2004, December 5). Honey 'could help fight cancer.' BBC News. Retrieved from http://news.bbc.co.uk/2/hi/health/4063377.stm
427. Fujiwara, S., Imai, J., Fujiwara, M., Yaeshima, T., Kawashima, T., and Kobayashi, K. (1990). A potent antibacterial protein in royal jelly: Purification and determination of the primary structure of royalisin. The Journal of Biological Chemistry, 265(19), 11333–11337.
428. Pulugurtha, S. (2015, January 28). Bee pollen for cancer. Livestrong.com. Retrieved from http://www.livestrong.com/article/544691-bee-pollen-for-cancer/
429. Ingram, C. (2002, April). The longevity solution: Stabilized royal jelly. Consumer Health. Retrieved from Consumer Health Organization of Canada website: http://www.consumerhealth.org/articles/display.cfm?ID=20050628143136
430. Ysseldyk, A. (2013, August 1). The top 10 health benefits of royal jelly. Bee Pollen Buzz. Retrieved by http://www.bee-pollen-buzz.com/health-benefits-of-royal-jelly.html
431. Hou, J.P. (2010). Healthy longevity techniques. Bloomington, IN, USA: AuthorHouse.
432. Spices, sage, ground. (n.d.). In Self.com. Retrieved from http://nutritiondata.self.com/facts/spices-and-herbs/208/2
433. The North American Menopause Society. (2006). The role of calcium in peri- and postmenopausal women: 2006 position statement of The North American Menopause Society. Menopause: The Journal of The North American Menopause Society, 13(6), 862–877.
434. Abu-Darwish, M.S., Cabral, C., Ferreira, I.V., Gonçalves, M.J., Cavaleiro, C., Cruz, M.T., ... and Salgueiro, L. (2013). Essential oil of common sage (Salvia officinalis L.) from Jordan: Assessment of safety in mammalian cells and its antifungal and anti-inflammatory potential. BioMed Research International, 2013:538940. doi:10.1155/2013/538940
435. Viola, H., Wasowski, C., Levi de Stein, M., Wolfman, C., Silveira, R., Dajas, F., ... and Paladini, A.C. (1995). Apigenin, a component of Matricaria recutita flowers, is a central benzodiazepine receptors-ligand with anxiolytic effects. Planta Medica, 61(3), 213–216.
436. Zhu, R., Ge, B., Yang, B., Chen, K., Wen, Y., Zhou, J., ... and Zhai, Y. (2012). Study on estrogenic effect of genistein and apigenin in vitro [article in Chinese]. Zhongguo Zhong Yao Za Zhi, 37(15), 2317–2322.
437. Başkan, S., Öztekin, N., and Erim, F.B. (2007). Determination of carnosic acid and rosmarinic acid in sage by capillary electrophoresis. Food Chemistry, 101(4), 1748–1752.
438. Bommer, S., Klein, P., and Suter, A. (2011). First time proof of sage's tolerability and efficacy in menopausal women with hot flushes. Advances in Therapy, 28(6), 490–500.
439. BioMeridian Testing. (2012, December 29). A transition through Nutritional Immunology. BioMeridian Testing. Retrieved from http://biomeridiantesting.com/1/category/menopause/1.html
440. Wijesinghe, W.A., and Jeon, Y.J. (2012). Exploiting biological activities of brown seaweed Ecklonia cava for potential industrial applications: A review. International Journal of Food Sciences and Nutrition, 63(2), 225–235.
441. So, M.-J., Kim, B.-K., Choi, M.-J., Park, K.-Y., Rhee, S.-H., and Cho, E.-J. (2007). Protective activity of fucoidan and alginic acid against free radical-induced oxidative stress under in vitro and cellular. Journal of Food Science and Nutrition, 12(4), 191–196.
442. Ryu, B., Li, Y., Qian, Z.-J., Kim, M.-M., and Kim, S.-K. (2009). Differentiation of human osteosarcoma cells by isolated phlorotannins is subtly linked to COX-2, iNOS, MMPs, and MAPK signaling: Implication for chronic articular disease. Chemico-Biological Interactions, 179(2-3), 192–201.
443. Das, S.K., Ren, R., Hashimoto, T., and Kanazawa, K. (2010). Fucoxanthin induces apoptosis in osteoclast-like cells differentiated from RAW264.7 cells. Journal of Agricultural and Food Chemistry, 58(10), 6090–6095.
444. Personal Care Magazine. (2010, September). Bioactive ingredients from marine macroalgae. Personal Care Magazine. Retrieved from http://www.personalcaremagazine.com/Print.aspx?Story=7197
445. Mycosource Inc. (2012). Shiitake (Lentinula edodes). Retrieved from http://mycosource.com/shiitake-lentinula-edodes/
446. George Mateljan Foundation. (n.d.). Mushrooms, shiitake. The World Healthiest Foods. Retrieved from http://www.whfoods.com/genpage.php?tname=nutrientprofile&dbid=121
447. Perera, C.O., Jasinghe, V.J., Ng, F.L., and Mujumdar, A.S. (2003). The effect of moisture content on the conversion of ergosterol to vitamin D in shiitake mushrooms. Drying Technology: An International Journal, 21(6), 1091–1099.
448. Meschino, J. (n.d.). Comprehensive guide to shiitake mushroom. Retrieved from http://www.meschinohealth.com/books/shiitake_mushroom
449. Hobbs, C. (n.d.). Medicinal mushrooms. Retrieved from author website: http://www.christopherhobbs.com/library/featured-articles/mushroom-articles/
450. Ostrom, N. (n.d.). Mushroom extracts: Exciting news for good health. The New York Native. Retrieved from http://www.immunesupport.com/news/93fal003txt.htm
451. Earth's First Foods. (n.d.). Shiitake. Retrieved from http://www.earthsfirstfoods.com/mushrooms/shiitake/
452. Fungi Health. (n.d.). Shiitake – Beyond the mushroom. Retrieved from http://www.fungihealth.com/shiitake-beyond-mushroom
453. Medicinal fungi. (n.d.). In Wikipedia. Retrieved from the Free Online Dictionary and Encyclopedia website: http://enc.tfode.com/Medicinal_mushrooms
454. American Cancer Society. (2008). Shiitake mushroom. Cancer.org. Retrieved from http://www.cancer.org/treatment/treatmentsandsideeffects/complementaryandalternativemedicine/dietandnutrition/shiitake-mushroom
455. Thornthwaite, J.T., Shah, H.R., Shah, P., Peeples, W.C., and Respess, H. (2013). The formulation for cancer prevention & therapy. Advances in Biological Chemistry, 3(3). doi:10.4236/abc.2013.33040
456. Herbs List. (2011, May 19). Shiitake. Herbs List. Retrieved from http://www.herbslist.net/shiitake.html
457. Singh, B.P., Vij, S., and Hati, S. (2014). Functional significance of bioactive peptides derived from soybean. Peptides, 54:171–179.
458. Coleman, E. (2014, March 13). Soy protein vs. meat protein. Livestrong.com. Retrieved from http://www.livestrong.com/article/240951-soy-protein-vs-meat-protein/
459. Physicians Committee for Responsible Medicine. (n.d.). The protein myth. Vegetarian Starter Kit. Retrieved from author website: http://pcrm.org/health/diets/vsk/vegetarian-starter-kit-protein
460. Taksel, J. (n.d.). How much protein do I need? PETA.org. From the People for the Ethical Treatment of Animals website: http://www.peta.org/living/food/much-protein-need/
461. Adlercreutz, C.H., Goldin, B.R., Gorbach, S.L., Höckerstedt, K.A., Watanabe, S., Hämäläinen, E.K., ... and Adlercreutz, T. (1995). Soybean phytoestrogen intake and cancer risk. Journal of Nutrition, 125(3 Suppl), 757S–770S.
462. Hsieh, C.-C., Hernández-Ledesma, B., de Lumen, B.O. (2011). Lunasin: A novel seed peptide with cancer preventive properties. In N.S. Hettiarachchy (ed.), Bioactive Food Proteins and Peptides: Applications in Human Health (pp. 293–312). Boca Raton, FL, USA: CRC Press.
463. Ask Dr. Sears. (n.d.). Dietary changes to lower cancer risk. Ask Dr. Sears. Retrieved from http://www.askdrsears.com/topics/feeding-eating/family-nutrition/anticancer/12-dietary-changes-will-lower-your-cancer-risk
464. Wu, A.H., Koh, W.P., Wang, R., Lee, H.P., and Yu, M.C. (2008). Soy intake and breast cancer risk in Singapore Chinese Health Study. British Journal of Cancer, 99(1), 196–200.
465. Suzuki, T., Matsuo, K., Tsunoda, N., Hirose, K., Kiraki, A., Kawase, T., ... and Tajima, K. (2008). Effect of soybean on breast cancer according to receptor status: A case-control study in Japan. International Journal of Cancer, 123(7), 1674–1680.
466. Soybeans, green, cooked, boiled, drained, with salt. (n.d.). In Self.com. Retrieved from http://nutritiondata.self.com/facts/vegetables-and-vegetable-products/2925/2

467. Lönnerdal, B. (2009). Soybean ferritin: Implications for iron status of vegetarians. The American Journal of Clinical Nutrition, 89(5), 1680S–1685S.

468. chy99. (n.d.). Soy: The perfect super food. Knoji. Retrieved from https://food-nutrition.knoji.com/soy-the-perfect-super-food/

469. Medhat, A.M., el-Din Abdelwahab, K.S., el Aaser, A.A., al-Nagdy, S.A., and el-Dardiri, Z.Z. (1991). Soybean and ascorbate feeding in experimental carcinogenesis. Tumori, 77(5), 372–378.

470. Oh, Y.J., and Sung, M.K. (2001). Soybean saponins inhibit cell proliferation by suppressing PKC activation and induce differentiation of HT-29 human colon adenocarcinoma cells. Nutrition and Cancer, 39(1), 132–138.

471. Kim, M.H., Gutierrez, A.M., and Goldfarb, R.H. (2002). Different mechanisms of soy isoflavones in cells cycle regulation and inhibition of invasion. Anticancer Research, 22(6C), 3811–3817.

472. Ruiz-Larrea, M.B., Mohan, A.R., Paganga, G., Miller, N.J., Bolwell, G.P., and Rice-Evans, C.A. (1997). Antioxidant activity of phytoestrogenic isoflavones. Free Radical Research, 26(1), 63–70.

473. American Cancer Society. (2013). Soybean. Cancer.org. Retrieved from http://www.cancer.org/treatment/treatmentsandsideeffects/complementaryandalternativemedicine/dietandnutrition/soybean

474. Pugliese, G. (2008, October 22). Fight cancer, find strength in exercise. Disease Proof. Retrieved from http://www.diseaseproof.com/articles/cancer/breast-cancer/

475. Charalambous, C., Pitta, C.A., and Constantinou, A.I. (2013). Equol enhances tamoxifen's anti-tumor activity by induction of caspase-mediated apoptosis in MCF-7 breast cancer cells. BMC Cancer, 13:238.

476. Song, T.T., Hendrich, S., and Murphy, P.A. (1999). Estrogenic activity of glycitein, a soy isoflavone. Journal of Agriculture and Food Chemistry, 47(4), 1607–1610.

477. Lim, T.K. (2012). Glycine max. In Edible Medicinal and Non-medicinal Plants: Volume 2, Fruits (pp. 634–714). New York, NY, USA: Springer.

478. Rasich, P. (2011). Top 10 cholesterol-fighting foods. Prevention. Retrieved from http://www.prevention.com/food/food-remedies/10-best-cholesterol-lowering-foods

479. George Mateljan Foundation. (n.d.). Atherosclerosis. The World's Healthiest Foods. Retrieved from http://www.whfoods.com/genpage.php?tname=disease&dbid=4

480. Clark, J.P. (1997). Commercial phytochemicals from soy. In P.A. LaChance (ed.), Nutraceuticals: Designer Foods III: Garlic, Soy and Licorice (pp. 237–242). Trumbull, CT, USA: Food & Nutrition Press.

481. Van Horn, L., Archer, S., Thedford, K., and Baltes, A. (2001). Other dietary components and cardiovascular risk. In A.M. Coulston, C.L. Rock, and E.R. Monsen, Nutrition in the Prevention and Treatment of Disease (pp. 291–302). Waltham, MA, USA: Academic Press.

482. Sardesai, V. (2012). Introduction to clinical nutrition. Boca Raton, FL, USA: CRC Press.

483. Integrated Health & Wellness Center. (n.d.). The glycemic index of foods. Retrieved from http://www.google.com.sg/url?sa=t&rct=j&q=&esrc=s&source=web&cd=7&ved=0CEYQFjAG&url=http%3A%2F%2Fwww.integratedhwc.com%2F_literature_94413%2FThe_Glycemic_Index_of_Food&ei=m9baVK70CsPguQTjh4KACg&usg=AFQjCNF6PKso_dNReRsPeQXe35WIkLlxDA&sig2=ZJ0o8zK5BnBPNzVyChw58Q&bvm=bv.85761416,d.c2E

484. American Diabetes Association. (2014, August 26). Protein foods. Diabetes.org. Retrieved from http://www.diabetes.org/food-and-fitness/food/what-can-i-eat/making-healthy-food-choices/meat-and-plant-based-protein.html

485. Jayagopal, V., Albertazzi, P., Kilpatrick, E.S., Howarth, E.M., Jennings, P.E., Hepburn, D.A., and Atkin, S.L. (2002). Beneficial effects of soy phytoestrogen intake in postmenopausal women with type 2 diabetes. Diabetes Care, 25(10), 1709–1714.

486. Curinga, K. (n.d.). A natural way to help control blood sugar. SFGate. Retrieved from http://healthyeating.sfgate.com/natural-way-control-blood-sugar-7058.html

487. Anderson, J.W., Blake, J.E., Turner, J., and Smith, B.M. (1998). Effects of soy protein on renal function and proteinuria in patients with type 2 diabetes. The American Journal of Clinical Nutrition, 68(Suppl), 1347S–1353S.

488. Bilyeu, K.D., Zeng, P., Coello, P., Zhang, Z.J., Krishnan, H.B., Bailey, A., ... Polacco, J.C. (2008). Quantitative conversion of phytate to inorganic phosphorus in soybean seeds expressing a bacterial phytase. Plant Physiology, 146(2), 468–477.

489. Okinawa Centenarian Study. (n.d.). The study. OkiCent.org. Retrieved from http://www.okicent.org/study.html

490. Uzoma, K. (2013, August 16). Soy milk for weight loss. Livestrong.com. Retrieved from http://www.livestrong.com/article/263809-soy-milk-for-weight-loss/

491. Medical Explorer. (n.d.). Soy: An excellent source of protein. Retrieved from http://www.medical-explorer.com/medicinal-ingredients-s/soy_1.html

492. WebMD. (2014, March 12). Menopause health center. WebMD. Retrieved from http://www.webmd.com/menopause/guide/soy-for-menopause-symptoms-topic-overview

493. Sahelian, R. (2014). Phospholipids supplements and their health benefits. Retrieved from http://www.raysahelian.com/phospholipids.html

494. Phytochemical.info. (n.d.). Cancer inhibition by inositol hexaphosphate (IP6) and inositol: From laboratory to clinic. Retrieved from http://www.phytochemicals.info/research/phytic-acid-anticancer.php

495. New York Times. (n.d.). Gout in-depth report. New York Times. Retrieved from http://www.nytimes.com/health/guides/disease/gout-chronic/print.html

496. Yamakita, J., Yamamoto, T., Moriwaki, Y., Takahashi, S., Tsutsumi, Z., and Higashino, K. (1998). Effect of tofu (bean curd) ingestion and on uric acid metabolism in healthy and gouty subjects. Advances in Experimental Medicine and Biology, 431, 839–842.

497. Soya. (n.d.). Soy and gout. Retrieved from http://www.soya.be/soy-gout.php

498. Choi, H.K., Atkinson, K., Karlson, E.W., Willett, W., and Curhan, G. (2004). Purine-rich foods, dairy and protein intake, and the risk of gout in men. The New England Journal of Medicine, 350(11), 1093–1103.

499. New York Times. (n.d.). Kidney stones in-depth report. New York Times. Retrieved from http://www.nytimes.com/health/guides/disease/kidney-stones/print.html

500. Norton, K. (2011, October 24). Chinese herbs in Western view – An nan zi (pang da hai) (semen Sterculiae scaphigerae) health benefits and side effects. KyleNorton.Healthblogs.org. Retrieved from http://kylenorton.healthblogs.org/2011/10/24/chinese-herbs-in-western-view-an-nan-zi-pang-da-haisemen-sterculiae-scaphigerae-health-benefits-and-side-effects/

501. ENaturalHealthCenter. (n.d.). Boat-fruited sterculia seed. Herbs for Clearing Phlegm. Retrieved from http://www.e2121.com/herb_db/viewherb.php3?viewid=434

502. Linister. (n.d.). Pang da hai/Boat sterculia seed/Semen sterculiae scaphigera. Retrieved from http://www.linsister.com/programfile/ShowDetail.asp?medname=&page=12&type1=CH&type2=&itemno=1200

503. Li, X., and Wei, W. (2002). Pang da hai. In Chinese Materia Medica: Combinations & Applications (pp. 426–427). St. Albans, UK: Donica.

504. Bensky, D., and Gamble, A. (1988). Chinese herbal medicine material medica. Seattle, WA, USA: Eastland Press.

505. Ohwada, S., Ikeya, T., Yokomori, T., Kusaba, T., Roppongi, T., Takahashi, T., ... and Morishita, Y. (2010). Coriolus versicolor (mushroom). MD Anderson Cancer Center. Retrieved from http://www.coriolusversicolor.us/wp-content/uploads/2010/09/coriolus-versicolor-medical-trials-4001.pdf

506. Liu, T.F., and Xue, W.C. (n.d.). Clinical implications of PSP in oncology. PSP Research. Retrieved from http://psp-research.com/psp16.htm

507. Li, X.Y., Wang, J.F., Zhu, P.P., Liu, L., Ge, J.B., and Yang, S.X. (1990). Immune enhancement of a polysaccharides peptides isolated from Coriolus versicolor. Zhongguo Yao Li Xue Bao, 11(6), 542–545.

508. Total Health Secrets. (2002). Coriolus: Mycelial mushroom extract for spectacular immune support. Retrieved from http://www.totalhealthsecrets.com/UPLOADS/productDocuments/911/Coriolus.pdf

509. Rotolo, G. (1999, June 27–July 1). The effectiveness of Coriolus versicolor in the treatment of secondary phenomena associated with HIV. Poster session presented at the 10th International Congress of Mucosal Immunology, Amsterdam, the Netherlands.

510. The PSK Information Foundation. (2008). PSK Coriolus versicolor. Australian Natural Therapists Association. Retrieved from http://www.australiannaturaltherapistsassociation.com.au/downloads/news/2008/PSK_TheMedicinalMushroom-areuaware.pdf

511. American Cancer Society. (2008, November 1). Coriolus versicolor. Cancer.org. Retrieved from http://www.cancer.org/treatment/treatmentsandsideeffects/complementaryandalternativemedicine/dietandnutrition/coriolus-versicolor

512. Susan G. Komen. (n.d.). Polysaccharide K (PSK). Komen.org. Retrieved from http://ww5.komen.org/BreastCancer/PolysaccharideKPSK.html

513. Matsunaga, K., Morita, I., Oguchi, Y., Fujii, I., Yoshikumi, C., and Nomoto, K. (1986). Restoration of depressed immune responses by PSK in C3H/He mice breaking the syngeneic X5563 tumor [article in Japanese]. Gan To Kagaku Ryoho, 13(12), 3453–3460.

514. Ito, G., Tanaka, H., Ohira, M., Yoshii, M., Muguruma, K., Kubo, N., ... and Hirakawa, K. (2012). Correlation between efficacy of PSK postoperative adjuvant immunochemotherapy for gastric cancer and expression of MHC class I. Experimental and Therapeutic Medicine, 3(6), 925–930.

515. Sakai, T., Yamashita, Y., Maekawa, T., Mikami, K., Hoshino, S., and Shirakusa, T. (2008). Immunochemotherapy with PSK and fluoropyrimidines improves long-term prognosis for curatively resected colorectal cancer. Cancer Biotherapy & Radiopharmaceuticals, 23(4), 461–467.

516. Memorial Sloan Kettering Cancer Center. (2014). Coriolus versicolor. MSKCC.org. Retrieved from http://www.mskcc.org/cancer-care/herb/coriolus-versicolor

517. Nakazato, H., Koike, A., Saji, S., Ogawa, N., and Sakamoto, J. (1994). Efficacy of immunochemotherapy as adjuvant treatment after curative resection of gastric cancer. Study Group of Immunochemotherapy with PSK for Gastric Cancer. The Lancet, 343(8906), 1122–1126.

518. Dunn, S. (2000). PSK: A non-toxic polysaccharide drug. CancerGuide: Alternative and Complementary Therapies. Retrieved from http://cancerguide.org/psk.html

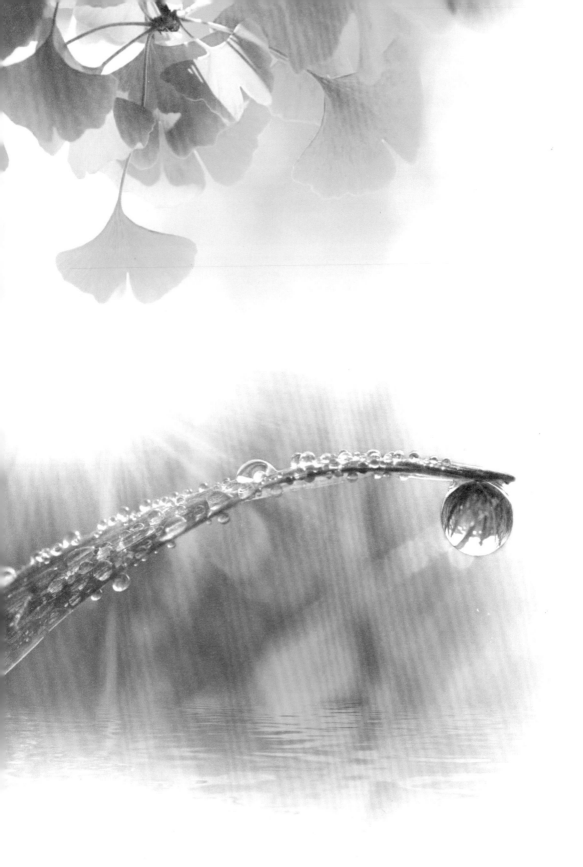